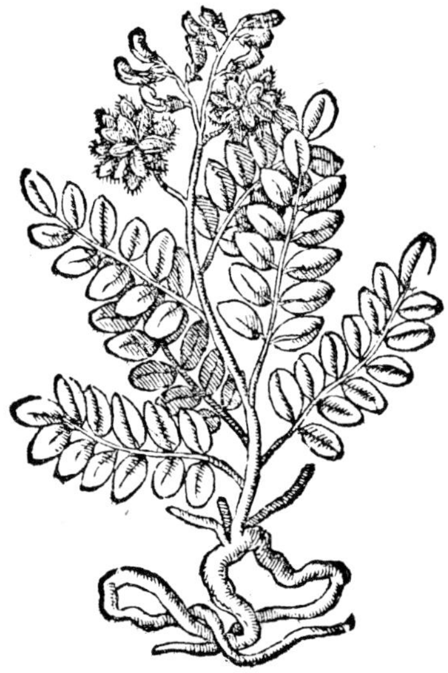

HEILPFLANZEN UND IHRE KRÄFTE

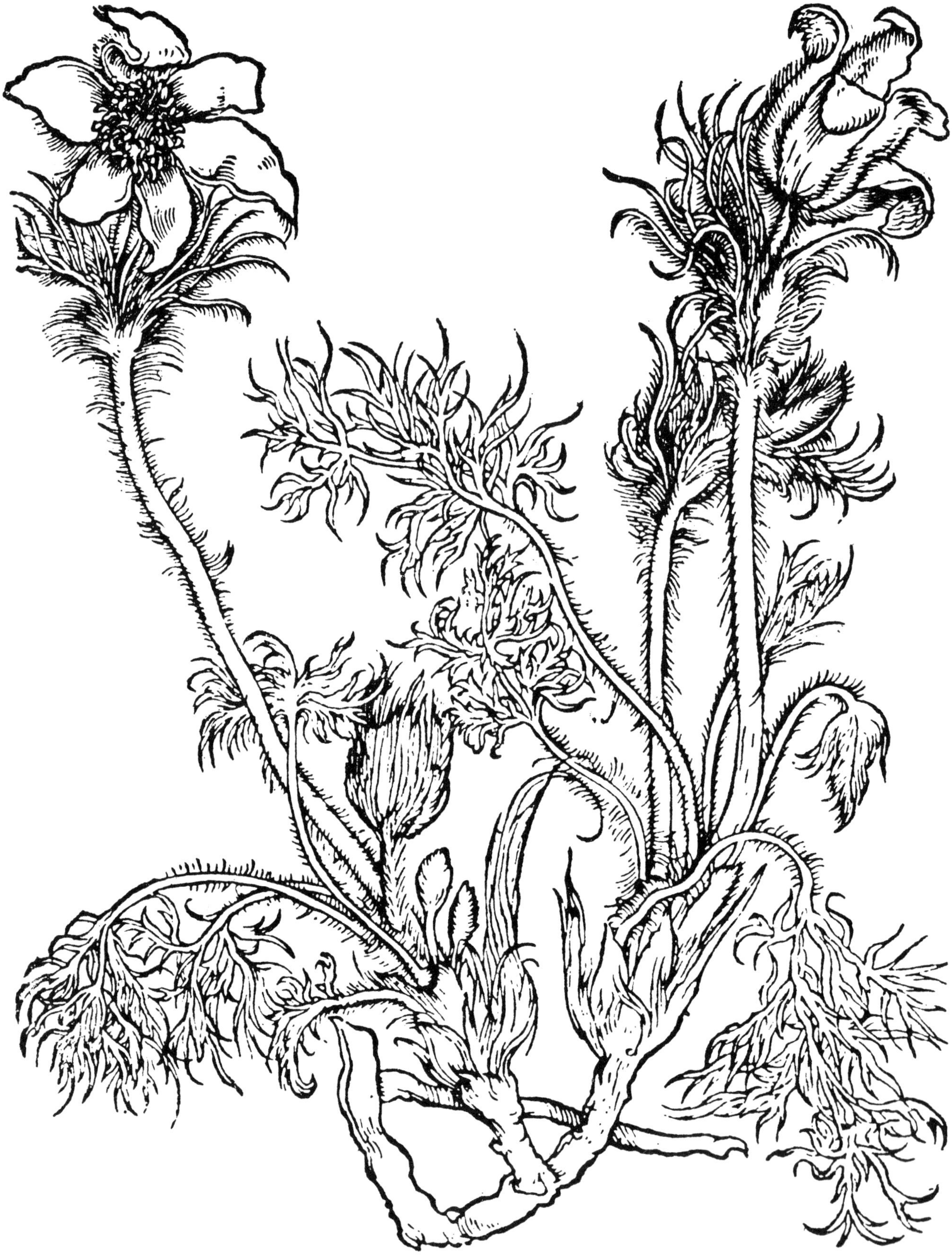

HEILPFLANZEN UND IHRE KRÄFTE

HERAUSGEGEBEN VON WILLIAM A. R. THOMSON,
MIT BEITRÄGEN VON H. SCHADEWALDT, R.E. SCHULTES,
URTE KNEFELI, TRAUGOTT STEGER, EUGEN BOSSARD,
WILLEM F. DAEMS

COLIBRI

HEILPFLANZEN UND IHRE KRÄFTE

Konzept und Design:
EMIL M. BÜHRER

Eine McGraw-Hill Koproduktion

Titel der Originalausgabe:
Medicines from the Earth

ISBN Nr. 3 85617 018 9

Druck:
IMPRIMERIES REUNIES, LAUSANNE
SCHWEIZ

Einband:
MAURICE BUSENHART, LAUSANNE
SCHWEIZ

Satzherstellung:
EDV+FILMSATZ AG, THUN
SCHWEIZ

Photolithographie:
FOTO-LITHO HEGO AG, LITTAU
SCHWEIZ

Printed in Switzerland

INHALT

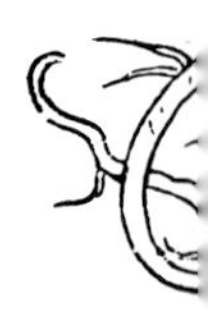

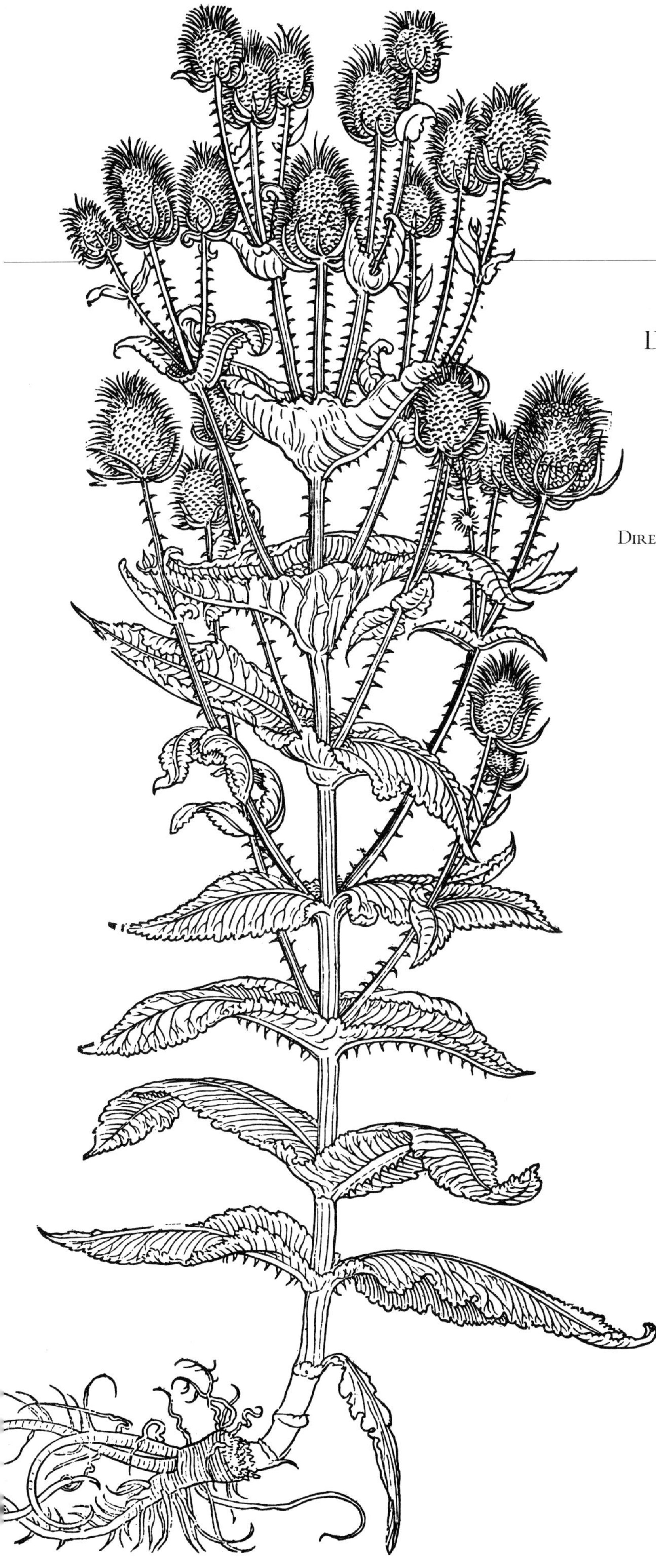

Autoren und Berater

Herausgeber

Dr. med. William A. R. Thomson
London

Autoren

Hans Schadewaldt
Prof. Dr. med.,
Direktor des Institutes für Geschichte der Medizin
der Universität Düsseldorf

Urte Knefeli
Redakteurin und Herboristin

Eugen Bossard
Herborist

Richard Evans Schultes
Professor an der Harvard University,
Kurator Economic Botany, Harvard
Botanical Museum

Bruno Vonarburg
Herborist

Willem F. Daems
Dr. phil.,
Apotheker, Weleda Arlesheim,
Dozent an der Universität Würzburg
und an der
Schweiz. Drogistenschule Neuchâtel

Berater

Elias Landolt
Dr. sc. nat.,
Professor an der
Eidgenössischen Technischen Hochschule
Zürich,
Direktor des Geobotanischen Institutes
(Stiftung Rübel)

Traugott Steger
Herborist

WIE BENÜTZEN SIE DIESES BUCH?

Dieser Heilpflanzenführer faßt in einem Band ein botanisches und ein medizinisches Nachschlagewerk zusammen:

WENN SIE INFORMATIONEN ÜBER EINE PFLANZE WÜNSCHEN

1. Botanische Informationen – eine Beschreibung der Pflanze mit Angaben über ihre Verbreitung und ihre bevorzugten Standorte sowie eine farbige Abbildung – finden sich im Pflanzenlexikon (Seiten 33–112). Die deutschen Namen der 247 im Lexikon aufgeführten Pflanzen sind auf den Seiten 36–37 registriert. Im Pflanzenindex am Ende des Buches sind weitere bekannte Namen der Pflanzen mit entsprechenden Querverweisen vermerkt.
2. Medizinische Informationen finden sich im Nachschlageteil I (Seiten 17–32), der eine Liste der Leiden und Beschwerden, für die die einzelnen Pflanzen verwendet werden können, enthält. Im Nachschlageteil III (Seiten 161–184) werden die Wirkstoffe einer jeden Pflanze sowie deren Heilwirkungen behandelt.
3. Praktische Informationen über das Sammeln und Verarbeiten von Pflanzen finden sich ebenfalls im Nachschlageteil III. Allgemeine Anleitungen für die Herstellung von Pflanzenheilmitteln wie Tees, Absüde, Gurgellösungen, Pflaster und Salben können dem Kapitel «Vom Gebrauch der Heilpflanzen» (Seiten 151–160) entnommen werden.

WENN SIE INFORMATIONEN ÜBER BESCHWERDEN ODER KRANKHEITEN WÜNSCHEN

1. Verbreitete Beschwerden und Fragen der Gesundheit werden im Nachschlageteil II (Seiten 113–136) besprochen. Bei jedem Leiden wird dem Leser erklärt, ob sofortige ärztliche Versorgung erforderlich ist, ob eine Rezeptur oder ein Markenpräparat auf pflanzlicher Basis zur Verfügung steht und ob die hier im Detail beschriebenen hausgemachten Pflanzenheilmittel verwendet werden können.
2. Weitere Ratschläge für die Behandlung von Beschwerden findet der Leser auf den Seiten 151–160.

Die auf den Seiten 7, 137 und 185 beginnenden Kapitel runden dieses Buch ab, indem sie die Bedeutung der Heilpflanzen in Vergangenheit, Gegenwart und Zukunft untersuchen.

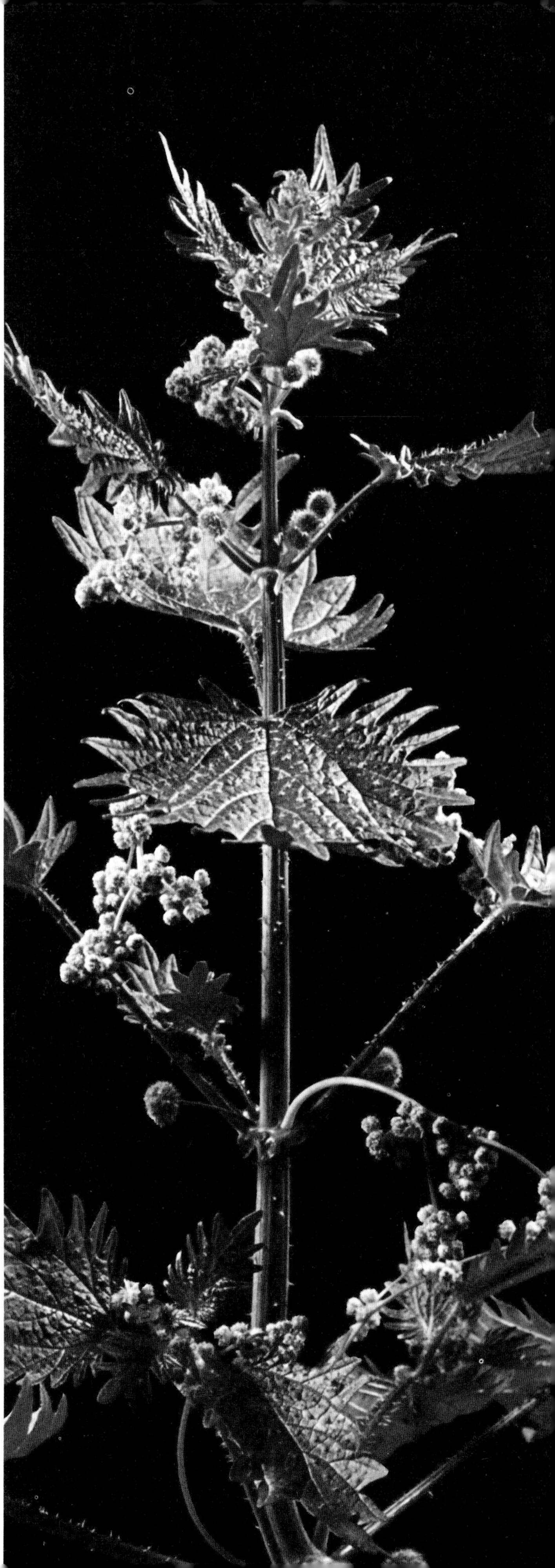

ARZNEIEN, DIE HÄNDE DER GÖTTER

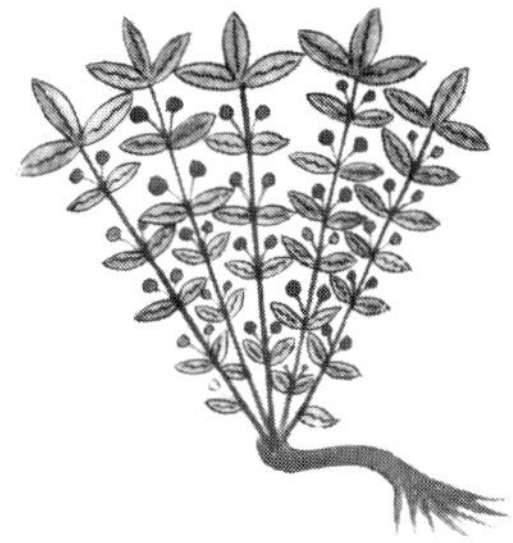

RENAISSANCE DER PHYTOTHERAPIE

VON PROF. DR. MED. HANS SCHADEWALDT, DÜSSELDORF

Der wahrscheinlich im Jahre 339 in Trier als Sohn einer angesehenen römischen Familie geborene lateinische Kirchenvater Ambrosius, der 397 als Bischof von Mailand starb, hat in seiner ethisch-apologetischen Schrift, dem «Hexameron», die Ansicht vertreten, daß die Heilkunst ihren Anfang von der Kenntnis der heilkräftigen Kräuter genommen haben müsse. Er lebte zwar schon in einer anderen geistigen Welt als die großen Ärzte der Antike, an ihrer Spitze Hippokrates (460–375 v. Chr.) und Galen (129–199 n. Chr.), und für ihn standen diejenigen Heilmittel, die Gott durch Christus Medicus, den neuen Heiland, geschenkt hatte, also der Glaube an die göttliche Liebe und Barmherzigkeit gerade für den kranken Menschen, im Vordergrund, doch verachtete er die zweite Gruppe von Heilmitteln nicht, die Gott der Schöpfer in seiner weisen Voraussicht in der Natur für den Menschen wachsen ließ. Er betonte:

«Alles, was der Erde entsprießt, hat seine besondere Zweckbestimmung und trägt nach Kräften bei zur Vollendung der Gesamtschöpfung. Nichts ist umsonst, nichts unnütz, was der Erde entsprießt. Was dir nutzlos dünkt, nützt anderen, ja nützt dir häufig selbst bei anderweitigem Gebrauch. Was nicht zur Speise dient, wirkt als Heilmittel, und oft bietet das nämliche, was dir schädlich ist, Vögeln und wilden Tieren eine unschädliche Nahrung.»

Schon vor Ambrosius hatte der große frühchristliche Denker Origenes (um 185 bis um 253), der mit seinem Zeitgenossen Tertullian (160–225) die Lehre vom Fegefeuer als dem Zwischenaufenthaltsort sündiger Seelen im Jenseits begründete, die gleiche Überzeugung geäußert: «Gott selbst ließ ... die Heilkräuter aus der Erde sprießen.»

Beide Kirchenväter bezogen sich bei ihrer Bewertung der pflanzlichen Heilmittel dabei wohl auf eine noch ältere Quelle. Denn wie der als Leibarzt von Kaiser Claudius (10–54 n. Chr.) im ersten nachchristlichen Jahrhundert wirkende Scribonius Largus betont hatte, seien die Arzneien die Hände Gottes. Aber auch Scribonius Largus hatte bezüglich dieses Topos einen Vorgänger, den im dritten Jahrhundert v. Chr. in Alexandrien wirkenden Herophilos (315 bis um 250 v. Chr.), der in seinem Aphorismus, noch im Glauben an die griechische Götterwelt befangen, von den Arzneien als den Händen der Götter gesprochen haben soll. Der feine Unterschied, der darin liegt, daß Scribonius Largus den lateinischen Genetiv singularis «Dei» setzte, während Herophilos noch die Pluralform anwandte, läßt vermuten, daß es sich bei dem römischen Arzt bereits um einen dem Christentum zuneigenden Mediziner gehandelt haben dürfte. Wie dem auch sei, Scribonius Largus wollte damit wohl in erster Linie seine Leser darauf aufmerksam machen, daß neben der in der Antike als wichtigste Säule der Heilkunde angesehenen «*Diaita*», der Regelung der gesamten Lebensführung, die Heilkräuter ein wesentlicher Bestandteil der Ars medica waren, die er im übrigen, auch das ist bezeichnend, nicht wie üblich von *mederi* = heilen, sondern von *medicamentum* = das Heilmittel ableitete, um damit die Bedeutung der Pharmakotherapie zu unterstreichen.

Ursprünglich hatte der uralte griechische Begriff «*Pharmakon*» eine vierfache Bedeutung gehabt. Wahrscheinlich von *pherein* = fruchttragen abgeleitet, wurde er sowohl für ein künstliches Mittel zur Erzeugung besonderer Wirkung, für einen Zaubertrank und auch für die Begriffe «Gift» und «Heilmittel» verwandt. Den Römern war diese Begriffsbestimmung zu ungenau, und sie belegten daher jede dieser Wirkungsqualitäten mit einem eigenen Terminus. Für das künstliche Mittel wurde der Begriff «*factitium*» eingeführt, der später über das portugiesische «*feitiço*» zum Fetisch wurde, einem Zauberapparat, der in der Hand afrikanischer Medizinmänner erst nach bestimmten Manipulationen besondere gesundheitsfördernde und krankheitsbannende Wirkungen entfalten sollte. Als eigentlicher Zaubertrank kam er etwa schon in Homers

Zwei Illustrationen zum Thema Alraune-Hund: Band man einen Hund an die begehrte Wurzel und stellte ihm ein Wassergefäß oder seine Lieblingsspeise in die Nähe, so versuchte er alsbald dorthin zu laufen. Dabei riß er die Wurzel aus dem Boden und soll infolge ihrer toxischen Wirkung sofort tot umgefallen sein. Die Heilwurzel konnte nunmehr gefahrlos zur Behandlung verschiedenster Krankheiten verwendet werden.

«Odyssee» vor, wo Kirke mit Hilfe eines derartigen Saftes die Gefährten des Odysseus in Schweine verwandelte und Helena den todtraurigen, nach seinem Vater suchenden Odysseus-Sohn Telemachos mit einem solchen Kräutersud in den Zustand der «*Ataraxia*» versetzte. Bis zum heutigen Tag dauert die Diskussion über die wirksamen Drogen in diesem Vergessenheitstrank «*Nepenthes*» an, von dem der Homerische Dichter berichtete:

«Schnell in den Wein warf jene, wovon sie tranken, ein Mittel, Kummer zu tilgen und Groll und jeglicher Leiden Gedächtnis.»

Man ist heute der Auffassung, daß sich am ehesten eine Opiumpräparation dafür in jener Zeit geeignet haben könnte. Diese Zaubertränke nannten die Römer «*Verbena*», während sie im Gegensatz zu den Griechen zwischen Pharmakon als Gift mit dem lateinischen Namen «*Venenum*» oder «*Virus*» und Pharmakon als Heilmittel mit dem lateinischen Terminus «*Medicamentum*» differenzierten und unter «*Remedium*» zusätzlich alle übrigen, äußerlich angewandten Heilmaßnahmen verstanden, vor allem wohl diejenigen, die wir heute der physikalischen Therapie zuordnen würden. Aus moderner Sicht muß man sagen, daß die Griechen offensichtlich deutlicher als die Römer die verschiedenartige Wirksamkeit einschlägiger Pharmaka erkannt hatten, und wir sind heute wieder eher bereit, im Pharmakon nicht nur die heilsame, sondern auch bezüglich der Nebenwirkungen und der Gefahren der Überdosierung die gefährdende Wirkung zu sehen. Doch sollten wir in diesem Zusammenhang daran erinnern, daß bereits Paracelsus (1493–1541) diese alte griechische Erfahrung wieder belebte, als er darauf hinwies:

«Alle Ding sind Gift und nit ohn Gift, allein die Dosis macht, daß ein Ding kein Gift ist.»

Wenn man mit den meisten modernen Medizinhistorikern wie Henry Ernst Sigerist (1891–1957) und Paul Diepgen (1878–1966) annimmt, daß in der ersten Phase der Menschheitsentwicklung eine auf reiner Beobachtung beruhende empirische Heilkunde geübt wurde, wie sie im übrigen auch im Tierreich als Selbsthilfemaßnahme beobachtet werden kann, dann bestand die älteste Phytotherapie zweifellos in der Auflegung von Blättern, die zur Wundheilung oder zur Schmerzlinderung dienten, und es sind gewiß sehr früh schon Heilpflanzen gefunden worden, die sich als anregende Heilmittel (Kaffeebohnen) oder als Beruhigungsmittel (Opium) steigender Beliebtheit erfreuten. Aber auch Pflanzen, die Durchfallskrankheiten stoppten oder im Gegenteil heilsame Darmentleerungen auslösten, sind sicherlich auf diesem frühen empirischen Wege gefunden worden.

Erst in einer zweiten Phase der Menschheit, als der Homo sapiens begann, sich selbst reflektierend gegenüberzustehen und nach den Ursachen der Krankheiten zu fragen, begann die Epoche des Animismus und der Dämonologie, aus der Vorstellung nämlich, daß ungerichtete feindliche Kräfte auf den Organismus des einzelnen Menschen oder ganzer Sippen einwirken könnten, wobei in dieser Phase bereits bestimmte, meist anthropozoomorph gedachte oder dargestellte bösartige Kräfte dem Menschen Schaden zufügen und auf diese Weise Krankheiten auslösen sollten. Nun genügte natürlich nicht mehr die Verwendung der empirisch gefundenen Heilpflanzen, sondern es mußten dafür besonders prädestinierte Heilkundige, die wir gemeinhin mit dem Namen «Medizinmann» belegen, zum Teil durch Zauberdrogen oder magische Praktiken den Einfluß dieser Krankheitsdämonen zurückdrängen, neutralisieren oder gar vorsorglich von den anvertrauten Klienten abwehren.

Dies ist die Zeit, in der bestimmte magische Praktiken Eingang in die Phytotherapie fanden. Die in der Heilbehandlung verwandten Drogen wurden nicht mehr nur nach ihrem effektiven, in Jahrtausenden bewährten Wirkungen beurteilt, sondern auch nach der Möglichkeit, auf magische Weise das Wirken überirdischer Kräfte zu beeinflussen. Analogie- und Imanationszauber waren nun an der Tagesordnung, und neben kunstvoll verfertigte Fetische und die Logo- und Musiktherapie traten auch ganz bestimmte Heilpflanzen, meist mit starken pharmakologischen Wirkungen, die entweder dem vom Dämon befallenen Patienten appliziert oder dem personifizierten Krankheitsverursacher angeboten wurden, um ihn zu neutralisieren. Zu dieser Gruppe von Pharmaka gehörten die verschiedenen Tabakzubereitungen in der Neuen Welt.

Vielen Drogen wurde in diesem Zusammenhang sogar ein Eigenleben zugestanden. Typisch für diese Vorstellungen sind die zahlreichen Legenden, die sich um die

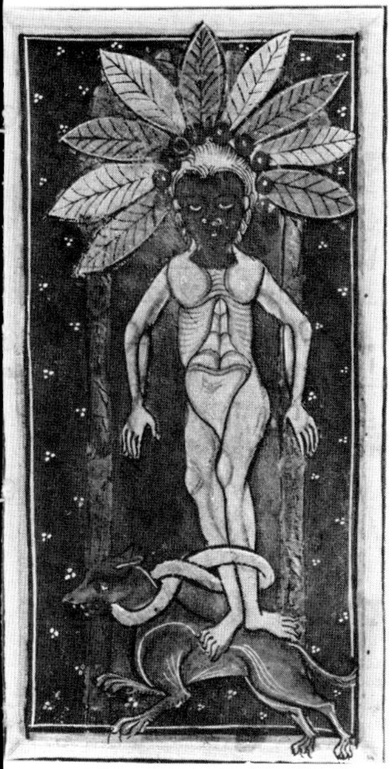

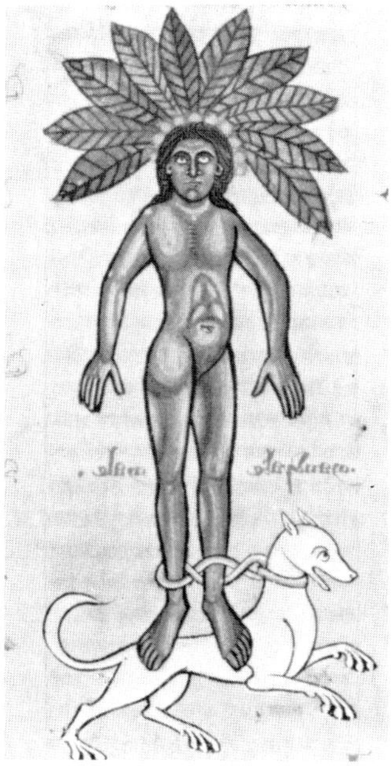

geheimnisvolle Alraunwurzel, die Mandragora, rankten. Schon in der heidnisch-antiken Zeit galt sie als eine besonders gefährliche Pflanze, weil man infolge einer menschengestaltlichen Ähnlichkeit der Wurzel in ihr Homunculi aus dem Pflanzenreich vermutete. Der jüdische Geschichtsschreiber Josephus Flavius (37 bis um 100 n. Chr.) berichtete in seiner Darstellung des letzten verzweifelten Verteidigungskampfes der Juden gegen die Römer im «Bellum judaicum» von einer Pflanze, deren Wurzeln für die Kräutersammler, die sogenannten «Rhizotomen», tödlich sein könnte. Darum sollten diese einen Hund zur Ernte der Pflanze benutzen. Aber schon längst vor ihm hatte der griechische Autor Theophrast (um 370–287 v. Chr.) diese Methode beschrieben. Beim Herausziehen der menschenähnlich gestalteten Wurzeln – man unterschied bereits zwischen weiblichen und männlichen Alraunen – sollten diese einen furchtbaren Schrei ausstoßen, und ihr Gift sollte die Rhizotomen tot niedersinken lassen. Daher wurde empfohlen, einen Hund an die Wurzel anzubinden und ihm ein Wassergefäß oder seine Lieblingsspeise in die Nähe zu stellen. Der Hund würde verständlicherweise sogleich versuchen, dorthin zu laufen, dabei die Wurzel aus dem Boden reißen und infolge ihrer toxischen Wirkung tot umfallen. Diese wäre dann jedoch unschädlich und könnte bei den verschiedensten Krankheiten, z. B. bei Epilepsie und Augenkrankheiten, verwendet werden. Nach volksmedizinischer Ansicht wuchs sie besonders üppig in der Nähe von Hinrichtungsplätzen, und manche meinten, daß sie sich aus dem Blut oder dem Sperma von Gehenkten oder Erschlagenen entwickle. Dem schrecklichen Todesschrei sollte man sich durch Trompetenblasen oder das Verstopfen der Ohren entziehen. Von der Spätantike an bis weit in die Neuzeit ist diese gefährliche Gewinnung der Mandragora mit Hilfe eines apportierenden Hundes immer wieder dargestellt worden. So in dem seit kurzem in einem Faksimiledruck wieder zugänglichen «Tarcuinum sanitatis», einem in der Wiener Staatsbibliothek aufbewahrten Codex, der um 1390 entstanden ist und auf den nestorianisch-christlichen Arzt Ibn Botlan zurückgeht, der sich arabisch umbenannt hatte und im Abendland meist als Elluchasem verballhornt wurde. Eine Abbildung dieser wundersamen Pflanze findet sich auch schon in dem Prachtcodex der Wiener illuminierten Dioskorides-Handschrift, der Anfang des 6. Jahrhunderts im Auftrag der Bürgerschaft von Pera bei Konstantinopel für die byzantinische Prinzessin Anacia Juliana zum Dank für die Stiftung einer Kirche in Auftrag gegeben worden war und der ebenfalls als Kodex Vindobonensis Med. Gr. 1 vor einigen Jahren eine Faksimileausgabe erlebte.

Die altgriechischen Definitionen des Pharmakons als eines künstlichen Mittels, eines Zaubertranks, eines Giftes und einer Heilpflanze sind auch in unseren Tagen keineswegs vergessen, selbst wenn die Patienten natürlich keine Ahnung mehr haben, daß es sich dabei früher einmal um schulmedizinisches Wissen gehandelt hat. Nach Diepgen muß man hier von der Tatsache des gesunkenen Kulturgutes ausgehen, d. h. daß in früheren Jahrhunderten als wissenschaftlich anerkannte Phänomene allmählich in die Volksmedizin eingegliedert wurden und nach langer Zeit als urtümliche Vorstellung im nichtärztlichen Bereich wieder auftauchen. Dies ist zum Beispiel typisch für die nach wie vor in vielen Schichten unserer Bevölkerung gängige Vorstellung, dass ein Siebenmonatskind eine bessere Lebenschance als ein solches nach achtmonatiger Schwangerschaft hätte. So lautete in der Tat die von älteren magischen Zahlenvorstellungen geprägte Lehre der Hippokratiker, die natürlich in unseren Tagen wissenschaftlich keineswegs mehr gestützt werden kann, da es außer Zweifel steht, daß ein um einen Monat reiferes Kind wesentlich bessere Lebenschancen hat als eine Frühgeburt im 7. Monat. Dennoch sollte nicht vergessen werden, daß bei bestimmten Geburtshindernissen der Frau ein kleinerer Embryo noch eine Chance hat, auf natürlichem Wege geboren zu werden,

während ein größerer ohne Kaiserschnitt nicht mehr auf natürlichem Weg entbunden werden kann.
Das in sich wertneutrale künstliche Mittel der antiken Epoche kann heute vielleicht im Zusammenhang mit dem Placebobegriff verstanden werden. Denn für ihn trifft genau diese Definition zu, weil eine inerte Substanz erst durch eine entsprechende Suggestion durch den Arzt seine Wirkung am Patienten entfalten kann. Der Begriff entstammt dem Kirchenlatein und hat erst nach dem Zweiten Weltkrieg in die europäische medizinische Terminologie Eingang gefunden, obwohl er im anglo-amerikanischen Sprachraum schon seit 1787 auf ein Scheinmedikament Anwendung fand. Das Wort «*Placebo*» erscheint nämlich im letzten Satz des 116. bzw. des 114. Psalms der «Vulgata», wo von der Auferstehung der Toten die Rede ist: «Placebo domino in regione vivorum.» (Ich werde dem Herrn im Reiche der Lebenden gefallen.)
Er wurde im Mittelalter besonders häufig in Vespern der Totenmesse rezitiert und später von einem naturgemäß an der Trauer der Angehörigen nur wenig Anteil nehmenden Kirchenchor gegen Entgelt gesungen. Die Chormitglieder wurden daher bald «Placebos» genannt und dieser Begriff auf Schmeichler und diejenigen Personen übertragen, die stets, wie dies ein altes Sprichwort sagt, «ihren Mantel nach dem Winde hängen». In dieser Form hat kein Geringerer als Pieter Breughel d. Ä. (1520–1569) in seiner Darstellung holländischer Sprichwörter auch einen «Placebo» in dieser Form gemalt. Auf diesem Wege hat das Wort über die englische Sprache und über Amerika den alten Kontinent erreicht. Vielfältige Untersuchungen haben inzwischen ergeben, dass zahlreiche «Arzneimitteleffekte» bis zu 35% als Placebowirkungen angesehen werden müssen, weil die in Aussehen, Geschmack und in der ärztlichen Suggestion als mit einem eigentlichen Wirkstoff gleichwertig propagierten Substanzen beim Patienten bestimmte psychosomatische Erscheinungen auslösen. Daß dieser Placeboeffekt bei den Heilmitteln eintrat, die schon durch ihren Namen, ihren eigenartigen Duft und Geschmack oder gar, wie bei der Mandragora, durch eine Legendenbildung prädestiniert waren und dann eben solche Pharmakoneffekte tatsächlich ausgelöst haben, ist leicht einzusehen. Auch der moderne Arzt muß mit ihrer Wirkung rechnen. Placeboeffekte spielen gerade auch in der Phytotherapie unserer Tage eine nicht zu unterschätzende Rolle.
Die zweite Bedeutung des griechischen Begriffes «*Pharmakon*», nämlich Zaubertrank, ist noch keineswegs ganz aus dem Blickfeld unserer Zeitgenossen entschwunden. Denn es besteht kein Zweifel, daß bestimmten Drogen über die heutigen wissenschaftlichen Erkenntnisse hinaus besondere Wirkungen nachgesagt werden. Hier sei nur an die Ginsengwurzel erinnert, der eine lebensverlängernde und allgemein gesundheitsfördernde Wirkung zugeschrieben wurde, obwohl dies bis zum heutigen Tage wissenschaftlich nicht bewiesen werden konnte. Auch die berühmten Panazeen, die auf die Tochter des Asklepios Panakeia zurückgeführt wurden, standen in früheren Zeiten in diesem Ruf. Besonders berühmt geworden ist in diesem Zusammenhang der Theriak, der in Tausenden von Rezepten zum Teil mehr als hundert Ingredienzien enthielt und als Allheilmittel und Prophylaktikum gegen alle Unbilden dieser Welt angesehen wurde. Seine Hauptbestandteile dürften Opium und Schlangenfleisch gewesen sein. Bei dem ersteren ist ein einwandfreier pharmakologischer Effekt zu vermuten, bei dem letzteren ist wohl davon auszugehen, daß den Giftschlangen stets besondere pharmakologische Qualitäten zugeschrieben wurden, weil sie, obwohl Gift produzierend, selbst nicht an diesem Wirkstoff erkrankten und somit, um einen modernen Begriff zu wählen, bei ihnen eine Art Immunität vorausgesetzt wurde, die im Theriak auf den Konsumenten übergehen sollte. Die Herstellung des Theriaks war in der Regel den Stadtapothekern unter der Aufsicht der Stadtärzte vorbehalten und wurde einmal im Jahr in aller Öffentlichkeit vollzogen, um Falsifikationen auszuschließen. Der regelmäßige Genuß von Theriak sollte vor zahlreichen Krankheiten bewahren. Es ist interessant, daß auch noch im vorletzten Deutschen Arzneibuch eine Theriakzubereitung, allerdings nicht mehr mit Vipernfleisch, sondern nur noch mit dem Hauptwirkstoff «*Tinctura opii*», offizinell war und daß es immer noch betagte Patientinnen gibt, die sich in Apotheken Theriakpräparationen herstellen lassen. Ähnlichen Vorstellungen lag sicherlich die Verwendung des sogenannten «Haarlemer Öls» oder von bestimmten Präparationen des Melissengeistes

zugrunde, der noch heute in seiner Wirkung eine Potenzierung durch das Warenzeichen der drei Klosterfrauen erfährt.
Was schließlich das Pharmakon als Gift und Heilmittel betrifft, so hat man gerade in jüngster Zeit wieder erkennen müssen, daß viele seit langer Zeit eingeführte Pharmaka Nebenwirkungen entfalten, die früher unbeachtet blieben oder mit den damaligen pharmakologischen Methoden noch nicht erkannt werden konnten. So ist z. B. für die seit über 100 Jahren eingeführte Azetylsalizylsäure ein neuer Angriffspunkt in der Nebennierenrinde erst vor kurzem entdeckt worden. Die Warnungen vor manchen seit langem eingeführten Heilmitteln, die im Laufe der Zeit erhebliche Nebenwirkungen hervorgerufen haben, zeigen, daß man auch mit den im chemischen Laboratorium entwickelten isolierten oder synthetisierten Wirkstoffen nach wie vor auf der Hut sein muß.
Aber kehren wir noch einmal in die Antike und in die Zeit der Kirchenväter zurück. Mit den sogenannten Vorsokratikern begann die Entmythologisierung der antiken Welt. Nicht mehr das Wirken unsterblicher individuell gedachter Gewalten, sondern bestimmter universaler Naturkräfte, nicht mehr Schöpfung, sondern eine Art «Urzeugung» sollte nach Auffassung dieser Vertreter die Welt hervorgebracht haben und unterhalten. Ursprünglich ging man von einem Urstoff des ganzen Kosmos aus. Thales von Milet, der in der ersten Hälfte des 6. Jahrhunderts v. Chr. lebte, bezeichnete ihn als «*Archae*» und sah ihn im Wasser konkretisiert. Anaximander (611–547 v. Chr.) benannte ihn «*Apeiron*» = das Unendliche und nahm die Urzeugung des Menschen aus einer Art Urschlamm an, aus dem auch sämtliche Tiere und Pflanzen entstanden seien. Anaximenes im 6. vorchristlichen Jahrhundert, rund ein Säkulum nach Anaximander geboren, sah in der Luft das lebensspendende Prinzip und führte damit ein funktionelles Prinzip in die Betrachtungsweise der Zeit ein. Protagoras aus Abdera, dem antiken Schilda (ca. 485 bis um 514 v. Chr.), entthronte endgültig um 450 die Götter, indem er den Menschen als Maß aller Dinge herausstellte. Der griechische Humanismus war geboren:
«Das Maß aller Dinge ist der Mensch, der Seienden, daß sie sind, der Nichtseienden, daß sie nicht sind. Über die Götter weiß ich nichts zu sagen, weder daß sie sind, noch daß sie nicht sind, noch welcherlei Art. Denn vieles hindert unsere Erkenntnis, die Dunkelheit des Gegenstandes und die Kürze des menschlichen Lebens.»
Akmaion von Kroton um 500 v. Chr. und Pythagoras hielten den ständigen Ausgleich der Kräfte für das Phänomen der Gesundheit, und Empedokles erstellte schließlich (490–430 v. Chr.) die Vierelementenlehre, aus der sich bald, eingeführt vom Schwiegersohn des Hippokrates, Polybos, die sogenannte Viersäftelehre entwickelte, die jahrhundertelang bis weit in die Neuzeit hinein die abendländische Medizin bestimmen sollte. Ausgehend von der Vorstellung, daß der Mikrokosmos dieser Welt dem Makrokosmos entspreche, wurden auch den Pflanzen bestimmte Qualitäten zuerkannt, die auf die Humores von Mensch und Tier abgestimmt angenommen wurden. So entwickelte sich eine differenziertere Qualitätenlehre. Die vier Grundphänomene, Erde, Feuer, Luft und Wasser, die sich im Körper der Lebewesen als Schwarze Galle, Gelbe Galle, Blut und Schleim manifestierten und mit den Qualitäten trocken, warm, feucht und kalt identifiziert wurden, sollten auch in den Pflanzen existent sein. Und bei Verschiebungen des harmonischen Säftegleichgewichts, der Eukrasie, zur krankhaften Dyskrasie im Organismus der Menschen sollten im Sinne der Lehre von den «*Contraria contrariis curantur*», von den Gegensätzen, die zur Heilung führen, solche Heilpflanzen verwendet werden, die zur Harmonisierung der vier Säfte im Organismus geeignet wären. Da es darüber hinaus noch Abstufungen in drei bis vier Graden der Wirksamkeit der Pflanzen gab und da man in der Antike sehr gern verschiedene Heilpflanzen miteinander kombinierte, kann man sich vorstellen, welche subtilen theoretischen Kenntnisse der griechische Arzt besitzen mußte, wenn er eine optimale Phytotherapie betreiben wollte. Dies war auch der Grund für die Polypragmasie, die bald einsetzte und die nicht nur ein wirkungsvolles Heilmittel mit Korrigens und Vehiculum, mit geschmacks- und geruchsverbessernden Stoffen und Trägersubstanzen anreicherte, sondern eine große Zahl von wirkungsvollen Pharmaka miteinander kombinierte.
Im Gegensatz zu dieser mehr materialistischen wissenschaftlichen Auffassung der Antike trat die christliche

Während manche Pflanzen die Krankheiten jener Körperteile heilten, mit denen sie eine gewisse Ähnlichkeit aufwiesen, sollten andere die Bisse und Stiche von Tieren heilen, die ihren Blättern oder Stielen ähnelten. So sollte nach der Anschauung von Giambattista della Porta (1538–1615) der Biß eines Skorpions durch Heliotrop, Kümmel oder *Scorpiurus*, eine Leguminosenart, neutralisiert werden.

Vorstellung, daß Gott für jede Krankheit ein Heilmittel in dieser von ihm geschaffenen Welt zur Verfügung der leidenden Menschheit gestellt habe. Im christlichen Raum wurde die Gegensätzlichkeit des Begriffes «Pharmakon» als Gift und Heilmittel aufgehoben. Denn dem neuen christlichen Gott wollte man nicht zutrauen, in den Pflanzen Giftstoffe geschaffen zu haben, die zur Schädigung seiner Geschöpfe führen konnten. Ambrosius betonte in diesem Zusammenhang:

«Es liegt in den Giftpflanzen nicht bloß kein Grund

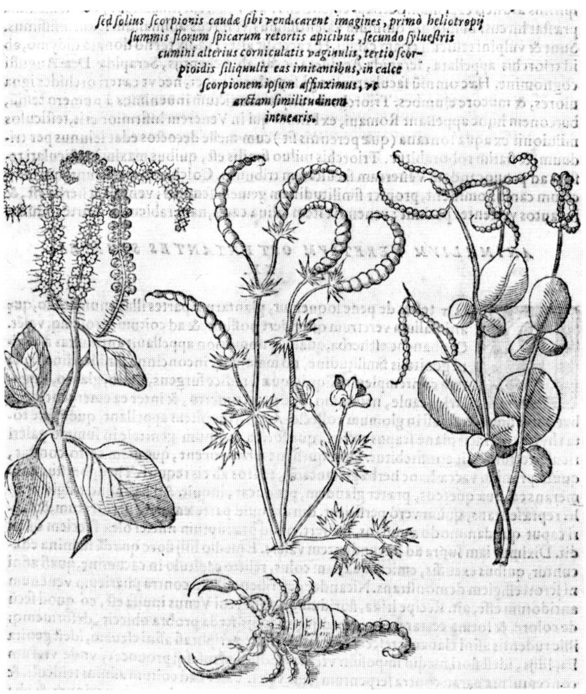
sed solius scorpionis caudæ sibi vendicarent imagines, primò heliotropij
summis florum spicarum retortis apicibus, secundo syluestris
cumini alterius corniculatis vaginulis, tertio scor-
pioidis siliqulis eas imitantibus, in calce
scorpionem ipsum affinximus, vt
arctam similitudinem
intuearis.

zum Tadel des Schöpfers vor, sondern vielmehr ein Anlaß zu erhöhtem Dank, da das Erzeugnis, in welchem du nur Gefahr vermutest, ein wirksames Heilmittel für deine Gesundheit ist.»

Daraus resultierte freilich die Aufforderung an die Fachleute, sich ihrer Verantwortung besonders bewußt zu sein. Ambrosius forderte sie auf, und ich glaube, dieses Postulat besteht auch heute noch mit vollem Recht:

«Dem Gefährlichen läßt sich durch Vorsicht aus dem Wege gehen, des Heilsamen geht man bei Achtsamkeit nicht verlustig.»

Damit war aber gleichzeitig der Weg frei für die sogenannte Signaturenlehre, die von der Voraussetzung ausging, Gott selbst habe in die Heilpflanzen ein geheimes Zeichen gesetzt, das nur der Kundige erkennen und deuten könne. Aus Form und Farbe einer Pflanze sollte demnach auf ihre pharmakologischen Wirkungen geschlossen werden können. So wurde die Walnuß wegen ihrer der Hirngyri ähnelnden Oberfläche als Heilmittel gegen Kopfschmerzen gepriesen. Die gelbe Farbe des Saftes von Chelidonium sprach für eine Verwendung dieser Pflanze als Galle- oder Lebermittel. Schachtelhalm sollte wegen der Ähnlichkeit der Stengel mit der menschlichen Trachea als ein hustenstillendes Mittel und als eine wertvolle Droge gegen die Schwindsucht eingesetzt werden. Und Paracelsus war der Auffassung:

«Gott hat seine Macht in Kräutern gegeben, in Stein gelegt, in die Samen verborgen, in denselbigen sollen wir nehmen und suchen.»

Ja, Paracelsus ging noch weiter und war der Ansicht, daß Gott in jedem Land gegen die dort vorkommenden Krankheiten wirkungsvolle Heilpflanzen geschaffen hätte und daß es deshalb nicht nötig sei, aus exotischen Ländern sehr teure Pharmaka gegen in Europa endemische Erkrankungen einzuführen. Er warnte die Ärzte:

«Sie sehen hundert Meil ein Kraut und das vor den Füßen nit.»

Diese christliche Auffassung von der Vorsorge Gottes für die kranke Menschheit führte im übrigen dazu, daß die Weigerung eines Kranken, einen Arzt zu Rate zu ziehen und die von ihm verordneten Heilmittel einzunehmen, als eine Sünde bezeichnet wurde, denn sonst würde ja nach Ambrosius ein Geschenk des Schöpfers mißachtet, ja eine solche Weigerung war nach Florentinus sogar dem Selbstmord gleichgestellt.

Die Zerstörung des römischen Weltreiches und die Völkerwanderungszeit haben die medizinische Tradition nicht unterbrochen, nur waren es nunmehr die Klöster, die das antike Wissen um die Phytotherapie bewahrten und weitertrugen. In diesem Zusammenhang ist vor allem die Äbtissin Hildegard von Bingen (1098–1179) zu erwähnen, die in ihren medizinischen Werken auch den Pflanzen des germanischen Kulturraums eine breite Beschreibung einräumte und zwi-

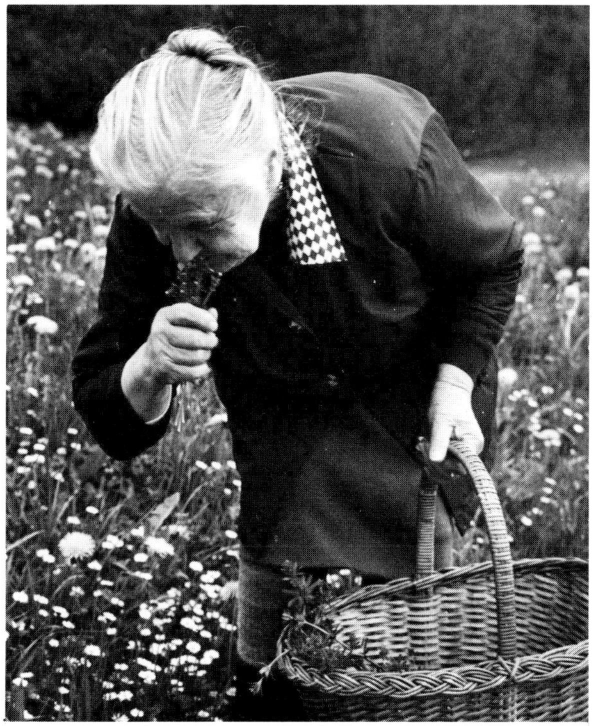

Paracelsus (1493–1541) warnte die Ärzte vor der Einfuhr teurer Pharmaka aus exotischen Ländern zur Behandlung der in Europa heimischen Erkrankungen: «Sie sehen hundert Meil ein Kraut und das vor den Füßen nit.»

schen 1151 und 1168 auch schon deutsche Namen der einzelnen Drogen verwendete. Vorher hatte die karolingische Hofgüterverordnung, das «Capitulare de villis», das Ende des 8. Jahrhunderts wohl vor allem für die südfranzösischen königlichen Güter erlassen worden war, einen wesentlichen Einfluß auf die Errichtung von Kräutergärten, wie dies erstmals ein allerdings nicht ausgeführter Plan des Klosters von St. Gallen aus dem Jahre 820 ausweist. Daß aber neben zahlreichen mediterranen Pflanzen, wie Koloquinten, Rosmarin und Meerzwiebeln, auch Frauenminze, Salbei, Raute, Eberraute, Feldkümmel, Brunnenkresse, Petersilie, Sellerie und andere mitteleuropäische Pflanzen erwähnt wurden, läßt darauf schließen, daß die kaiserlichen Anordnungen je nach klimatischer Situation variiert werden sollten. In der Folge erschienen nun eine ganze Anzahl von Beschreibungen derartiger Kräutergärten. Das vielleicht großartigste Lehrgedicht stammt von dem St.-Galler Mönch Walahfried Strabo aus der ersten Hälfte des 9. Jahrhunderts, das er auf der Insel Reichenau verfaßte. Dieser in lateinischen Hexametern geschriebene «Hortulus» bringt auch manche Hinweise auf die medizinische Verwendung der damaligen Drogen. So berichtet Walahfried z. B. über den Salbei:
«Leuchtend blühet Salbei ganz vorn am Eingang des Gartens, süß von Geruch, voll wirkender Kräfte und heilsam zu trinken, manche Gebresten der Menschen zu heilen, erwies sie sich nützlich. Ewig im Grüne der Jugend zu stehen, hat sie dadurch verdient.»
All diese Lehrgedichte münden schließlich in den bedeutsamen «Gart der Gesundheit» von 1485, der zuerst in Mainz im Buchdruck publiziert und in zahlreichen deutschen und lateinischen Ausgaben als «Hortus sanitatis» zum Gemeingut der medizinischen Welt der beginnenden Neuzeit wurde. Es ist hier nicht der Ort, im einzelnen die darauffolgenden großen Kräuterbücher von Leonhard Fuchs (1500–1566) bis Adam Lonitzer (1528–1586) zu würdigen. Eine der reichhaltigsten Sammlungen dieser Literaturgattung dürfte sich heute in der Universität Düsseldorf als «Dr. Vestersche Bibliothek zur Geschichte der Pharmazie» befinden. Zum Teil sind diesen sowohl für den Laien wie für den Arzt geschriebenen Werken hervorragende Holzschnitte der besprochenen Pflanzen beigegeben, wobei in der Regel stets noch die Galenischen Qualitäten und ihre Grade angegeben wurden. Mehr und mehr tritt in diesen Werken anstelle der üppig wuchernden antiken Spekulation das exakte Wissen um die verschiedenen Arten und Varietäten und die medizinischen Indikationen in den Vordergrund. An dieser Stelle sei nur erwähnt, daß im Kräuterbuch von Leonhard Fuchs «De Historia Stirpium Commentarii», Basel 1542, die Digitalispflanze zum ersten Mal in den beiden Varietäten *Digitalis purpurea* und *lutea* einwandfrei abgebildet und benannt wurde. Zwar wurde Digitalis noch jahrhundertelang nur als Zusatz zu Wundsalben verwendet, aber erst ihre einwandfreie Beschreibung ermöglichte es 200 Jahre später William Withering (1741 bis 1799), diese Pflanze als wirkungsvolles Diuretikum zu entdecken. So wurde sie 1783 in die Edinburgher Pharmakopoe eingeführt, und 1785 berichtete Withering in seiner klassischen Monographie über diese merkwürdigen Effekte. Die eigentliche Wirkung auf den Herzmuskel blieb ihm noch unbekannt. Erst spätere pharmakologische Untersuchungen ließen erkennen, daß es sich bei der entwässernden Wirkung um einen indirekten Effekt des die Muskelkraft des Herzens stärkenden Arzneimittels handelte. Es ist vielleicht bezeichnend, daß trotz der Isolierung des wichtigsten Wirkstoffes, des Digitoxins, im Jahre 1875 und weiterer wirksamer Alkaloide durch Johann Ernst Oswald Schmiedeberg (1838–1921) bis zum heutigen Tag noch keine volle Klarheit über die Wirkungsweise der Gesamtdroge auf den Herzmuskel besteht und auch über die pharmakologischen Wirkungen der Einzelkomponenten unterschiedliche Meinungen vertreten werden.
Von der Barockzeit an begann man, die Wirkungen

Die Medizin benützt die chemischen Waffen von Mikroorganismen, um mit ihrer Hilfe andere Mikroorganismen zu bekämpfen, die für den Menschen pathogen sind. Zu diesem Zweck versucht die Pharmachemie möglichst viele exakt definierbare Wirkstoffe aus den zahllosen Pflanzenextrakten aus aller Welt zu gewinnen. Die Abbildungen zeigen vier bedeutende Wirkstoff-Lieferanten, v. l. n. r.: Ein Fermentpilz, Lieferant für Antibiotika; die Yamswurzel liefert Steroide, der Chinarindenbaum Alkaloide und der Fingerhut Glykoside.

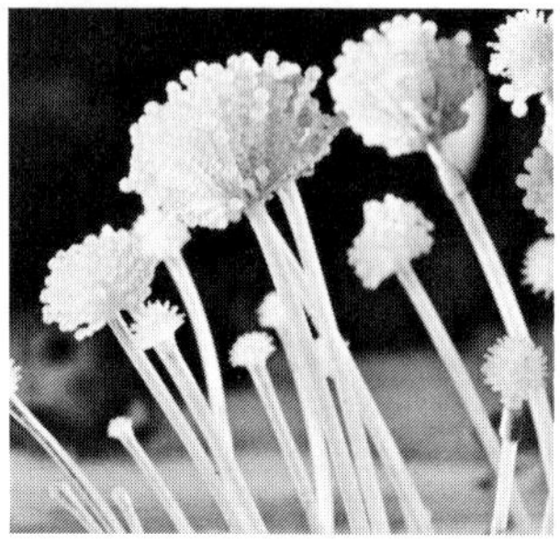

SCHIMMELPILZ
Aspergillus herbariorum

der Pflanzen zu differenzieren. Man versuchte, die chemische Zusammensetzung der Wirkstoffe zu erkennen, doch führten die ersten Experimente, mit Hilfe der Verbrennung das anorganische Material zu unterscheiden, zu keinen größeren Erfolgen, weil ja durch dieses Verfahren die organischen Substanzen zerstört wurden. Dies erkannte als einer der ersten der Pariser Apotheker Nicolas Lemery (1645–1715), dessen «Dictionnaire ou traité universel des drogues simples» in vielen Auflagen auch in deutscher Sprache erschienen ist.

Erst mit dem Aufkommen der sogenannten organischen Chemie gelang es, bestimmte Wirkstoffe rein darzustellen. Am Anfang dieser Entwicklung stand die Isolierung des pharmakologisch wichtigsten Bestandteils des Opiums. 1805 konnte der deutsche Apotheker Friedrich Wilhelm Sertürner (1783–1841) im Opium die sogenannte «Mekonsäure», vom griechischen Namen *mekonion* abgeleitet, isolieren, die wegen ihrer starken schlaferzeugenden Wirkung 1817 von ihm Morphium genannt wurde. Ein Jahr später, 1818, benannte Karl Friedrich Wilhelm Meissner (1792 bis 1855) diese aus Pflanzen gewonnenen Reinsubstanzen als «*Alkaloide*». 1819 gelang bereits die Isolierung des Strychnins, 1820 die des Chinins durch Pierre Joseph Pelletier (1788–1847) und Joseph Bienaimé Caventou (1795–1877). Die Entdeckung weiterer Alkaloide folgte Schlag auf Schlag, und bis zum heutigen Tage ist es das Anliegen der pharmazeutischen Chemie, möglichst viele exakt definierbare Wirkstoffe aus den zahllosen Pflanzenextrakten aus aller Welt zu gewinnen. Nur der Fachmann kennt sich noch in der Vielzahl von Bezeichnungen und Zuschreibungen aus, zumal ein Großteil der gewonnenen isolierten oder synthetisierten Präparate keinen Eingang in die Medizin gefunden hat, weil sie keine wesentliche pharmakologische Bedeutung haben. Dennoch ist unbestritten, daß mit der Isolierung von Alkaloiden aus Pflanzenextrakten eine neue Ära der Pharmakotherapie begann. Nunmehr war die Hoffnung vorherrschend, unabhängig von den Zufällen des Ernteergebnisses und den Zufuhren zu sein und mit Vorteil auf die exakt dosierbaren und stets zur Verfügung stehenden isolierten Substanzen zurückgreifen zu können.

Die moderne pharmazeutische Industrie verdankt ihre Existenz zum Teil der Bemühung ihrer Begründer, oft Pharmazeuten, diese Reinsubstanzen nunmehr auch industriell im großen zu produzieren. So begann der Oppenheimer Apotheker Friedrich Ludwig Koch (gest. 1865), Chinin ab 1822 in ganz Deutschland anzubieten, 1827 produzierte der Berliner Apotheker Johann Daniel Riedel (1786–1843) ebenfalls die Substanz und begründete damit eine heute noch bestehende Firma. Ein Jahr zuvor hatte der Darmstädter Apotheker Heinrich Emanuel Merck (1794–1855) in der seit 1668 im Familienbesitz befindlichen Engel-Apotheke die Produktion von Morphium aufgenommen, der im Jahre 1831 die Großfabrikation von Veratrin, Strychnin, Koffein, Emetin, Kodein und Santonin folgte. 1855 entwickelte sich aus der «Grünen Apotheke» in Berlin ein pharmazeutisches Laboratorium unter dem Apotheker Ernst Schering (1824–1899), und bald wurden dort nicht nur Alkaloide, sondern auch andere für die menschliche Gesundheit wichtige Heil- oder Vorbeugungsmittel produziert. Anstelle der seit dem Mittelalter bekannten Polypragmasie war mit der Einführung dieser neuen wirkungsvollen Alkaloide eine gezielte Pharmakotherapie getreten. Aber es war immer noch nicht gelungen, den Wunschtraum der Menschheit, die Panazee, zu verwirklichen, und selbst das von Paul Ehrlich (1854–1915) herbeigesehnte Universalmedikament, das alle Infektionserreger abtöten würde, ist trotz großer Erfolge auf dem Gebiet der Chemotherapie und der Antibiotika bis auf den heutigen Tag nicht entdeckt worden.

Bald jedoch erkannte man, daß der Einsatz eines einzigen Medikaments oft nicht ausreichte und man zum Breit- und Buntbeschuß mehrere Arzneimittel kombinieren mußte. Wesentlich für die moderne Entwicklung wurde daher das 1909 vom Berner Pharmakologen Emil Bürgi (1872–1947) aufgestellte Gesetz von der Additiv- und Potenzwirkung von Arzneimitteln, das zwar inzwischen in manchen Punkten relativiert werden mußte, aber dennoch generelle Geltung haben dürfte. Es lautet:

«Zwei oder mehr Arzneien, die den gleichen Endeffekt auslösen, addieren sich in ihren Wirkungen, wenn sie dieselben, und potenzieren sich, wenn sie verschiedene pharmakologische Angriffspunkte haben.»

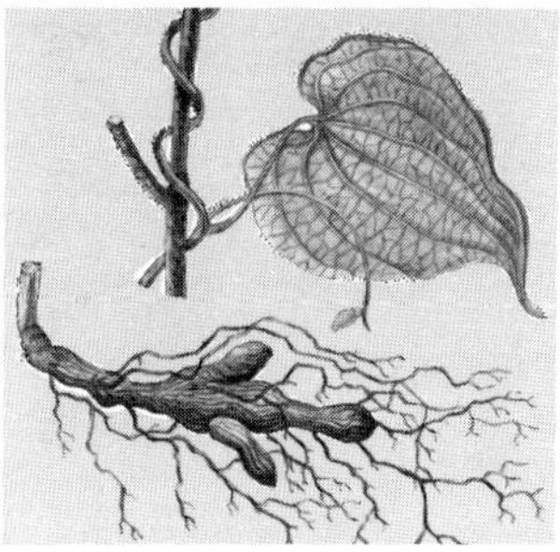

YAMSWURZEL
Dioscorea villosa

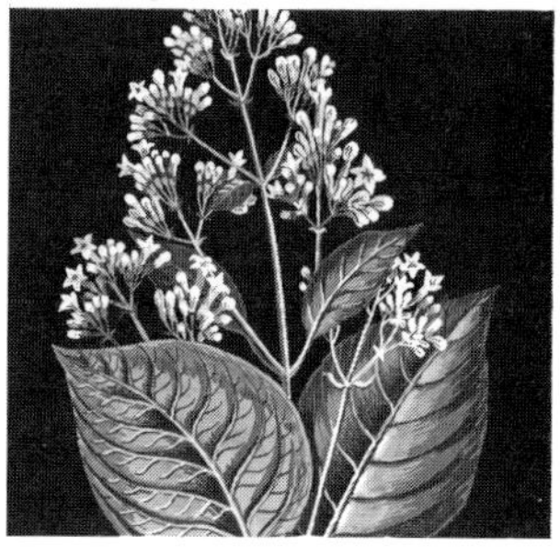

CHINARINDENBAUM
Cinchona succirubra

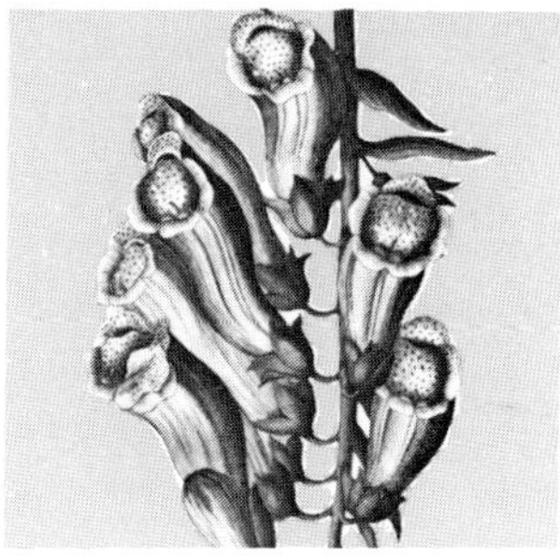

FINGERHUT
Digitalis purpurea

Mit dieser Feststellung wurden indes wieder Auffassungen bestätigt, die schon seit langem vertreten worden waren, daß nämlich eine Therapie mit Ganzdrogen in manchen Fällen erfolgreicher sei als die Verwendung der isolierten Wirkstoffe allein. So konnte man in der Tat von einer Art Renaissance der Phytotherapie sprechen, zumal sich in der Folge anerkannte Unternehmen der pharmazeutischen Industrie dieser Sparte annahmen. Sie entwickelten sich entweder, wie die deutschen Firmen Madaus und Schwabe, von der Homöopathie her, wo sie sehr subtile Herstellungsvorschriften für die Dilutionen und Potenzen der phytotherapeutischen Drogen und ihrer Urtinkturen befolgen mußten, wie dies Samuel Hahnemann (1755 bis 1843) 1810 in seinem «Organon der rationellen Heilkunde» festgelegt und in den folgenden Jahrzehnten weiterentwickelt hatte. Neue Impulse für die moderne Phytotherapie kamen indes auch von der Weleda, die auf der Basis der 1913 von Rudolf Steiner (1861–1925) ins Leben gerufenen anthroposophischen Gesellschaft Präparate mit Gesamtdrogen oder entsprechende Auszüge in den Handel brachte. Freilich, die Argumentation dieser Schulen konnte bis zum heutigen Tag von der Schulmedizin und insbesondere von der modernen Pharmakologie nicht akzeptiert werden. Dennoch ist es bemerkenswert, daß sich in manchen Hochschulinstituten Wissenschaftler mit hoher Qualifikation wieder mit den Wirkungen der Gesamtdrogen auf den Organismus des Menschen beschäftigen, so z. B. Professor Hans Dengler (geb. 1925) in Bonn, der auf einem Symposium mit dem Generalthema «Das Erbe der Klostermedizin» im Jahre 1977 über die Möglichkeiten, die Erfolge der modernen Phytotherapie zu objektivieren, berichtete.

An zwei Beispielen seien die Möglichkeiten, die auf diesem Gebiet für die moderne Phytotherapie bestehen, angedeutet.

Seit Jahrtausenden war im Mittelmeerbereich der Johannisbrotbaum, *Ceratonia siliqua,* bekannt, eine Caesalpinacee aus der Familie der Leguminosen. Der große, mit immergrünen lederartigen gefiederten Blättern besetzte Baum, der im Mittelmeerraum als Schattenspender sehr geschätzt ist, bringt merkwürdige, bis zu 25 cm lange, zuerst grüne, dann während der Reifung bräunlich-violett werdende Hülsen hervor, die man fälschlicherweise als Schoten bezeichnet. In ihnen ist eine Anzahl brauner, sehr harter Kerne enthalten. Schon der jüdische Philosoph Jesus Sirach beschrieb im 2. Jahrhundert v. Chr. bei einer Darstellung des Botanischen Gartens von Nebukadnezar den Johannisbrotbaum und bezeichnete ihn als Charuba. Es war übrigens derselbe Autor, aus dessen apokryphen Schriften im Mittelalter gern das Wort zitiert wurde: «Der Herr läßt die Kräuter aus der Erde wachsen, und ein Vernünftiger verachtet sie nicht.»

Auf diese semitische Bezeichnung geht die heutige französische und spanische Benennung als *Caroube* und *Algarroba* zurück. Die Griechen hingegen bezeichnen das Gewächs nach der Form seiner Früchte als *Keration,* und besonders interessant ist, dass die Johannisbrotschoten offensichtlich die Nahrung waren, die der verlorene Sohn als Schweinehüter zu sich nahm. Noch heute werden die Früchte gern als Schweinefutter verwertet. Martin Luther (1483–1546) hat allerdings in seiner Übersetzung der Geschichte vom Verlorenen Sohn in Lukas 15, 16 von «Trebern» gesprochen, die die Säue aßen, weil in Deutschland die Johannisbrotschote außerordentlich selten und nur als Heilmittel in Apotheken zu erhalten war. Das ist wohl der Grund dafür, daß er ein anderes, bei uns bekanntes Futtermittel dafür einsetzte. Sicher ist außerdem, daß das heute noch für Edelmetalle und Edelsteine benutzte Gewichtsmaß Karat auf die Johannisbrotkerne des Keration zurückgeht, weil die harten, kaum Wasser enthaltenden Samen sich, da sie kein Gewicht verlieren, ausgezeichnet zum Auswägen kleinster Gewichtsmengen eignen. In allen Kräuterbüchern der Zeit erschien das Johannisbrot als ein bei verschiedenen Erkrankungen indiziertes Heilmittel. Doch erst während der Belagerung von Madrid im Spanischen Bürgerkrieg wurde seine ausgezeichnete antidiarrhoische Wirkung entdeckt. Die meist als Viehfutter verwendeten Früchte gewannen nun als ein erstklassiges Heilmittel in der Kinderheilkunde Bedeutung, so daß 1945 die Firma Nestlé ein mit einem geringen Kakaozusatz versehenes Präparat unter dem Namen «Arobon» dem Handel übergeben konnte und auch die quellfähigen Samen als kalorienloses ideales Eindickungspulver bei habituellen und spastischen Speiern im Kindesalter als «Nestargel» verwendet wurde.

Eine ebenfalls bereits seit der Antike bekannte Heilpflanze, die Mariendistel, *Silybum marianum,* die schon seit langem in der Homöopathie als *Carduus marianus* vor allem bei Leberschwellungen und -stauungen verwendet wurde, hat erst in unserer Zeit erneut auch in der Schulmedizin Aufmerksamkeit gefunden. Die erste Abbildung dieser Heilpflanze findet sich in dem schon erwähnten berühmten Dioskorides-Manuskript der Wiener Nationalbibliothek, und bereits Plinius gab den Hinweis, daß der weiße Saft aus dieser Pflanze, zu Gummi eingedickt und mit Honig versetzt, vorzüglich die Galle abführen würde. Auch im «Hortus sanitatis» von 1485 taucht eine relativ realistische Abbildung auf, und in den zahlreichen Kräuterbüchern der folgenden Jahrhunderte stößt man immer wieder auf die Mariendistel als wertvolles Pharmakon, so im Kräuterbuch von Pietro Andrea Mattioli (1500–1577), posthum Frankfurt 1590, das von dem Frankfurter Stadtarzt Joachim Camerarius (1534–1598) ergänzt und bearbeitet worden war, und in dem «New Kreuterbuch» des Hieronymus Bock (1498–1554), Straßburg 1595. Immer wieder ist davon die Rede, daß diese Pflanze bei «verstopfter Leber» und «entzündeter Leber» gut zu brauchen sei. Aber erst 1968 konnten drei süddeutsche Forscher die heute als «Silymarin» bezeichnete Hauptwirksubstanz identifizieren und aufgrund des chromatographischen Verhaltens sowie der Farbreaktion im UV- und IR-Spektrum und der Kristallisation bestimmen. In Tierversuchen stellte sich dann eine Leberschutzwirkung heraus, die freilich bisher nicht von allen Forschern nachgewiesen werden konnte.

Jedoch ergaben wichtige Forschungsarbeiten einen neuen Hinweis auf die Möglichkeiten, die eine Phytotherapie auch heute noch bietet. Es sei in diesem Zusammenhang nur an die zahllosen exotischen Pflanzen gedacht, die in der Volksmedizin häufig Verwendung fanden und die bezüglich ihrer Wirkungsweise auf den menschlichen Organismus wissenschaftlich bisher überhaupt noch nicht untersucht worden sind. Hier eröffnet sich ein großes und bedeutsames Wirkungsfeld für die moderne pharmazeutische und pharmakologische Forschung.

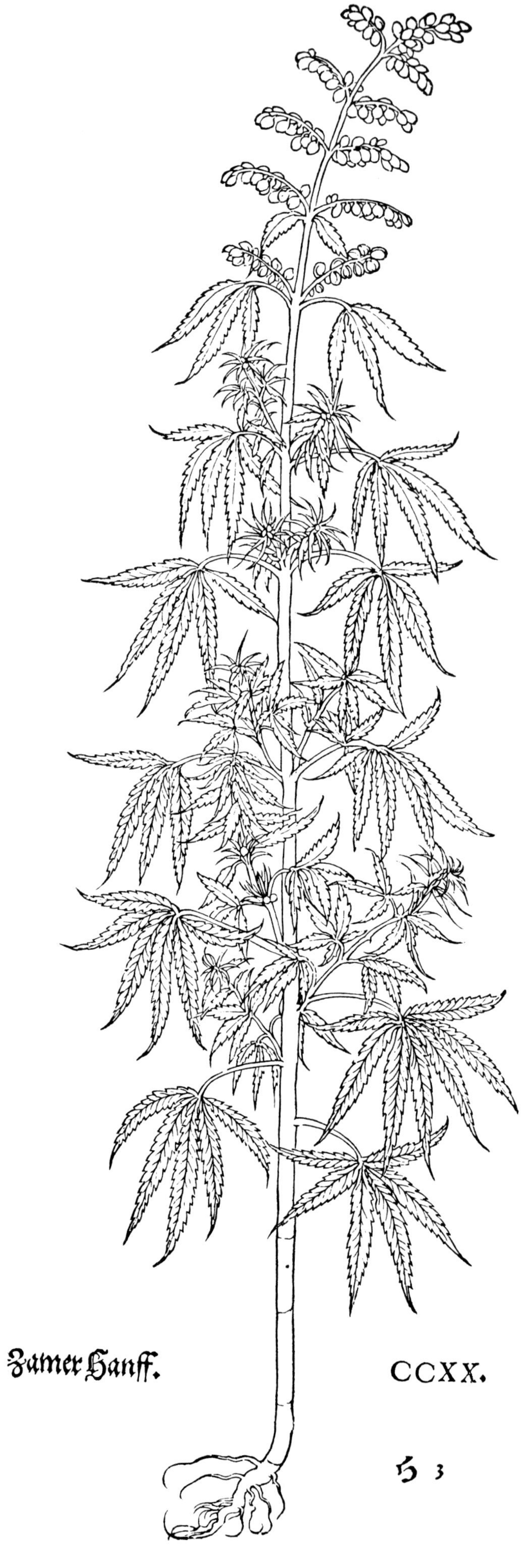

Die 247 wichtigsten Heilpflanzen

Nachschlageteil I

Auf den folgenden Seiten findet der Leser eine alphabetisch geordnete Liste der 247 wichtigsten Heilpflanzen. Zu jeder Pflanze werden die Krankheiten und Beschwerden (wie Halsschmerzen, Husten und Kopfschmerzen) aufgezählt, welche mit Hilfe der betreffenden Heilpflanze geheilt werden können. Im weiteren finden sich Angaben über die Verwendbarkeit der Pflanzen als Präventivmittel.
ZUR BEACHTUNG: Selbstdiagnose und Selbstbehandlung sollen in vernünftigem Rahmen praktiziert werden! Wenn keine Besserung eintritt oder bei akuten Erkrankungen, starken Schmerzen und übermäßigem Temperaturanstieg muß ärztlicher Rat eingeholt werden!

Diese an sich kleine Auswahl der bekannten Arzneipflanzen vermittelt schon ein eindrucksvolles Bild der wunderbaren Heilkräfte der Natur. Die Darlegungen gründen auf den über Jahrhunderte gesammelten Erfahrungen, auf Erkenntnissen, die durch Erfolge und Mißerfolge erhärtet und von einer Generation zur anderen weitergegeben worden sind. Mit der Entwicklung der modernen Medizin aus der althergebrachten Heilkunst wurden die Heilpflanzen in die Pharmakopöen, die amtlichen Arzneibücher aufgenommen. Die Angaben über diese offiziellen Pflanzen umfaßten Wirkung, Dosierung, Zubereitung, Ursprung sowie Prüfungsmethoden für deren Reinheit.
In unserer wissenschaftsorientierten Zeit wird gerne vergessen, daß praktisch bis zur Jahrhundertwende die pflanzlichen oder «natürlichen» Heilmittel in allen Pharmakopöen einen hervorragenden Platz einnahmen. Aspirin z. B. wurde erst 1899 synthetisiert und auf den Markt gebracht.
In letzter Zeit haben die gescheiten Wissenschafter mehr als einmal ein Medikament herausgebracht, das weniger wirksam, dafür aber toxischer als das ursprüngliche pflanzliche Heilmittel war.
Wir dürfen daher die seit altersher überlieferten pflanzlichen Heilkräfte nicht kurzerhand als Altweibergeschichten abtun. Viele sind durchaus begründet und haben sich längst bewährt.
Noch heute dienen Kräuter und Pflanzen im Kampf gegen manche Krankheiten, denen der Mensch ausgesetzt ist. Dies gilt besonders für die sogenannten kleineren Übel, wie Verdauungsstörungen, Husten und Schmerzzustände. In der nachfolgenden Tabelle nehmen daher diese alltäglichen, geringeren Beschwerden den meisten Raum ein, wobei sie wohl dem Arzt geringfügig erscheinen mögen, dem Patienten aber das Leben unerträglich machen können. Die Natur gibt uns für unsere Krankheiten viele Heilmittel, von denen nur einige hier aufgeführt sind. Durch die Jahrhunderte vielfach erprobt, verdienen diese heilkräftigen Kräuter und Pflanzen als natürliche Heilmittel unsere Aufmerksamkeit.

DR. MED. WILLIAM A. R. THOMSON

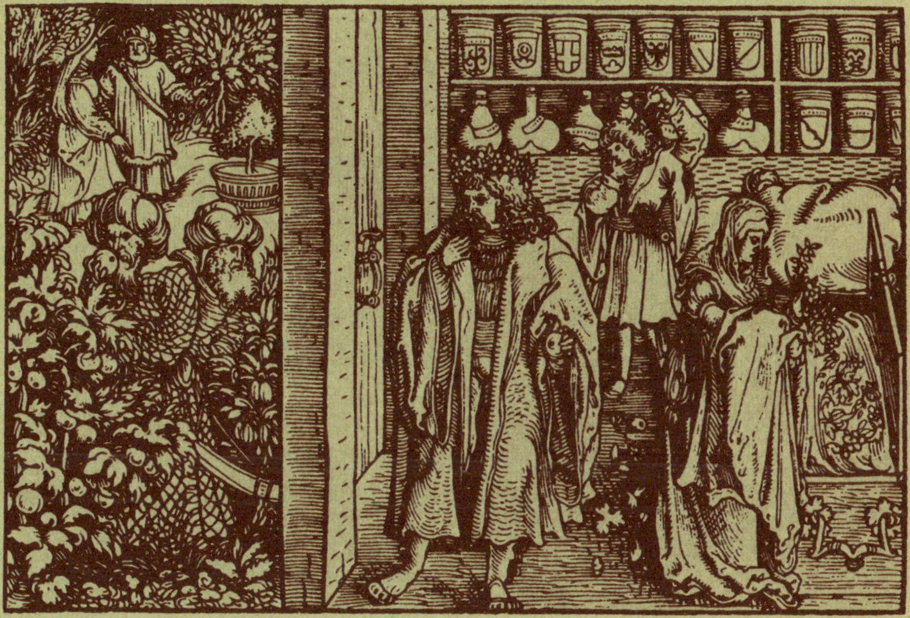

Einige der zahlreichen Verwendungsarten von Pflanzen lassen sich auf dem Holzschnitt (rechts) erkennen: im Garten werden Früchte gepflückt, während die Menschen im Haus mit Essen, Kräutertrocknen und Haarewaschen beschäftigt sind. Die Illustration entstammt dem Augsburger «Kräuterbuch oder Herbarius», 1543.

Links: zwei Beispiele aus dem *Hortus Eystettensis,* dem Pflanzenatlas des Basilius Besler (Nürnberg, 1613). Das Werk enthält fast 1100 Stiche (alle 55 cm x 47 cm) und Beschreibungen der Heilpflanzen. Oben, *Aconitum hyemale,* Eisenhut; unten, *Helleborus niger,* Christrose.

Pflanzennummer (s. Lexikon Seite 38)	Pflanzenname	Anwendungsgebiet
84	ACKER-SCHACHTELHALM	Blasen- und Nierenleiden
		Durchblutungstörungen, lokale
		Frostbeulen
		Hautleiden
		Rheumatische Beschwerden
		Wassersucht
		Wundheilung
4	ADONIS-RÖSCHEN	Blutdruck, niedriger
		Herzbeschwerden, funktionelle
		Herzschwäche
103	AGAR AGAR	Pharmazeutischer Hilfsstoff zur Pillen-, Zäpfchen-, Salbenherstellung
		Verstopfung, chronische
130	ALANT	Appetitlosigkeit
		Asthma
		Bronchitis, chronische
		Herstellung von Diabetikernährmitteln (Zuckerersatz)
11	ALOE	Verstopfung
199	AMPFER, KRAUSER	Hautleiden
		Verstopfung
144	ANDORN, WEISSER	Bronchitis, chronische
		Gallenleiden
		Wunden, schlecht heilende
169	ANIS	Blähungen
		Bronchitis
		Husten, trockener
27	ARNIKA	Aphthen
		Blutergüsse
		Gelenkentzündungen
		Herzbeschwerden
27	*(Fortsetzung)*	Krampfadern
		Mundschleimhaut-entzündungen
		Neuralgien
		Quetschungen
		Rachenentzündungen
		Rheuma
		Venenentzündungen
		Verstauchungen
		Wunden, schlecht heilende
		Zahnfleischentzündungen
		Zerrungen
		Zungenentzündungen
74	ARTISCHOCKE	Arteriosklerose
		Gallensteine
		Leberleiden
		Übelkeit
90	AUGENTROST	Bindehautentzündungen
		Gerstenkorn
		Lidrandentzündungen
		Überanstrengung der Augen
238	BALDRIAN	Erschöpfung, nervöse
		Herzbeschwerden, nervöse
		Kopfschmerzen, nervöse
		Magenbeschwerden, nervöse
		Schlaflosigkeit
23	BÄRENTRAUBE	Blasenentzündungen
		Nierenbecken-entzündungen
10	BÄRLAUCH	Blähungen
		Bluthochdruck
		Frühjahrskur
		Verdauungsstörungen
236	BARTFLECHTE	Darmerkrankungen
		Erkältungen, grippale Infekte

Pflanzennummer (s. Lexikon Seite 38)	Pflanzenname	Anwendungsgebiet
236	*(Fortsetzung)*	Mandelentzündungen
		Rachenentzündungen
110	BAUMWOLLE	Herstellung von Verbandsstoffen
		Menstruationsstörungen
29	BEIFUSS	Appetitlosigkeit
		Küchengewürz (bessere Verträglichkeit fetter Speisen, Gänsebratengewürz)
223	BEINWELL	Bronchitis
		Geschwüre, chronische
		Husten
		Neuralgien
		Rheuma
		Unterschenkelgeschwüre
		Venenentzündungen
		Wunden, schlecht heilende
63	BENEDIKTEN-KRAUT	Appetitlosigkeit
		Blähungen
		Gallen- und Leberleiden
		Verdauungsschwäche
85	BERUFSKRAUT, KANADISCHES	Bronchitis
		Durchfall
76	BESENGINSTER	Herzrhythmusstörungen
		Förderung der Wasserausscheidung
24	BETELPALME	Eingeweidewürmer
		Genuß- und Anregungsmittel «Betelkauen»
170	BIBERNELLE, KLEINE UND GROSSE	Bronchitis
		Kehlkopfentzündungen
		Rachenentzündungen
126	BILSENKRAUT, SCHWARZES	Asthma
126	*(Fortsetzung)*	Bronchitis
		Neuralgien
		Rheuma
36	BIRKE	Blasenentzündungen
		Haarausfall
		Rheuma
		Schuppen
183	BITTERMANDEL	Herstellung von Emulsionen
		Husten
		Magen- und Darmentzündungen
		Ohrenschmerzen
217	BITTERSÜSS	Ekzeme, chronische
		Hauterkrankungen, mit chronischem Juckreiz
		Rheuma
		Schuppenflechte
96	BLASENTANG	Fettsucht
		Gewinnung von Jod zur Verhütung und Behandlung von endemischem Kropf
142	BLUTWEIDERICH	Durchfall
		Verdauungsstörungen
		Wundheilung
181	BLUTWURZ	Durchfall
		Mundschleimhaut-entzündungen
		Rachenentzündungen
		Verbrennungen, leichte
		Zahnfleischentzündungen
205	BLUTWURZ, KANADISCHE	Bronchitis
		Hautleiden
228	BOCKSHORNKLEE	Anregung der Milchsekretion
		Aufgesprungene Hände und Lippen
		Verdauungsstörungen

Pflanzennummer (s. Lexikon Seite 38)	Pflanzenname	Anwendungsgebiet
164	BOLDO	Gallenblasenleiden
		Gallensteinkoliken
210	BRAUNWURZ	Hautleiden, chronische
		Gesichtsekzeme
221	BRECHNUSS	Appetitlosigkeit
		Schwäche und Erschöpfungszustände
51	BRECHWURZEL	Amöbenruhr
		Bronchitis
235	BRENNESSEL, GROSSE UND KLEINE	Blutarmut
		Gelenk- und Muskelrheuma
		Gicht
		Haarausfall
		Hautleiden
		Hexenschuß
		Ischias
198	BROMBEERE	Durchfall
		Haustee
		Magen- und Darmkatarrh
120	BRUCHKRAUT	Blasen- und Harnwegsentzündungen
		Nieren- und Blasensteinbeschwerden
		Schuppenflechte
152	BRUNNENKRESSE	Frühjahrskur
		Gallen- und Blasensteinbeschwerden
		Rheuma, chronisches
		Unreine Haut
34	BUKKOSTRAUCH	Blasenentzündungen
		Nierenbecken-entzündungen

Pflanzennummer (s. Lexikon Seite 38)	Pflanzenname	Anwendungsgebiet
59	CHINA-RINDENBAUM	Appetitlosigkeit
		Erkältungen
		Fieber
		Herzrhythmusstörungen
		Malaria
		Verdauungsstörungen
222	CHIRATA	Verdauungsstörungen
119	CHRISTROSE	Herzschwäche
		Wassersucht
231	DAMIANA	Nervosität
		Schwäche- und Erschöpfungszustände
15	DILL	Blähungen
		Gewürz (Gurken und Salate, Soßen, Fisch)
		Hämorrhoiden
		Magenbeschwerden
156	DOST	Husten
		Menstruations-beschwerden
		Mund- und Rachenentzündungen
		Verdauungsstörungen
229	DREIBLATT	Hautleiden
		Menstruationsstörungen
		Wunden, schlecht heilende
225	EDELGAMANDER	Magenbeschwerden
		Wunden, langsam heilende
48	EDELKASTANIE	Bronchitis
		Durchfall
		Keuchhusten
		Rheuma
117	EFEU	Bronchitis
		Keuchhusten
		Rheuma

Pflanzennummer (s. Lexikon Seite 38)	Pflanzenname	Anwendungsgebiet
13	EIBISCH	Bronchitis
		Durchfall
		Husten
		Luftröhren- und Halsentzündungen
		Magen- und Darmschleimhaut-entzündungen
		Mundschleimhaut-entzündungen
		Verbrennungen, leichte
188	EICHE	Augenlidentzündungen
		Durchfall
		Ekzeme
		Fußschweiß
		Frostbeulen
		Hämorrhoiden
		Magen- und Darmschleim-hautentzündungen
		Zahnfleischbluten
2	EISENHUT, BLAUER	Gelenk- und Muskelrheuma
		Ischias
		Neuralgien
178	ENGELSÜSS	Bronchitis
		Heiserkeit
		Husten
		Verstopfung
16	ENGELWURZ	Appetitlosigkeit
		Blähungen
		Erschöpfungszustände
		Rheuma
105	ENZIAN, GELBER	Appetitlosigkeit
		Magenbeschwerden
97	ERDRAUCH	Gallenkoliken
		Hautleiden
		Migräne
		Verstopfung

Pflanzennummer (s. Lexikon Seite 38)	Pflanzenname	Anwendungsgebiet
95	ESCHE	Blasen- und Nierenleiden
		Fieber
		Rheuma
		Verstopfung
		Wassersucht
88	EUKALYPTUS-BAUM	Bronchitis
		Entzündungen des Nasen- und Rachenraumes
		Erkältungskrankheiten
		Schnupfen
		Rheuma
190	FAULBAUM	Verstopfung
191	FAULBAUM, AMERIKANISCHER	Verstopfung
91	FEIGENBAUM, ECHTER	Husten
		Verstopfung
93	FENCHEL	Bindehautentzündungen
		Blähungen
		Bronchitis
		Husten
		Lidrandentzündungen
		Magenschmerzen
		Verdauungsbeschwerden
150	FIEBERKLEE	Appetitlosigkeit
		Fieber
		Gallen- und Leberleiden
		Magenbeschwerden
		Migräne
		Verdauungsschwäche
78	FINGERHUT	Förderung der Wasserausscheidung
		Herzschwäche
173	FLOHSAMEN	Bronchitis
		Hautentzündungen
		Husten

Pflanzennummer (s. Lexikon Seite 38)	Pflanzenname	Anwendungsgebiet
173	*(Fortsetzung)*	Magen- und Darmschleimhautentzündungen
		Verstopfung
8	FRAUENMANTEL	Durchfall
		Eiterungen
		Klimakterische Beschwerden
		Menstruationsbeschwerden
		Mund- und Rachenentzündungen
		Weißfluß
116	FRAUENMINZE	Blähungen
		Verdauungsstörungen
213	FUCHS-KREUZKRAUT	Menstruationsstörungen
		Nasen- und Zahnfleischbluten
175	FUSSBLATT	Gallenleiden
		Hautkrebs
		Verstopfung
180	GÄNSEFINGER-KRAUT	Durchfall
		Entzündungen der Mundhöhle
		Hämorrhoiden
		Magen- und Darmschleimhautentzündungen
		Wundheilung
165	GARTENBOHNE	Gelenkrheumatismus, chronischer
		Wassersucht
98	GEISSRAUTE	Milchsekretion, ungenügende
125	GELBWURZEL, KANADISCHE	Darmblutungen
		Gebärmutterblutungen
		Menstruationsstörungen
108	GINKGOBAUM	Durchblutungsstörungen
158	GINSENG, AMERIKANISCHER	Alterserscheinungen, vorzeitige
		Blutdruck, niedriger
		Depressionen
		Erschöpfungs- und Schwächezustände
		Konzentrationsschwäche
111	GNADENKRAUT	Gicht
		Hautausschläge
		Menstruationsstörungen
		Verstopfung
		Wassersucht
151	GOLDMELISSE	Blähungen
		Menstruationsbeschwerden
		Verdauungsstörungen
218	GOLDRUTE	Blasenentzündungen
		Nierengrieß und -steine
		Nierenleiden
		Störungen der Harnabsonderung
		Wundheilung
112	GUAJAKBAUM	Blasen- und Nierenleiden
		Gicht
		Hautleiden
		Rheuma
33	HAFER	Durchfall
		Ekzeme
		Nieren- und Blasenleiden
		Neuralgien
		Rheumatische Beschwerden
		Schlafstörungen
		Verdauungsstörungen
20	HANF, AMERIKANISCHER	Altersherz
		Bluthochdruck
		Herzschwäche
		Wassersucht

Pflanzennummer (s. Lexikon Seite 38)	Pflanzenname	Anwendungsgebiet
114	HARONGABAUM	Entzündliche Erkrankungen der Bauchspeicheldrüse
		Gallenbeschwerden
		Meteorismus
		Leberleiden
		Verdauungsschwäche
30	HASELWURZ	Auslösen von Erbrechen
		Hals- und Kehlkopfentzündungen
		Wassersucht
155	HAUHECHEL	Blasen- und Harnröhrenentzündungen
		Blasen- und Nierensteine
		Nierenbeckenentzündungen
		Wassersucht
237	HEIDELBEERE	Durchfall
		Mund- und Rachenentzündungen
		Verdauungsstörungen bei Kindern
67	HERBSTZEITLOSE	Gicht
137	HERZGESPANN, ECHTES	Herzbeschwerden, nervöse
		Klimakterische Beschwerden
41	HIRTENTÄSCHEL	Gebärmutterblutungen
		Menstruationsstörungen
99	HOHLZAHN	Bronchitis
		Bronchialasthma
204	HOLUNDER	Erkältungskrankheiten und Grippe
		Fieber
		Neuralgien
		Rheuma
		Verstopfung
123	HOPFEN	Herzbeschwerden, nervöse
		Magenbeschwerden, nervöse
		Unruhe, nervöse
		Schlafstörungen
232	HUFLATTICH	Bronchitis
		Hautentzündungen
		Husten, chronischer
		Katarrhe der oberen Luftwege
		Verbrennungen
195	HUNDSROSE	Blasenleiden
		Vitamin-C-Mangelerscheinungen
75	HUNDSZUNGE	Durchfall
		Geschwüre
		Neuralgische Schmerzen
		Reizhusten
		Rheumatische Schmerzen
		Venenentzündungen
		Wundheilung
124	HYDNOCARPUS	Hautleiden
		Lepra
247	INGWER	Appetitlosigkeit
		Blähungen
		Verdauungsschwäche
168	JABORANDI-STRAUCH	Grüner Star
		Schwitzkuren
		Wassersucht
104	JASMIN, GELBER	Bronchialasthma
		Gesichtsneuralgien
		Krämpfe
		Migräne
193	JOHANNISBEERE, SCHWARZE	Blasenleiden
		Durchfall

Pflanzennummer (s. Lexikon Seite 38)	Pflanzenname	Anwendungsgebiet
193	*(Fortsetzung)*	Erkältungskrankheiten
		Halsentzündungen
		Vitamin-C-Mangel
127	JOHANNISKRAUT	Bettnässen
		Depressive Verstimmungen, leichte
		Klimakterische Beschwerden
		Krampfadern
		Magenschleimhautentzündungen
		Menstruationsbeschwerden
		Neuralgische und rheumatische Schmerzen
65	KAFFEESTRAUCH	Ermüdung
		Kopfschmerzen
		Kreislaufstörungen
		Wassersucht
166	KALABARBOHNE	Grüner Star
3	KALMUS	Appetitlosigkeit
		Erschöpfung und Schwäche
		Gallenbeschwerden
		Magenbeschwerden
		Verdauungsstörungen
146	KAMILLE	Augenentzündungen
		Entzündungen des Mund-, Nasen- und Rachenraumes
		Ekzeme
		Hämorrhoiden
		Magenkrämpfe
		Magen- und Darmschleimhautentzündungen
		Magen- und Zwölffingerdarmgeschwüre
		Menstruationsbeschwerden
		Schlaflosigkeit
		Verdauungsstörungen

Pflanzennummer (s. Lexikon Seite 38)	Pflanzenname	Anwendungsgebiet
146	*(Fortsetzung)*	Weißfluß
		Wundheilung
17	KAMILLE, RÖMISCHE	Entzündungen der Mund- und Rachenhöhle
		Menstruationsbeschwerden
		Verdauungsstörungen
		Wundheilung
230	KAPUZINERKRESSE	Bronchitis
		Grippale Infekte und Erkältungen
		Infektionen der Harnwege
121	KARKADE	Haustee
		Verstopfung
47	KASSIE	Verstopfung
167	KERMESBEERE	Hautleiden
		Rheuma
		Verstopfung
14	KHELLA	Angina pectoris
		Blasen- und Nierensteinkoliken
		Bronchialasthma
		Gallenkoliken
		Keuchhusten
		Menstruationsbeschwerden
171	KIEFER	Bronchitis
		Durchblutungsstörungen
		Katarrh der oberen Luftwege
		Nervosität
		Nasennebenhöhlenentzündungen
		Neuralgien
		Rheuma
		Schlaflosigkeit
22	KLETTE, GROSSE	Gelenkrheuma
		Geschwüre

Pflanzennummer (s. Lexikon Seite 38)	Pflanzenname	Anwendungsgebiet
22	*(Fortsetzung)*	Haarausfall
		Hautleiden
		Kopfschuppen
		Wundheilung
9	KNOBLAUCH	Arteriosklerose
		Bluthochdruck
		Magen- und Darminfektionen
		Resistenzsteigerung gegen Infektionen
		Verdauungsstörungen
		Würmer
86	KOKASTRAUCH	Anregungs- und Genußmittel
		Örtliche Betäubung
66	KOLABAUM	Anregungs- und Genußmittel
		Ermüdungs- und Schwächezustände
		Kreislaufschwäche
		Migräne
145	KONDURANGO	Magenbeschwerden
212	KÖNIGIN DER NACHT	Herzleiden
240	KÖNIGSKERZE, GROSSE	Bronchitis
		Entzündungen der oberen Luftwege
		Reizhusten
197	KRAPP	Bettnässen
		Blasen- und Nierensteine
187	KÜCHENSCHELLE	Augenleiden
		Menstruationsstörungen
46	KÜMMEL	Blähungen
		Darmstörungen
		Milchsekretion, geringe
		Gewürz
71	KÜRBIS	Blasenschwäche
		Prostatabeschwerden
		Würmer
72	KURKUMA	Gallen- und Leberleiden
		Gallensteine
		Gewürz
		Verdauungsschwäche
101	LABKRAUT	Blasenleiden
		Hautleiden
		Wasserstauungen
136	LAVENDEL	Erschöpfungszustände
		Herzbeschwerden
		Kreislaufschwäche
		Migräne
		Nervosität, Nervenschwäche
		Neuralgien
		Schlaflosigkeit
139	LEIN	Furunkel und Geschwüre
		Gallensteine
		Gürtelrose
		Heiserkeit
		Mund- und Rachenentzündungen
		Magenschleimhautentzündungen
		Magenübersäuerung
		Rheumatische Schmerzen
		Schuppenflechte
		Verstopfung
69	LERCHENSPORN, HOHLER	Narkosevorbereitung
		Parkinsonkrankheit
		Veitstanz
138	LIEBSTÖCKEL	Blasen- und Nierenleiden
		Gewürz
		Magenbeschwerden
		Rheuma und Gicht
		Wassersucht

Pflanzennummer (s. Lexikon Seite 38)	Pflanzenname	Anwendungsgebiet
227	LINDE	Erkältungskrankheiten Grippale Infekte
140	LOBELIE	Bronchialasthma Bronchitis Herstellung von Asthmazigaretten und Asthmaräucherpulver Keuchhusten
64	LÖFFELKRAUT	Frühjahrskur Mundschleimhaut-erkrankungen Stoffwechselleiden Zahnfleischbluten
135	LORBEERBAUM	Appetitlosigkeit Hautleiden Rheumatische Beschwerden Gewürz Verdauungsstörungen
224	LÖWENZAHN	Gelenkerkrankungen, chronische Hautleiden, chronische Rheuma, chronisches Leber- und Gallenleiden Verdauungsstörungen Nierensteine Wassersucht
186	LUNGENKRAUT	Bronchitis Heiserkeit Katarrh der oberen Luftwege
92	MÄDESÜSS	Blasen- und Nierenleiden Fieber Kopfschmerzen Rheuma Wassersucht

Pflanzennummer (s. Lexikon Seite 38)	Pflanzenname	Anwendungsgebiet
68	MAIGLÖCKCHEN	Herzschwäche Wassersucht
143	MALVE, WILDE	Bronchitis Ekzeme Hautentzündungen Kehlkopf- und Stimmbänderentzündungen Magen- und Darmschleim-hautentzündungen Mund- und Rachenentzündungen Weißfluß
215	MARIENDISTEL	Gallenbeschwerden Leberleiden
129	MATÉ-TEESTRAUCH	Ermüdungszustände Rheuma Genußtee (Nationalgetränk in Südamerika)
211	MAUERPFEFFER	Hämorrhoiden Wunden, langsam heilende
26	MEERRETTICH	Blasen- und Nierenbeckenentzündung Bronchialkatarrh Gewürz Neuralgische und rheumatische Beschwerden Verdauungsschwäche
83	MEERTRÄUBCHEN	Augenleiden Blutunterdruck Bronchialasthma Bronchitis Heuschnupfen Keuchhusten Kreislaufschwäche Nesselfieber
234	MEERZWIEBEL	Herzschwäche Wassersucht

Pflanzennummer (s. Lexikon Seite 38)	Pflanzenname	Anwendungsgebiet
163	MEISTERWURZ	Appetitlosigkeit
		Bronchialasthma
		Bronchialkatarrh
		Magenbeschwerden
		Verdauungsstörungen
148	MELISSE	Blähungen
		Herzbeschwerden
		Magenleiden
		Menstruationsbeschwerden
		Migräne
		Neuralgien
		Schlafstörungen
		Unruhezustände
44	MELONENBAUM	Fettverdauungsstörungen
		Gallen- und Leberleiden
		Verdauungsschwäche
244	MISTEL	Arthrosen, chronische
		Bluthochdruck
		Rheuma, chronisches
87	MOHN, KALIFORNISCHER	Bettnässen
		Nervosität
		Schlafstörungen
		Unruhezustände und Übererregbarkeit
245	MÖNCHSPFEFFER	Blutungsstörungen
		Menstruationsbeschwerden
		Milchsekretion, ungenügende
55	MOOS, IRLÄNDISCHES	Bronchitis
		Katarrhe der oberen Luftwege
		Reizhusten
		Verstopfung
		Verdauungsstörungen
52	MOOS, ISLÄNDISCHES	Appetitlosigkeit
		Bronchitis

Pflanzennummer (s. Lexikon Seite 38)	Pflanzenname	Anwendungsgebiet
52	*(Fortsetzung)*	Erschöpfungs- und Schwächezustände
		Katarrhe der oberen Luftwege
		Magenschleimhautentzündungen
		Reizhusten
62	MUTTERKORNPILZ	Gebärmutterblutungen
		Geburtshilfe
		Menstruationsstörungen
		Migräne
21	NARDE, AMERIKANISCHE	Blähungen
		Husten
		Rheuma
107	NELKENWURZ	Durchfall
		Übelkeit und Erbrechen
		Zahnfleischentzündungen
		Zahnschmerzen
157	NIERENTEE, INDISCHER	Nieren- und Blasenleiden
		Wassersucht
239	NIESWURZ, GRÜNE	Bluthochdruck
		Herzleiden
6	ODERMENNIG	Durchfall
		Gallen- und Leberleiden
		Rachen- und Kehlkopfentzündungen
		Verdauungsstörungen
154	ÖLBAUM	Bluthochdruck
		Gallenblasenleiden
		Gallensteine
		Magenschleimhautentzündungen
		Verstopfung
153	OLEANDER	Herzschwäche
		Kreislaufstörungen

Pflanzennummer (s. Lexikon Seite 38)	Pflanzenname	Anwendungsgebiet
25	OSTERLUZEI	Fisteln
		Furunkel und Geschwüre
		Verbrennungen
		Wunden, langsam heilende
179	PAPPEL	Blasenleiden
		Fieber
		Gelenkrheuma
		Hämorrhoiden
42	PAPRIKA	Gelenkentzündungen
		Gewürz
		Muskelschmerzen
		Rheumatische Beschwerden
		Verdauungsschwäche
160	PASSIONSBLUME	Herzbeschwerden
		Nervosität
		Schlaflosigkeit
161	PESTWURZ	Bronchitis
		Entzündungen der Harnwege
		Gallen- und Leberleiden
		Hautleiden
		Magenbeschwerden, nervöse
		Menstruationsstörungen
162	PETERSILIE	Blasen- und Nierensteine
		Nieren- und Blasenentzündungen
		Verdauungsstörungen
		Wassersucht
149	PFEFFERMINZE	Blähungen
		Durchfall
		Gallenbeschwerden
		Magenschmerzen
		Übelkeit und Brechreiz
61	POMERANZE	Brechreiz
		Magenbeschwerden, nervöse
61	*(Fortsetzung)*	Schlaflosigkeit
		Unruhezustände, nervöse
73	QUITTE	Mund- und Halsentzündungen
		Reizhusten
		Verbrennungen
		Verstopfung
56	RAINFARN	Eingeweidewürmer
		Verdauungsstörungen
133	RATANHIA	Durchfall
		Frostbeulen
		Halsentzündungen
		Mundschleimhaut- und Zahnfleischentzündungen Kehlkopfentzündungen
172	RAUSCHPFEFFER	Blasen- und Prostatabeschwerden
		Hautleiden
		Schlaflosigkeit
		Unruhe, nervöse
200	RAUTE	Menstruationsstörungen
		Krampfadern
		Unruhe, nervöse
		Magenbeschwerden, nervöse
		Venenentzündungen
189	RAUWOLFIA	Angstzustände
		Depressionen
		Bluthochdruck
192	RHABARBER	Durchfall
		Verstopfung
40	RINGELBLUME	Blutergüsse
		Gallenbeschwerden
		Geschwüre
		Hautleiden

Pflanzennummer (s. Lexikon Seite 38)	Pflanzenname	Anwendungsgebiet
40	*(Fortsetzung)*	Magen- und Darmstörungen Quetschungen und Zerrungen Wunden, langsam heilende
196	ROSMARIN	Blutdruck, niedriger Herzbeschwerden, nervöse Kreislaufstörungen Rheumatische und neuralgische Beschwerden Schwäche- und Erschöpfungszustände Verdauungsstörungen
5	ROSSKASTANIE	Durchfall Ödeme Rheuma Venenerkrankungen
18	RUCHGRAS	Gelenk- und Muskelschmerzen Ischias Rheuma Stoffwechselstörungen
49	SÄCKELBLUME	Halsentzündungen Mundschleimhaut-entzündungen
214	SÄGEPALME	Blasen- und Prostatabeschwerden Bronchitis
202	SALBEI	Hemmung der Milchsekretion Kehlkopfkatarrh Mandelentzündungen Mundschleimhaut- und Rachenentzündungen Raucherhusten Schwitzen, übermässiges
122	SANDDORN	Tonikum Vitamin-C-Mangel
43	SANDSEGGE	Arthritis Hautleiden
206	SANIKEL	Bronchitis Halsentzündungen Quetschungen und andere Verletzungen Wunden, langsam heilende
216	SARSAPARILLA	Hautleiden Rheuma
208	SASSAFRAS	Hautleiden Rheuma
35	SAUERDORN	Fieber Leber- und Gallenstörungen Nieren- und Gallensteine Verstopfung
1	SCHAFGARBE	Appetitlosigkeit Blähungen Durchfall Gallenkoliken Geschwüre Hämorrhoiden Menstruationsbeschwerden Verdauungsschwäche Wundheilung
159	SCHLAFMOHN	Durchfall, sehr starker Schmerzzustände, sehr schwere
185	SCHLEHDORN	Blasenleiden Hautausschläge Verstopfung
7	SCHLIESSGRAS	Blasenleiden Hautausschläge Magen- und Darmstörungen Rheuma

Pflanzennummer (s. Lexikon Seite 38)	Pflanzenname	Anwendungsgebiet
182	SCHLÜSSELBLUME	Bronchitis
		Erkältungskrankheiten
		Husten
		Kopfschmerzen, nervöse
		Schlaflosigkeit, nervöse
241	SCHNEEBALL, AMERIKANISCHER	Asthma
		Menstruationsbeschwerden
54	SCHNEEFLOCKENSTRAUCH	Gallen- und Leberleiden
		Wunden, langsam heilende
219	SCHNURBAUM	Blutungen, kappillare
		Gewinnung von Rutin
		Venenerkrankungen
53	SCHÖLLKRAUT	Gallenblasenentzündungen
		Gallensteine
		Magenschmerzen
		Warzen
31	SCHWALBENWURZEL	Bronchialkatarrh
		Fieber
207	SEIFENKRAUT	Bronchitis
		Hautleiden
		Husten
176	SENEGA	Bronchitis
		Katarrh der oberen Luftwege
37	SENF, SCHWARZER	Bronchitis
		Brustfell- und Rippenfellentzündungen
		Gelenkentzündungen
		Ischias
		Muskelschmerzen
		Rheuma
45	SILBERDISTEL	Harnbeschwerden
		Wundreinigung und -heilung
82	SONNENHUT	Abszesse
		Erkältungskrankheiten und grippale Infekte
		Unterschenkelgeschwüre
		Vorbeugung gegen Infektionen
		Verbrennungen, leichte
		Wunden, langsam heilende
80	SONNENTAU	Bronchialasthma
		Bronchitis
		Heiserkeit
		Reiz- und Keuchhusten
174	SPITZWEGERICH	Bronchitis
		Insektenstiche
		Katarrhe der oberen Luftwege
		Magen- und Darmschleimhautentzündungen
		Quetschungen
		Wunden, blutende
77	STECHAPFEL	Bronchialasthma
		Parkinson-Krankheit
128	STECHPALME	Erkältungskrankheiten und grippale Infekte
		Fieber
147	STEINKLEE	Blutergüsse
		Gallen- und Magenbeschwerden
		Gelenkschmerzen
		Krampfadern
		Quetschungen
		Venenentzündungen
243	STIEFMÜTTERCHEN, WILDES	Hautleiden
		Säuglingsexzeme
106	STORCHENSCHNABEL	Durchfall
		Hautleiden

Pflanzennummer (s. Lexikon Seite 38)	Pflanzenname	Anwendungsgebiet
106	*(Fortsetzung)*	Mund- und Rachenentzündungen Nasenbluten
118	STROHBLUME	Gallenleiden
220	STROPHANTHUS	Herzschwäche
109	SÜSSHOLZ-STRAUCH	Husten Magengeschwüre
134	TAUBNESSEL, WEISSE	Blasenleiden Menstruations-beschwerden Weißfluß
50	TAUSENDGÜLDEN-KRAUT	Appetitlosigkeit Sodbrennen Verdauungsstörungen
115	TEUFELSKRALLE	Gelenkerkrankungen, chronische Leber- und Gallenleiden
226	THYMIAN	Bronchitis Erkältungskrankheiten Kehlkopfkatarrh Keuch- und Krampfhusten Verdauungsstörungen
32	TOLLKIRSCHE	Augenleiden Asthma Durchfall Gallenkoliken Magengeschwüre Nierenkoliken Parkinson-Krankheit Schwitzen, übermässiges
209	TOLLKRAUT	Gallenwegerkrankungen Schlaflosigkeit Verstopfung
184	TRAUBENKIRSCHE, VIRGINISCHE	Bronchitis Katarrhe der oberen Luftwege Keuchhusten
233	ULME	Durchfall Ekzeme Hämorrhoiden Mundschleimhaut- und Rachenentzündungen Wunden, langsam heilende
242	VEILCHEN, WOHLRIECHENDES	Bronchitis Husten Katarrhe der oberen Luftwege
132	WACHOLDER-STRAUCH	Arthritis Blasenleiden Muskelrheuma und Neuralgien Nierenbecken-entzündungen Wassersucht
94	WALDERDBEERE	Blasen- und Nierengriess Durchfall
100	WALDMEISTER	Schlaflosigkeit, nervöse Unruhe, nervöse Verdauungsbeschwerden
131	WALNUSSBAUM	Ekzeme Lidrandentzündungen Magen- und Darmstörungen
58	WANZENKRAUT	Appetitlosigkeit Bronchitis Klimakteriums-beschwerden Menstruationsstörungen Schwangerschafts-beschwerden Verdauungsschwäche

Pflanzennummer (s. Lexikon Seite 38)	Pflanzenname	Anwendungsgebiet
89	WASSERDOST	Erkältungskrankheiten
		Hautausschläge
		Leberbeschwerden
		Wassersucht
177	WASSERPFEFFER	Hämorrhoiden
		Menstruationsstörungen
57	WEGWARTE	Gallensteine
		Kaffee-Ersatz
		Verdauungsschwäche
201	WEIDE	Erkältungen und grippale Infekte
		Fieber
		Kopfschmerzen und Migräne
		Rheumatische und neuralgische Schmerzen
246	WEINREBE	Fettleibigkeit
		Leberleiden
		Verstopfung
70	WEISSDORN	Altersherz
		Angina pectoris
		Bluthochdruck
		Herzrhythmusstörungen
		Kreislaufstörungen
38	WEISSKOHL	Hautentzündungen
		Magen- und Zwölffingerdarmgeschwüre
		Rheumatische und neuralgische Beschwerden
		Wunden, langsam heilende
28	WERMUT	Allgemeine Schwäche
		Blähungen
		Magen- und Gallenbeschwerden
102	WINTERGRÜN	Hexenschuss
		Ischias
102	*(Fortsetzung)*	Neuralgien
		Rheuma
141	WOLFSTRAPP	Herzbeschwerden, nervöse
		Kreislaufstörungen
194	WUNDERBAUM	Verstopfung
19	WUNDKLEE	Magenbeschwerden
		Verletzungen
		Wunden, langsam heilende
81	WURMFARN	Bandwürmer
79	YAMS	Bronchialasthma
		Gallenkoliken
		Gewinnung von Hormonen
		Krampfhusten
		Neuralgien
		Rheuma
113	ZAUBERNUSS	Hämorrhoiden
		Nasenbluten
		Quetschungen und Verstauchungen
		Wunden, langsam heilende
39	ZAUNRÜBE	Bronchitis
		Brust- und Rippenfellentzündungen
		Gelenkerkrankungen
		Rheuma
60	ZIMTBAUM	Blähungen
		Verdauungsstörungen
12	ZITRONEN-VERBENA	Blähungen
		Magenbeschwerden
		Schlaflosigkeit, nervöse
203	ZWERGHOLUNDER	Nieren- und Blasenleiden
		Verstopfung

Lexikon der Heilpflanzen

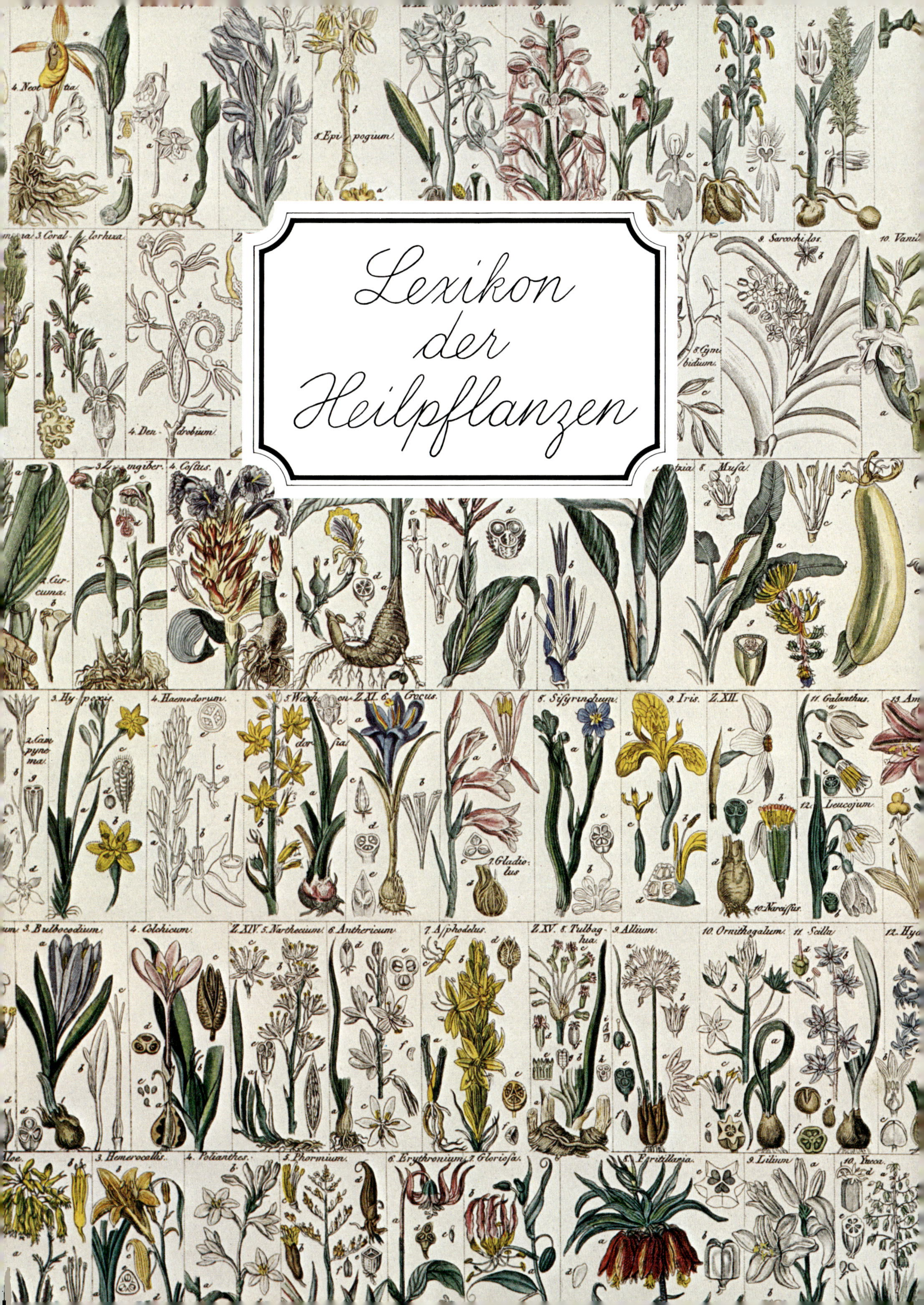

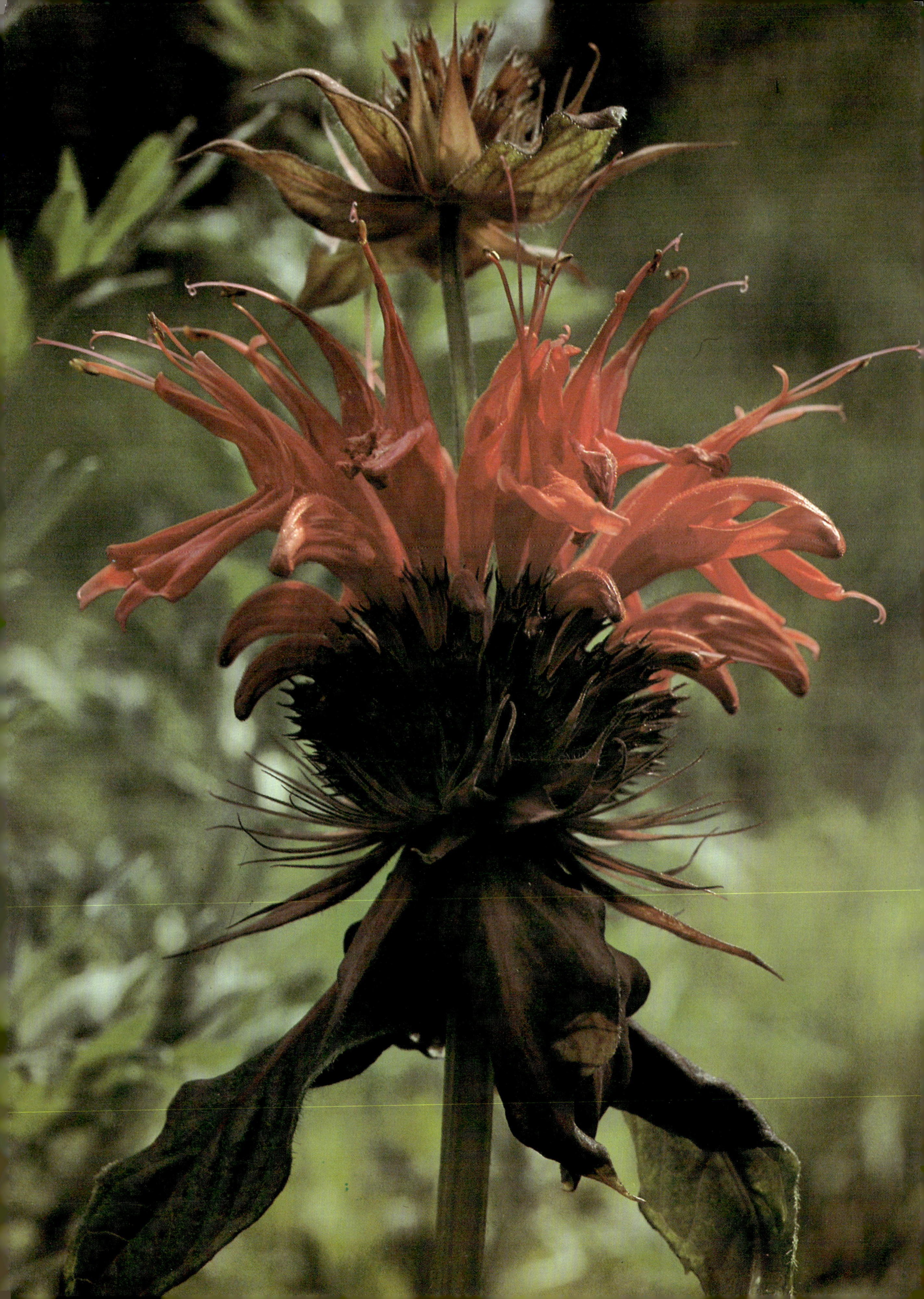

Pflanzenlexikon

Die alten Kräuterbücher bezaubern und faszinieren uns auch heute noch. Ihre liebevoll gezeichneten und handkolorierten Illustrationen sind oft klarer und aufschlußreicher als moderne Diagramme. Die Zusammenstellung auf Seite 33 zeigt Tafeln aus «Okens allgemeine Naturgeschichte für alle Stände», einem 1843 in Stuttgart erschienenen naturgeschichtlichen Werk.

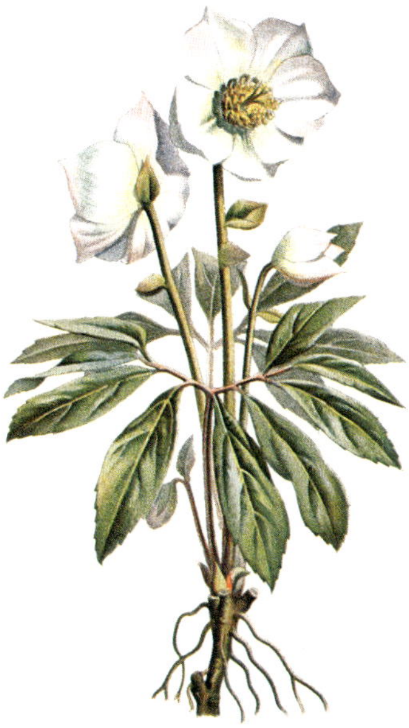

Schwarze Nieswurz *(Helleborus niger)*, oben, und Centifolie *(Rosa centifolia)*, rechts; kolorierte Stiche aus «Les Plantes Médicinales» von Dr. F. Losch, veröffentlicht in Biel, Schweiz, 1888.

Links: Oswegotee *(Monarda didyma)*.

Dieser Teil umfaßt die grundlegenden, ihrer Natur nach primär botanischen Beschreibungen der 247 Heilpflanzen.

AUSWAHLKRITERIEN

Die Auswahl der Heilpflanzen erfolgte nach den folgenden Kriterien:

- Pflanzen von bewährter Wirksamkeit erhielten die Priorität.
- Aufnahme fanden ferner Pflanzen, deren Wirksamkeit erfahrungsmäßig bekannt ist, auch wenn die Ursachen und Grundlagen ihrer Wirkungen selbst noch unerforscht sind.
- Giftpflanzen werden nur aufgeführt, wenn sie nicht durch ungiftige Pflanzen mit den selben Wirkungen ersetzt werden konnten.
- In der Regel nicht aufgenommen wurden Pflanzen, deren Extrakte nur in kommerziellen oder pharmazeutischen Präparaten erhältlich sind.
- Pflanzen, die in erster Linie als Nahrungsmittel oder Gewürze dienen und nur von geringem oder nebensächlichem Heilwert sind, wurden nicht aufgenommen.
- Einige Pflanzen wurden nicht berücksichtigt, obwohl sie in der Volksheilkunde immer noch eine Rolle spielen, wenn ihre Wirksamkeit fraglich war oder wenn andere Pflanzen bei den gleichen Indikationen wirksamer sind.

INHALT DES PFLANZENLEXIKONS

Die lateinischen und deutschen Namen sowie die Bezeichnung der Pflanzenfamilien und geographischen Verbreitung ermöglichen eine klare Identifikation jeder behandelten Pflanze. Wir haben dabei versucht, uns so eng wie möglich an die Klassifikation Linnés zu halten, doch kamen zeitweilig auch andere Nomenklatursysteme zur Anwendung, deren Autoren im lateinsch-deutschen Pflanzenindex am Ende des Buches genannt sind.

Die Artikel über die einzelnen Pflanzen erklären deren Namen und enthalten detaillierte Angaben über Aussehen und Charakteristiken (Wachstum, Blüte- und Erntezeit, usw.). Anschließend folgt ein Überblick über die *aktiven Prinzipien* (d. h. die wirksamen Bestandteile) und die medizinische Anwendung. Weitere medizinische Angaben findet der Leser in den Nachschlageteilen I und III.

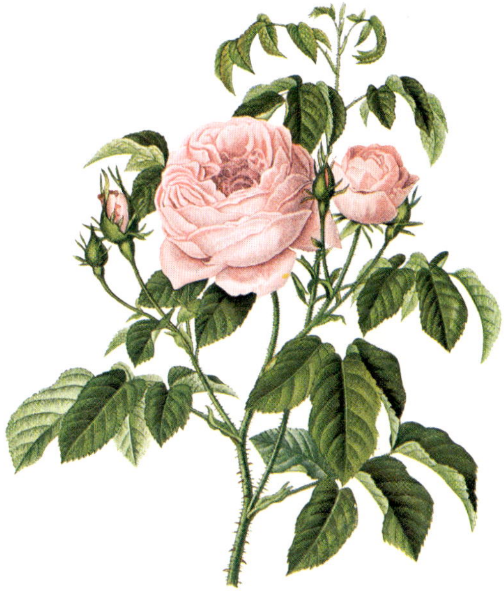

DAS AUFFINDEN EINER PFLANZE IM LEXIKON

Da zahlreiche Pflanzen oft unter ganz verschiedenen deutschen Namen bekannt sind, wurden die 247 Pflanzen des Lexikons nach ihren lateinischen Namen alphabetisiert und von 1–247 fortlaufend numeriert. Auf der folgenden Doppelseite findet der Leser anhand dieser Nummer den deutschen Namen der gesuchten Pflanze. Im Pflanzenindex am Ende des Buches sind die weiteren bekannten Namen einer Pflanze mit Querverweisen auf ihre Nummer im Lexikon aufgeführt.

ALPHABETISCHES VERZEICHNIS DER HEILPFLANZEN

Die gebräuchlichsten deutschen Namen der 247 Heilpflanzen sind in diesem alphabetischen Verzeichnis mit einer Nummer versehen, welche auf den Ort der Abbildung und botanischen Beschreibung der Pflanze im Lexikon verweist. Die Angaben über den Textspalten enthalten für jede Pflanze die folgenden Informationen: lateinischer Name, deutscher Name, Bezeichnung der Pflanzenfamilie sowie Hinweise auf die geographische Verbreitung. Die Verbreitung ist in zwei Zeilen angegeben. Die erste Zeile nennt das ursprüngliche Habitat oder den Herkunftsort der Pflanze, die zweite (in kursiver Schrift) die Gebiete, in die die Pflanze eingeführt oder verschleppt wurde und wo sie heute entweder wild wächst oder angebaut wird.

ACHILLEA MILLEFOLIUM

SCHAFGARBE, TAUSENDBLATT

Asteraceae (=Compositae)

1 Eur, NAm, N-As
S-Aus

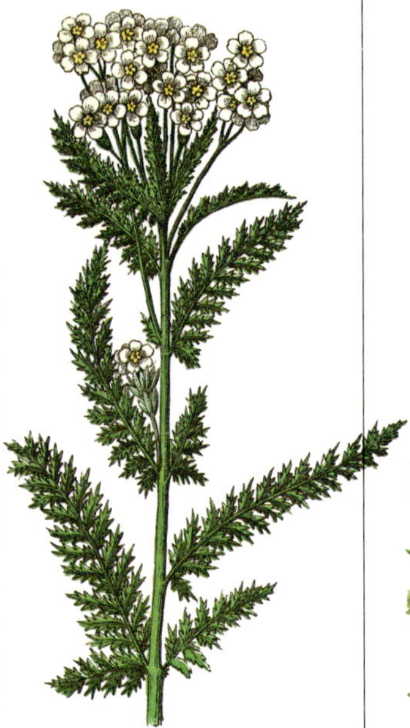

Nach ihrem Helden Achilles benannten die alten Griechen diese wertvolle Heilpflanze. Ihr Artname, *millefolium,* die Tausendblättrige, erklärt sich aus den feinen, doppelt gefiederten Blättchen. Ein verästelter Wurzelstock trägt die robusten, kantigen Stengel 40–70 cm hoch mit den markanten Trugdolden, an denen sich sehr viele weiße Blütenkörbchen aneinanderreihen. Viel Licht und Wärme sind nötig, um in den Blüten, weniger in den Blättern, das bitteraromatische ätherische Öl zu bilden, das so viele Heilkräfte bietet. Wir finden die Schafgarbe vorwiegend an trockenen, sonnigen Hängen bis hinauf ins Gebirge. Dort ist sie kleiner im Wuchs, ca. 30–40 cm. Noch höher, in Regionen bis 3000 m, finden wir eine kleine Schafgarbe, das Ivakraut *(Achillea moschata),* als zierliches, kaum 20 cm hohes Pflänzchen.

ACONITUM NAPELLUS

EISENHUT, STURMHUT

Ranunculaceae

2 Eur, N-As, NAm

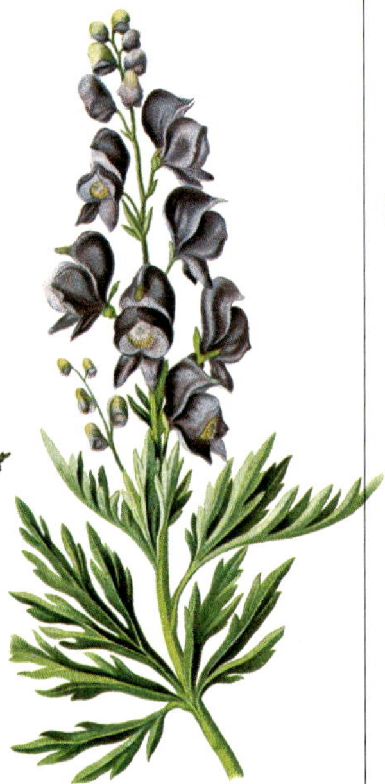

In Gebirgsregionen, auf feuchten, nährstoffreichen Weiden zieren oft große Eisenhutbestände die Landschaft. Weitere Arten sind der gelbe und der blaue Rispen-Eisenhut. Der Eisenhut zählt zu den giftigsten Heilpflanzen. Mit der Form seiner tiefblauen Blüten erinnert er an die Helme mittelalterlicher Ritter. Die derben, nach oben nur wenig verästelten Stengel werden bis 150 cm hoch und tragen die dunkelgrünen, für viele Hahnfußgewächse typischen, tief gelappten Blätter und zuoberst die wunderschöne Blütenrispe, augenfälligstes Erkennungsmerkmal der Pflanze. Sie blüht vom Juni bis September. Eigenartig ist die Wurzelbildung des Eisenhuts. Er treibt jedes Jahr einen neuen Knollen, während der vorjährige abstirbt. Die Wirkstoffe finden sich in allen Teilen der sehr giftigen Pflanze. Für ihre Gewinnung wird der Eisenhut in vielen Ländern im Balkan, in Spanien und Italien angebaut.

ACORUS CALAMUS

KALMUS

Araceae

3 SO-As
Eur, O-Afr, O-NAm

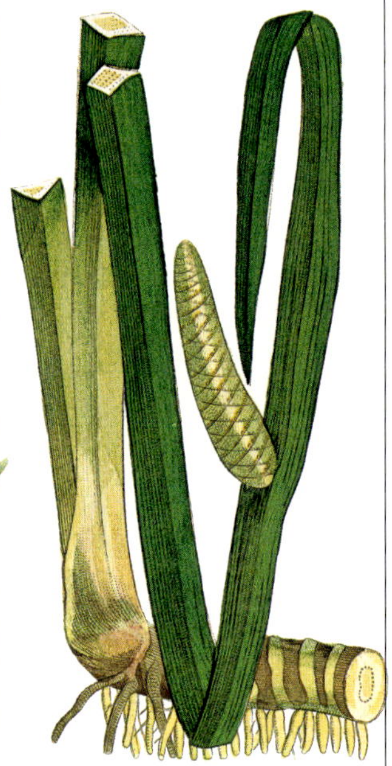

Wir finden diese Sumpfpflanze vorwiegend in Gräben mit stehendem Wasser. Dort treibt der Kalmus bis 1,5 m lange Wurzelstöcke mit langen, nach unten stehenden Wurzeln. Die Wurzel treibt immer neue Ausläufer und sorgt so für die Arterhaltung. Aus dem Rhizom sprießen senkrecht stehende, schwertförmige, fleischige Blätter in robusten, bis 1 m hohen Schäften. Am Ende des Rhizoms wächst ein Blütensproß mit einem ca. 10 cm langen, mit unzähligen gelbgrünen Blüten übersäten Kolben. In Mitteleuropa bildet er keine reifen Samen. Dies hängt nicht von der Temperatur, sondern von der Chromosomenzahl und der Bastardnatur der bei uns wachsenden Pflanzen ab. Auch in Indien ist Kalmus meist in der sterilen Form vorhanden. Im Rhizom finden wir das scharfaromatische ätherische Öl, das der Droge den gewürzhaften Geschmack und die Heilkraft verleiht.

ADONIS VERNALIS

ADONISRÖSCHEN, FRÜHLINGSTEUFELSAUGE

Ranunculaceae

4 SO-Eur, W-As
N-NAm

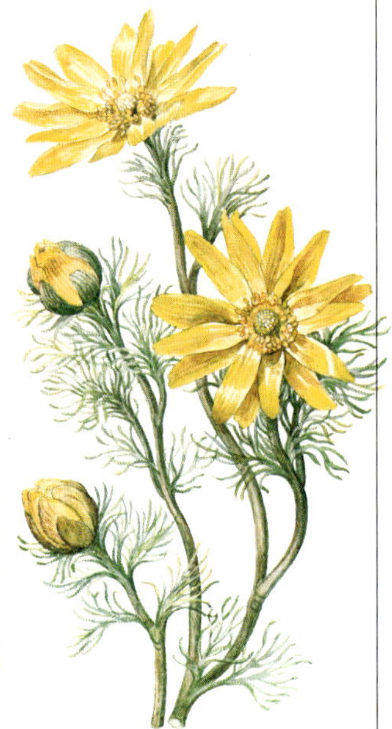

Sie ist ein Adonis unter den Pflanzen und leider ein immer seltenerer Frühlingsbote, der dem Naturschutz untersteht. An sonnigen, felsigen Talhängen erscheinen zunächst im April die flaumigen Blütenknospen an aufrechten kurzen Stengeln. Sobald die Sonne scheint, öffnen sie sich immer dem Licht zugewendet zu seidig glänzenden, leuchtendgelben Blütensternen von 4–7 cm Durchmesser. Erst später, wenn die Stengel 20–30 cm hoch sind, sprießen die fiederteiligen Blättchen mit fadenförmigen Zipfeln. Im Herbst verbreiten die Ameisen die winzigen, nußähnlichen Früchtchen. Die ganze Pflanze enthält herzaktive Wirkstoffe, die jenen der Strophantussamen ähnlich sind. Das Adonisröschen kann nicht angebaut werden. In Osteuropa wird es häufig und zum Beispiel in Rußland viel medizinisch verwendet. In der Homöopathie leistet es große Dienste. Die Pflanze ist sehr giftig!

AESCULUS
HIPPOCASTANUM

ROSSKASTANIE

Hippocastanaceae

5 SO-Eur, W-As
M-Eur, N-NAm

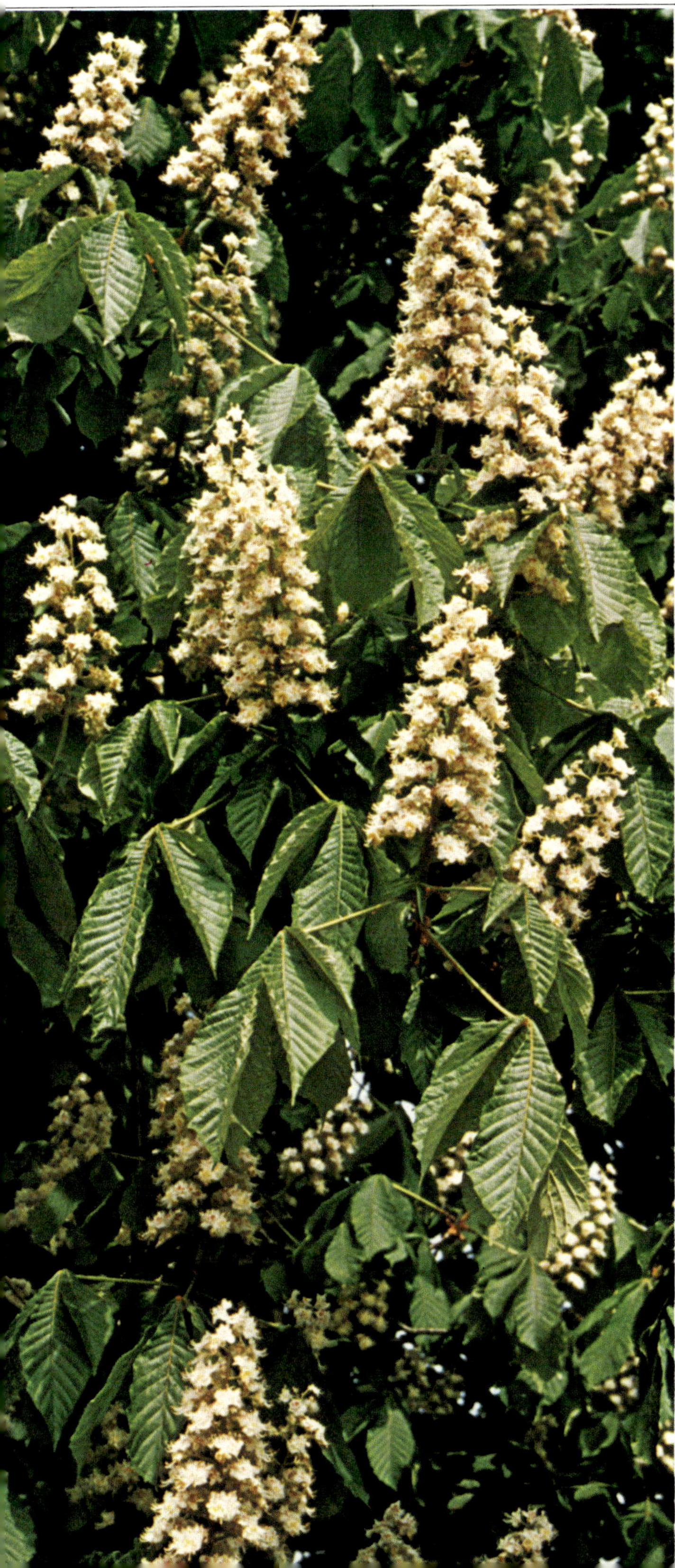

Über die Herkunft der Roßkastanie gibt es verschiedene Meinungen. Wissenschaftlich steht fest, daß dieser Baum in Europa immer heimisch war. Nach einer andern Version stammt er aus Indien, wie er aber den Weg über Gebirge und Meere nach Europa und Amerika gefunden hat, weiß man nicht genau.
Zunächst als Zierbaum in Schloßgärten gezogen, war er schon im 16. Jahrhundert in Wien beliebt, und heute ist er überall eingebürgert und als Schattenspender beliebt. Zeitig im Frühjahr sprießen aus den braunen klebrigen Knospen zartgrüne flaumige Blättchen, die zu dunkelgrünen, langgestielten und gefingerten Blattschirmen auswachsen. Im Mai-Juni leuchten die aufrechtstehenden weiß-rötlichen Blütenstände, betörend duftend, in sattem Grün. Als stacheliggrüne Kugeln reifen die Fruchtkapseln heran. Daraus kugeln die nußgroßen, dunkelbraun glänzenden Früchte, die in Notzeiten den Pferden gefüttert wurden. In den Früchten sind die verschiedenen Wirkstoffe

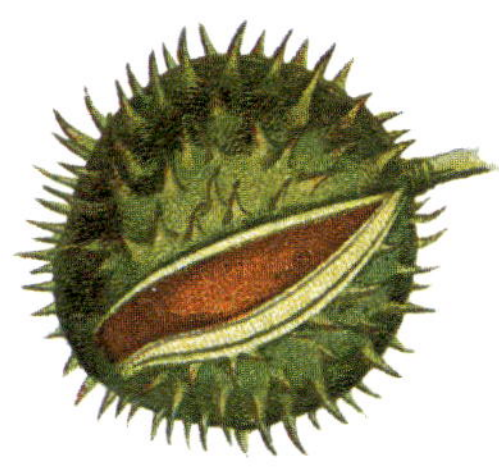

(Saponine) konzentriert, wertvolle Heilfaktoren für lädierte Blutgefäße. Neuerdings verwendet man auch die Rinde junger Stämme des hohen Gerbstoffgehaltes wegen zur Herstellung von Badeextrakten gegen Hautaffektionen und Schleimhautentzündungen.

AGRIMONIA EUPATORIA

ODERMENNIG,
LEBERKLETTE

Rosaceae

6 Eur, N-Afr, W-As
NAm

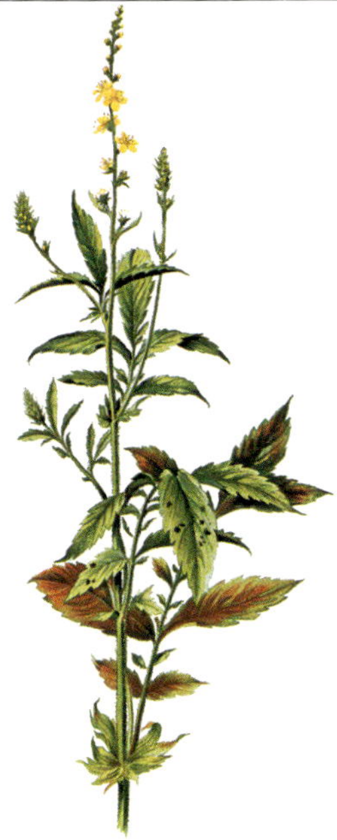

Wir finden den Odermennig auf sonnigen Magerwiesen und Schutthalden vom Flachland bis in mittelhohe Gebirgsregionen. Diese ausdauernde Staude wächst als wenig verzweigter, behaarter Blühstengel, 40–90 cm hoch. An ihm sitzen lange gefiederte, stark behaarte, oft klebrige Laubblätter. Am Ende des Stengels wächst der ährige Blütenstand mit zahlreichen Knospen, die sich von unten nach oben, vom Juni bis im Herbst, zu immer wieder neuen gelben Blütensternchen öffnen. Die bitteraromatischen Wirkstoffe des Krautes regen die Lebertätigkeit an. Der Odermennig weicht mit seiner vielköpfigen Blütenähre stark vom üblichen Bild der Rosenblütler ab. Typisch sind jedoch die Blattform und der Gehalt an Gerbstoffen, die wir in fast allen Rosengewächsen finden, zum Beispiel im Odermennig zusammen mit bitteren Aromastoffen und Kieselsäure. Sie heilen entzündliche Prozesse in der Leber und auf der Haut.

AGROPYRON REPENS

SCHLIESSGRAS, QUECKE

Poaceae (=Gramineae)

7 Eur, N-Afr, As
Gemäßigte Zonen

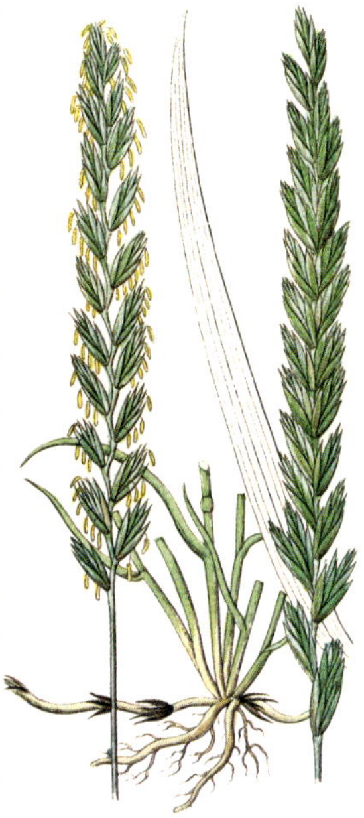

Die kriechende Quecke (repens) und ihre Verwandten gehören zur großen Familie der Gräser, zu denen wir auch die meisten unserer Getreidepflanzen zählen. Auf dem Acker ist es ein hartnäckiges Unkraut. Wir finden die Quecke auf lehmigen Äckern, auf Ödplätzen, an Mauern bis in die Gebirgsregionen. Das weiße dünne kriechende Rhizom ist im Boden mit braunen feinen Wurzelbüscheln verankert. Darauf stehen senkrecht die 50–80 cm hohen Halme mit sehr schmalen, lebhaft grünen lanzettlichen Blättern. Blüten und Früchte sind in flachen, lockeren Ähren angeordnet. Im Gegensatz zum verwandten Weizen, der seine Reservestoffe in den Körnern konzentriert, finden wir diese hier im Wurzelstock, der in der Phytotherapie häufig verwendet wird. Er enthält verschiedene Kohlehydrate, Kieselsäure und antibiotischen Stoff.

ALCHEMILLA VULGARIS

FRAUENMANTEL

Rosaceae

8 Eur, N-Afr, As, NAm

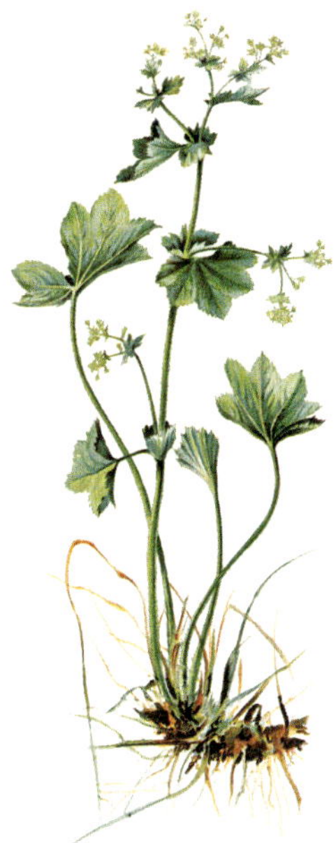

Der Frauenmantel sammelt in seinem Blattkelch Wassertropfen, die an den Rippenenden austreten und sich mit dem Morgentau vermischen. Auf feuchten Weiden, lichten Wäldern, im Gebirge auch auf Felsbändern bilden Frauen- und Silbermantel (ab 1000 m ü. M.) oft große Teppiche. Aus einem holzigen Wurzelstock sprießen verzweigte, 10–30 cm hohe Blühtriebe. Markant sind die rundförmigen Blätter, die 7–11 halbrunde, leicht gefaltete, am Rande gezähnte Zipfel bilden. Die 5- bis 7teiligen Blätter des Silbermantels sind behaart und schimmern am Rande und auf der Unterseite seidig-silbrig (Bild unten).

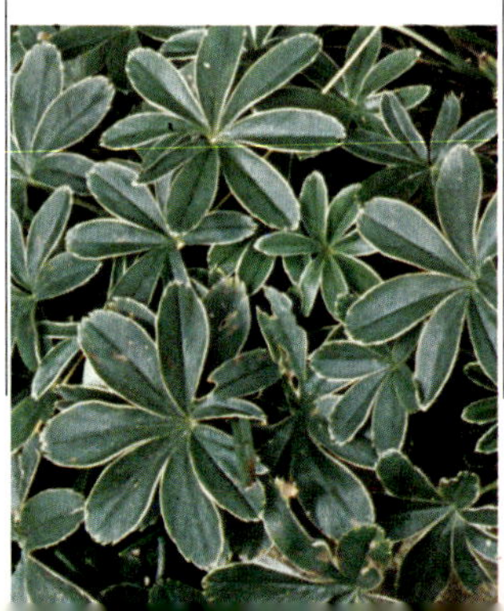

ALLIUM SATIVUM

KNOBLAUCH

Liliaceae

9 M-As
Warm gemäßigte Zonen

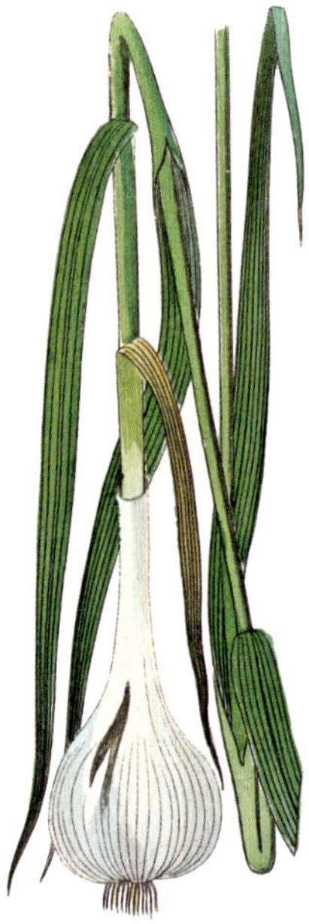

Die Zwiebeln des Knoblauchs werden als Gewürz, im Orient als tägliche Nahrung und in vielen Ländern ihrer Heilwirkung wegen geschätzt. Auf einem flachen, bewurzelten Boden steht die länglich-ovale Hauptzwiebel, an der rundherum, selbständige Nebenzwiebeln (Zehen) sitzen. Sie treibt im Frühjahr einen bis 1 m hohen, runden, kahlen Blütenschaft. Der wird im unteren Teil durch röhrige Blattscheiden verstärkt, aus denen lange, schmale, flache, zugespitzte grüne Blätter wachsen. Die endständige Blüte bildet einen weißrötlichen Blütenstern, der in ein dünnes Hochblatt gehüllt ist. Der Preßsaft aus der Knoblauchzwiebel enthält eine ganze Reihe wertvoller schwefelhaltiger Wirkstoffe. Die Gartenzwiebel *(Allium cepa)* wird größer als der Knoblauch, ihre Heilwirkungen sind weniger ausgeprägt, werden aber in der Volksmedizin zu Wickeln, Umschlägen und Saftkuren empfohlen.

ALLIUM URSINUM

BÄRLAUCH, WALDKNOBLAUCH

Liliaceae

10 Eur

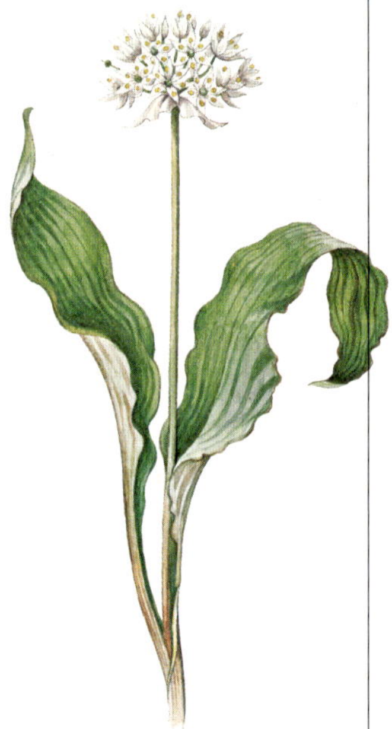

Auf feuchten, humusreichen Böden von Laub- und Auenwäldern bildet der Bärlauch große Kolonien. Zeitig im Frühjahr erscheinen aus der mehrteiligen Zwiebel 2–3 elliptische, lanzenförmige Grundblätter, die durch ihr saftiges Grün und den würzigen Knoblauchgeruch auffallen. Sie werden für Frühjahrssalate und milde Knoblauchwürze gesammelt und frisch verwendet. Erst später wächst der Blühstengel, der am Ende einen doldigen Blütenstand mit zahlreichen schneeweißen, sechszipfligen Blütensternen trägt. Die Ameisen tragen die kleinen schwarzen Samen fort und sichern damit die Weiterverbreitung der wertvollen Heilpflanze. Sie ist im frischen Zustand am wirksamsten, also im Frühling oder das Jahr über in Form von Preßsäften. Die getrockneten Blätter verlieren rasch an Wirksamkeit.

ALOE FEROX

ALOE, ALOEHARZ

Liliaceae

11 S-Afr
S-Eur, O-Afr, N-SAm

Diese mächtige milchsaftführende Sukkulente ist mit ihrem Habitus ganz auf ein trocken-heißes Klima eingestellt. Auf einem kurzen, je nach Art auch 2–3 cm hohen Stamm mit zahlreichen Blattnarben trägt sie eine mächtige Rosette ca. 50 cm langer fleischiger, spitz auslaufender Blätter, die am Rande und auf der Unterseite mit dunkelroten oder hellen Stacheln besetzt sind. Aus ihrer Mitte sprießt im Januar–April ein ca. 1 m hoher Blühstengel, der dicht mit walzenförmigen Blütentrauben besetzt ist. Sie leuchten je nach Art vom feurigen Purpur bis zu Blaßrot und Orange. Aus den Blättern wird der harzhaltige ausfließende Milchsaft gesammelt und mit verschiedenen Verfahren eingedickt.

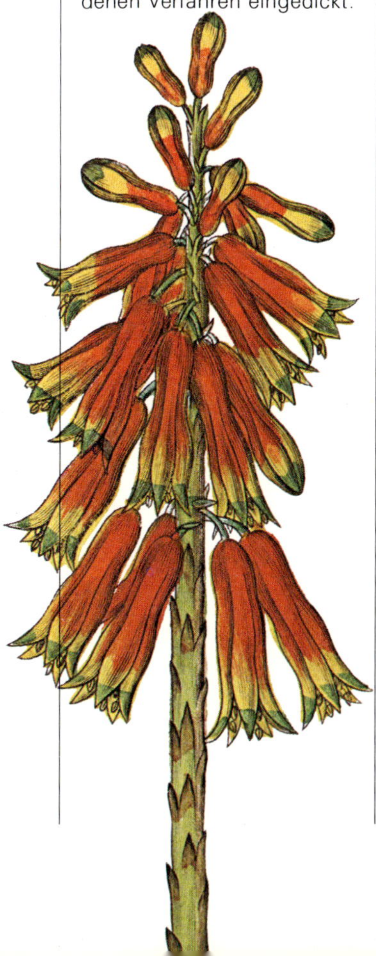

ALOYSIA TRIPHYLLA, LIPPIA CITRIODORA

ZITRONENSTRAUCH, WOHLRIECHENDES EISENKRAUT

Verbenaceae

12 SAm
S-Eur, NAm

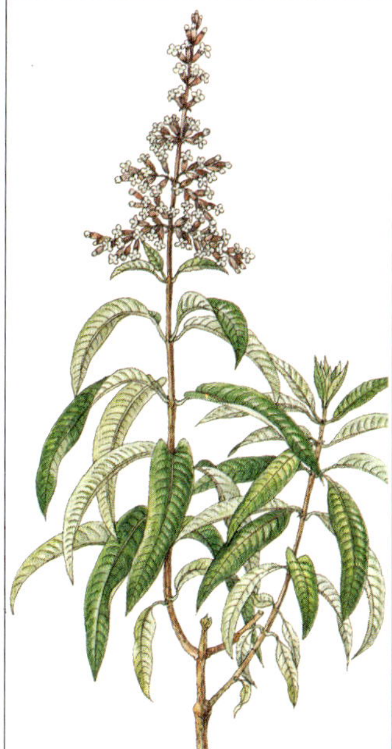

Dieser bis 2 m hohe Strauch stammt aus Südamerika und wurde in nördlichen Ländern als exotische Gartenpflanze eingeführt, da der Tee mit dem erfrischenden Zitronenaroma sehr geschätzt war. Die Blätter wurden dann als wohlriechendes Eisenkraut oder *Verbena* benannt. Mit dem gewöhnlichen Eisenkraut aber hat das wohlriechende Eisenkraut wenig Gemeinsames. Zitronenstrauch, *Verbena* oder Verveine odorante ist die richtige Bezeichnung, die Verwechslungen ausschließt. Der Zitronenstrauch trägt die schmalen spitzen, 6–8 cm langen stark genervten Blätter in schönen Quirlen. Sie sind gelbgrün und meistens nach außen gebogen. Zerreibt man sie in der Hand, entströmt ein köstliches, erfrischendes Aroma nach Zitrone. An den Triebspitzen stehen die kleinen blaßrosa Blüten in rispenförmigen Ähren. Das erfrischend-aromatische ätherische Öl ist in den Blättern konzentriert.

ALTHAEA OFFICINALIS

EIBISCH, HEILWURZ

Malvaceae

13 SO-Eur
S+W-Eur, W-As
NO-NAm

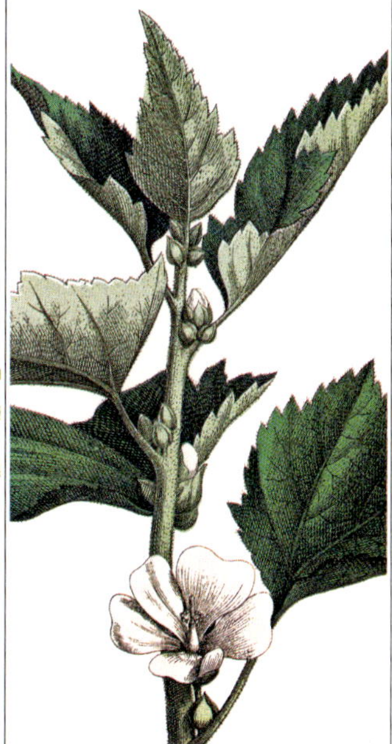

Diese bis 1,5 m hohe Pflanze, ursprünglich in salzhaltigen Böden heimisch, gedeiht auf feuchten Ödplätzen und wird oft angebaut. Aus einer kräftigen hellgelben Wurzel sprießt ein fleischiger, unten oft holziger Stengel, wenig verzweigt. Er trägt kurzgestielte, eiförmig-breite Blätter, drei- bis fünflappig geteilt mit gesägtem Rand. Stengel und Blätter sind filzig behaart. In den Blattachseln am Stengelende finden sich die rötlichweißen Blüten mit fünf zartwandigen Kronblättern (bei der verwandten Stockrose oder Baummalve sind sie purpurrot bis dunkelviolett). Die vielen Staubgefäße tragen gelbe oder violette Staubbeutel. Die Blätter, und vor allem die Wurzeln, werden als beliebte Schleimdroge verwendet. In den dunkelvioletten Blüten der Stockrose *(Althaea rosea)* sind die Farbstoffe wirksam.

AMMI VISNAGA

BISCHOFSKRAUT

Apiaceae (=Umbelliferae)

14 S-Eur, N-Afr, W-As
Warm gemäßigte Zonen

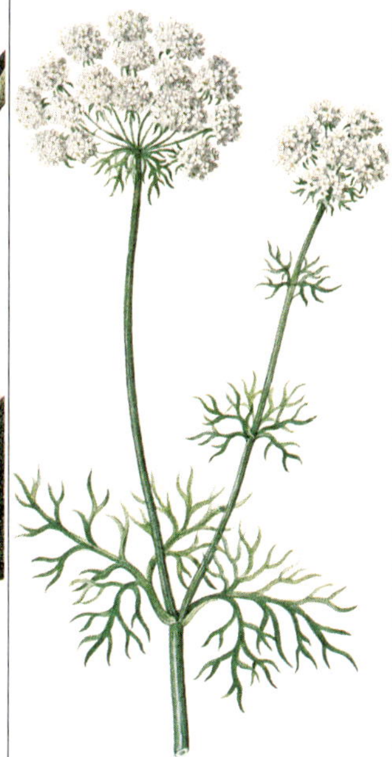

Aus einer weißlichen länglichen Wurzel treibt das einjährige Kraut einen aufrechten runden gerillten Stengel, der sich oben verzweigt und ca. 80–120 cm hoch wird. Die bis 20 cm großen Blätter sind mehrfach gefiedert. Die große vielstrahlige Blütendolde geht von einem ästigen Boden aus und wird nicht selten von über 100 4–5 cm langen Strahlen oder Stengelchen gebildet, auf denen vielblütige Döldchen mit weißen Blüten stehen. Nach der Blütezeit verholzen die Dolden. Die kleinen, eiförmig elliptischen glatten graubraunen Früchte zerfallen beim Trocknen in zwei Teilfrüchte von 1,5 bis 2,5 mm Länge. Früchte und Blätter riechen bitter-aromatisch und dienen der Gewinnung pharmakologisch interessanter Substanzen der Khellingruppe. Die krampflösenden Eigenschaften gewisser Apiaceen-Wirkstoffe sind hier besonders ausgeprägt.

ANETHUM GRAVEOLENS

DILL

Apiaceae (= Umbelliferae)

15 SO-Eur, SW-As
Gemäßigte Zonen

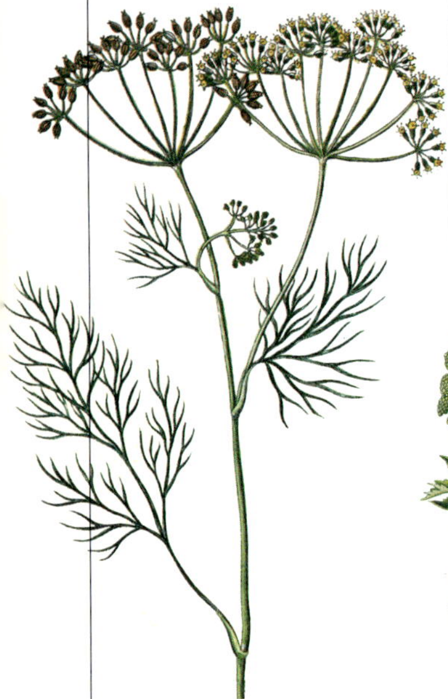

Dill ist eins der vielen Kräuter, die schon in ägyptischen Papyri erwähnt werden. Der Name ist abgeleitet aus dem Norwegischen dilla = beruhigen, ein Hinweis auf ihren Ruf als Heilpflanze.
Der Dill wächst einjährig aus einer dünnen spindelförmigen Wurzel. Ein hohler fein gerillter Stengel mit grünen und weißen Längsstreifen wird 60–100 cm hoch. Die äußerst feinen, mehrfach gefiederten Laubblätter wachsen wie feine Fäden aus einer stengelumfassenden Blattscheide, ähnlich wie beim Fenchel, nur üppiger. An den Stengelenden stehen große vielstrahlige nach oben gewölbte Blütendolden mit den kleinen gelben Blüten. Die braunen elliptischen Früchte tragen markante Rippen. Sie zerfallen in zwei Teilfrüchte. In der Heilkunde verwenden wir Dillsamen wie Anis und Fenchel als Verdauungshilfe.

ANGELICA ARCHANGELICA

ENGELWURZ

Apiacaea (= Umbelliferae)

16 N + O-Eur, N-As
N-NAm

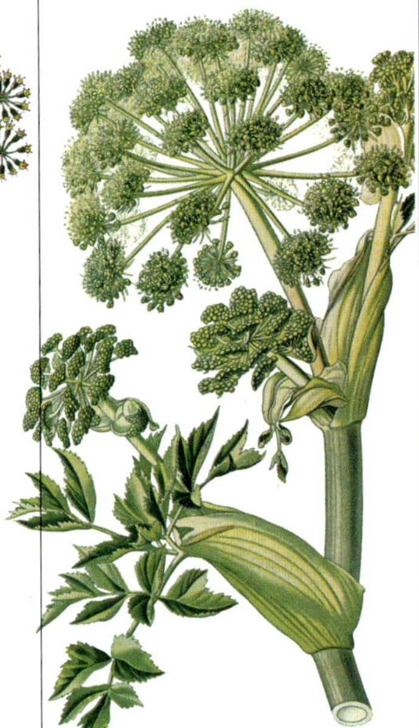

Die Engelwurz bevorzugt feuchte Standorte in Schluchten, Wäldern und in Küstengebieten und wird vielerorts angebaut. Wurzelstock und Wurzeln bilden sich gleichzeitig. Besonders die angebauten Typen bilden am Wurzelstock zahlreiche ca. 0,5 cm dicke Wurzeln. Daraus entwickelt sich zunächst eine üppige Blattrosette. Im zweiten bis dritten Jahr wächst ein röhriger, gerillter Stengel bis zu 2 m hoch. Die dreieckförmigen Blätter, zuunterst bis 50 cm lang, werden nach oben kleiner, sind zwei- bis dreifach gefiedert und ihr Rand spitzig gesägt. Die oberen Stiele der Fiederblätter haben bauchige Blattscheiden. Die Blütendolde bildet eine Halbkugel mit kleinen grünlichweißen Blüten, die eifrig von Insekten besucht werden. In der Wurzel finden sich die bitter-aromatischen Heilwirkstoffe konzentriert. Man schrieb ihr im Mittelalter überirdische Kräfte gegen Seuchen zu, was sich im Namen ausdrückt.

ANTHEMIS NOBILIS

RÖMISCHE KAMILLE, GARTENKAMILLE

Asteraceae / Compositae

17 SW-Eur, NW-Afr
Eur, NAm

Die römische Kamille bevorzugt trockene, sandige, an Kiesel reiche Böden. Die wildwachsende Art trägt einfache, die kultivierte Art gefüllte Blüten. Aus einem kleinen Wurzelstock, der Ausläufer treibt, wächst ein aufrechter, ästig verzweigter Stengel mit doppelt fiedrig gespaltenen, feinen hellgrünen Blättchen. Augenfällig sind die Blütenstände auf zahlreichen derben Stengeln mit den weißen bis schwach gelblichen Zungenblüten. Der gewölbte Blütenboden ist markig gefüllt. Die ganze Pflanze wird 30–40 cm hoch und duftet stark und angenehm aromatisch. Das heilkräftige ätherische Öl ist in der Blüte konzentriert und ist jenem der echten Kamille *(Matricaria chamomilla)* ähnlich.

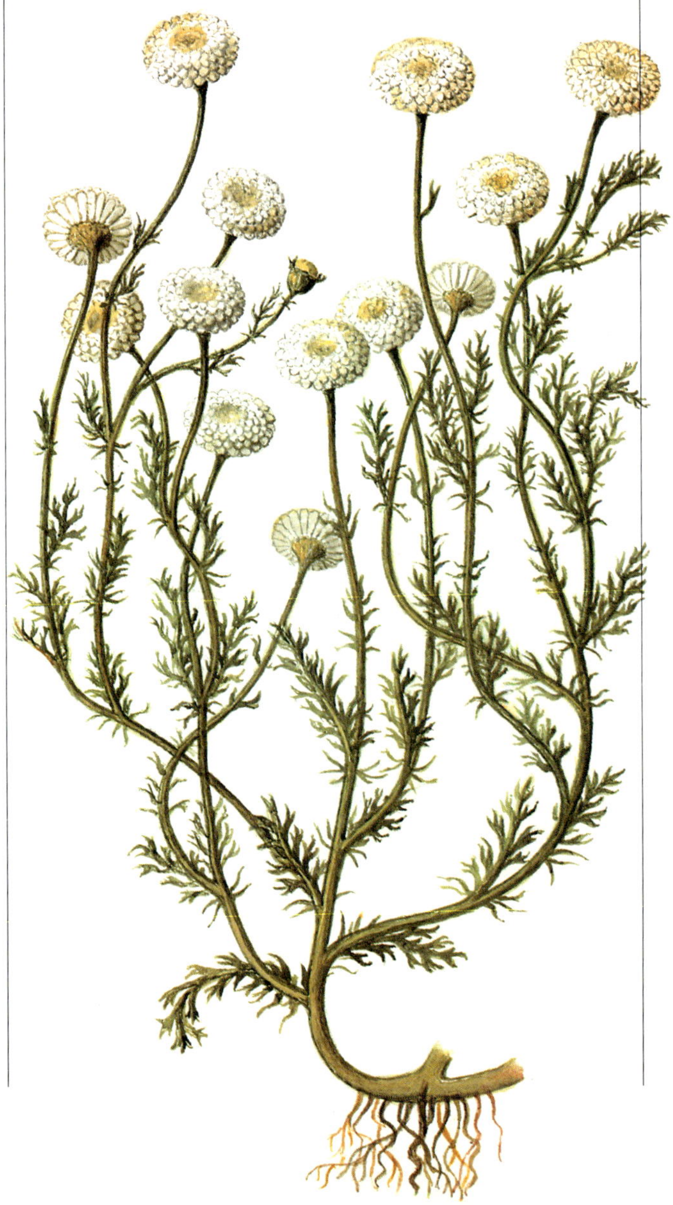

ANTHOXANTHUM ODORATUM

WOHLRIECHENDES RUCHGRAS

Poaceae (=Gramineae)

18 M+N-Eur, N-As
Gemäßigte Zonen

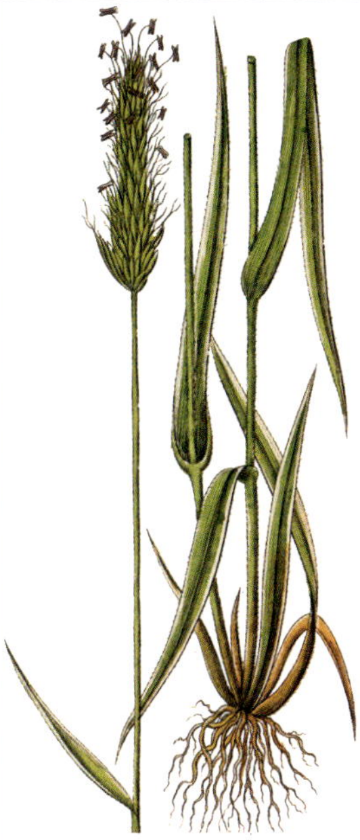

Auf einer ausdauernden Wurzel, die sich unterirdisch verzweigt, stehen die dünnen Stengelschäfte von 25–40 cm Höhe. An ihnen sitzen herablaufend die kurzen schmalen Blattspreiten. Die endständige Blütenrispe ist ährenförmig zugespitzt und bräunlichgrün gefärbt. Die neutralen, seitlich angeordneten Blüten bestehen aus einer Spelze, die auf der Außenseite behaart und auf der Rückseite begrannt ist. Das Ruchgras verleiht den sogenannten «Heublumen», das heisst feingeschnittenem Heu, das angenehme herbfrische Aroma nach Cumarin. Diese Pflanze ist hier stellvertretend für viele Gräser, die in den «Heublumen» vorkommen, aufgeführt. Indessen führen auch viele andere Gramineen Spuren von gebundenem Cumarin. Heublumenbäder und -wickel sind eine beliebte Heilanwendung gegen rheumatische Beschwerden und zur Anregung der Durchblutung.

ANTHYLLIS VULNERARIA

WUNDKLEE

Fabaceae/Papilionaceae

19 Eur, N-Afr, W-As
NAm

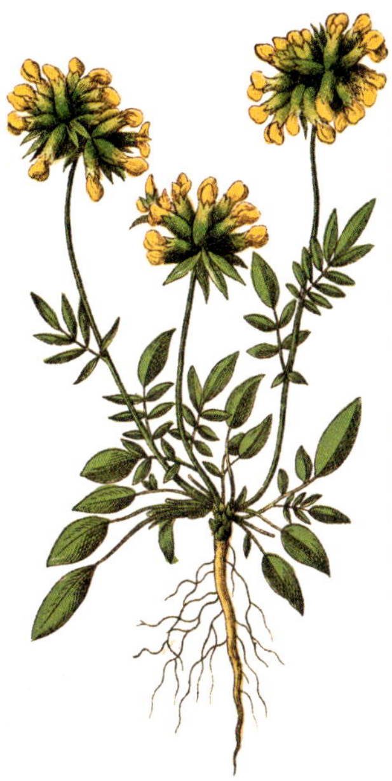

Der Wundklee wächst sehr häufig auf magerem, kalkreichem, trockenem Boden, auf Wiesen und im Ödland bis in Höhen von 2500 m ü. M. Auf einem mehrjährigen Wurzelstock stehen oft rötlich angelaufene, 10–30 cm lange Stengel. Die Grundblätter von saftiggrüner Farbe sind ungeteilt, die Stengelblätter unpaarig gefiedert. Schmetterlingsblüten, 5–8, bilden die leuchtendgelben, am Stengelende stehenden Blütenköpfchen, aus denen Bienen und Hummeln den Nektar holen. Das Wort *vulneraria* weist auf die früher und heute noch in der Volksmedizin gebräuchliche Verwendung als Wundheilmittel hin. Dank neuesten Forschungen konnten in den bis jetzt wenig bekannten Blütenfarbstoffen sogenannte Flavonoide gefunden werden, hochinteressante Substanzen mit vielseitigen Wirkungen. Sie sind, zusammen mit Gerbstoffen, auch im Wundklee heilsam.

APOCYNUM CANNABINUM

AMERIKANISCHER HANF, INDIANISCHER HANF, HUNDSWÜRGER

Apocynaceae

20 NAm

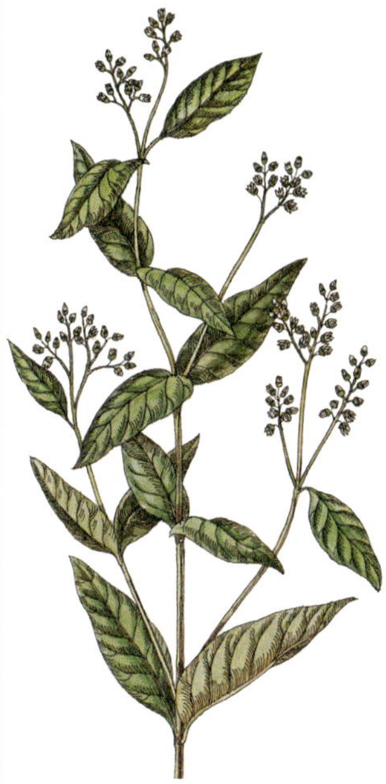

Einige Arten dieser Familie, wie zum Beispiel der Amerikanische Hanf, führen in den Wurzeln und Stengeln Milchsaft. Dieser enthält auch die digitalisähnlichen Herzglykoside. Der Indianische Hanf findet sich häufig im Norden der USA auf Prärien, in lichten Wäldern und an Flußufern. Aus einem kräftigen, den Boden wirr durchfurchenden Wurzelstock steigen jedes Jahr ca. 1 m hohe, feingliederige Stengel mit gegenständigen Blättern und Sprossen. An diesen sitzen, ebenfalls gegenständig, die linealen spitzen, bis 10 cm langen Blätter, die in ihren Formen stark variieren. An den Stengelenden stehen weißleuchtende bis rosafarbene fliederartige Blüten in aufrechten Trauben. Die Fruchtkapseln enthalten seidig beschopfte Samen. Die Pflanze ist giftig; ihre Wirkstoffe werden aus den orangebraunen, innen weißlichen Wurzeln gewonnen.

ARALIA RACEMOSA

AMERIKANISCHE NARDE

Araliaceae

21 O-NAm

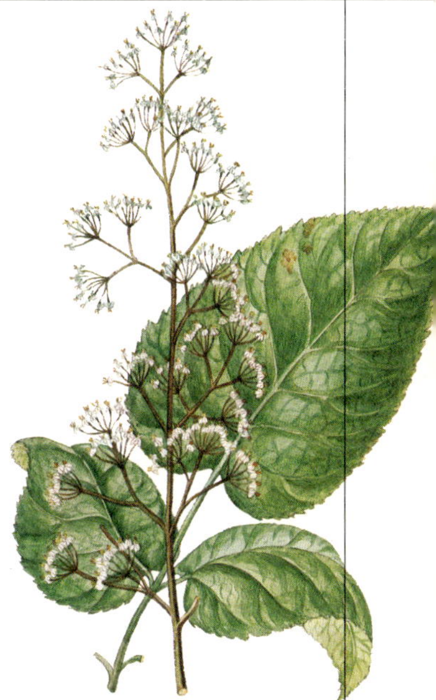

Die Araliaceen=Efeugewächse sind in nördlichen Regionen nur mit dem Efeu *(Hedera)* vertreten. In Amerika und Asien bilden sie dickästige, teilweise stachelige Sträucher oder Bäume. Aus einem dicken knolligen Wurzelstock wächst eine ausdauernde krautige Pflanze, die mit teilweise verholzten, 120–150 cm langen Stengeln einen Busch bildet. Die großen Blätter sind drei- bis fünffach gefiedert in dünne ovale, am Grunde meist herzförmige Blättchen von 10–20 cm Länge, mit dunkelgrüner ledriger Spreite. Die traubigen Blütendolden tragen 10–20 kleine grünlichweiße Blüten. Die Früchte sind dunkelrote oder purpurfarbene Beeren. Die Amerikanische Narde oder auch Wilder Sarsaparill genannt führt ihre Wirkstoffe (besonders Saponine) hauptsächlich in der Wurzel. Sie wird aus 3–5 cm dicken fleischigen, innen weißlichen Rhizomen gebildet, in denen in schwammigen Geweben ein gelblicher Milchsaft fließt.

ARCTIUM LAPPA

GROSSE KLETTE

Asteraceae / Compositae

22 Eur, NW-As
Gemäßigte Zonen

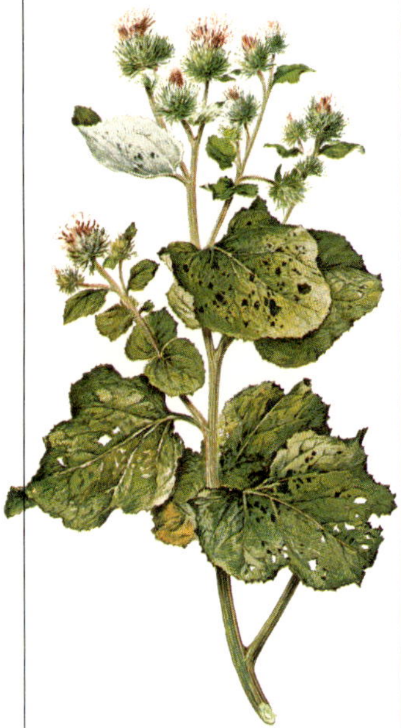

Die distelartigen Fruchtköpfe haften mit ihren feinen Stacheln überall. Daher die Namen *lappa* = griechisch festhalten, auf deutsch Klette = klebrig. Eine oft 1 m lange Wurzel treibt im ersten Jahr nur eine große Blattrosette und dann im zweiten Jahr krautige, längsgefurchte, behaarte markgefüllte Stengel, bis 150 cm hoch. Die gestielten, wechselständig angeordneten Blätter sind herzeiförmig, grün auf der Oberseite, unterseits filzig behaart und haben eine stachelige Blattspitze. Die purpurroten Blüten bilden Röhrchen mit fünfspaltiger Krone und schmalen grünen, die Blüten meist überragenden Hüllblättern mit hakenförmiger Spitze (damit haften sie an Kleidern und Tierpelzen). Die Klette bevorzugt schwere, stickstoffreiche Böden in Bergwiesen, Lichtungen, an Wegrändern. Sie speichert ihre Heilkräfte in den Wurzeln. Ihre Abkochung in Öl, das Klettenwurzelöl, hat antibiotische Wirkung.

ARCTOSTAPHYLOS UVA-URSI

BÄRENTRAUBE, WOLFSBEERE

Ericaceae

23 Eur, N-As, NAm

Da die Bären die Beeren durchaus schätzen, muß man annehmen, die Griechen hätten den eigenartigen Namen aus Naturbeobachtungen abgeleitet. Die Bärentraube ist ein immergrüner Zwergstrauch, der wie alle Heidekrautgewächse humusreichen Boden liebt. In alpinen Nadelwäldern und über die Waldgrenze bis auf 3000 m ü. M. sehen wir oft großflächige Bestände. Die kurzen, niederliegenden Zweige tragen verkehrt-eiförmige, ledrige dunkelgrüne Blättchen. Kleine rötlich-weiße glockenförmige Blüten erscheinen im Frühjahr. Die roten säuerlich-herben Beeren reifen im Herbst, sind aber für Menschen ungenießbar, den Vögeln und Bären reserviert. In der Phytotherapie sind die mehrjährigen Blätter zur Desinfektion der Harnwege sehr geschätzt. Die sehr ähnlichen Preiselbeeren unterscheiden sich durch ihre aufrechtstehenden Zweige und die unterseits punktierten Blätter.
Die Gattung der Bärentrauben ist im pazifischen Nordamerika mit über 100 Arten vertreten, die zum Teil große Sträucher bilden. In Gebirgslagen über 2000 m finden wir auch die Alpenbärentraube, die zu den arktischen Arten gehört. Ihre Blätter sind nicht ledrig, werden im Herbst leuchtend rot und fallen ab. Sie sind am Rande gezähnt und leicht bewimpert.
In nördlichen Heidelandschaften, auch im Tiefland, bilden die Bärentraubenarten große Teppiche, die viel zur Humusbildung beitragen und damit auch anderen Pflanzen das Wachstum ermöglichen.

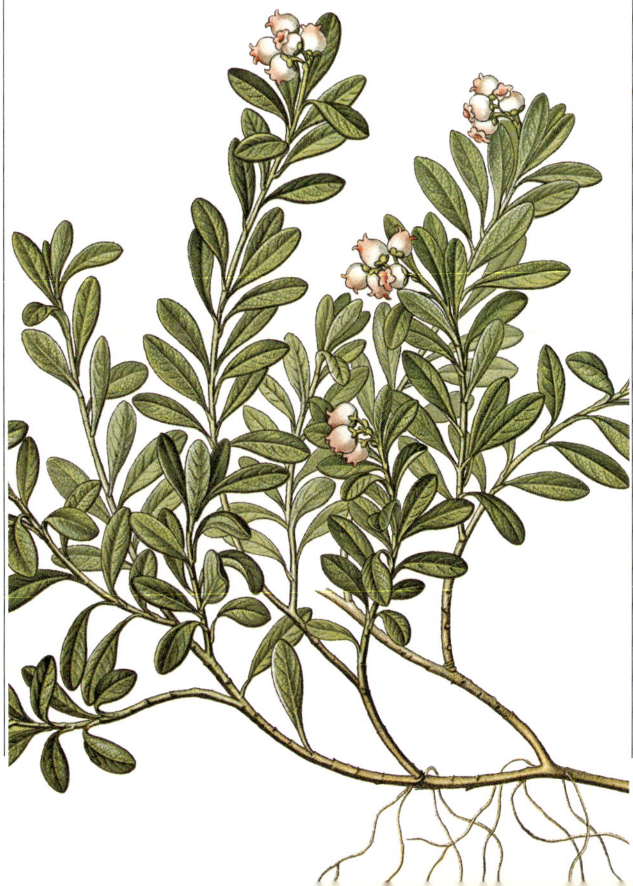

ARECA CATECHU

BETELPALME

Arecaceae

24 S-As

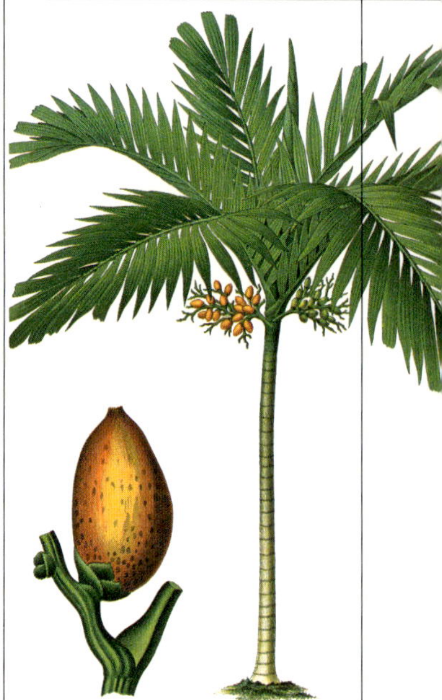

Die Betelplame zählt zu den schönsten Palmengewächsen. Sie hat einen Stamm von 15–25 m Höhe, an dessen Ende die bis 150 cm langen Palmenwedel mit zahlreichen 30–60 cm langen Fiederblättern stehen. Etwas unterhalb stehen die verzweigten Blütenstände mit den weißlichen, wohlriechenden männlichen Blüten am oberen Zweig und den größeren weiblichen Blüten an der Basis des Blütenkolbens. Aus dem dreikantigen Fruchtknoten entwickelt sich eine orangegelbe eiförmige, ca. 5 cm lange Frucht. Die ca. 3 cm langen halbkugeligen oder stumpf-kegelförmigen Samen sind von einer sehr harten zimtbraunen netzaderigen Schale umhüllt, die den Kern enthält. Die Wirkstoffe (Alkaloide) steigern die Ausscheidung von Speichel, Darmsaft und Schweiß. Sie wirken toxisch auf Eingeweidewürmer und werden deswegen in der Veterinärmedizin (Hunde usw.) angewendet.

ARISTOLOCHIA CLEMATITIS

OSTERLUZEI, WOLFSKRAUT

Aristolochiaceae

25 M+S-Eur, SW-As
NAm

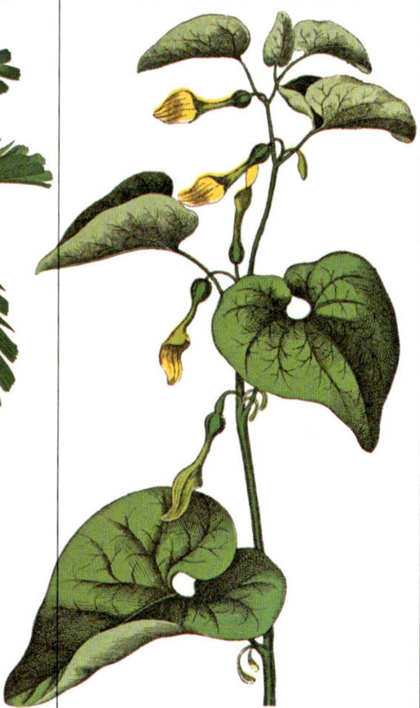

Die im Altertum als Frauenheilmittel verwendete Osterluzei (gr. = *aristolochia* = gute Geburt), lange Zeit vergessen, ist in der Phytotherapie zu neuen Ehren gekommen. Wir finden sie in Weinbergen, an Hecken und Feldrändern ziemlich verbreitet. Auf einem weithin kriechendem Rhizom stehen aufrechte Stengel, 30–70 cm hoch, mit blaßgrünen, herzförmigen, tief ausgebuchteten Blättern. In den Blattachseln stehen die röhrenförmigen, langen gelben Blüten in Büscheln. Die zur Befruchtung bestimmten Insekten (Fliegen) kriechen in die Blütenröhre, Reußenhaare blockieren ihre Rückkehr, bis die Befruchtung vollzogen ist. Die Wirkstoffe dieser Heilpflanze können nur in Form pharmazeutischer Präparate genutzt werden. Man hat in ihnen hochinteressante Abwehrstoffe gegen Krankheitserreger entdeckt, die die körpereigene Infektabwehr zu steigern vermögen.

ARMORACIA RUSTICANA (=A. LAPATHIFOLIA)

MEERRETTICH

Brassicaceae/Cruciferae

26 O-Eur
Gemäßigte Zonen

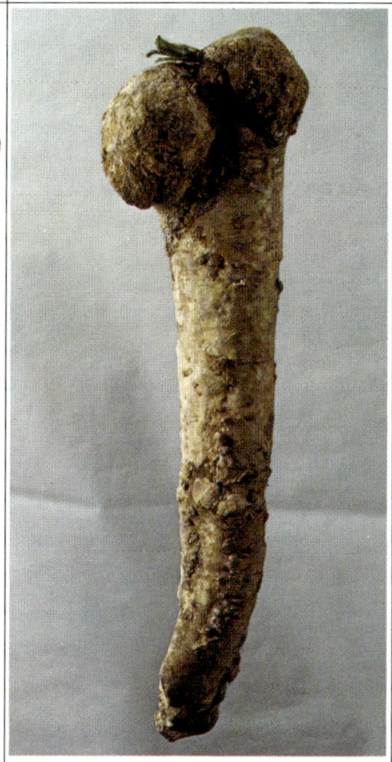

Der Meerrettich, ein rezentes Gewürz mit scharfem Senfgeschmack, ist besonders in nördlichen Ländern bekannt. Weniger bekannt sind seine Heilkräfte. Aus einer oft mehrköpfigen Wurzel, die bis 50 cm lang werden kann und Ausläufer bildet, sprießen dichte Büschel derber saftiggrüner Blätter, die bis 1 m lang werden können. Sie sind gestielt, länglich lanzenförmig und am Rande gekerbt. Die Blätter am Blütenstengel sind viel kleiner, von anderer Form und kaum gestielt. Zuoberst stehen die Blütenrispen mit vielen lockeren weißen Blütentrauben, neben denen sich kleine Schötchen entwickeln, typisches Merkmal der dem Senf verwandten Pflanzen. Die Fortpflanzung des Meerrettichs erfolgt aber meistens über die Wurzel, die frisch in der Heilpflanzenkunde verwendet wird. In nördlichen Ländern als Gewürzpflanze angebaut, dienen auch die Blätter zur Herstellung pharmazeutischer Präparate.

ARNICA MONTANA

ARNIKA, WOHLVERLEIH

Asteraceae (=Compositae)

27 Eur

Die Arnika gehört zu den schönsten und weltweit beliebten Gebirgspflanzen. Wir finden sie auf kalkarmen, sauren Moorböden und ungedüngten Bergwiesen. Der kriechende Wurzelstock bildet zunächst dicht am Boden eine Grundrosette gelblichgrüner, eiförmiger behaarter Blätter. Im folgenden Jahr wachsen die Blühstengel, bis 60 cm hoch, leicht behaart. Sie tragen 1–3 gegenständige Blattpaare von ovaler Form. An den Stengelenden stehen die leuchtendgelben Blütenstände auf einem ausgeprägten grünen Hüllkelch. Die Zungenblüten rundherum stehen unregelmäßig zurückgebogen. Die ganze Pflanze riecht angenehm aromatisch. Nicht nur das ätherische Öl, auch die Blütenfarbstoffe sind an den vielseitigen Heilwirkungen beteiligt.
Schon Goethe soll sein flatterndes Herz mit Arnikatropfen gestärkt haben, heute sind Arnikaextrakte in vielen Herz- und Kreislaufpräparaten enthalten.
In den Biotopen, in denen auch die Arnika vorkommt, finden wir viele Arten ähnlicher Korbblütler, zum Beispiel die Habichtskräuter, den Berg-Löwenzahn, das Ferkelkraut, die Gemswurz, verschiedene Kreuzkräuter, Habermark. Viele von ihnen tragen gelbe, zusammengesetzte Blütenstände. Zur sicheren Unterscheidung finden wir am Arnikastengel nur wenige gegenständige Blätter, und die Zungenblüten sind meist unregelmäßig zurückgeschlagen. An den anderen Korbblütlern stehen die Blätter am Stengel wechselständig.

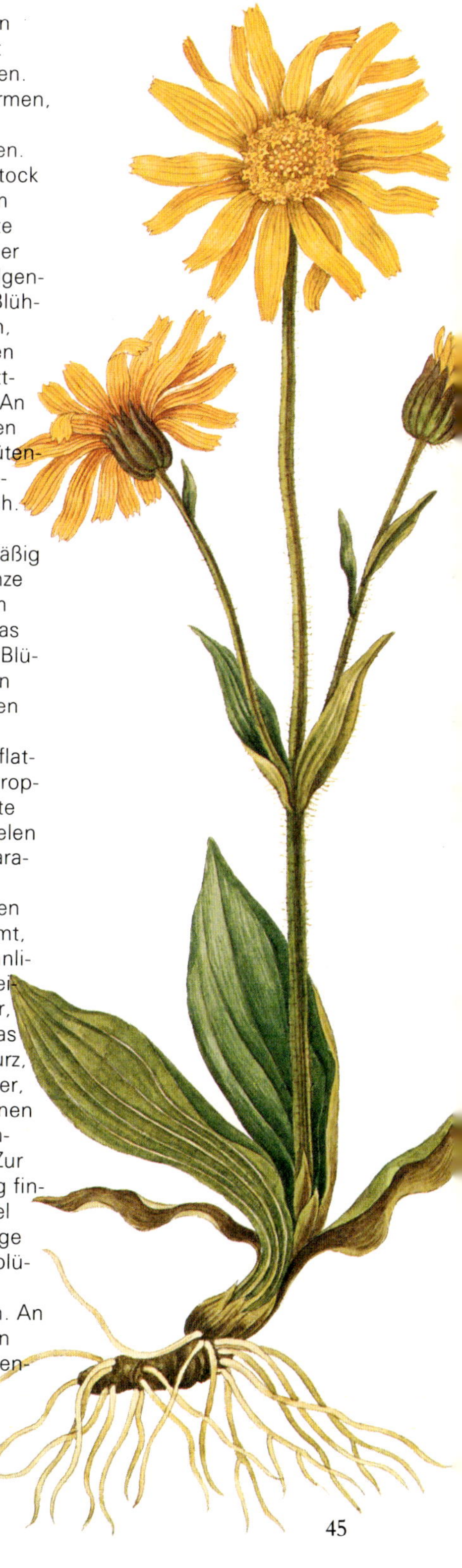

ARTEMISIA ABSINTHIUM

WERMUT, WURMKRAUT

Asteraceae / Compositae

28 M + S-Eur, N-Afr, M-As
Gemäßigte Zonen

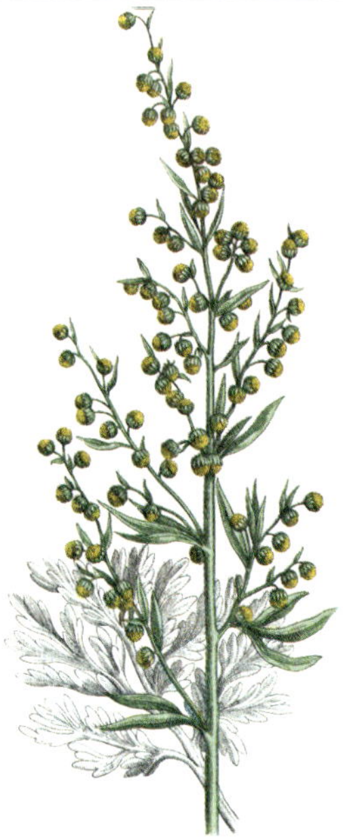

Aus holzigem Grundstock, der nur an ausgesprochenen Sonnenhängen und auf trockenen Felsensteppen gedeihen kann, wächst dieser Halbstrauch bis 1 m hoch. Die Blätter, vor allem die unteren, sind fiedrig geteilt und formen spitze Blattzipfel. Auffallend ist die graugrüne Farbe der ganzen Pflanze, die von einer feinen Behaarung herrührt; sie schützt die Pflanze vor der starken Wärmestrahlung und vor dem Austrocknen. Die winzig kleinen gelben Blüten sitzen in ebenfalls graugrünen Hüllblättchen an den oberen Nebenstengeln. Wir finden den Wermut in Bergtälern bis auf 2000 m Höhe. In höheren Lagen wachsen kleinere Artemisiaarten. Neben den kräftigen, bitteraromatischen Stoffen sind auch Nebenwirkstoffe enthalten (Thujon), die sich auf die Gehirnfunktionen schädlich auswirken. Darum trinke man Wermuttee nur in kleinen Portionen und nicht regelmäßig.

ARTEMISIA VULGARIS

BEIFUSS, EBERRAUTE, STRAND-BEIFUSS

Asteraceae / Compositae

29 Eur, N-Afr, As
Gemäßigte Zonen

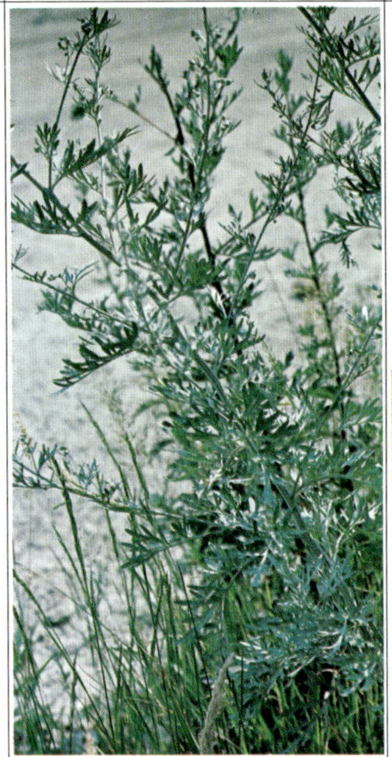

Der dem Wermut verwandte Beifuß ist eine ausdauernde Staude, die wir fast überall auf Ödplätzen, Schutthalden, an Bach- und Flußufern antreffen. Die Stengel, derb und kantig, oft rötlich gefärbt, tragen dunkelgrüne, fiederteilige Blättchen und sind im Gegensatz zum Wermut nur schwach behaart. An den oberen Stengelenden bilden die vielen, rötlichen bis gelben Blütenköpfchen lange Rispen.
Die Eberraute *(Artemisia abrotanum)* ist von kleinerem Wuchs und wird im Mittelmeergebiet und in Kleinasien als bitter-aromatische Pflanze angebaut. Als kleine, dem Wermut ähnliche Sträucher zeigen sich die Edelraute *(Artemisia mutellina)* im Hochgebirge oder der Strandbeifuß *(Artemisia maritima)*, der maritime Ufer bevölkert. Eine zentralrussische Art *(Artemisia cina)* enthält in den Blütenköpfchen ein früher verwendetes Wurmmittel, das Santonin. Auch in anderen Arten der Gruppe kommt Santonin vor.

ASARUM EUROPAEUM

HASELWURZ

Aristolochiaceae

30 Eur, W-As

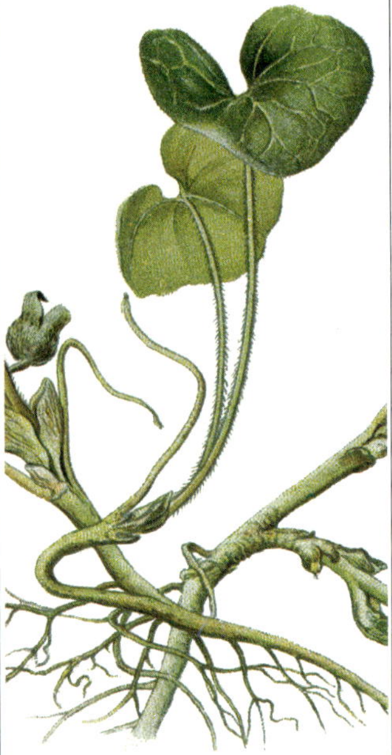

Das kleine, kaum 15 cm hohe Pflänzchen bildet in humusreichen Laubwäldern, in Gebüschen und Hecken ausgedehnte Teppiche. Im weichen Boden verzweigt sich das Rhizom stark mit reichlichen Wurzeln. Kurze, niederliegende Stengel tragen zwei langgestielte, nierenförmige, dunkelgrüne ledrige Laubblätter. Sie und die Stengel sind zottig behaart. An den jungen Sprossen erscheinen kurzgestielte, unscheinbare dreizipflige Blütenglöckchen, die den Insekten willkommene Schlupfwinkel bieten. Die Samenkapsel wird von Ameisen gerne gefressen, und damit werden die winzigen Samen weiterverbreitet. Die Haselwurz riecht und schmeckt stark nach Pfeffer. Rhizom und Blätter enthalten ein ätherisches Öl und andere interessante Wirkstoffe, die für die Heilkunde beachtenswert sind, aber auch zur Vorsicht mahnen. In der Tierheilkunde werden Kraut und Wurzel noch häufig verwendet.

ASCLEPIAS TUBEROSA

SEIDENPFLANZE

Asclepiadaceae

31 N Am

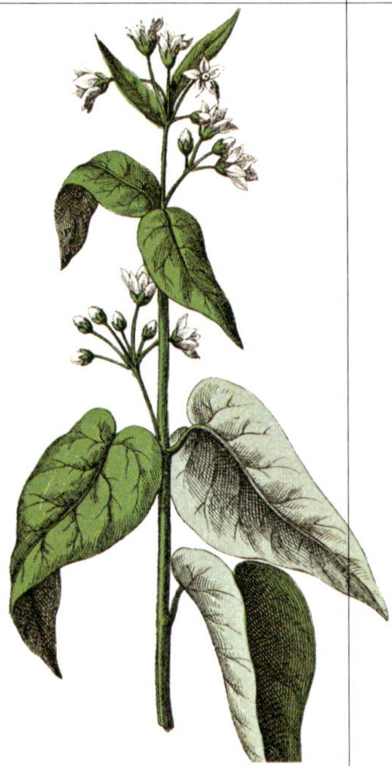

Die Gattung *Asclepias* gehört zu den milchsaftführenden Pflanzen. Eigenartig sind auch die seidigen Haarbüschel der Samen, die zu den Namen «Seidenpflanze» oder auch «Indian paintbrush» (indianischer Malpinsel) geführt haben.
Aus einem holzigen Wurzelstock wächst ein aufrechter robuster Stengel ca. 1 m hoch. Die schmalen lanzettlichen Blätter sind spiralig angeordnet und 10–12 cm lang. Am oben verzweigten Stengel stehen aufrecht die Blütendolden mit zahlreichen fünfzipfligen orangefarbenen, gelegentlich roten oder gelben Blütenkronen. Die Hüllblätter sind nach unten gestülpt. Die Frucht bildet eine längliche behaarte Balgkapsel, die Samen mit einem seidenartigen Haarschopf enthält. Medizinisch wertvoll sind die Wirkstoffe in der Wurzel verschiedener Asclepiasarten, die jener der Digitalis ähnlich sind und nur in geprüften Präparaten verwendet werden.

ATROPA BELLA-DONNA

TOLLKIRSCHE

Solanaceae

32 Eur, N-Afr, As *NAm*

Aus einer dicken, verzweigten Wurzel wächst die ausdauernde Staude 50–150 cm hoch. Der stumpfkantige, verästelte Stengel ist oben weich behaart und trägt paarweise lanzettliche große Blätter mit oben dunkelgrüner, unten hellerer Färbung. Die glockigen Blüten mit ca. 2 cm langer Krone, schmutzig purpurbraun gefärbt, stehen einzeln in den Blattachseln. Im Spätsommer erscheint die kirschgroße, vielsamige, zunächst grüne Beere, die bei Reife glänzendschwarz wird und einen violetten Saft enthält. Die ganze Pflanze ist für den Menschen stark giftig, jedoch sehr wertvoll in der Heilkunde. In den Blättern und den Wurzeln finden sich die Wirkstoffe, die in sehr vielen pharmazeutischen Präparaten verwendet werden.
Da Vergiftungen mit Beeren noch relativ häufig vorkommen, sollten wir vor allem Kinder ausdrücklich davor warnen, Früchte und Beeren, die sie nicht kennen, zu essen. Zwei bis drei der schwarzen Tollkirschen lösen bereits ernsthafte Störungen aus. Man rufe sofort einen Arzt zu Hilfe und handle nach seinen Instruktionen. Als Soforthilfe: zum Brechen anregen, Kohletabletten geben. Himbeeren und Brombeeren sind leicht zu erkennen. Von allen anderen Beeren: Hände weg!

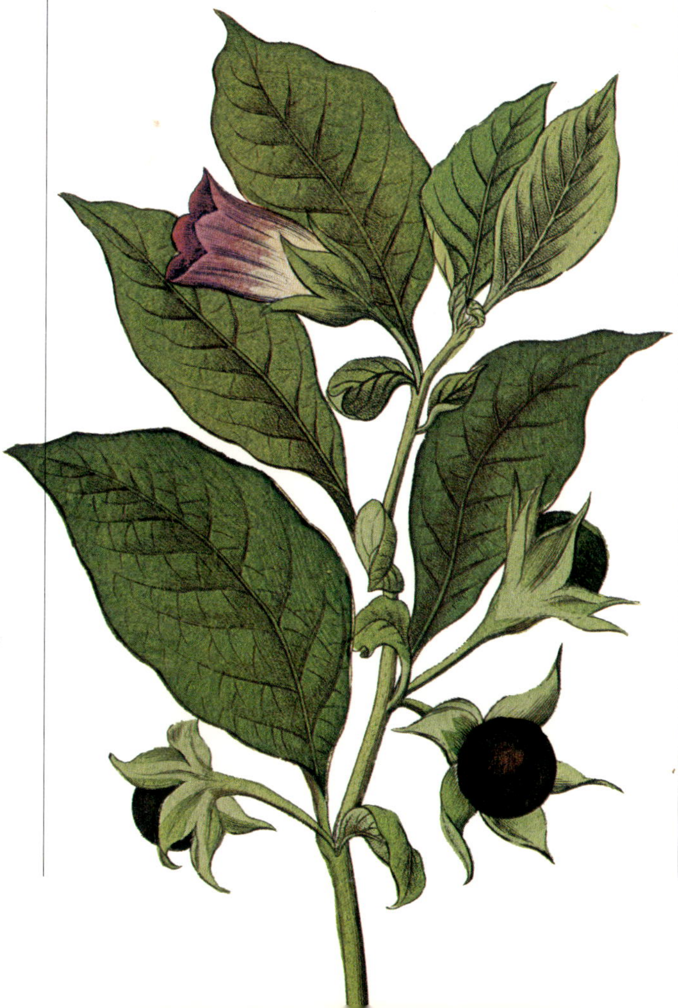

AVENA SATIVA

HAFER

Poaceae (=Gramineae)

33 *Gemäßigte Zonen*

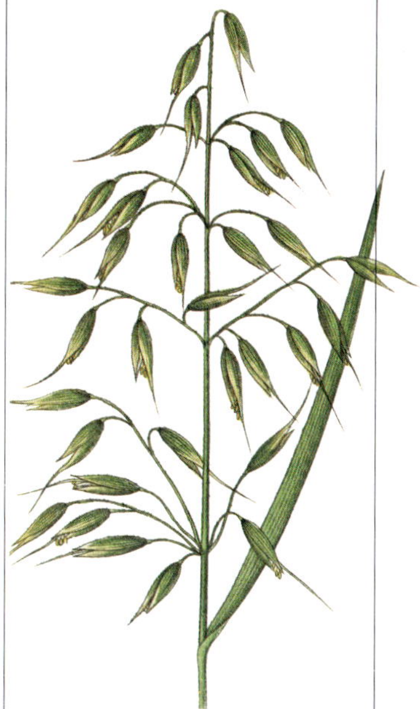

Der Hafer ist in erster Linie als Nahrungspflanze von Bedeutung. Bei allen Nutzgewächsen wurde man aufmerksam auf Heilwirkungen und fand solche in der Haferblüte und im Haferstroh. Diese Getreideart unterscheidet sich von Roggen und Weizen durch den andersgearteten Fruchtstand und durch einen höheren Fettgehalt in den Körnern.
In der Heilkunde findet Haferstroh Verwendung, in der Homöopathie ebenfalls die Essenz aus der frischen Haferblüte. Schleim und Brei aus Haferkernen oder -flokken schätzen wir als Magenschondiät und Kraftnahrung. Haferbrei war während langer Zeit die traditionelle Nahrung der Schotten und findet sich auch heute noch im Frühstücksmenü vieler schottischer Hotels. Haferschleimsuppe ist ein wirkungsvolles Kräftigungsmittel für Genesende. Äußerlich wird Hafermehl immer noch für reinigende Abreibungen und als Kosmetikum verwendet.

BAROSMA BETULINA

BUCCOSTRAUCH

Rutaceae

34 S-Afr *SAm*

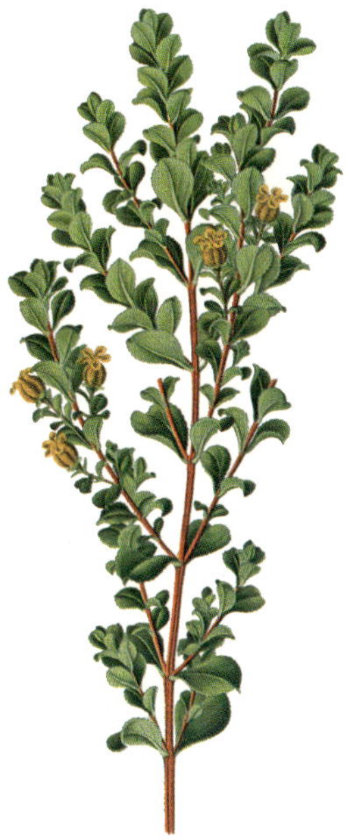

Der ca. 2 m hohe Strauch trägt den Birkenblättern ähnliche, ca. 2 cm lange verkehrteiförmige, fast sitzende Blätter. Die Blattspreite ist steif, etwas ledrig, blaugrün bis gelbgrün, schwach glänzend und durch ölführende Drüsen punktiert. Spitzen oder Randteile sind häufig zurückgekrümmt. In den Blattachseln stehen die weißen fünfzähligen Blüten, die einen süßen, schweren Duft verströmen. Die Frucht ist eine fünfteilige Kapsel. Die ganze Pflanze riecht stark nach einer Mischung von Minze und Rosmarin. Sie wird in Kapland häufig angebaut. Ihre Heilkräfte finden neuerdings wieder mehr Beachtung. Die Blätter dieses Strauchs werden schon seit langem in der Schulmedizin als Grundlage für eine Tinktur und in der Naturheilkunde als Tee verwendet. In neuerer Zeit haben ihre medizinischen Eigenschaften wieder verstärktes Interesse gefunden.

BERBERIS VULGARIS

BERBERITZE, SAUERDORN

Berberidaceae

35 M+S-Eur
N-NAm

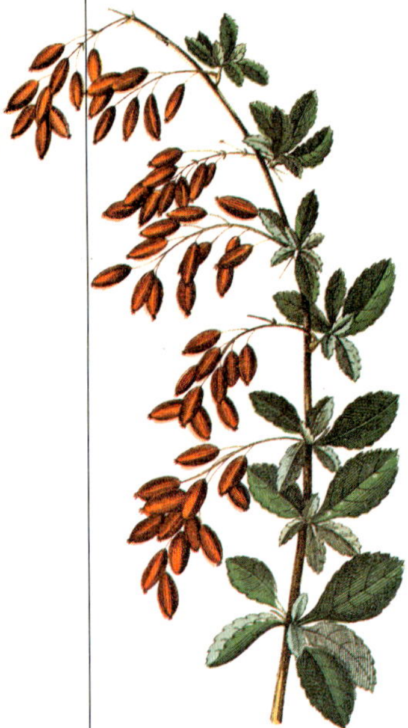

Dieser dornige, bis 2 m hohe Strauch wird vielerorts ausgerottet, weil er einem sehr gefährlichen Getreiderostpilz als Zwischenwirt dient. Wir finden ihn noch an Feldrändern, auf Schutthalden, an Waldrändern und in Waldlichtungen. Die Rinde der verzweigten Wurzel ist auffallend gelb gefärbt. Die rutenartigen Zweige tragen dreiteilige, sehr spitze Dornen, die als verkümmerte Blattreste zu betrachten sind. Über den Dornen sprießen Kurztriebe mit hellgrünen kleinen, in Büscheln angeordneten Blättern. Die goldgelben Blüten bilden endständige, herabhängende Trauben. Sie duften stark und etwas unangenehm. Die kleinen leuchtendroten Beeren sind langgestreckt und schmecken kräftig sauer. Im Herbst erscheint die Berberitze mit den rot verfärbten Blättern wie ein Feuerbusch. Ihre Heilstoffe sind vielfältig, nicht nur in den Beeren, sondern auch in der gelbfarbigen Wurzelrinde.

BETULA PENDULA, BETULA PUBESCENS

BIRKE

Betulaceae

36 Eur, W-As
N-NAm

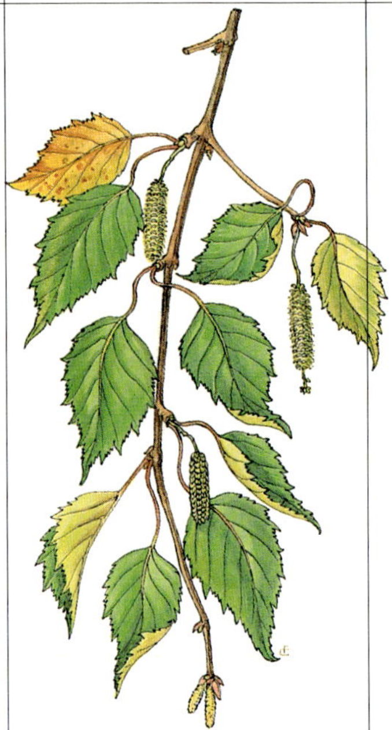

Der schöne lichtgrüne, bis 30 m hohe Baum belebt mit seiner weiss-schwarzen Rinde und dem hängenden hellen Blätterdach viele an sich düstere Heidelandschaften, Moore und Sumpfgebiete, aber auch trockene Bergheiden bis auf 2000 m ü. M. An den hängenden Zweigen sitzen die gestielten, dreieckig-rhombischen Blätter mit gezähntem Rand. Aus den hängenden Kätzchen verweht der Wind die feinsten Pollenkörner auf die weiblichen Blütenkätzchen. In der Birke ist ein intensiver Wasserhaushalt im Gang. Zur Saftgewinnung wird der Stamm oder Ast angebohrt und ein Rohr eingelegt, das über einem Auffanggefäß mündet. Er enthält wertvolle Wirkstoffe, ebenso die Blätter, die Rinde und das Holz. Wen wundert es, daß man die Birke als Lebensbaum betrachtete und sie auch als Zierbaum pflanzt. Birkenelexiere, aus Blutungssaft hergestellt, schätzen wir als einen belebenden Frühjahrstrunk.

BRASSICA NIGRA

SCHWARZER SENF

Brassicaceae / Cruciferae

37 S-Eur, N-Afr, W-As
Gemäßigte Zonen

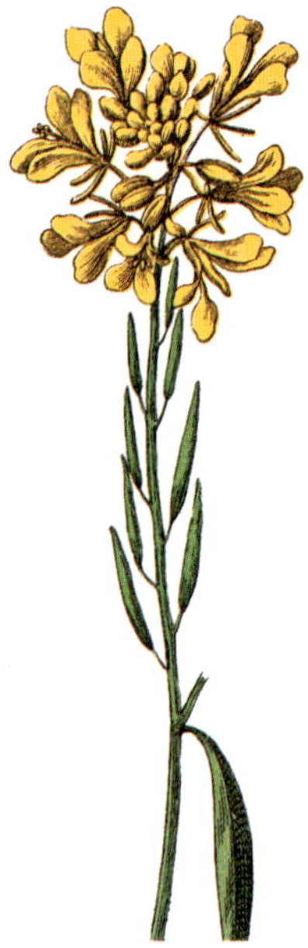

Auf frischem Brachland finden wir als erste Gewächse den Ackersenf *(Brassica arvensis)*, der dem schwarzen Senf sehr ähnlich sieht. Das einjährige Kraut des schwarzen Senfs treibt einen bis 1 m hohen ästigen, belaubten Stengel. Er trägt unten leierförmig gelappte Blätter, die im obern Teil kleiner und schmäler werden. Die gelben Blüten mit abstehenden Kelchblättern bilden endständige, lockere Doldentrauben. Die grünen Schotenfrüchte stehen aufrecht, dicht am Stengel und enthalten vier bis acht schwarze kugelige Samen, die in gebundener Form das stark reizende Senföl enthalten. Seine Würzkraft, jener des weißen Senfs ähnlich, ist beliebt. Geschätzt ist aber auch seine Heilwirkung. Die starke Reizwirkung auf Haut- und Schleimhäute soll weise dosiert werden, da sonst gefährliche Entzündungen zu befürchten sind. Konzentriertes Senföl ist giftig!

BRASSICA OLERACEA

WEISSKOHL

Brassicaceae (=Cruciferae)

38 S+W-Eur
Gemäßigte Zonen

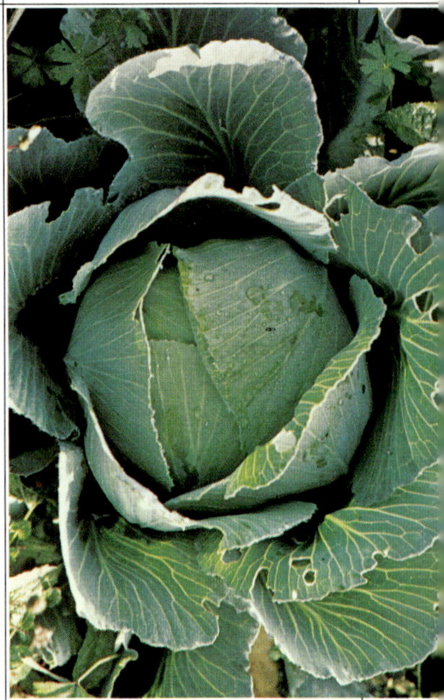

Die Kohlsorten galten schon bei den Griechen und Römern als Nutz- wie als Heilpflanze. In der Volksmedizin blieben verschiedene Anwendungen von Kohlblättern bekannt, vor allem gegen Magenverstimmung. Der Gemüsekohl bildet auf einem runden faserigen Wurzelstock knapp über dem Boden den weißen Kohlkopf von 20–25 cm Durchmesser. Er besteht aus den fleischigen, stark gerippten und genervten Blättern, die eng ineinander verschlungen sind. Große grüne Blätter bilden die äußere Hülle. Die Verwandtschaft der vielen kultivierten Kohlsorten – Blumenkohl, Rosenkohl, Kohlrabi usw. – zeigt sich erst, wenn wir sie austreiben lassen. Dann bilden sie auf einem Blütenschaft die gelben vierblättrigen Kreuzblüten. Die meisten Kreuzblütler enthalten in ihrem Saft schwefelhaltige Verbindungen und vermögen organisches Jod anzureichern.

BRYONIA DIOICA

ZAUNRÜBE

Cucurbitaceae

39 S+W-Eur, NW-Afr

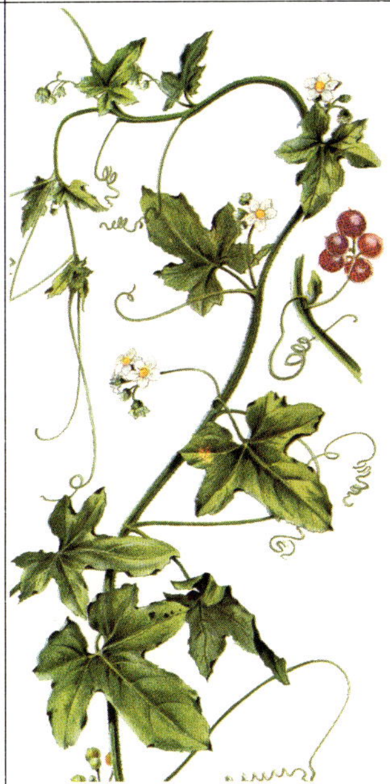

Die Zaunrübe ist eine 3–4 m hoch rankende zweihäusige Schlingpflanze, die in wärmeren Gebieten von Mitteleuropa in Hecken, Gebüschen und Waldrändern am Unterholz emporklettert. Ihre Wurzel kann so groß werden wie eine Zuckerrübe. Aus dieser treiben im Frühling die hellgrünen Schoße, halten sich mit ihren Ranken an Ästen und Zweigen und tragen kurzgestielte, handförmige fünflappige Blätter, die an jene der Weinrebe erinnern. Die zweihäusigen, unscheinbar kleinen Blüten, die weiblichen gelblich, die männlichen hellgrün, stehen an langen Stielen an verschiedenen Exemplaren. Im Herbst schimmern leuchtendrote Beeren aus dem Laub. Sie sind giftig. Die Rübe enthält stark wirkende Stoffe, die uns wertvolle Heilmittel gegen Gicht, Rheuma, Fieber sowie Verstopfung liefern. Der sehr starken Giftigkeit wegen sollen nur homöopathische Verdünnungen verwendet werden.

CALENDULA OFFICINALIS

RINGELBLUME, RINGELROSE, GOLDBLUME

Asteraceae (=Compositae)

40 S-Eur, N-Afr, W-As *Gemäßigte Zonen*

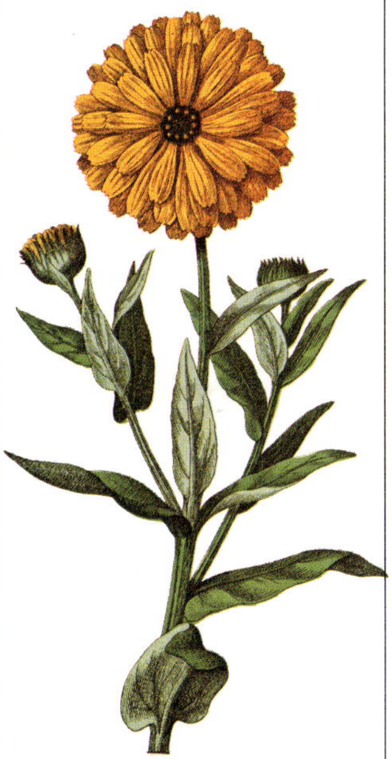

In vielen Ländern wird die Ringelblume als problemlose Zierpflanze geschätzt.
Die meist einjährige Pflanze hat einen krautigen, brüchigen und verzweigten Stengel, 30–60 cm hoch. Er trägt unten spatelförmige, saftiggrüne behaarte Blätter, die nach oben kleiner und schmäler werden. Zuoberst stehen die Blütenköpfe auf einem ausgeprägten grünen Blütenboden. Die orangegelben Zungenblüten leuchten weiterhin wie kleine Sonnen, bei den gefüllten Arten ohne die dunkleren, kleinen Röhrenblüten in der Mitte. Sie verbreiten einen eigenartigen Geruch. Lange Zeit wurden die Zungenblüten der Ringelblume nur zum Verschönern von Teemischungen verwendet.
Nach neueren Forschungen hat man in den Blütenfarbstoffen wirksame Wirkstoffe entdeckt. Sie fördern die Heilungstendenzen an lädierten Geweben, zum Beispiel auf der Haut, und regen das Sekretin gewisser Organe, besonders der Galle, an.

CAPSELLA BURSA-PASTORIS

HIRTENTÄSCHEL

Brassicaceae (=Cruciferae)

41 Eur, N-Afr, W-As *Gemäßigte Zonen*

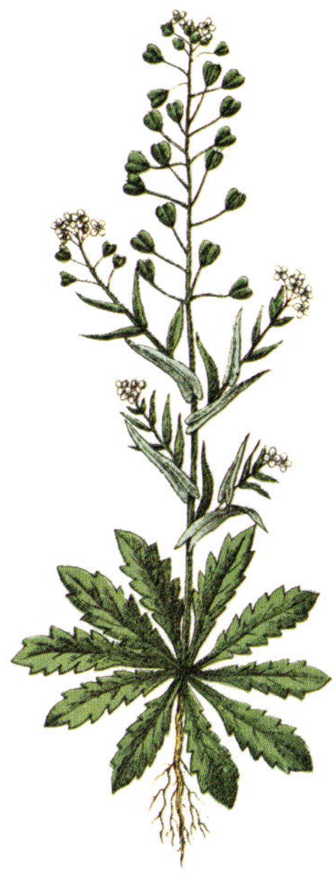

Der eigenartige Name wird von den kleinen beutelförmigen Schoten abgeleitet, die der Tasche früherer Hirten ähnelt. Das 20–40 cm hohe Kraut wächst praktisch überall auf Ödplätzen, zwischen Steinen an Bahndämmen und Flußufern. Auf der spindelförmigen Wurzel wächst zunächst eine Blattrosette aus Blättern wie beim Löwenzahn, jedoch kleiner. Am Stengel sitzen schmale, umfassende Blätter. Die kleinen weißen Blüten bilden eine Trugdolde, die sich dann nach oben auseinanderwächst. Während die unteren Blüten bereits fruchten, blühen die oberen unentwegt weiter bis im Herbst. Eine Pflanze kann bis 40 000 Samen bilden. Ein unverwüstliches Unkraut, das in der ganzen Pflanze nützliche Wirkstoffe enthält. Sie wirken ähnlich wie jene des Mutterkornes, aber von bedeutend schwächerer Wirkung. Mit Vorteil sollte man sie in Form von Präparaten einsetzen, nicht als Tee.

CAPSICUM ANNUUM

PAPRIKA, CAYENNE-PFEFFER

Solanaceae

42 MAm *Warme+warm gemäßigte Zonen*

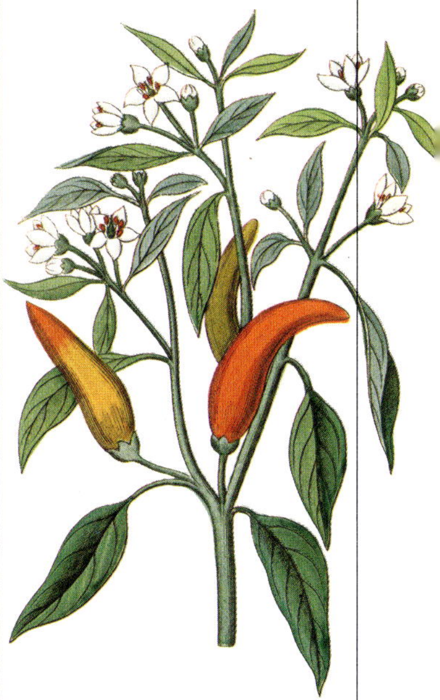

Die Familie der Nachtschattengewächse umfaßt Giftpflanzen wie Tollkirsche und Bilsenkraut, aber auch viele Nutzgewächse wie Kartoffeln (auch die grünen Teile der Kartoffel sind giftig), Tomate und eben Paprika, die in zahlreichen Rassen angebaut werden. Aus einer meist geraden Pfahlwurzel wachsen die ausdauernden, bis 1 m hohen sparrigen Sträucher mit gestielten dunkelgrünen, üppigen Blättern von elliptischer und gezähnter Form. Die Früchte bilden leuchtendrote, 6–10 cm lange aufgeblähte Schoten, die im Innern an fleischigen Scheidewänden zahlreiche Samen tragen. Die Früchte der Paprika werden pharmazeutisch verwendet, heute vorwiegend die «feurigeren» kleineren Früchte des Cayenne-Pfeffers mit höherem Gehalt an Wirkstoffen.

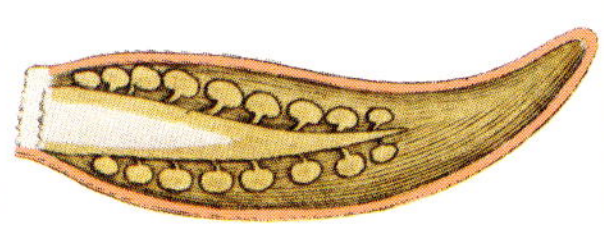

CAREX ARENARIA

SANDSEGGE, RIEDGRAS

Cyperaceae

43 N+W-Eur, O-NAm

CARICA PAPAYA

MELONENBAUM

Caricaceae

44 M+N-SAm, MAm
Warme Zonen

CARLINA ACAULIS

SILBERDISTEL, EBERWURZ

Asteraceae (=Compositeae)

45 M-Eur

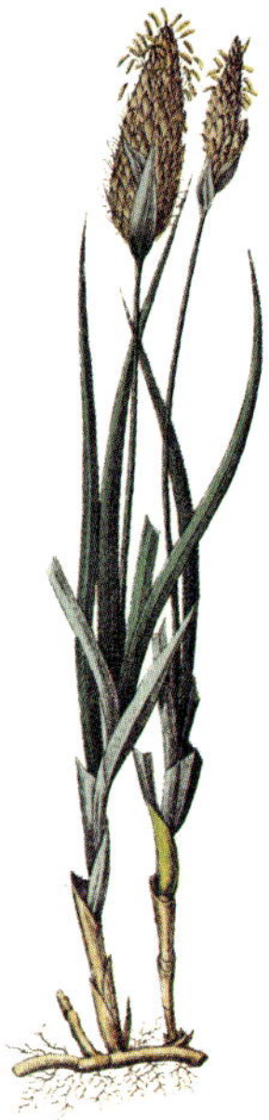

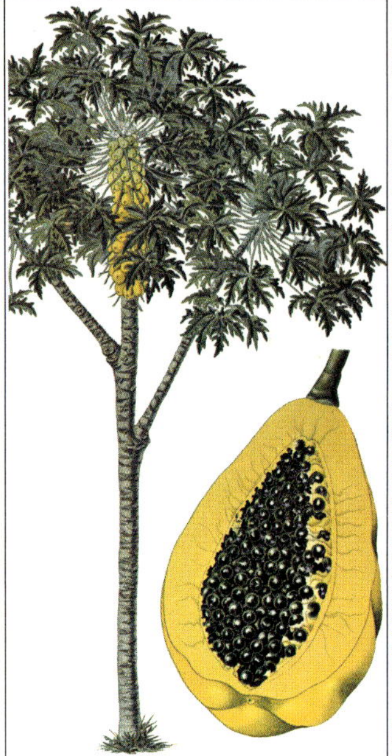

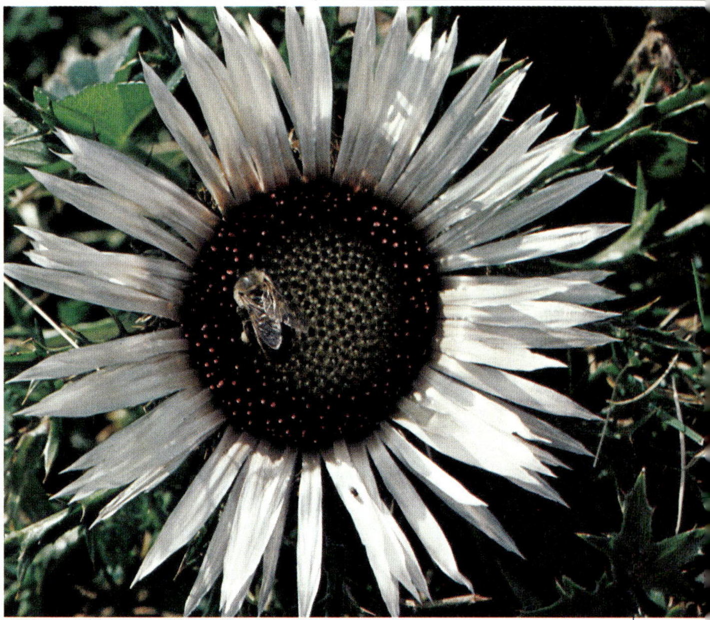

Die Seggen bilden eine sehr große Familie unter den Gräsern. Den Sandseggen kommt die Aufgabe zu, sandige Dünen an Meeresküsten zu bewachsen und damit eine Vegetation zu ermöglichen. Andere Seggenarten übernehmen die gleiche Aufgabe im Gebirge; sie halten die Erdkrume zusammen und bilden Humus über dem Gestein. Aus einem knotigen, ästigen Wurzelstock mit langen, in Fasern aufgelösten Niederblättern wächst der Stengel 20–50 cm hoch, scharf dreikantig und am Grunde von braunen Blattscheiden umhüllt. Lange, 2–4 mm schmale rinnige Blätter mit rauhem Rand und rauhem Rückennerv sitzen herablaufend am Stengel. Der ährige, 3–6 cm lange Blütenstand ist leicht überhängend und trägt 4–16 männliche und weibliche Ährchen. Die Gräser bzw. die Blütenähren riechen schwach aromatisch. Die eigentlichen Wirkstoffe finden sich im Wurzelstock.

Der Papayabaum gehört zu den Nutzpflanzen vieler tropischer Länder. Der Stamm, 4–6 m hoch, verholzt nur teilweise und trägt auf der Rinde große Blattnarben. Er wächst sehr schnell, stirbt aber nach 3–4 Jahren wieder ab. Das Stammende trägt einen Schopf großer langgestielter, handförmig gelappter Blätter. Die männlichen Blüten stehen auf getrennten Pflanzen (zweihäusig) in einer achselständigen Rispe, die gelblichweißen weiblichen Strahlenblüten zu 1–3 in den Blattachseln. Der Fruchtknoten enthält zahlreiche Samenanlagen. Die Früchte, längsgefurchte fleischige Beeren, werden 5–30 cm groß und bis 5 kg schwer. Das saftige gelblichrote Fruchtfleisch enthält zahlreiche schwarzglänzende Samen. Früchte, Samen und Blätter der milchsaftführenden Pflanze enthalten eine ganze Reihe interessanter Fermente und Vitamine. Medizinisch besonders wichtig ist das Papain oder Papayotin.

Im kalkhaltigen Boden sonniger, steiniger Hänge, in Höhen bis auf 2400 m ü. M., wächst die stengellose Eberwurz. In vielen Gebieten steht sie unter Naturschutz. Die Bergbauern jedoch stechen die Wurzeln aus, da die ausladenden Blätter vom Vieh nicht gefressen werden und den Nutzpflanzen den Boden streitig machen. Die aussen braune, innen weisse, teilweise verholzte, bis 20 cm lange und zirka 2 cm dicke Pfahlwurzel führt einen weissen Milchsaft. Sie trägt knapp über dem Boden, selten auf einem kurzen Stengel (acaulis = stengellos), eine Rosette aus hellgrünen, fiederschnittigen, eckiggelappten Blättern, die in stachelige Zipfel auslaufen. Pergamentartige, silberweisse, schmal-spitze Hüllblätter umgeben die eigentlichen Blüten mit dem so dekorativen Kranz von zirka 15 cm Durchmesser. In seiner Mitte stehen die eigentlichen, goldgelben oder rötlichen Röhrenblüten in einer flachen Scheibe. Im Herbst stehen dichtgedrängt auf den Blüten die braunen Samen an langen Haaren, die diese mit dem Wind forttragen. Schon im Mittelalter war die Wurzel als Heilmittel gegen Tierkrankheiten und zur Anregung der Harnausscheidung bekannt und wurde von Kräuterkundigen zum Anbau empfohlen. Obwohl man in den letzten Jahren neben den bitteraromatischen Stoffen auch antibiotisch wirkende Substanzen entdeckt hat, wird die Eberwurz nicht mehr häufig verwendet. Das Ausgraben ist zudem sehr mühsam.

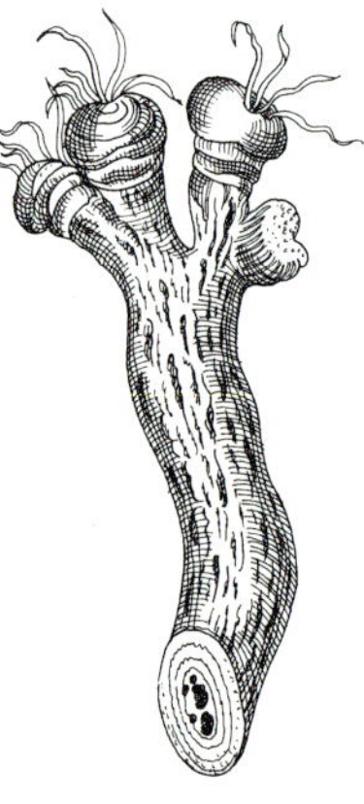

CARUM CARVI

KÜMMEL

Apiaceae (=Umbelliferae)

46 Eur, M+N+W-As
NAm

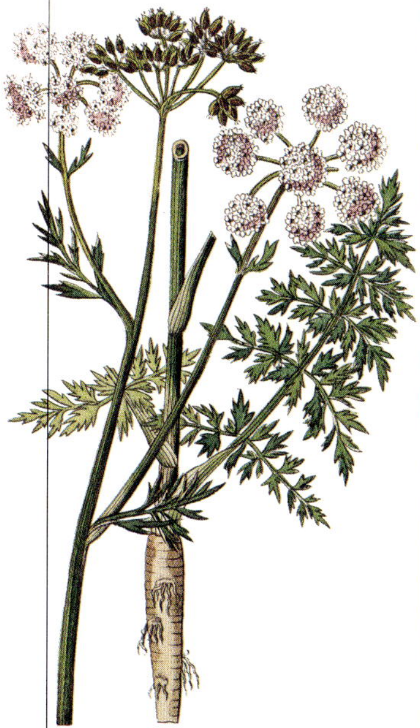

Sonne, also Licht und Wärme sind die wichtigsten Lebenselemente des Kümmels. Er braucht sie, um sein wärmendes ätherisches Öl bilden zu können. Er gedeiht auf mageren, sonnigen Naturböden bis in Höhen von 2000 m ü. M. Für die Früchtegewinnung wird er in vielen Ländern angebaut. Im ersten Jahr bildet sich nur eine Grundrosette auf einer rübenförmigen Pfahlwurzel. Erst im zweiten Jahr erscheint der kantige hellgrüne Stengel mit wenigen, fiederigen Blättchen. Kleinste weiße Blüten stehen am Stengelende in einer zusammengesetzten Dolde. Die Früchte spalten sich bei der Reife in zwei leicht sichelförmige Hälften oder Teilfrüchte. Diese enthalten das wärmende ätherische Öl, das aber auch an den zerriebenen Blättchen zu riechen ist (Erkennungszeichen). Alle Pflanzen, die ätherische Öle bilden, benötigen dazu eine intensive Sonneneinstrahlung.

CASSIA ANGUSTIFOLIA

KASSIA, SENNA

Caesalpiniaceae – Leguminosae

47 M-Afr
Warme Zonen

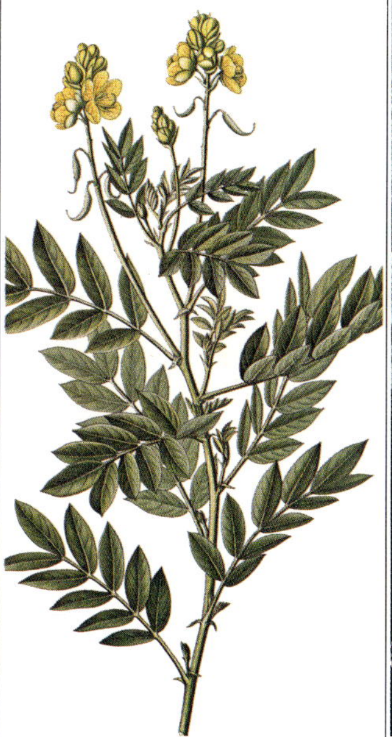

Die *Cassia angustifolia* ist ein Halbstrauch, der je nach Kultursorte 60 cm oder als Strauch 1–2 m hoch wächst. Die unten verholzten Stengel sind oben wenig verzweigt und tragen die paarig gefiederten Blätter. An ihrer 7–12 cm langen, von einer deutlichen Rinne durchzogenen Spindel stehen die 5–6 cm langen, ca. 2 cm breiten, schmal-lanzettlichen Fiederblättchen mit grüner ledriger Spreite. Die gelben Blüten sitzen in einer Traube am Stengelende. Die pergamentartigen flachen braunen Schoten werden 3–5 cm lang. Blätter und Schoten enthalten die sehr bekannten laxierenden Wirkstoffe. Neben *Cassia angustifolia* und *Cassia senna* L., die uns die Sennesblätter und Sennesschotten liefern, ist noch die *Cassia fistula* L. von Bedeutung, deren Fruchtmus ebenfalls laxierend wirkt.

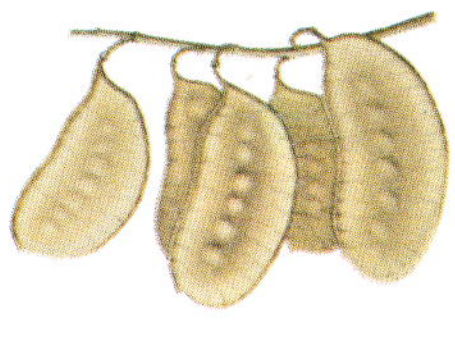

CASTANEA SATIVA

EDELKASTANIE

Fagaceae

48 SO-Eur, SW-As
S-Eur

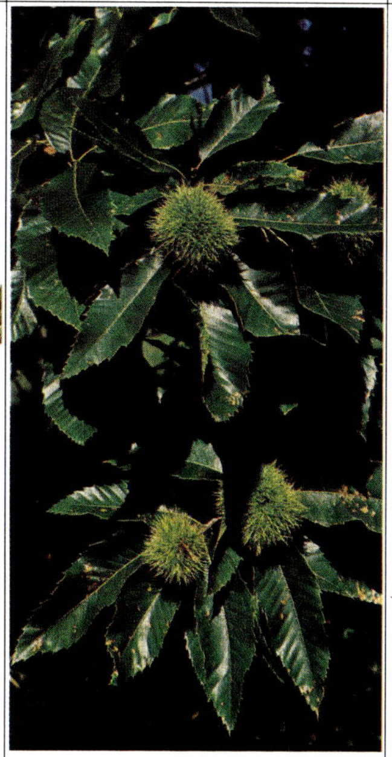

Die Edelkastanie wächst bis 35 m hoch. Die Rinde ist glatt, olivebraun, mit hellen Korkwarzen durchsetzt. Die großen robusten Blätter sind kurz gestielt und 10–20 cm lang. Sie sind stark genervt und am Rande spitz gezähnt, oberseits lederartig glänzend und sattgrün, unterseits blaßgrün und im Frühjahr etwas graufilzig. Die männlichen Blüten sitzen zu mehreren Knäueln vereinigt an ca. 20 cm langen aufrechtstehenden Kätzchen. Die weiblichen Blüten stehen zu 2–7 am Grunde der männlichen Scheinähren in den Blattachseln. Die eigentlichen Kastanien sind zu 2–3 in eine grüne, später bräunliche, außen weich-, aber spitzstachelige Fruchthülle eingeschlossen, die bei der Reife mit vier Klappen aufspringt. Die Kastanien enthalten viel Stärke, Proteine, Kohlenhydrate und Gerbstoff, die Rinde bis 12% Gerbstoff und Pektin, die Blätter ebenfalls verschiedene Gerbstoffe.

CEANOTHUS AMERICANUS

AMERIKANISCHER SECKELSTRAUCH, WILDER SCHNEEBALL

Rhamnaceae

49 NAm

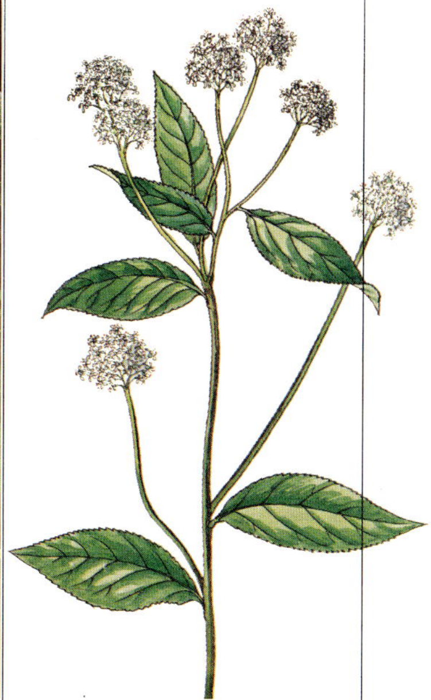

Der ca. 1 m hohe Strauch wächst häufig auf felsigen Prärien, in offenen Wäldern, an Bahn- und Straßendämmen. Die nur oben verzweigten Stengel sind derb grünbraun, leicht behaart, verholzen später und erhalten dann eine braune Rinde, ähnlich wie andere Rhamnusarten. Die kurzgestielten Blätter stehen alternierend. Sie sind oberseits dunkelgrün und behaart mit einer eiförmigen Spreite und stumpfer Spitze (Länge 4–6 cm) und gesägtem Rand. Auf der helleren Unterseite tragen Blattstiel und Nerven eine leichte Behaarung. Aus den oberen Blattachseln der diesjährigen Zweige treiben die Blütenstände in Form einer weißen Rispe. Die Indianer verwendeten die Wurzelrinde gegen Schleimhauterkrankungen und gegen Fieber. Die Blätter dienten unter dem Namen "New Jersey Tee" als Ersatz für Schwarztee. Es wurden verschiedene Wirkstoffe gefunden (Gerbstoff, Alkaloide, Saponine).

CENTAURIUM UMBELLATUM

TAUSENDGÜLDENKRAUT

Gentianaceae

50 Eur, N-Afr, As
NAm

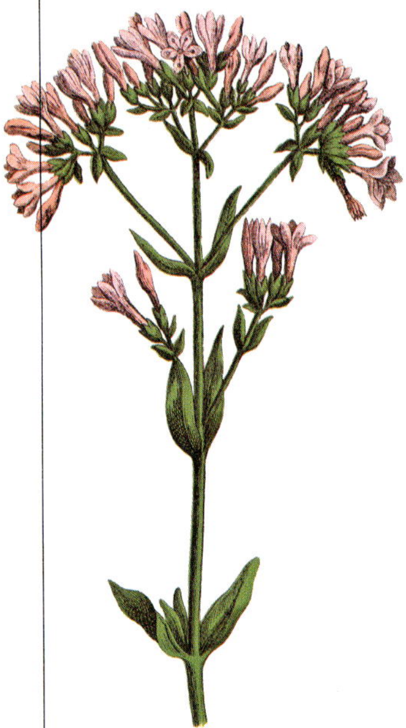

Dieses ein- bis zweijährige Kraut, wie der Name aussagt, schon bei den Römern und Europäern des Mittelalters hoch geschätzt, finden wir in sonnigen Weiden, an Wegrändern, in Waldlichtungen, auf kalkreichem Boden. Aus der hellen Wurzel sprießt über dem Boden eine Blattrosette mit saftiggrünen, verkehrteiförmigen Blättern. Am vierkantigen Stengel von 20–40 cm Höhe sitzen kreuzweise gegenständige längliche, deutlich genervte lanzettliche Blätter. In einem doldigen Blütenstand am Stengelende sitzen die kleinen hellroten Blütenröhrchen mit fünfspaltig ausgebreitetem Rand. Sie werden nur vormittags von Insekten bestäubt, die Samen durch den Wind verbreitet. Die für Enziangewächse typischen Bitterstoffe finden sich im ganzen Kraut, tausend Gulden wert für einen überlasteten Magen. Es hat gegenüber dem Wermut den Vorteil, daß es keine schädlichen Nebenwirkstoffe enthält.

CEPHAELIS IPECACUANHA

BRECHWURZEL

Rubiaceae

51 SAm
SO-As, S-NAm

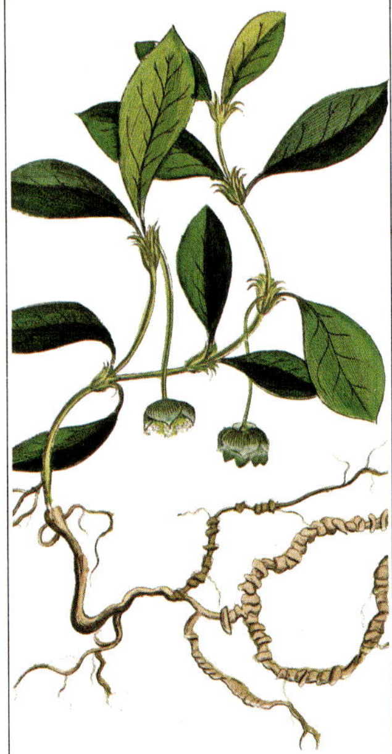

Die Brechwurzel, früher als brecherregendes Mittel verwendet, wächst als 30–50 cm hoher Strauch in den feucht-heißen Regenwäldern Mittel- und Südamerikas. Die Blätter sind kurz gestielt, länglich elliptisch und stehen in 2–6 Paaren. Weiße, fünfzählige Blütenkorollen bilden köpfchenförmige Blütenstände, die von 4–6 Hüllblättern umgeben sind. Aus dem Fruchtknoten bildet sich eine fleischige, kaum erbsengroße Steinfrucht. Zur Gewinnung wird die Pflanze ausgegraben, die Nebenwurzeln abgeschnitten und das ganze Gewächs wieder eingepflanzt (wilde Kulturen). So wird verhütet, daß die Brechwurzel mit der Zeit ausstirbt, obwohl sie neuerdings auch in anderen Kontinenten (Malaysia) angebaut wird. Wir finden ihre Wirkstoffe in vielen Hustenpräparaten. Der Hauptwirkstoff Emetin ist heute noch das Standardmittel gegen Amöbenruhr.

CETRARIA ISLANDICA

ISLÄNDISCHES MOOS, RENTIERFLECHTE

Parmeliaceae

52 M+N-Eur, N-As, NAm

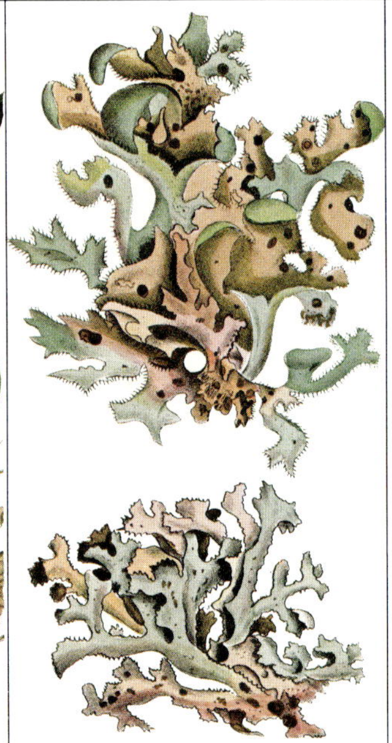

Isländisch-Moos ist kein Moos, sondern eine Flechtenart, das sind in Symbiose lebende Pilze und Algen. Es wächst zwischen Moos und Gras, besonders in Nadelwäldern nebliger Gebirge. Der strauchartige, vielfach gelappte Thallus, beiderseits kahl, hat einen steifen, dickgefransten Rand. An den runden Endzipfeln stehen bräunliche Schuppen und kleine Wärzchen. Die Farbe der Flechte ist oberseits olivgrün oder grünlichgrau, auf der unteren Seite heller bis weißlich. Absterbende Pflanzen verfärben sich rostbraun. Das Gewächs enthält reichlich Kohlenhydrate und dient den nordischen Wildtieren als Nahrungsreserve. Neuerdings hat man neben Vitaminen auch antibiotische Wirkstoffe entdeckt, die zusammen mit den Schleimstoffen verschiedene Heilwirkungen erwarten lassen. Isländisch-Moos wird auch von der modernen Wissenschaft als Heilpflanze anerkannt.

CHELIDONIUM MAIUS

SCHÖLLKRAUT, WARZENKRAUT

Papaveraceae

53 Eur, N-Afr, As
NAm

In der Volksmedizin ist Schöllkraut seines in Stengel und Rhizom fließenden, intensivorange färbenden giftigen Milchsaftes wegen bekannt. Damit lassen sich Warzen vertreiben, daher der Name Warzenkraut. Diese Anwendung kann aber zu Geschwüren führen! Wir finden das anspruchslose Kraut auf Schutthalden, an Mauern, selbst zwischen Steinen, in schattigen Gebüschen, wo es unentwegt vom Mai bis Oktober blüht und fruchtet. Aus dem

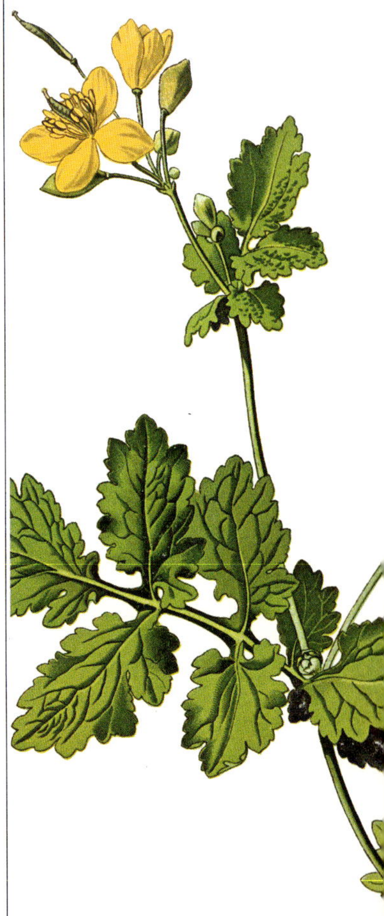

fingerdicken, innen rotgelben Wurzelstock wächst der aufrechte hohle knotige, abstehend behaarte Stengel 40–80 cm hoch. Sowohl die Blätter der Grundrosette wie jene des Stengels sind zwei- bis vierpaarig gefiedert, rundlich und buchtig gekerbt, auf der Oberseite saftig hellgrün, unterseits graugrün. 4 Kronenblätter von leuchtendem Gelb formen die Blüten, die zu 2–6 in langgestielten Dolden stehen. Bis 5 cm lange grüne Schoten enthalten die kleinen schwarzen Samen, die durch Ameisen verbreitet werden. Schöllkraut ist eine Giftpflanze.

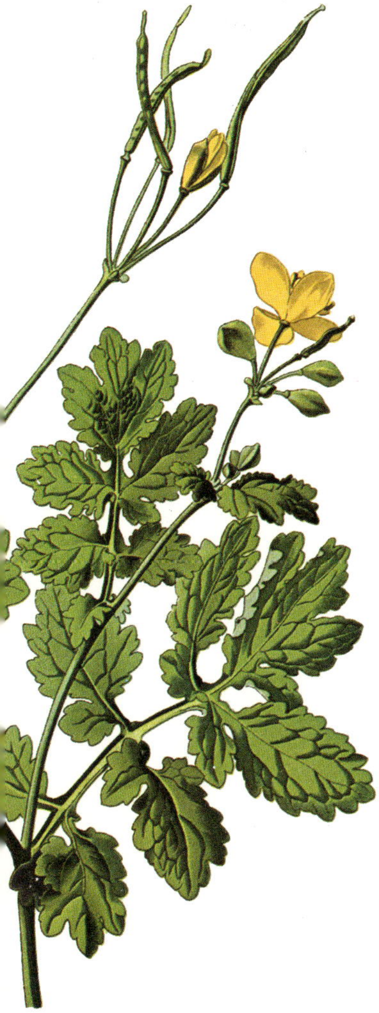

CHIONANTHUS VIRGINICUS

SCHNEEFLOCKENBAUM

Oleaceae

54 NAm *Eur*

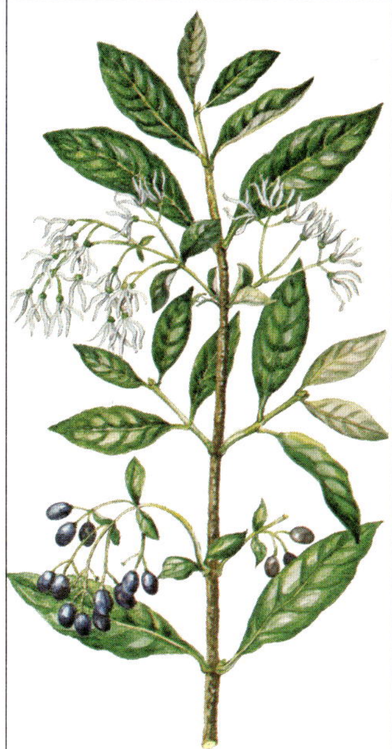

Zu den Ölbaumgewächsen gehören als wichtigster Vertreter der eigentliche Ölbaum, der Olivenbaum, ferner die Eschen, der Flieder und der Liguster. Auf dem amerikanischen Kontinent zählt noch der Schneeflockenbaum dazu. Er bevorzugt als Standort Flußufer und feuchte Gebüsche. Als Strauch wird das Gewächs ca. 3 m hoch, als Baum bis 10 m. Der Stamm von ca. 20 cm Dicke trägt eine graubraune Rinde. Die Zweige sind dunkelgrün und leicht behaart, die Blätter ca. 10–20 cm lang, elliptisch-eiförmig mit dunkelgrün glänzender Oberseite und hellerer, im Frühstadium behaarter Unterseite. Aus Knospen an vorjährigen Zweigen treiben die langen Blühstengel mit weißen Blütenrispen. Die vier Kronblätter bilden lange schmale, bis 3 cm lange Zungen. Im Herbst reifen länglichovale dunkelblaue Steinfrüchte. Medizinisch verwenden wir die Wurzelrinde, die frische Zweigrinde.

CHONDRUS CRISPUS

IRLÄNDISCHES MOOS, CARRAGEEN

Gigartinaceae

55 N+W-Eur, O-NAm

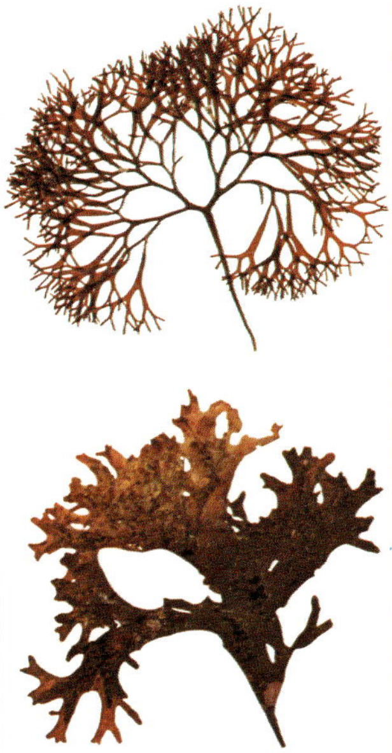

Weder das Isländische Moos *(Cetraria islandica)* noch das Irländische Moos gehören botanisch zu den Moosen. Cetraria ist eine Flechte und Chondrus eine Rotalge, die an den Atlantikküsten von Europa und Nordamerika unmittelbar unter dem Wasserspiegel mit Haftscheiben an Steinen und Felsen festgehalten werden. Der Thallus (Pflanzenkörper) bildet 15–20 cm lange knorpelige, gegabelte Äste, die flache oder rinnige, breite und schmale Bänder bilden. Obwohl die Zellen Chlorophyll enthalten, scheinen sie infolge eines speziellen Farbstoffs je nach Lichtintensität rot, violett bis braun. Die gallertig-fleischigen Algen werden bei Ebbe mit den Händen oder mit Rechen losgerissen, bisweilen auch nach Stürmen angeschwemmt. Die knorpeligen Bänder enthalten außer verschiedenen Polysacchariden (Schleimstoffe) Aminosäuren und kleine Mengen von Brom-, Jod- und Mangansalzen.

CHRYSANTHEMUM VULGARE

RAINFARN, WURMKRAUT

Asteraceae/Compositae

56 Eur, As *NAm*

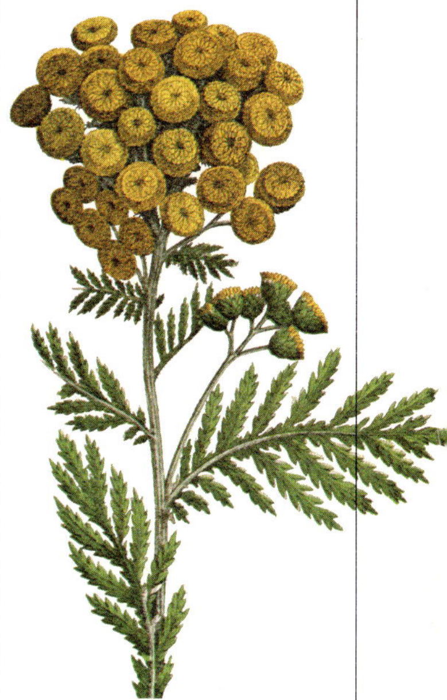

Die dem Kraut von vielen Farnarten ähnlichen Blätter führten vermutlich zum falschen Namen Rainfarn. Farne sind blütenlose Pflanzen. Die ausdauernde Staude wächst mit mehreren bis 1 m hohen kantigen Stengeln aus einer vielköpfigen walzigen Wurzel. Die langen Blätter sind doppelt fiederschnittig geteilt und am Rande gezähnt, stehen wechselständig, sind von lebhaft grüner Farbe, fein punktiert und leicht behaart. Die gelben, oben flachen Blütenkörbchen bestehen aus kurzen Röhrchen und bilden am Stengelende einen doldigen Blütenstand. Sie verbreiten einen intensiven, kampferartigen Geruch. Der Rainfarn ist giftig, wird aber häufig als Zierpflanze in Gärten gehalten. Seine Verwendung als Wurmmittel ist umstritten. Die Dosierung seiner Wirkstoffe bietet Schwierigkeiten. Zudem kennen wir heute harmlosere, ebenso wirksame Wurmmittel.

CICHORIUM INTYBUS

WEGWARTE, ZICHORIE

Asteraceae (=Compositae)

57 Eur, NW-Afr, W-As
Gemäßigte Zonen

Wir finden die Wegwarte fast überall. Sie ist ein unverwüstlicher Wegbegleiter auf trockenen, lehmigen Äckern, selbst in der Mitte kleiner Feldwege im Schotter. Eine kultivierte Zichorie wird vielerorts zur Gewinnung der kohlenhydratreichen Wurzel angebaut (Kaffeezusatz). Der derbe kantige, steif-aufrecht stehende Stengel ist sparrig verästelt, hohl und führt Milchsaft. Mattgrüne schmale gesägte Blättchen sind spärlich direkt am Stengel angeordnet. Das ganze

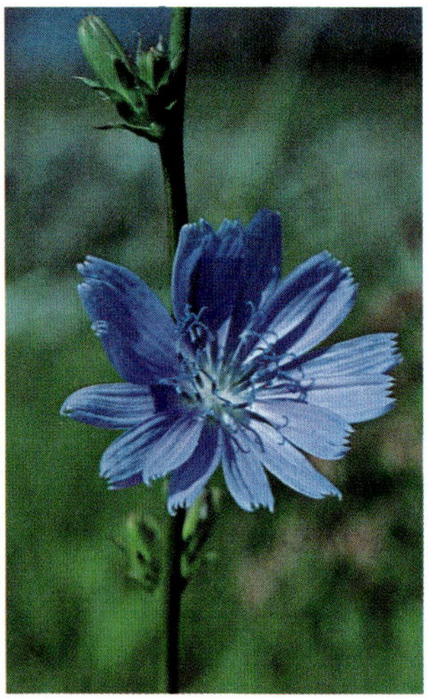

Kraut ist behaart. An kurzen Nebenzweigen stehen die leuchtendblauen Scheiben der Blütenköpfe (ca. 3–4 cm Durchmesser) mit violetten Staubgefäßen in der Mitte. Verwandte Arten der Zichorie liefern uns Salate und Gemüse (Chicorée, Endivie).

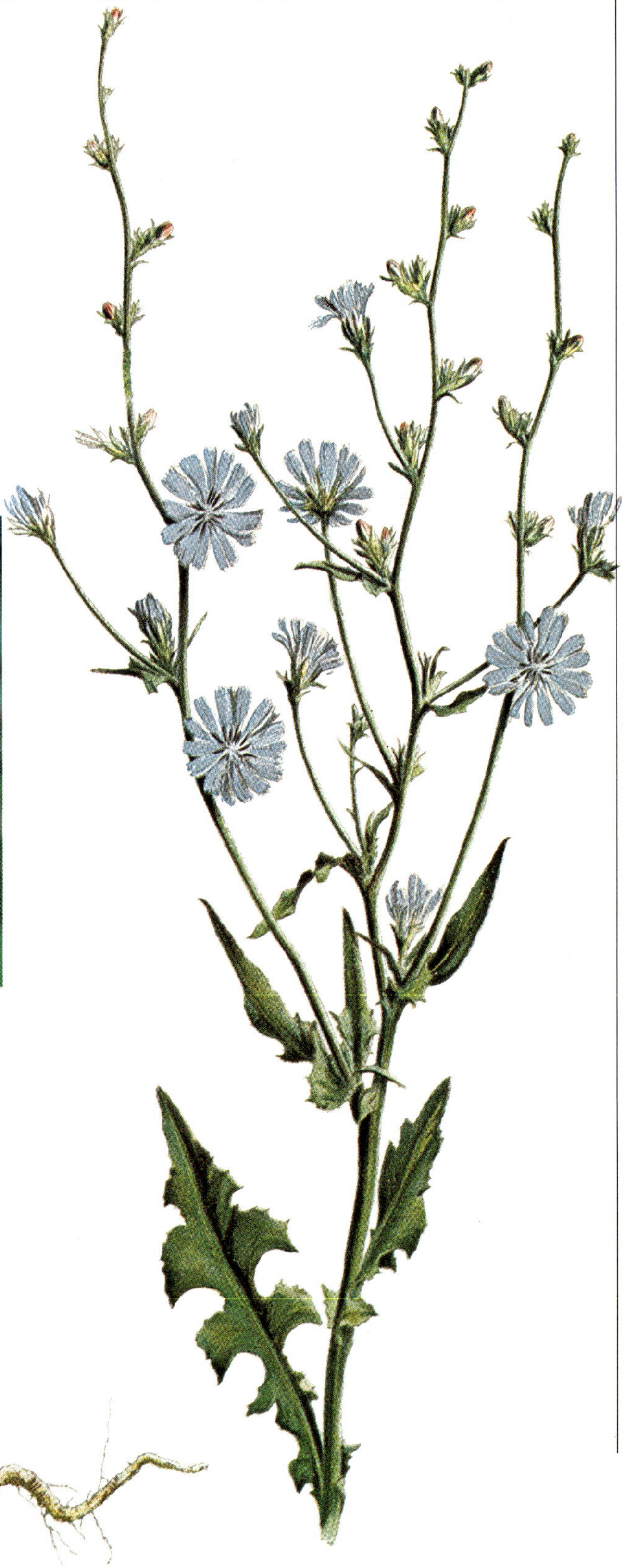

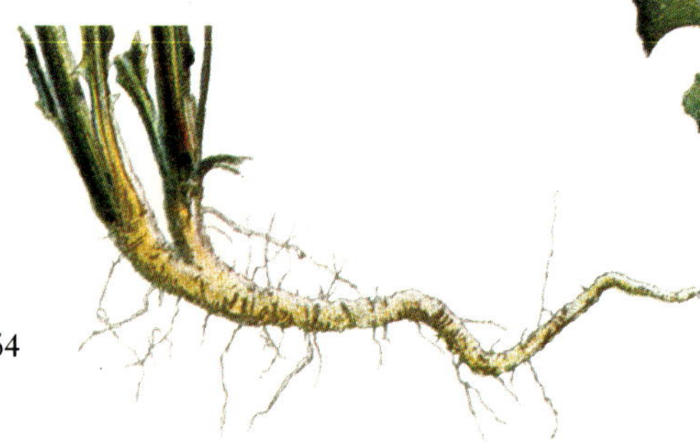

CIMICIFUGA RACEMOSA

SCHWARZE SCHLANGENWURZEL, WANZENKRAUT

Ranunculaceae

58 O-NAm

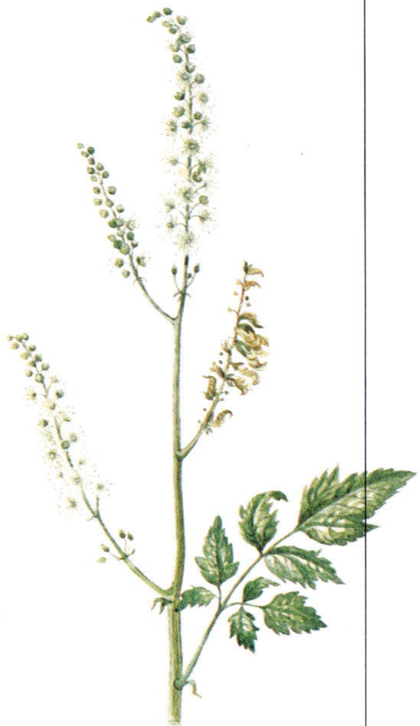

In feuchten oder trockenen Wäldern, in Hecken und Waldlichtungen wachsender ausdauernder Strauch von 1,5–2,5 m Höhe. Auf einem unterirdischen Rhizom steht der aufrechte derbe krautige Stengel. Die großen gestielten, bis 70 cm langen Blätter sind dreifach gefiedert, die Fiederblätter länglich-eiförmig, handförmig eingebuchtet und am Rande stark gezähnt, mit krautiger dunkelgrüner Spreite. Der Blütenstand bildet eine stabartige endständige Traube mit weißen vierblättrigen Blüten, die von zahlreichen Staubfäden überragt werden. Die Frucht bildet eine eiförmige Kapsel mit zahlreichen braunen flachen Samen (wanzenähnlich, Wanzenkraut). Andere Arten der Schlangenwurzeln kommen auch in südlicheren Staaten der USA und in Ostasien vor. Medizinisch von Bedeutung ist der nach der Fruchtreife gesammelte und zerschnittene Wurzelstock mit dunkelrotbraunen Fasern und einer hornartigen Rinde.

CINCHONA PUBESCENS, CINCHONA SUCCIRUBRA

CHINARINDENBAUM

Rubiaceae

59 SAm
Afr

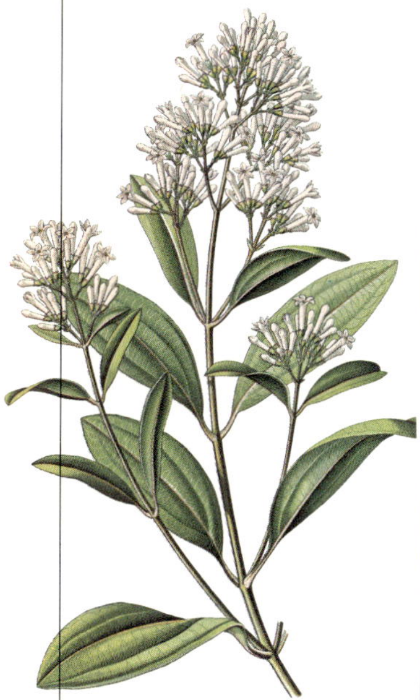

Die Krappgewächse (Rubiaceen) bilden eine sehr große Familie, zu der in nördlichen Zonen Stauden gehören (Asperula, Galium, Rubia) und in den Tropen große Bäume, wie zum Beispiel der Chinarindenbaum. Er hat seinen Namen nicht von China, sondern vermutlich vom peruanischen Wort Kina = Rinde erhalten. Der Baum zählt zu den am längsten bekannten exotischen Heilpflanzen. Heute stammt die Chinarinde fast ausschließlich aus Kulturen in Ostindien und Afrika. Die verschiedenen Arten unterscheiden sich auch im Alkaloidgehalt.
Der Stamm erreicht eine Höhe von ca. 20–25 m, trägt eine rotbraune Rinde und eine reichbelaubte Krone. Die Blätter sind 25–40 cm lang, breit-elliptisch, flaumig behaart, auf der Unterseite oft rot und stehen gegenständig an 3–4 cm langen Stielen. In den Blattachseln treiben Nebenzweige mit rosaroten Röhrenblüten.

CINNAMOMUM ZEYLANICUM

CEYLON-ZIMTBAUM

Lauraceae

60 S-As
SAm

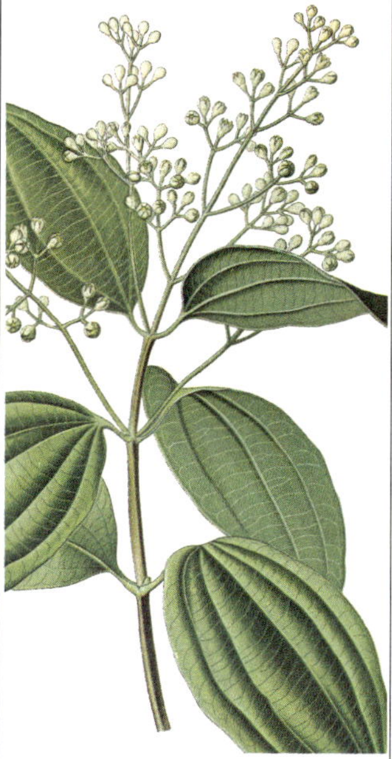

Der immergrüne Zimtbaum erreicht bei natürlichem Wachstum eine Höhe von ca. 10 m. In den Kulturen köpft man die jungen Bäumchen kurz über der Erde und verwendet die reichlich entstehenden, rutenförmigen Stockanschläge. Eine glatte fahle Rinde umschließt den zylindrischen inneren Holzkörper der Zweige. An ihnen stehen gegenständig die großen ledrigen, ca. 10–20 cm langen breitovalen zugespitzten Blätter. Die Spreite glänzt dunkelgrün, auf der Unterseite heller und ist stark genervt. Aus den oberen Blattachseln treiben die langgestielten Blütenstände in Form aufrechtstehender Rispen. Die kleinen weißlichgelben Blüten sind flaumig behaart. Die Frucht, ein ca. 15 mm langes keulenförmiges Köpfchen von rotbrauner Farbe, ist von einem glockigen Hüllkelch umgeben. Die ganze Pflanze riecht aromatisch nach Zimtaldehyd und Eugenol.

CITRUS AURANTIUM

BITTERORANGE

Rutaceae

61 S-As
S-Eur, S-NAm, SAm

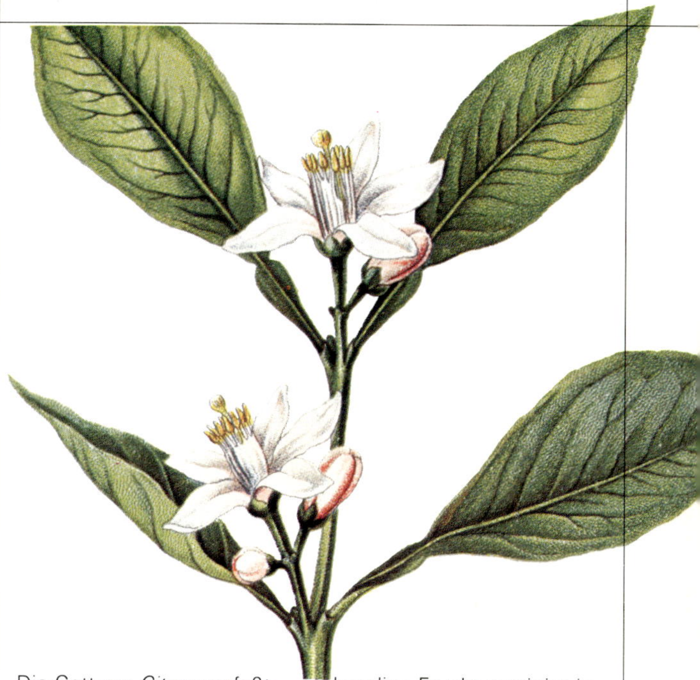

Die Gattung *Citrus* umfaßt zahlreiche Arten und Unterarten, die uns Orangen, Bitterorangen, Saure Orangen, Zitronen, Grapefruits, Mandarinen usw. liefern. Ebenso zahlreich sind die medizinischen Wirkstoffe, die wir aus Blättern, Blüten, Fruchtschalen und Fruchtfleisch gewinnen. Medizinisch wichtig ist die Bitterorange *(Citrus aurantium L.)*. In den Kulturen hält man die Bäume auf 4–5 m Stammhöhe. Sie sind reich verzweigt, dornig, mit hellgrünen Schößlingen. Die dunklen immergrünen, oval zugespitzten Blätter sind 10–15 cm lang, ledrig und mit zahlreichen Öldrüsen durchsetzt; sie sitzen spiralig an den Zweigen, teilweise an geflügelten Stielen. Die leuchtendweißen gestielten Zwitterblüten stehen in den Blattachseln oder bilden an den Zweigspitzen kleine Blütenstände. Die fünf Kelchblätter formen eine geschlossene Knospe, die sich beim Aufblühen auseinanderspreizt und die fünf Kronblätter hält. Die orangerote kugelige Frucht vereinigt in der äußeren Rinde (Flavedo) zahlreiche Exkreträume, die ätherisches Öl enthalten. Darunter liegt die weißlichgelbe, leicht bittere Albedoschicht, die das eigentliche Fruchtfleisch umschließt. Auch die Blätter enthalten aromatische Bitterstoffe. Weitgehend andere Aromastoffe enthalten das Orangenblütenöl aus der Blütenknospe oder der offenen Blüte oder das Orangenblütenwasser. Säuglinge erhalten Orangenblütentee als mildes Einschlafmittel.

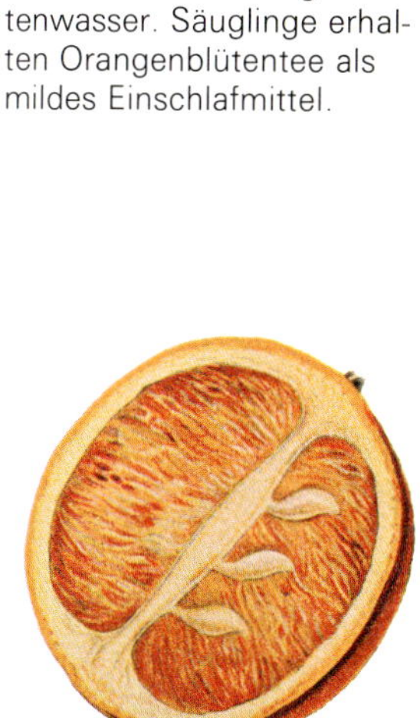

CLAVICEPTS PURPUREA TÜLASNE

MUTTERKORNPILZ

Hypocreaceae

62 Eur, N-Afr, As, NAm *Gemäßigte Zonen*

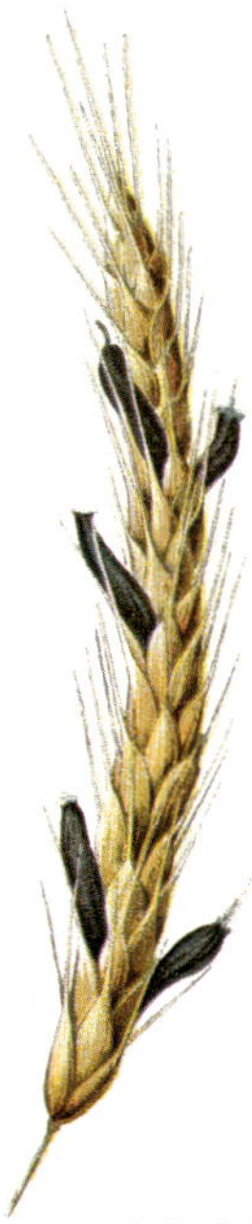

Der Mutterkornpilz befällt vorzugsweise Roggenähren. Zur Blütezeit der Wirtspflanzen wird er vom Wind angeweht und entwickelt sich dann zu einem Mycel (Pilzgewebe), das eine gelbe, widrig-süßliche Flüssigkeit absondert und damit Insekten anlockt. Die vom Pilz befallenen Fruchtknoten verkümmern. Unter ihnen wächst ein kornartiges hartes, schwarzviolettes Dauermycel, das Mutterkorn, Grundstoff für eine ganze Reihe wichtiger Medikamente. Fällt dieses bei der Erntezeit zur Erde, keimt es im Frühjahr und bildet viele Fruchtkörper, die neue Sporen bilden. Mit Mutterkorn verseuchte Getreidefelder führten in früheren Zeiten zu wahren Massenvergiftungen (Ergotismus). Heute wird Mutterkorn durch maschinelle Infektion von jungen Roggenfeldern gezogen, weil die chemische Gewinnung der Wirkstoffe teurer zu stehen kommt als der natürliche Extrakt.

CNICUS BENEDICTUS

BENEDIKTENKRAUT, HEILDISTEL

Asteraceae/Compositae

63 S-Eur, N-Afr, SW-As *Warm gemäßigte Zonen*

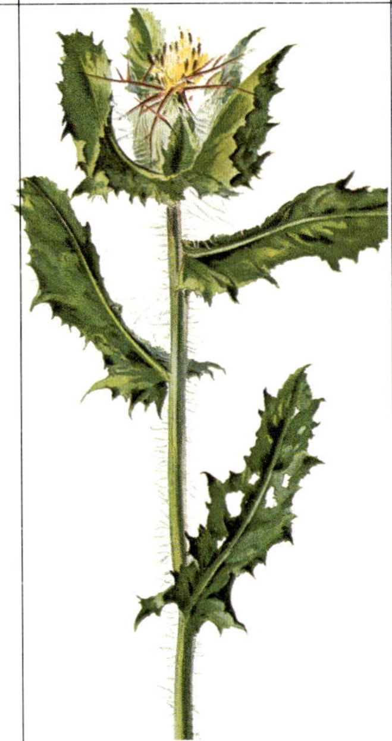

Diese krautige Pflanze stammt aus dem Mittelmeer und wird im Norden zu pharmazeutischer Verwendung angebaut. In der Natur wächst die dicke Pfahlwurzel mit Vorliebe auf sonnigen Öd- und Schuttplätzen. Am Boden steht eine Grundrosette mit 5–30 cm langen schmal-lanzettlichen, gezähnten und gespaltenen dunkelgrünen Blättern. Am 40–60 cm hohen fünfkantigen Stengel sitzen die länglich-spitzen Blätter eng angeschmiegt. Sie sind gesägt und gewellt und tragen am Rande Stacheln. Stengel und Blätter sind behaart. Die gelben Korbblüten am Stengelende stecken teilweise in einem stacheligen Hüllkelch, dessen Blättchen in einen abgebogenen Stachel auslaufen. Als Benediktenkraut werden auch Geumarten bezeichnet (siehe dort).

COCHLEARIA OFFICINALIS

ECHTES LÖFFELKRAUT

Brassicaceae (=Cruciferae)

64 M+N-Eur, As, NO-NAm

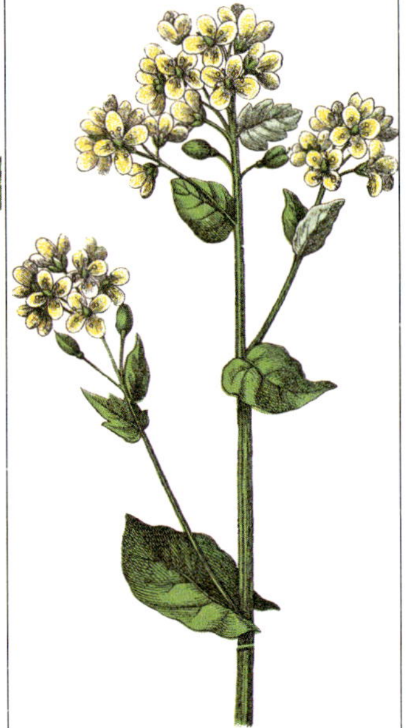

Wir finden das Löffelkraut in salzhaltigen Böden, an Küsten und Flußufern, als alpine Abart *C. pyrenaica L.* in Gräben und Sümpfen im Gebirge. Es ähnelt der Brunnenkresse und schmeckt wie diese salzig-säuerlich. Die grundständigen Blätter sind langgestielt, löffelförmig, sie gaben der Pflanze ihren Namen. Die oberen, den kantigen Stengel umfassenden Blätter sind hellgrün, spitzeiförmig und an den Rändern stumpf gezähnt. Die kleinen weißen Kreuzblüten sitzen in dichten Trauben am Stengelende. 1–2 cm lange Schötchen enthalten die Samen. Früher wurde diese Pflanze auch Skorbutkraut genannt, denn sie wurde gegen diese Vitamin-C-Mangelkrankheit verwendet, lange bevor man den Ursprung dieser Krankheit und das Vitamin C erforscht hatte. Als Frischpflanze ist sie noch heute ein beliebter Vitamin-C-Spender. Leider wird sie als Folge der Gewässerverschmutzung immer seltener.

COFFEA ARABICA

KAFFEESTRAUCH

Rubiaceae

65 O-Afr, Arabia *Warme Zonen*

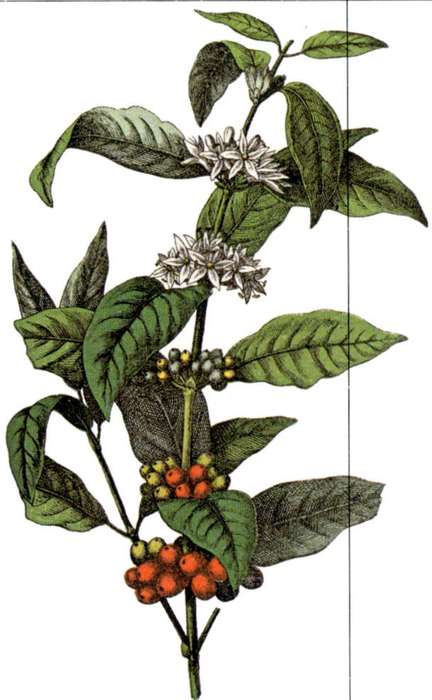

Der Kaffee, ein sehr altes Getränk des afrikanischen Hochlandes, hat erst im 16. Jahrhundert, vom Osten her, buchstäblich die Welt erobert. Die Zweige des Kaffeestrauches tragen lederige, bis 20 cm lange, dem Lorbeer ähnliche Blätter, spitzoval mit dunkelgrüner welliger Spreite und ausgeprägter Nervatur. In den oberen Blattachseln sitzen üppige Blütenstände mit 5–15 schneeweißen, nach Jasmin duftenden Blütensternen. Die Frucht gleicht einer Kirsche von ca. 1,5 cm Durchmesser, ist länglich-oval, grün, dann rot und bei der Reife dunkelpurpur. Das Fruchtfleisch umschließt zwei in eine derbe Pergamenthaut eingebettete Samen, die eigentlichen Kaffeebohnen. Verschiedene Verfahren dienen der Entfernung des Fruchtfleisches und der Hülle. Das Coffein (ca. 2%) ist in der rohen Bohne an eine organische Säure gebunden und wird erst durch den Röstprozeß freigesetzt.

COLA ACUMINATA, COLA NITIDA

KOLANUSSBAUM

Sterculiaceae

66 M-Afr
SAm, Jamaica

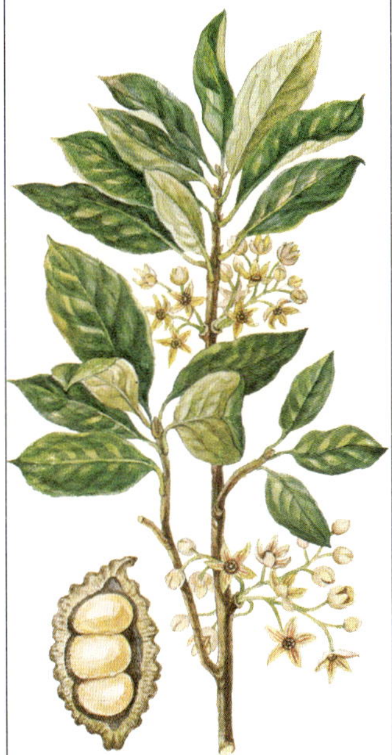

Bei den Eingeborenen von Peru gilt Cola seit eh und je als allgemeines Stimulans. Der Baum wächst 15–18 m hoch. Sein Habitus ähnelt der Roßkastanie. Die langgestielten, bis 25 cm langen Blätter sind ganzrandig, einfach oder dreilappig mit derber elliptischer, in eine Spitze auslaufender Spreite. Die zwittrigen Blüten sitzen in Trauben am Stamm und an älteren Zweigen und Ästen. Die Frucht besteht aus 4–6 sternförmig angeordneten Balgkapseln von ca. 15 cm Länge, jede mit 5–9 unregelmäßig geformten Samen mit dunkelbraunem runzeligem, lederigem oder holzigem Perikarp. Die davon befreiten Samenkerne, bestehend aus dem braunen oder weißen Embryo und dessen Keimblättern, stellen die eigentliche Droge dar. Es sind 2–4 cm lange und ca. 3 cm breite, einseitig gewölbte rotbraune Samen. Neben Coffein und Theobromin enthalten sie einen Catechingerbstoff.

COLCHICUM AUTUMNALE

HERBSTZEITLOSE

Liliaceae

67 Eur
M+N-NAm

Die Zeitlose, weil sie im Herbst blüht, schmückt in großen Beständen feuchte Wiesen im Flachland wie in Gebirgsregionen. Die 10–20 cm tief im Boden sitzende Knolle treibt im Herbst einen blattlosen weißen, 10–15 cm hohen Blühstengel, der die aus 6 violetten Zipfeln bestehende Blütenhülle trägt. Diese Zipfel münden unten in eine fadenförmige Röhre, die bis zur Knolle reicht. Der Fruchtknoten überwintert in der Erde und wird im Frühjahr mit den nun wachsenden, parallelnervigen Laubblättern emporgehoben. Jetzt wird die Pflanze 25–40 cm hoch. Die Frucht wächst zu einer Kapsel, die sich im Frühsommer öffnet. Die kleinen braunen Samen werden jetzt geerntet oder durch Wind und Ameisen weiterverbreitet. Im Boden, am Stengelende, bildet sich nun eine neue Knolle. Die Herbstzeitlose zählt zu den giftigen Heilpflanzen, die nur in dosierten Präparaten verwendet werden sollen.

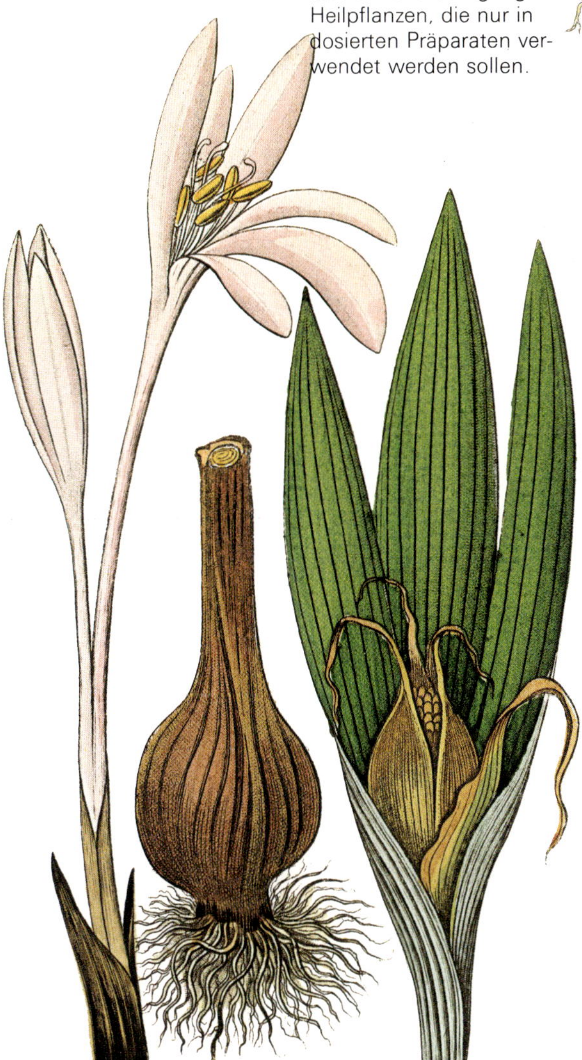

CONVALLARIA MAJALIS

MAIGLÖCKCHEN

Liliaceae

68 Eur, As
NAm

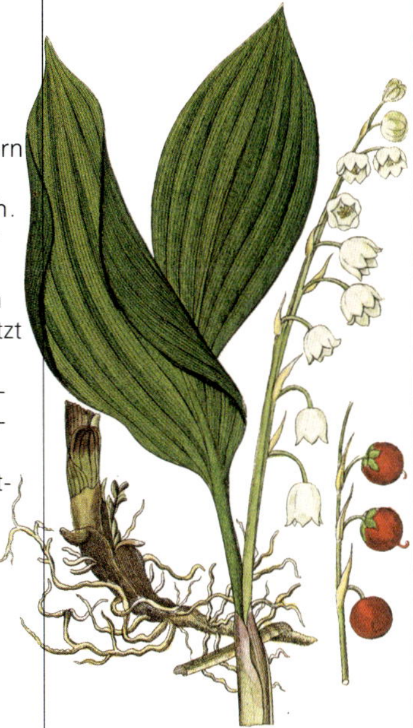

Das Maiglöckchen, eine beliebte Zierpflanze, wächst auch wild auf leicht feuchtem Lehmboden in Laubwäldern und auf Bergwiesen, oft in großen Beständen. Ein kriechendes Rhizom wächst im Sommer stark in die Länge. Aus vorbereiteten Knospen sprießen im Frühjahr je 2 grundständige, langgestielte tiefgrüne, elliptisch zugespitzte Blätter, die 10–25 cm hoch werden. Nun erscheint der blattlose Blühstengel mit einer einseitig hängenden Blütentraube von 5–10 weißen, hängenden Glöckchen. Aus ihnen entwickeln sich im Herbst leuchtendrote kugelige Beeren. Die Blüten erfreuen uns mit einem verführerischen Duft. Alle Organe enthalten giftige, stark wirkende Heilsubstanzen. Tinkturen und Extrakte aus der *Convallaria* sind in vielen Herzmitteln wirksam. Eine genaue Dosierung durch den Arzt ist erforderlich, um Schädigungen zu vermeiden.

CORYDALIS CAVA

HOHLER LERCHENSPORN

Papaveraceae

69 M+S-Eur

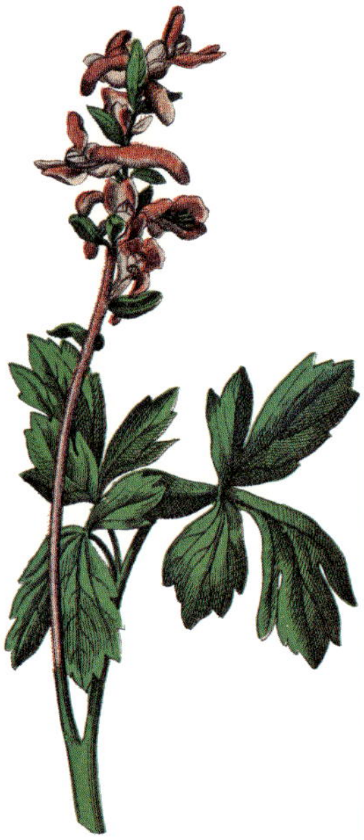

Wir finden den Lerchensporn in Laubwäldern, Gebüschen, Grasgärten und Hecken. Die krautige Pflanze überwintert mit einer hohlen *(cava)* Knolle mit fadenförmigen Würzchen. Der Stengel trägt 2 gestielte, wechselständige Blätter, oben leuchtend grün, unterseits bläulichgrün. Sie sind dreizählig, eingeschnitten, zart und welken leicht. Zu einer endständigen Traube wachsen die Blüten alle 3–4 Jahre. Eines der purpurroten bis blauvioletten Kronblätter ist zu einem schmalen Sporn ausgezogen, der den Nektar enthält. Jede Blüte steht auf einem kleinen grünen eiförmigen Tragblatt. Kleine grüne Schoten enthalten die kleinen trockenen Samen, die bei der Reife durch den Wind oder durch Ameisen verbreitet werden. Höhe der Pflanze ca. 20–30 cm. Ihre Wirkstoffe werden in der Neurotherapie verwendet. Wie Versuche gezeigt haben, kann ihre Wirkung eindeutig besser als einzelne chemische Substanzen sein.

CRATAEGUS OXYACANTHA

WEISSDORN

Rosaceae

70 Eur, NW-Afr, W-As

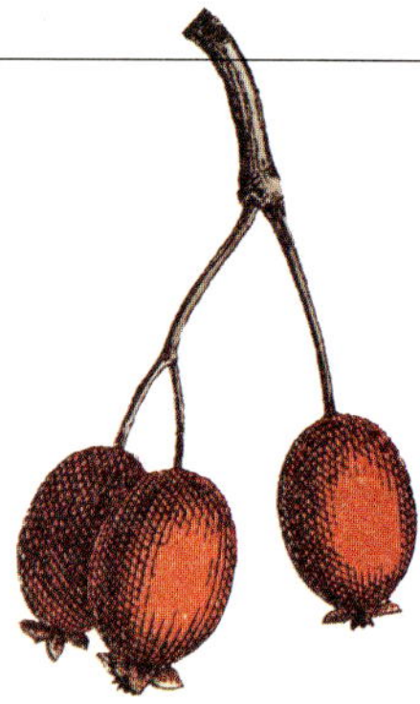

Obwohl der Weißdorn schon den Griechen bekannt war, geriet er als Heilpflanze in Vergessenheit und wurde erst im 19. Jahrhundert von einem irischen Arzt neu entdeckt. Der sparrige, bis 4 m hohe Strauch oder Baum wächst an Waldrändern, lichten Laubwäldern und Gebüschen und wird häufig als Hecke gepflanzt. In Lagen über 1500 m fehlt er. Die verzweigten Äste sind über und über mit gestielten, sattgrün glänzenden gelappten Blättchen und mit spitzen Dornen besetzt. Schneeweiß leuchten im Mai–Juni aus dem Grün die 5 Kronblätter der ca. 1,5 cm großen Blüten mit zahlreichen rötlichen Staubgefäßen um einen oder zwei Griffel (je nach Art). Die Früchte bilden leuchtendrote eikugelige Scheinfrüchte von 8–10 mm Durchmesser, die an Trugdolden hängen. Die Wirkstoffe sind in den Blättern, Blüten und Früchten enthalten und sind ein wichtiger Bestandteil vieler Herzmittel.

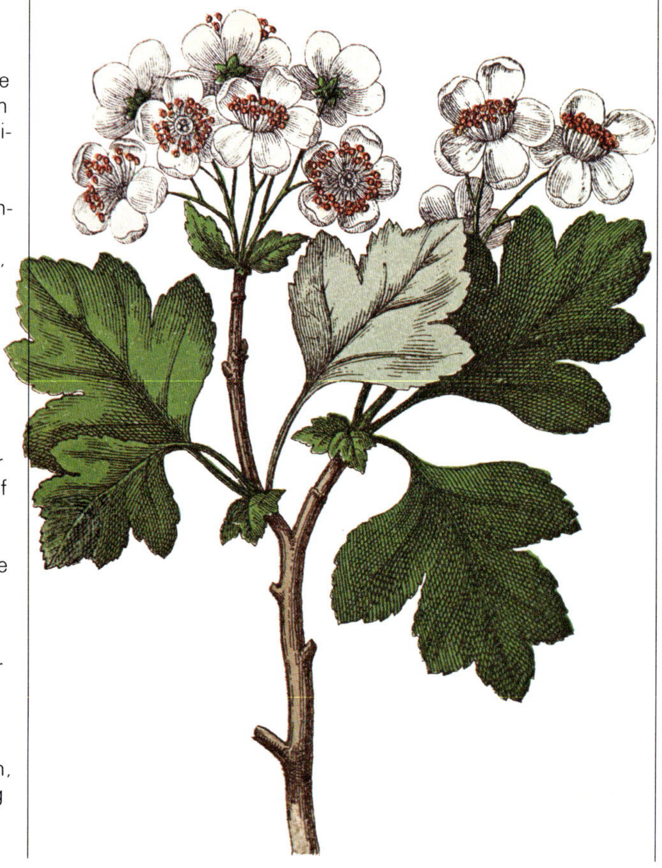

CUCURBITA PEPO

GARTENKÜRBIS

Cucurbitaceae

71 M-Afr, S-As *Warme + warm gemäßigte Zonen*

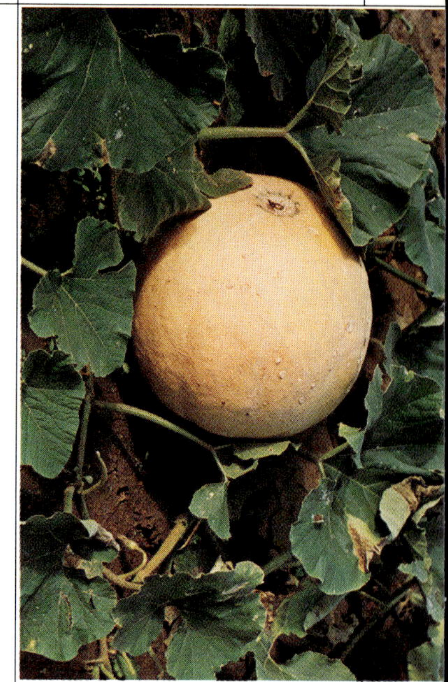

Der Gartenkürbis gedeiht in mastiger Erde, auf Komposthaufen, oft verwildert, meistens angebaut. Der kriechende Stengel wird mehrere Meter lang und trägt an Nebenstielen sehr große dunkelgrüne gelappte und stark genervte Blätter, die stark behaart sind. Mit verästelten Ranken hält sich das Gewächs an seiner Umgebung. An kurzen Stengeln stehen die gelb leuchtenden Blütensterne. Aus ihren Fruchtknoten wachsen die großen gelben Kürbisse, deren wässeriges Fruchtfleisch mit weißen ovalen, abgeplatteten Samen durchsetzt ist. Die Samen, von der harten Schale befreit, werden gekaut oder zerstoßen eingenommen. Ihre Wirkstoffe sind noch wenig erforscht. In der Volksmedizin wird empfohlen, die Samen zur Verhütung von Prostatavergrößerung zu kauen. Die Wirkung des fetten Öls gegen Bandwürmer ist unwahrscheinlich.

CURCUMA LONGA

KURKUMA, GELBWURZEL

Zingiberaceae

72 S-As
Warme Zonen

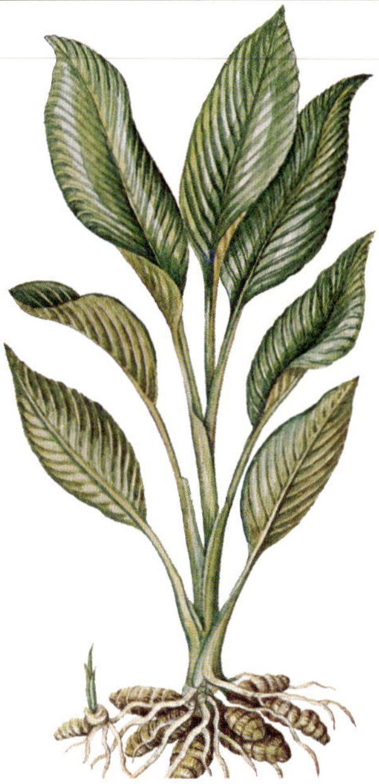

Die gallefördernde Wirkung der Curcumawurzel wird nach neueren Forschungen dem gelben Farbstoff Curcumin als auch dem ätherischen Öl zugeschrieben.
Das knollig verdickte Hauptrhizom bildet eine ganze Reihe von Nebenrhizomen, die teilweise Niederblätter tragen und nach deren Absterben quergeringelt erscheinen. Die Nebenrhizome trennen sich bisweilen von der Hauptwurzel ab und bilden eigene Wurzelstöcke. Aus kurzen Sproßachsen bilden sich lange grüne Stengel mit bis 1 m langen aufrechtstehenden, den Lilienblättern ähnlichen, schmalen dünnen ganzrandigen Spreiten, die am Grunde scheidenartig den Stengel umgeben. Die großen gelben trichterförmigen Blütenkronen sitzen meist zu zweit in den Achseln grünlichweißer Deckblätter. Die 3–4 cm langen Rhizomstücke sind quergeringelt und äußerlich hornartig verhärtet.

CYDONIA OBLONGA

QUITTE

Rosaceae

73 W-As
Eur, NAm

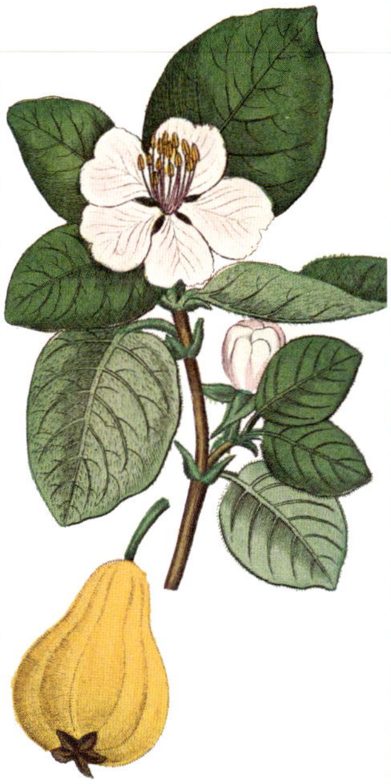

Der Quittenbaum, recht häufig in unseren Hausgärten, wird 4–6 m hoch. In nördlichen Gegenden wird er häufiger als Spalier gezogen. An den abstehenden dornenlosen Ästen stehen die kurzgestielten eiförmigen, zottig behaarten Blätter. Die Blüten, größer als die des Apfelbaumes, bilden rötlichweiße Sterne mit 5 Kronblättern. Der Fruchtknoten bildet mit dem Blütenboden eine Scheinfrucht, die birnenförmige Quitte, mit einer gelben häutigen Schale, die mit einem leicht abreibbaren Filz bedeckt ist.
Das Fruchtfleisch ist derb, wenig saftig und sauer. Es wird zu Konfitüre verarbeitet. Die Kerngehäuse mit den schleimhaltigen Samen dienen als Abführmittel.

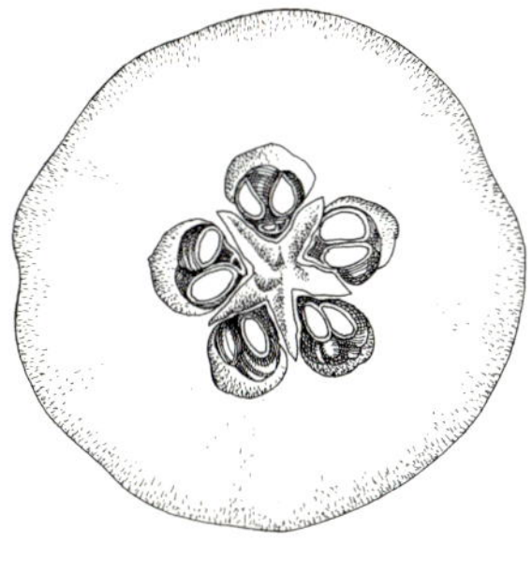

CYNARA SCOLYMUS

ARTISCHOCKE

Asteraceae (=Compositae)

74 S-Eur
Warm gemäßigte Zonen

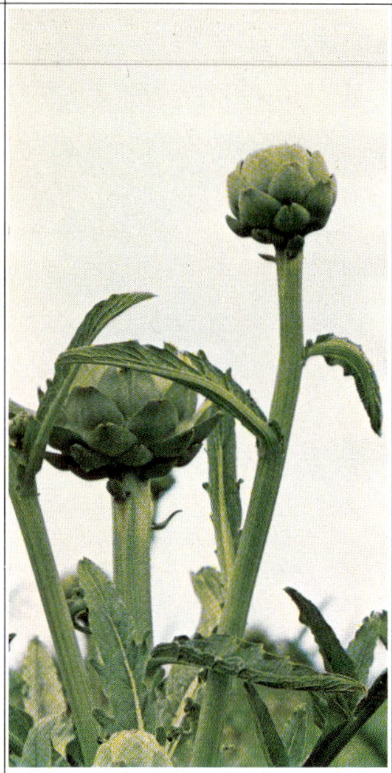

Die den Disteln verwandte Artischocke bildet einen senkrecht stehenden fleischigen robusten Stengel, der aus einer grundständigen Blattrosette herauswächst. Diese ist 20–30 cm lang, doppelt gefiedert und gezähnt, auf der Unterseite graugrün und flaumig behaart. Die Stengelblätter sind von gleicher Form, aber länglicher und schmäler. Die stacheligen Blütenköpfe wachsen zu fleischigen Hüllblättern aus. Die leberanregenden Bitterstoffe werden aus den Blättern, den Stengeln und den Wurzeln gewonnen. Bei Leberschwäche und hohem Cholesterinspiegel bietet die Artischocke eine wirkungsvolle Diätnahrung. Die seit langem bekannte Anregung der Gallenblase konnte mit neueren Versuchen bestätigt werden. Die Verwendung von Artischockenextrakten in Aperitifs ist sinnvoll, ebenso Tee-Extrakte als Kurmittel nach Leberkrankheiten wie Hepatitis, Gelbsucht usw.

CYNOGLOSSUM OFFICINALE

HUNDSZUNGE

Boranginaceae

75 Eur, W-Afr, As
Gemäßigte Zonen

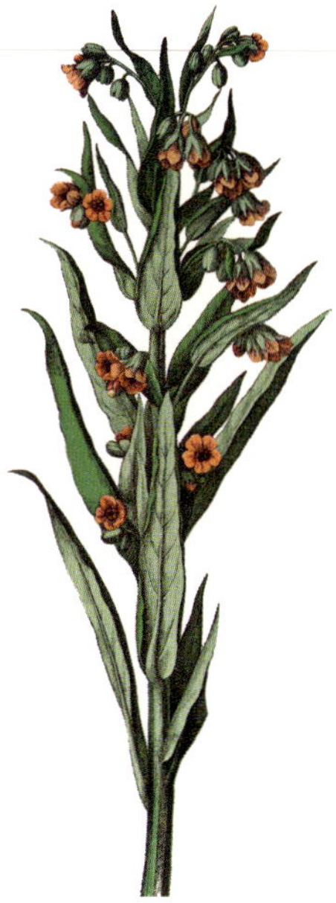

Der Name ist auf die filzigweichen spitzen, einer Hundezunge ähnlichen Blätter zurückzuführen. Die 40–80 cm hohe Pflanze gedeiht an Wegrändern, in Waldlichtungen, Hecken und an steinigen Hängen. Der spindelförmigen Wurzel entsprießt im zweiten Jahr ein dichtbeblätterter kantiger Stengel. Er ist wie die wechselständigen Blätter graufilzig behaart. In den oberen Blattachsen stehen die kurzgestielten braunvioletten Blütentrichter in kleinen Wickeln. Die kleinen vierteiligen Früchte tragen an der Oberseite kleine Stacheln, mit denen sie an vorbeistreifenden Tieren haften bleiben. Die ganze Pflanze riecht unangenehm nach Mäusen, besonders wenn man die Blätter zerreibt. Die Wirkstoffe befinden sich in der Wurzel und im Kraut. Sie sind jenen im verwandten Beinwell *(Symphytum officinale)* ähnlich und werden auch gleichsinnig verwendet.

CYTISUS SCOPARIUS
(= Sarothamnus Scoparius)

BESENGINSTER

Papilionaceae

76 S+W-Eur

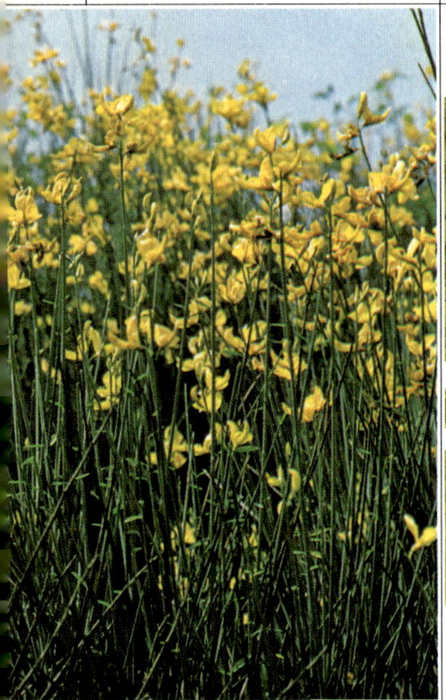

Die rutenförmigen, kantig gefurchten und verholzten Zweige des Besenginsters werden in südlichen Ländern zu Besen gebunden; daher der Name (lat.: scopa = der Besen). Seine dicht mit goldgelben Blüten besetzten Ruten zieren schon zeitig im Frühjahr sonnige Hänge, Waldlichtungen und Heidegebiete. Der bis 2 m hohe Strauch ist tief verwurzelt. die dunkelgrünen Äste tragen kleine dreizählige, im oberen Teil einfache Blättchen, die in der Blütezeit kaum sichtbar sind. Die großen Schmetterlingsblüten sind typisch. Die Früchte, flache braunschwarze Schoten, enthalten mehrere braune Samen. Zweigspitzen und Samen enthalten interessante Wirkstoffe. Vom verwandten Färberginster *(Genista tinctoria)* verwendet man die Blüten zum Färben von Stoffen. In den Mittelmeerländern werden noch aus einer weiteren Ginsterart *(Spartium junceum)* ähnliche Wirkstoffe gewonnen.

DATURA STRAMONIUM

STECHAPFEL

Solanaceae

77 MAm
Warm gemäßigte Zonen

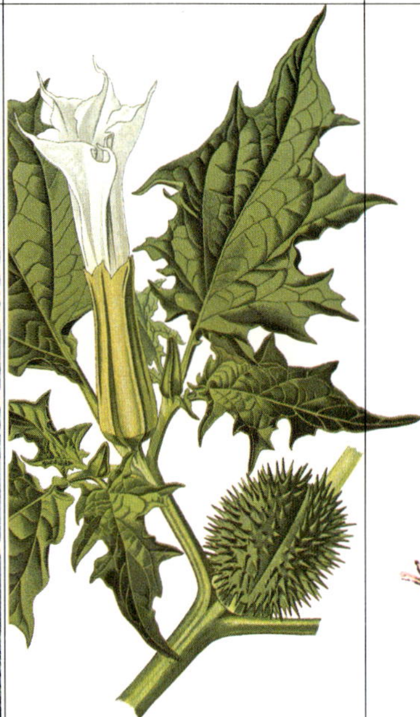

Der Stechapfel, ein mit der Tollkirsche nahe verwandtes Nachtschattengewächs, findet sich ab und zu auch in nördlichen Lagen verwildert auf Äckern, Schuttplätzen und an sonnigen Waldrändern. Aus der Pfahlwurzel wächst ein ziemlich verzweigter derber runder Stengel 40–100 cm hoch. Die dunkelgrünen Blätter sind oval, oft dreieckig, ziemlich groß, gezähnt und tief eingebuchtet. Die einzeln in den Blattachseln stehenden Blüten bilden eine weiße, ca. 6–10 cm lange Trompete auf einem grünen Hüllkelch. Sie riechen angenehm im Gegensatz zum eher widrigen Geruch der Blätter. Die Frucht ist eine stachelige Kapsel, die der Roßkastanie ähnelt. Sie springt in der Reifezeit auf und enthält kleine schwarze Samen. Die giftigen, pharmazeutisch jedoch wertvollen Wirkstoffe finden sich in den Samen und in den Blättern, die zu Räucherstäbchen und Zigaretten für Asthmatiker verarbeitet werden.

DIGITALIS PURPUREA

ROTER FINGERHUT

Scrophulariaceae

78 W-Eur, NW-Afr
Eur, N-As, N-NAm

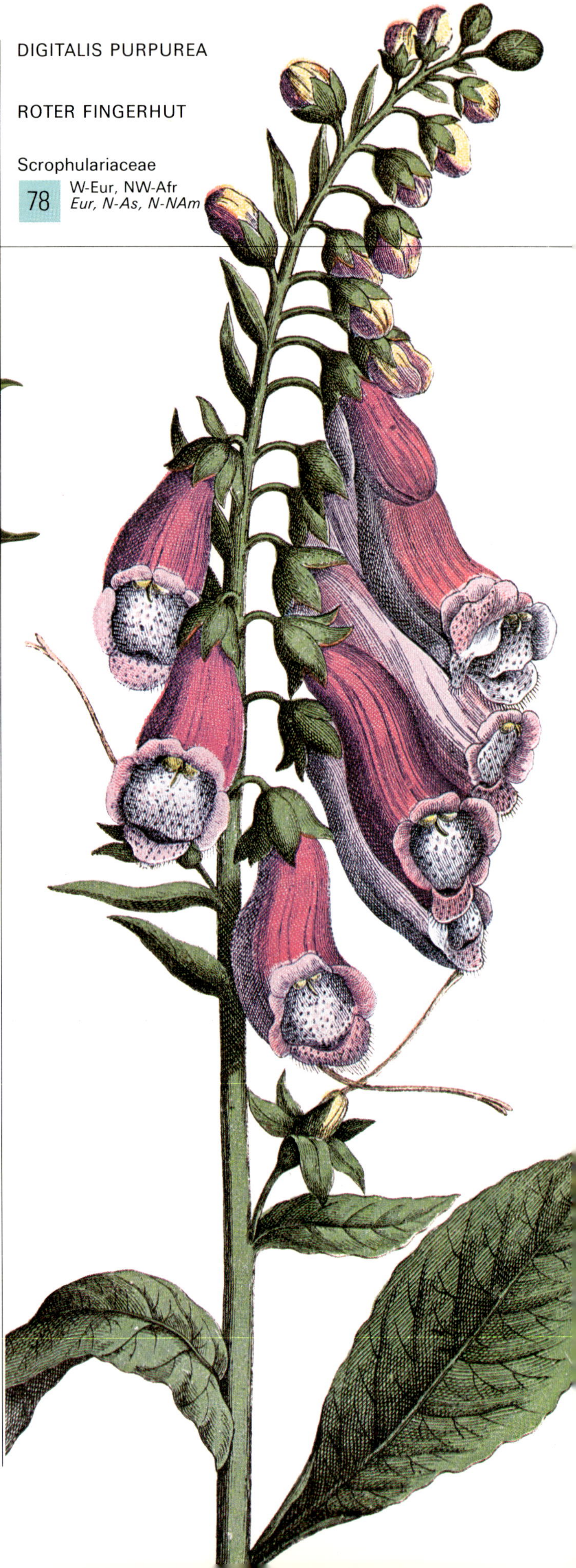

Der Fingerhut – der Name nimmt Bezug auf die eigenartige Blütenform – zählt zu den am besten erforschten Heilpflanzen. Die herzwirksamen Digitalisglykoside konnten bis heute durch keine synthetischen Wirkstoffe ersetzt werden und behalten ihren Platz auch in der modernen Pharmakotherapie. Aus diesem Grunde finden wir in fast allen Industrieländern Digitaliskulturen, teilweise mit anderen, dem Klima angepaßten Arten, wie z. B. mit dem wolligen Fingerhut *(Digitalis lanata)* im Mittelmeergebiet. Schon im 18. Jahrhundert schrieb ein englischer Arzt ein erstes Werk über Anbau, Ernte, Trocknungsmethoden und Arzneizubereitung des Fingerhutes.
In der Natur bevorzugt der Rote Fingerhut kalkarme Böden in Waldlichtungen und an buschigen Abhängen. Auf Kalkböden und in Gärten finden wir andere Fingerhutarten. Aus einer im ersten Jahr gebildeten Grundrosette mit großen elliptischen, stark behaarten Blättern wächst im zweiten Jahr ein derber unverzweigter, stark behaarter aber wenig beblätterter Stengel 70–150 cm hoch. Der obere Teil endet in einem Blühtrieb, der in den Blattachsen die 4–5 cm langen hängenden Rachenblüten trägt. Sie formen eine lockere Traube. Die Blütenlippen sind außen kahl, purpurrot, innen heller behaart und dunkelrot punktiert. Der Fruchtknoten bildet im Herbst eine behaarte Kapsel. Ihre sehr kleinen Samen werden durch den Wind verbreitet. Die Wirkstoffe finden sich in den eiförmigen, unterseits graufilzig behaarten Blättern.

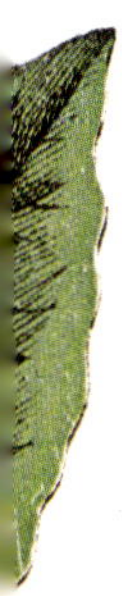

DIOSCOREA VILLOSA

YAMSWURZEL

Dioscoreaceae

79 O-NAm

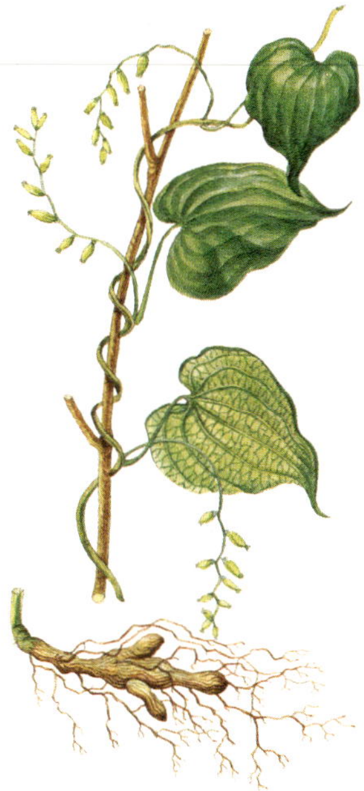

Diese wichtige Nahrungspflanze wächst wild in feuchten Wäldern und Dickichten. Aus einem knolligen holzigen Wurzelstock mit langen kriechenden Ausläufern treiben glatte, dünne, krautige rankende Stengel, die bis 5 m lang werden. Die langgestielten Blätter sind herzförmig zugespitzt, oberseits grün und glatt, unterseits mattgrün, mit 9–11 markanten Längsrippen. In den oberen Blattachseln hängen die einhäusigen Blütenstände als lange, lockere Rispen mit kleinen grünlichweißen, fast sitzenden Einzelblüten. Die Frucht ist eine dreifächerige geflügelte gelblichgrüne Kapsel. Medizinisch verwendet wird die Knolle der *Dioscorea villosa* wegen ihres Saponingehalts. Dieser Wirkstoff ist auch in anderen, in Guatemala und Mexiko vorkommenden Arten enthalten (*D. spiculiflora* et *D. floribunda*) und dient als Ausgangsprodukt für die Teilsynthese von verschiedenen Hormonen.

DROSERA ROTUNDIFOLIA

SONNENTAU, RUNDBLÄTTRIGER

Droseraceae

80 Eur, As, NAm

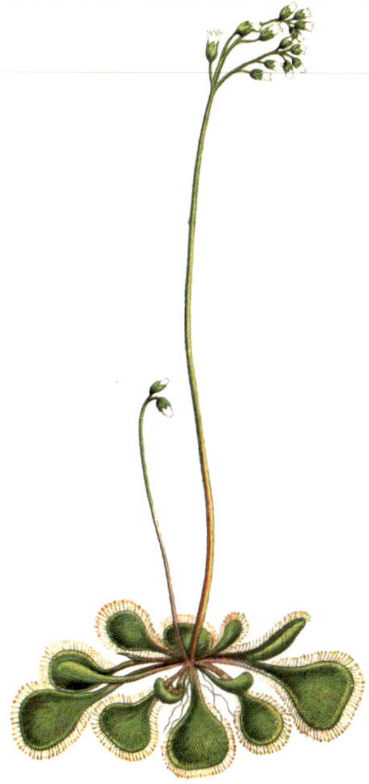

Das kleine, aber hochinteressante Pflänzchen gedeiht in Mooren, Torfwiesen und Sumpfgebieten, vor allem in nördlichen Lagen, vom Tiefland bis ins Gebirge bis 1800 m ü. M. Eine mit Nebenwurzeln verstärkte Wurzel trägt eine Blattrosette mit langgestielten, kreisrunden (bei anderen Arten ovalen), muldenartigen Blättchen, deren Oberflächen mit kleinen abstehenden Drüsenhaaren besetzt sind. Ihre Spitzen sind mit Tröpfchen besetzt, die wie Tau in der Sonne glänzen. Daraus ist der Name Sonnentau (griechisch *drosos*) abzuleiten. Die «Tautröpfchen» ziehen Insekten an, die an den Drüsenhaaren kleben bleiben und vom Pflanzensaft richtig verdaut werden. Aus der Blattrosette sprießen dünne schlanke Blühstengel ca. 10–20 cm hoch mit einem wickelförmigen Blütenstand mit kleinen weißen Kelchen. Wenn sich die Samenkapsel öffnet, verbreitet der Wind die winzigen Samen.

DRYOPTERIS FILIX-MAS

WURMFARN

Polypodiaceae

81 Eur, N-Afr, As, NAm

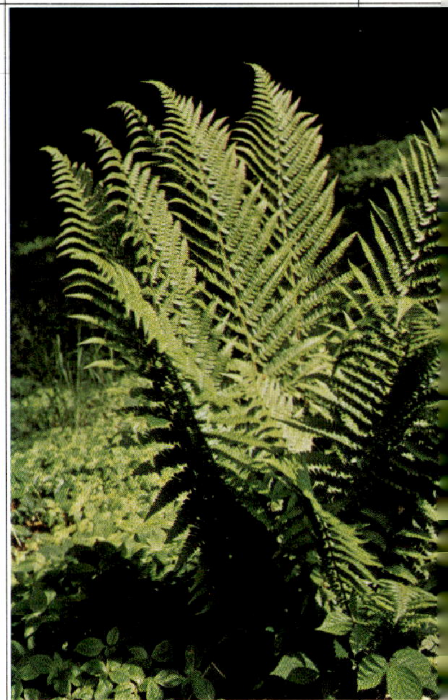

Die zu den blütenlosen Pflanzen gehörenden Farne bilden über 7000 Arten, vom zierlichen Streifenfarn über den Wurmfarn bis zu den Baumfarnen mit den breiten großen Blattwedeln. Sie wachsen meistens in lichten Wäldern auf humusreichen Böden, teilweise auch auf Heideland und schattigen Waldwiesen. Der Wurmfarn bildet einen großen, oft verzweigten, bis 30 cm langen Wurzelstock mit 1–2 mm dicken Wurzeln. Das Rhizom ist von den kantigen Blattbasen abgedorrter Blätter umstellt. Die trichterförmig stehenden Blätter sind zunächst eingerollt, wachsen dann zu bis 1 m langen hellgrünen Wedeln aus ein- bis zweifach gefiederten wechselständigen Fiedern, die sich nach oben verjüngen. Rhizom und Blattstiele tragen braune dünnhäutige Schuppen. Im Sommer sind an der Blattunterseite die weißlichgrünen Sporenhäufchen sichtbar, die in der Reife im Herbst braun werden.

ECHINACEA ANGUSTIFOLIA

SONNENHUT, RUDBECKIA

Asteraceae (=Compositae)

82 M+SW-NAm

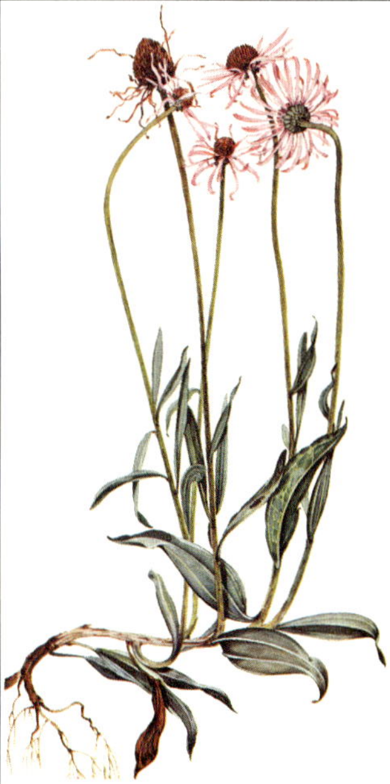

Die Kegelblume oder Sonnenhut wächst auf Prärien und Sandbänken, der rote Sonnenhut auch in lichten Laubwäldern und an sonnigen Abhängen. In Europa wird die Rudbeckia als Zierpflanze gehalten. Die ausdauernde Staude überwintert mit ziemlich großer Pfahlwurzel. Aus ihr wachsen einfache rauhe, 60–90 cm lange, im unteren Teil hohle Stengel, die unter dem Blütenkopf leicht verdickt sind. Die länglich-schmalen oder leicht elliptischen Blätter sind dunkelgrün, ganzrandig, auf beiden Seiten rauh behaart und höckerig, die Grundblätter langgestielt, die wenigen Stengelblätter fast sitzend. Der Blütenboden bildet einen vorgewölbten Kegel mit schmalen ganzrandigen rauhaarigen Hüllblättern. Die meistens zurückgebogenen Strahlenblüten sind blaßpurpurfarbig bis rosa, die Röhrenblüten grünlich, fünfzähnig mit oben geteiltem dunkelrotem Griffel.

EPHEDRA SINICA (a), EPHEDRA DISTACHYA (b)

MEERTRÄUBCHEN

Ephedraceae

83 a) O-As
b) S-Eur, M+W–As

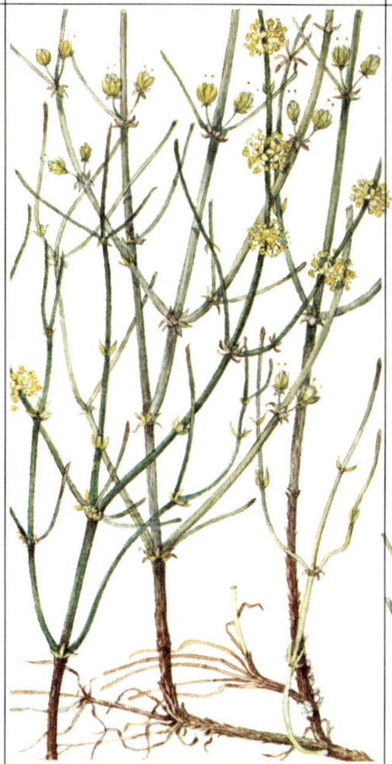

Die rutenartigen Ephedragewächse wachsen auf Dünen, Tundren und felsigen Hängen. In der chinesischen Medizin sind sie seit Jahrtausenden als Asthmamittel und als Kreislaufstimulans bekannt. Ihr wichtigstes Alkaloid, das Ephedrin, das heute auch synthetisch erzeugt wird, ist ein vielseitig wirkendes Medikament. Die knotig gegliederten blaßgrünen gerillten Stengel wachsen aufrecht oder niederliegend mit 3–5 cm langen Internodien, 30–90 cm hoch. An den Knoten stehen 2–4 mm lange teilweise verwachsene Blättchen, die in Zähnchen auslaufen. Die unscheinbaren gelbgrünen zweihäusigen Blütenkätzchen sitzen an den Stengelenden. Aus den weiblichen Blütenständen reifen im August rote, 5–6 mm lange kugelig geteilte Beeren, die Meerträubchen. Sie sind giftig. Die Wirkstoffe der Ephedraarten werden aus den Zweigen extrahiert.

EQUISETUM ARVENSE

ACKERSCHACHTELHALM, KATZENSCHWANZ

Equisetaceae

84 Eur, N-Afr, N-As, NAm

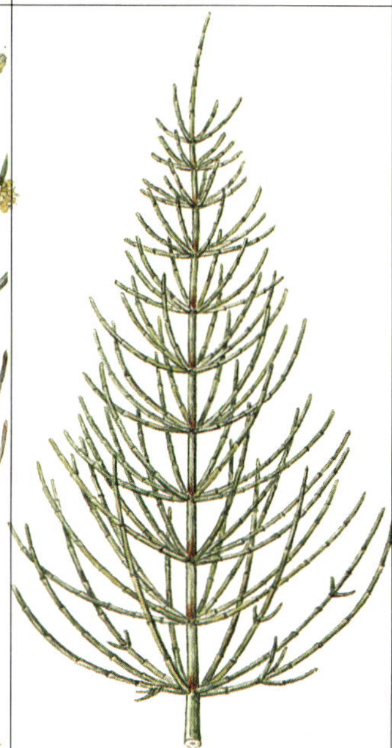

Auf lehmigen Sandböden und Äckern finden wir die Schachtelhalme sehr häufig. Sie sind abgeleitet von einer Urpflanze, die vor 400 Millionen Jahre (im Paläozoikum) ganze Wälder gebildet hat. Der Ackerschachtelhalm zählt zu den blütenlosen Pflanzen, die sich mit Sporen vermehren. Zeitig im Frühjahr sprießt ein gelbbrauner bleistiftähnlicher Stengel 15–20 cm aus dem Boden. Er trägt schuppige Quirle und an der Spitze einen schuppigen Knoten mit den Sporen, die vom Wind fortgetragen werden. Dann geht der Fruchttrieb ein, und an seiner Stelle erscheint ein hellgrüner Wedel, 20–35 cm hoch, der durch regelmässige Quirle gebildet wird. Die kantigen Stengel und Seitentriebe enthalten gelöste und kristallisierte Kieselsäure. Mineralsalze, Kieselsäure und Saponine sind die Hauptwirkstoffe des Schachtelhalms. Der verwandte Sumpfschachtelhalm enthält giftige Begleitstoffe.

ERIGERON CANADENSIS

KANADISCHES BERUFSKRAUT

Asteraceae (=Compositae)

85 N-NAm
Gemäßigte Zonen

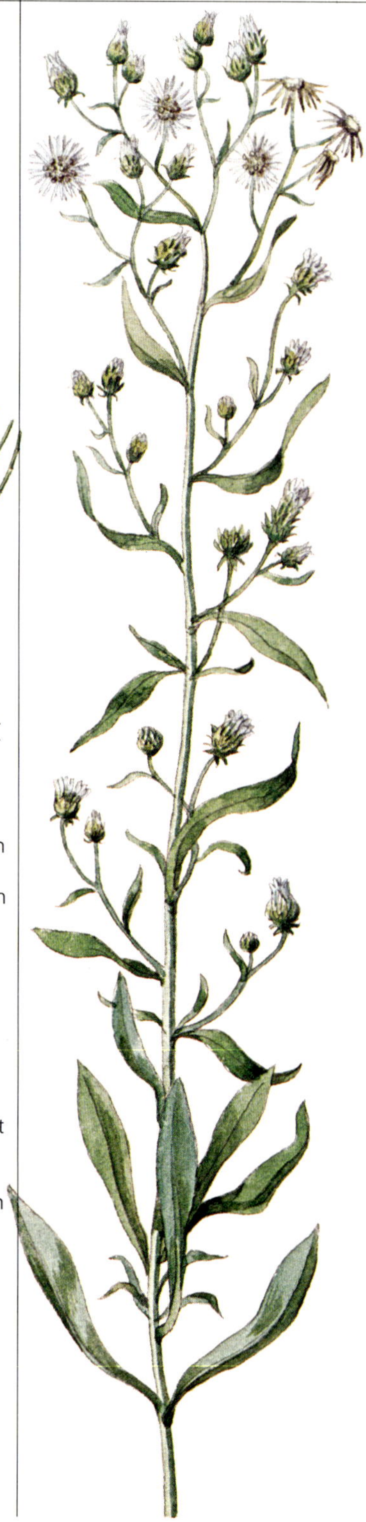

Wo irgendwo ein verlassenes Stück Boden nicht bebaut wird, macht sich darauf bald das üppige Berufskraut breit. Auf sandigen Hügeln und Waldschlägen bildet es oft große Bestände und verdrängt die dort üblicherweise wachsende Flora. Kein Wunder, wenn man da von «Unkraut» spricht, obwohl der Begriff in der Botanik verpönt ist. Aus einer unterirdischen Grundachse erscheinen im Frühjahr Blattsprossen mit üppig beblätterten, unverzweigten kantigen Stengeln, 40–100 cm hoch. Die Blätter sind saftiggrün, schmale Lanzetten und leicht behaart. Am Stengelende stehen an stark ver-

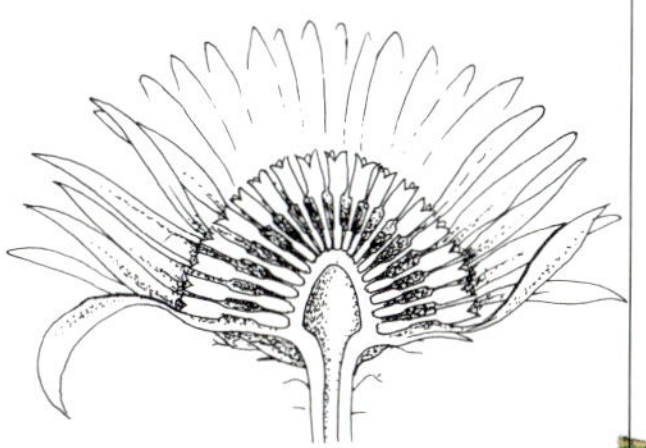

zweigten Trauben die kleinen Blütenköpfe mit weißlichen Zungenblüten. Diese verblühen rasch und bilden Fruchtköpfe mit weißen Flughaaren. Daher stammt der griechische Name *eri* = früh, *geron* = Greis, frühes Altern. Als kleiner Trost: Diese Wucherpflanze enthält in den Blättern harntreibende und blutstillende Wirkstoffe, die in den USA relativ häufig verwendet werden.

ERYTHROXYLUM COCA

KOKASTRAUCH

Erythroxylaceae

86 Peru, Bolivien
O-Afr, O-As, NO-SAm

Die Wildform dieses 2–3 m hohen Strauches ist kaum mehr bekannt, nachdem die Pflanze seit Jahrhunderten in verschiedenen Rassen kultiviert wird. An geraden, aufrechten holzigen Zweigen stehen gegenständig die kurz gestielten, hell- bis graugrünen Laubblätter von 5–8 cm Länge und 2,5–4 cm Breite und von oval zugespitzter Form. Auf ihrer Unterseite tritt längs des Mittelnervs beiderseits eine aus verdickten Zellen gebildete Linie hervor, als Verstärkung der Blattspreite. Kleine, später hornartig verhärtende Nebenblättchen stehen in den Blattachseln. Hier stehen auch die grünlichweißen Blüten in kleinen Büscheln. Rote Steinfrüchte von kaum 1 cm Durchmesser, kleinen Kirschen ähnlich, enthalten je einen Samen. In den Blättern findet sich als Hauptwirkstoff das Cocain, das zu den suchterregenden Betäubungsmitteln gehört. In den Herkunftsländern dienen die Cocablätter als Kaudroge gegen Hunger, Durst und zum besseren Durchhalten bei körperlichen Strapazen. Die Blätter ohne Blattrippen, mit Kalk oder Asche zu Bissen präpariert, werden lange gekaut. Das Cocakauen macht die Eingeborenen nur in seltenen Fällen süchtig.

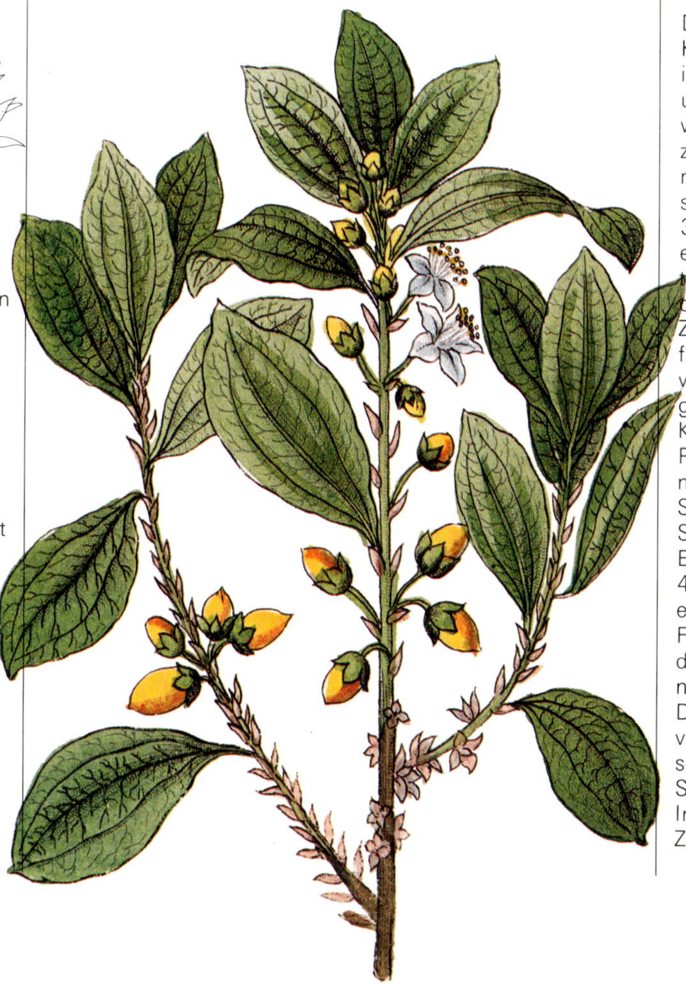

ESCHSCHOLZIA CALIFORNICA

KALIFORNISCHER MOHN

Papaveraceae

87 W-NAm
Warm gemäßigte Zonen

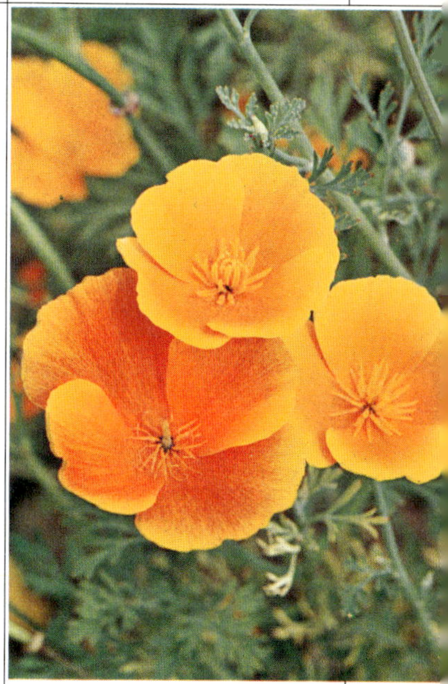

Der ein- oder mehrjährige Kalifornische Mohn gedeiht in milden, sonnigen Lagen und bevorzugt sandige Erde, wo er auch nach der Blütezeit weiterwächst. Die dünnen runden glatten Stengel sind graugrün, wachsen 30–60 cm hoch und führen einen farblosen Saft. Sie tragen nur spärliche Blätter, die stark gefiedert in dünne Zipfel auslaufen. Die Blütenfarbe wechselt bei den wildwachsenden Arten von Hellgelb bis Orange. Die vier Kronblätter sind am oberen Rand ausgebuchtet und formen eine weite offene Schale mit zahlreichen Staubbeuteln in der Mitte. Eine längliche Kapsel von 4–6 cm, bei anderen Arten eine Schote, bildet die Frucht. Als Zierpflanze wird die Eschscholtzia (genannt nach einem deutschen Arzt Dr. J. F. von Eschscholtz) in vielen Sorten gezüchtet. Der schwach narkotisierende Saft der Pflanze diente den Indianern als Mittel gegen Zahnschmerzen.

EUCALYPTUS GLOBULUS

EUCALYPTUSBAUM, FIEBERBAUM

Myrtaceae

88 Aus
Warm gemäßigte Zonen

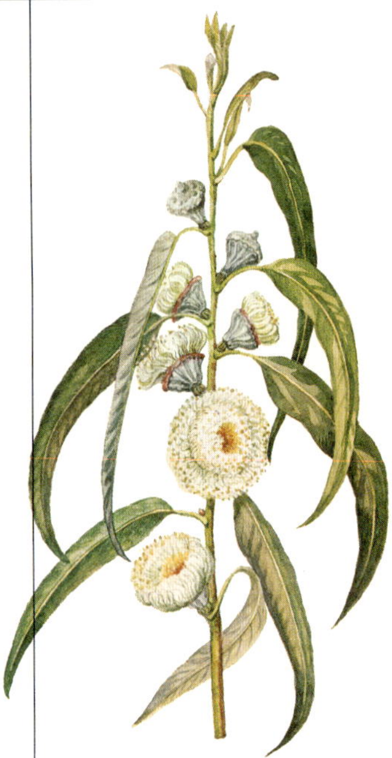

Der Eukalyptusbaum wächst sehr schnell und kann in 6–8 Jahren schon eine Höhe von 20 m erreichen. In Australien erreichen besondere Arten über 100 m Höhe. Der Fieberbaum ist ein beliebter Zierbaum der gemäßigten Zonen. Unter den zahlreichen aromatischen Myrtengewächsen ist er auch medizinisch interessant.
Der gerade Stamm trägt eine glatte aschgraue, mit vielen Balsamdrüsen durchsetzte Rinde. Das Holz ist rötlich. Die ledrigsteife Blattspreite ist blaugrün, durch einen prägnanten Mittelnerv verstärkt und mit Öldrüsen punktiert. Die Blüten in endständigen aufrechten Trauben bilden mit ihren Blütenblättern eine starkwandige Kapsel, aus der nach dem Verblühen weißliche Staubfäden hervortreten. Die Folgeblätter riechen stark aromatisch und enthalten bis 3% ätherisches Öl mit dem Hauptbestandteil Eucalyptol (Cineol).

EUPATORIUM CANNABINUM

WASSERDOST

Asteraceae (=Compositae)

89 Eur, As

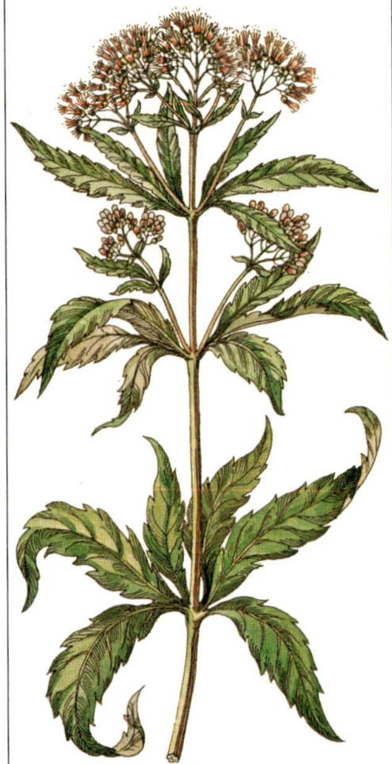

An feuchten Wäldern und Flußufern bildet der Wasserdost oft große Bestände. Der aufrechtstehende stumpfkantige Stengel wird bis 150 cm hoch, ist oft rot überlaufen, rauh behaart und im oberen Teil verzweigt. Die Form der Blätter ist uneinheitlich, länglich-spitz, lanzettlich, meist gesägt. Die winzig kleinen, schmutzig-rosafarbigen Blütenköpfchen stehen in dichten Trugdolden am Stengelende und könnten leicht mit denen des Baldrians verwechselt werden. Die kleinen Früchte tragen eine Haarkrone und werden mit dem Winde verbreitet. Im ganzen Kraut und in der Wurzel finden sich bitteraromatische Wirkstoffe. Der häufig vorkommende Wasserdost würde auch für die Gewinnung seiner Wirkstoffe keine Probleme bieten. Seine Extrakte werden schon in einigen Grippemitteln verwendet.

EUPHRASIA ROSTKOVIANA

AUGENTROST

Scrophulariaceae

90 Eur

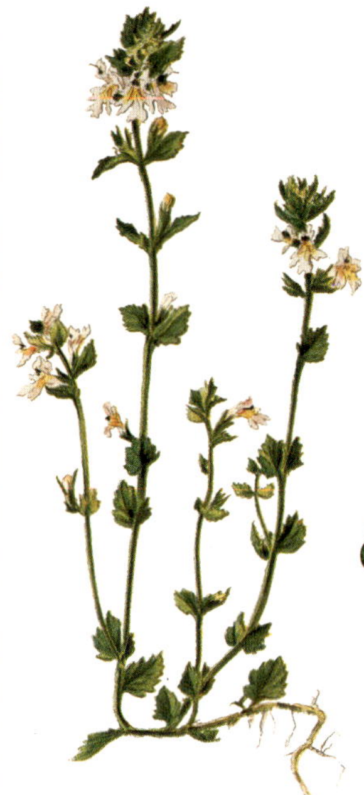

Der zierliche Augentrost, ein 15–25 cm hohes Pflänzchen, sucht sich sonnige Standorte, selten in Gebüschen, an Waldrändern und Heidelandschaften vom Tiefland bis ins Hochgebirge. Er lebt als Halbschmarotzer, indem er sich mit Saugorganen an den Wurzeln der benachbarten Gräser festsaugt. Der einjährige Augentrost bildet kleine, ästig verzweigte Stengel, die flaumig behaart sind wie die kleinen gegenständigen, breit-eiförmigen Blättchen mit gezähntem Rand. Am oberen Stengelende machen kleinere Blättchen den wunderschön gezeichneten kleinen Blüten Platz. Diese sitzen in den Blattachseln und haben eine ca. 1 cm lange weiße Oberlippe mit violetter Strichzeichnung, die dreilappige Unterlippe mündet im Blütenschlund in einen gelben, leuchtenden Fleck. Der Augentrost blüht vom Mai bis im Herbst. Mit seinem Namen deutet er auch seine Heilwirkung an.

FICUS CARICA

FEIGENBAUM

Moraceae

91 S-Eur, SW-As
Warm gemäßigte Zonen

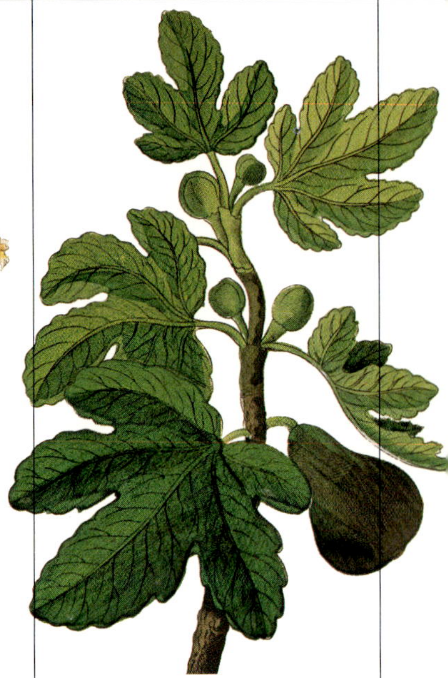

Der Feigenbaum gehört mit den Oliven- und den Mandelbäumen zu den wichtigsten Nahrungsspendern südlicher Regionen. Die Feigen mit ihrem hohen Gehalt von ca. 50% Invertzucker konservieren sich selbst und bilden in getrockneter Form eine wertvolle Nährstoffreserve. Der Feigenbaum wächst breitausladend, mit waagrechten oder teilweise kletternden Ästen und lockerer Krone, 5–8 m hoch. An den olivgrünen Zweigen wachsen die gestielten, vielgestaltigen dunkelgrünen Laubblätter. Ihre rundliche Grundform ist meistens handförmig gelappt, wobei sich die einzelnen Zipfel gegen die Spitze leicht verbreitern. Die dunkelgrüne Oberseite ist mit kleinen Borsten besetzt, die Unterseite und der Blattstiel mit einer weichen Behaarung. Eine weiche fleischige birnenförmige Hülle umschließt die Blüten der weiblichen Pflanzen; nur diese werden kultiviert.

FILIPENDULA ULMARIA

WIESENGEISSBART, MÄDESÜSS

Rosaceae

92 Eur, As
NAm

Der Wiesengeißbart überragt mit seinen weißen Federbüschen auf 80–150 cm hohen Stengeln feuchte Wiesen, Bachufer und Gräben. Ein kriechender, knotig verdickter Wurzelstock überwintert und bildet im Frühjahr zunächst eine Blattrosette am Boden sowie aufrechte derbe kantige Stengel, die sich im oberen Teil verzweigen. Die Laubblätter sind unterbrochen gefiedert, unterseits silbrig behaart und ausgeprägt, rötlich genervt. Zerreibt man die Blüten, riecht man den typischen Geruch von Rheumaliniment, das heißt, von Methylsalicylat. Der frühere Pflanzenname *Spiraea ulmaria* diente zur Schaffung des Namens Aspirin.

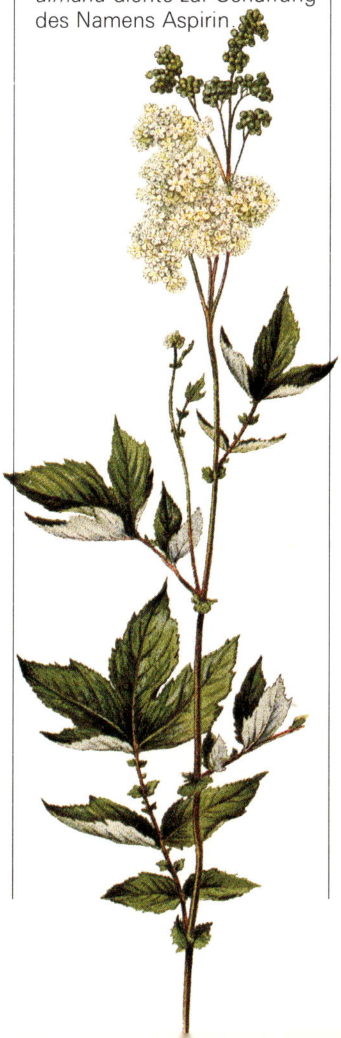

FOENICULUM VULGARE

FENCHEL

Apiaceae (= Umbelliferae)

93 S-Eur, N-Afr, W-As
Gemäßigte Zonen

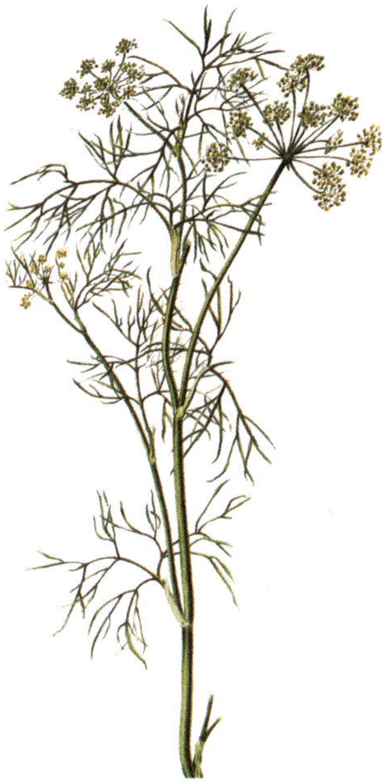

Der Fenchel ist einer der attraktivsten Doldenblütler. Die verzweigte Staude wird in Gärten und in südlichen Lagen bis 2 m hoch. Aus einer derben Wurzel wächst der runde, feingerillte Röhrenstengel. Die Blättchen sind drei- bis vierfach fiederschnittig mit fast fadenförmigen Endaleschnitten von zartem Blaugrün, deren Stiele aus fleischigen Blattscheiden herauswachsen. Eine große Blütendolde, auch diese noch verästelt, trägt die kleinen, unscheinbaren gelben Blüten, die von den Bienen und anderen Insekten häufig besucht werden. Die länglichrunden gerillten Samen, zunächst blaugrün, werden in der Reife grünbräunlich. Das ätherische Öl ist in den Samen am stärksten konzentriert. Der Gemüsefenchel, die schuppenartig verdickten Stengelschäfte, stammt von einer kultivierten Fenchelrasse und ist ein wunderbar aromatisches Wintergemüse, das auch roh gegessen wird.

FRAGARIA VESCA

WALDERDBEERE

Rosaceae

94 Eur, As, NO-NAm

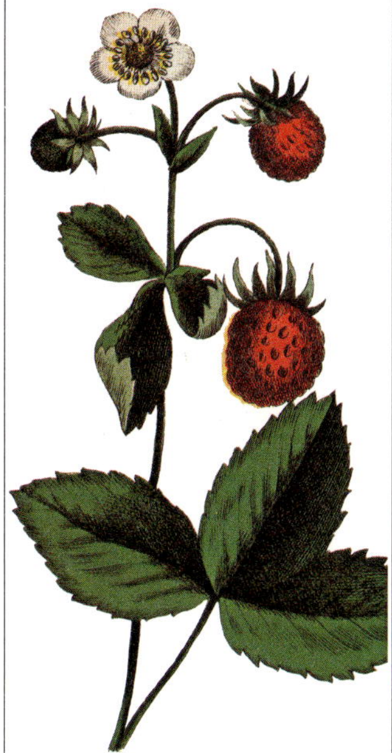

Lange Zeiten schätzten wir von der Walderdbeere nur ihre köstlichen Früchte, die uns über den ganzen Sommer aus dem lichten Unterholz humusreicher, durch Kahlschläge besonnter Waldpartien entgegenleuchten. Eines der kleinsten in der großen Familie der Rosengewächse, verbirgt es den holzigen Wurzelstock und die Wurzeln im Erdreich. Aus den zahlreichen Ausläufern, die über den Boden kriechen, sprießen bald nach der Schneeschmelze die aufrechten Blattstengel, in Bodennähe zottig, im oberen Teil leicht behaart. Sie tragen die dreizählig geteilten, oberseits grünglänzenden Laubblätter mit gesägtem Rand und seidig behaarter Unterseite. An den ebenfalls behaarten langen Blütenstielen stehen die leuchtendweissen Blüten mit 5 Kelch- und 5 Kronblättern. Aus dem Blütenboden wächst die Erdbeere, eine Scheinfrucht heran, auf der die eigentlichen Früchte als kleine Nüßchen sitzen.

FRAXINUS EXCELSIOR

ESCHE

Oleaceae

95 M-Eur

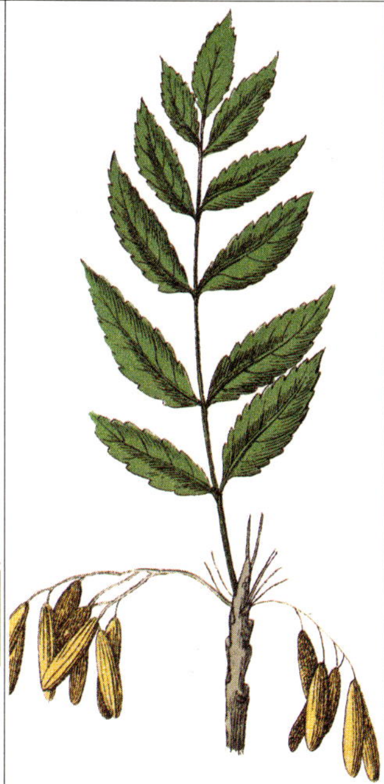

Die Eschen, üppig belaubte Bäume, die bis 30 m hoch wachsen, bevorzugen feuchte Erden und lichtdurchflutete Standorte in Niederungen, Flußtälern und Auen. Der walzenförmige Stamm wird von einer grünlichgrauen glatten Rinde, später von einer schwarzbraunen rissigen Borke geschützt. Dicke Zweige tragen die kreuzgegenständigen unpaarig gefiederten Blätter. Ihre Fiedern, oberseits dunkelgrün, unterseits heller, sind länglich-eiförmig zugespitzt, mit ungleich gesägtem Rand. Die Blüten erscheinen vor den Blättern und bestehen aus kleinen Büscheln purpurfarbiger Staubgefäße. Die Früchte, länglich, flach und kahl, sind meistens einsamige Nüßchen mit zungenförmigem Flügel. Sie hängen, mehrere zusammen, an einer kurzgestielten Rispe. Medizinisch verwenden wir die getrockneten Fiederblättchen. In der Rinde der Zweige ist der Zucker Mannit enthalten.

FUCUS VESICULOSUS

BLASENTANG

Fucaceae

96 N+W-Eur, O+W-NAm

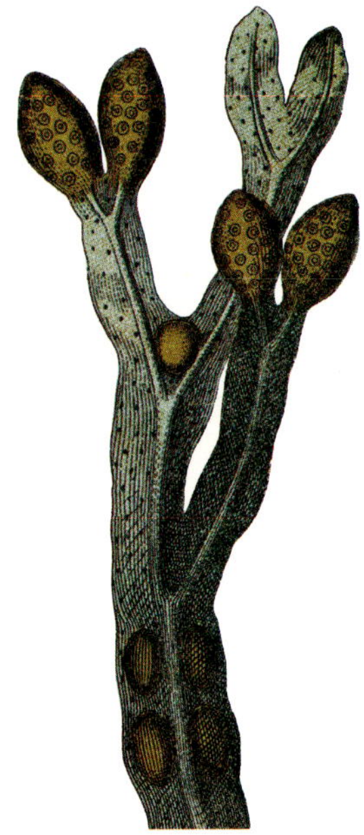

Diese Braunalge wird in atlantischen Küstengebieten, gesammelt. Früher, bevor die natürlichen Jodsalze entdeckt wurden, war Blasentang der wichtigste Rohstoff für die Jodgewinnung. Der frische Thallus präsentiert sich als schleimig-schlüpfriges Band bis 1 m Länge und 2–4 cm Breite. Längs der Mittelrippe erheben sich beiderseits ovale, mit Luft gefüllte Blasen (Blasentang) als Schwimmkörper. Mit einer Haftscheibe hält sich die Alge an Steinen der Uferzonen fest, wird durch Stürme losgerissen und ans Ufer geschwemmt. Getrockneter Blasentang, spröde, braunschwarze Plättchen oder Streifen, enthält außer Jod auch noch andere im Meerwasser gelöste Spurenelemente und außerdem Schleimstoffe. Auch andere Meerpflanzen aus den Algenfamilien zeichnen sich durch ihren Jodgehalt aus, der jedoch für die pharmazeutische Verwendung fragwürdig ist.

FUMARIA OFFICINALIS

ERDRAUCH

Papaveraceae
(=Fumarioideae)

97 Eur, N-Afr, W-As
Gemäßigte Zonen

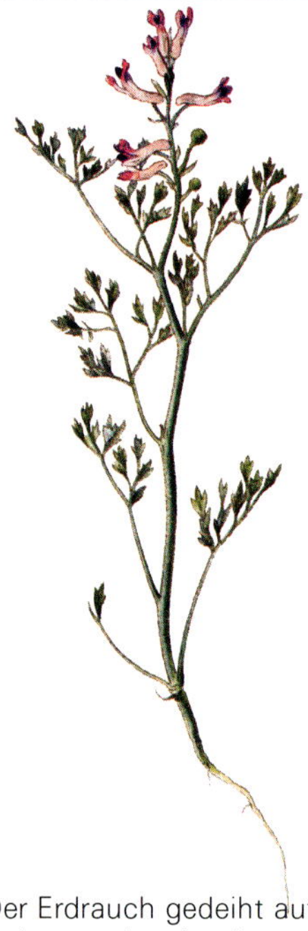

Der Erdrauch gedeiht auf lockeren, eher feuchten Böden auf Schutthalden, Äckern sowie unter Obstbäumen und in Gärten. Das einjährige Kraut treibt mehrere aufrechte, gerillte saftige Stengel 20–30 cm hoch. Die wechselständigen Blättchen sind gestielt mehrfach gefiedert mit spitz auslaufenden Zipfeln von graugrüner Farbe. Aus den Achseln kleiner Tragblätter sprießen die Blühtriebe mit einer langgezogenen Traube von purpurfarbigen Blütenröhren. Die vier Kronblätter mit dunkelroten Spitzen sind in zwei Kreisen angeordnet. Die spitzen gezähnten Kelchblättchen sind sehr kurz und schmaler als die Kronröhre. Der Erdrauch führt Nektar und wird von Insekten bestäubt. Die kleinen ölhaltigen Fruchtnüßchen werden von den Ameisen verschleppt. Seine Wirkstoffe, Alkoloide und andere noch wenig erforschte Stoffe, wurden bisher zur Blutreinigung bei Hautleiden verwendet.

GALEGA OFFICINALIS

GEISSRAUTE

Fabaceae (=Papilionaceae)

98 M+SO-Eur, W-As

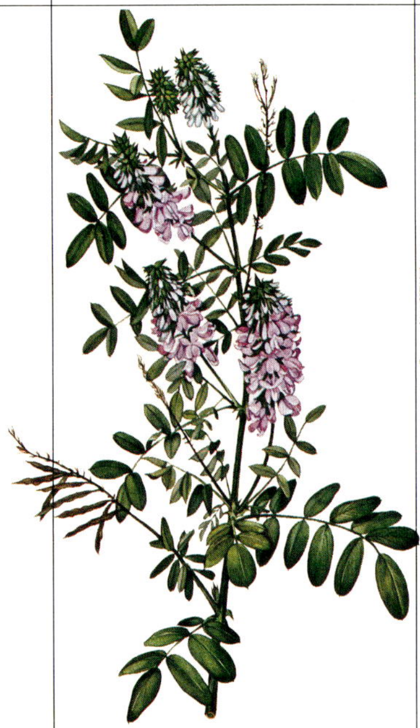

Die Geißraute, eine sehr dekorative, bis 1 m hohe Staude, wird oft als Zierpflanze in Gärten gehalten und wächst in sonnigen, feuchten Wiesen auch verwildert, ebenso an Bachufern und in Auenwäldern. Aus einer rübenartigen Wurzel treiben hohle, wenig verzweigte Stengel. Sie tragen unpaarig schlank befiederte bis 17teilige blaugrüne lanzettliche Blättchen mit kleinen Stacheln an der Spitze. Aus den Blattachseln treiben die langgestielten Blütentrauben, die sich mit ihren hellblauen oder bläulichweißen Fahnenblüten vom üppigen Kraut abheben. Sie blühen vom Sommer bis in den Herbst. Das ganze getrocknete Kraut wird zu Heilpflanzen verwendet, früher zur Anregung der Milchsekretion (*Gala* = Milch *agere* = treiben), heute auch als schwach blutzuckersenkender Tee.

GALEOPSIS OCHROLEUCA

HOHLZAHN

Lamiaceae (=Labiatae)

99 W-Eur
M-Eur

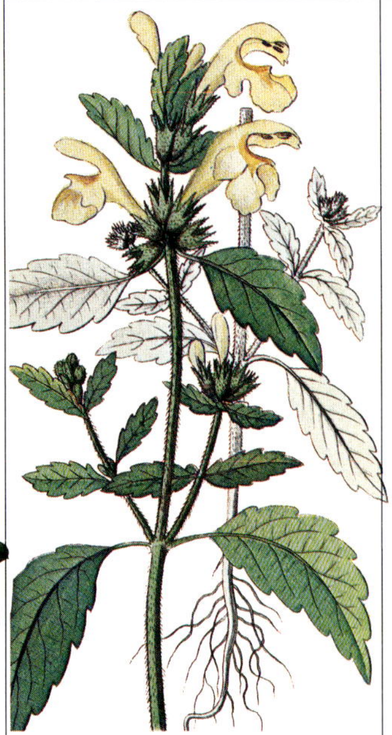

Wir finden den Hohlzahn in verschiedenen Arten, aber unverkennbar verwandt mit den Taubnesseln auf Äckern, Schuttplätzen, in Gebüschen und an besonnten Hängen. Eine dünne Pfahlwurzel trägt einen vierkantigen, weich behaarten, oft rot überlaufenen Stengel, der 15–30 cm hoch wächst. Die ebenfalls behaarten, länglich-eiförmigen Blättchen mit grob gezähntem Rand (selten glattrandig) stehen gegenständig an verdickten Stengelknoten. Die oberen Blattachseln tragen einen Scheinquirl mit 3–5 Lippenblüten. Die gewölbte dreispaltige Unterlippe läßt an beiden Seiten ein hohles spitzes Zähnchen (Hohlzahn) erkennen. Die Blütenfarbe wechselt je nach Art von Purpurrot zu Weiß bis Gelb. Die Hohlzahnarten zeichnen sich aus durch einen hohen Gehalt an Kieselsäure (in der Asche bis zu 18%), die für ihre entzündungshemmenden Eigenschaften bekannt ist. Kieselsäurehaltige Tees wirken gegen Bronchitis.

GALIUM ODORATUM

WALDMEISTER

Rubiaceae

100 Eur, As *N-NAm*

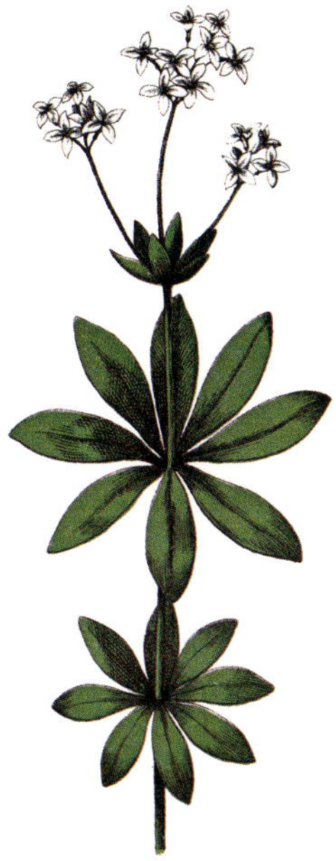

Das sympathische kleine Pflänzchen, das an die 20 cm hoch wird, bevölkert schattige Laubwälder mit mildem Humusboden und erscheint uns mit den ebenmäßigen Blattquirlen wie eine konstruktive Zeichnung. Die unterirdisch kriechenden Sproßachsen lassen den Waldmeister dichte Rasen bilden. Auf kantigen, dünnen Stengelchen stehen die Blattquirle mit 6, am oberen Stengel 8 schmalen lanzettlichen Blättchen von saftigem Grün. Am Stengelende bildet sich der zierliche doldentraubige Blütenstand mit winzig kleinen weißen Blütentrichtern. Fliegen und andere Insekten bestäuben die Blüten. Mit kleinen Widerhaken bleiben die Fruchtknoten an vorbeistreifenden Tieren hängen und werden so weiterverbreitet. Die ganze Pflanze riecht angenehm aromatisch (Cumarin), besonders wenn man sie welken läßt.

GALIUM VERUM

LABKRAUT

Rubiaceae

101 Eur, N-As *NAm*

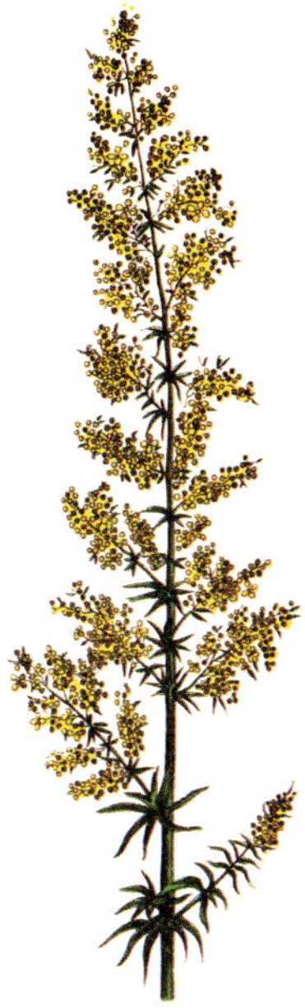

Das Labkraut (*gala*=Milch) wurde früher in vielen Ländern zur Gerinnung der Milch bei der Käseherstellung verwendet. Daher der Name Labkraut. Wir finden es auf trockenen Wiesen, in lichten Wäldern und an besonnten Hängen vom Tiefland bis in Höhen von 1800 m ü. M. Aus einem knolligen Wurzelstock wächst ein runder, selten kantiger Stengel 30–80 cm hoch. Abstehende Seitenästchen tragen die schmalen lanzettlichen Blättchen, die in Quirlen von 4–8 rund um den Stengel angeordnet sind. Ein filziger Belag bedeckt ihre Unterseite. Die Blattquirle erinnert an den verwandten «Waldmeister» *(Asperula odorata)*. Die Stengel enden in die länglichen Blütenrispen mit vielen goldgelben Blütensternchen, die im Sommer wie goldige Büsche aus dem Grün der Landschaft leuchten. Das Labkraut ist eine interessante Heilpflanze zur Anregung des Stoffwechsels. Andere Labkräuter blühen weiß.

GAULTHERIA PROCUMBENS

WINTERGRÜN

Ericaceae

102 O-NAm

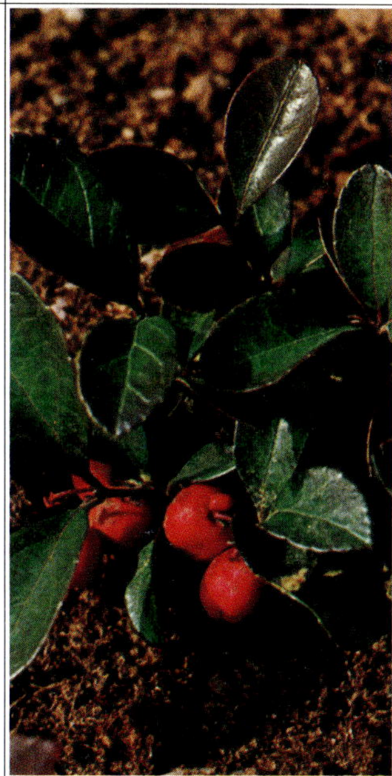

Das Wintergrün ist ein kleiner, 10–15 cm hoher Zwergstrauch, der in den kühlen feuchten Wäldern N-Amerikas häufig vorkommt. Auf einem dünnen unterirdischen Wurzelwerk stehen die aufrechten, drüsig behaarten Stengel, die wenige Blätter genähert am Stengelende tragen. Sie sind 2–4 cm lang, spitz-eiförmig mit einer steifen ledrigen, dunkelgrün glänzenden Spreite, heller auf der Unterseite und am Rande borstig gezähnt. Wie der Name sagt, ist die Pflanze immergrün. Die weißen oder rosaroten Blütenglöckchen hängen am Stengelende an kurzen Stielen. Rotglänzende kleine Beeren reifen im Herbst. Blätter und Beeren riechen angenehm aromatisch, würzig. Aus den dunkelgrünen Blättern bereitet man den Mountain Tee, den Berg-Tee. Medizinisch wertvoll ist das aus dem Kraut gewonnene ätherische Öl mit einem hohen Anteil an Methylsalicylat.

GELIDIUM AMANSII

AGAR-AGAR

Gelidiaceae

103 O-As, W-NAm

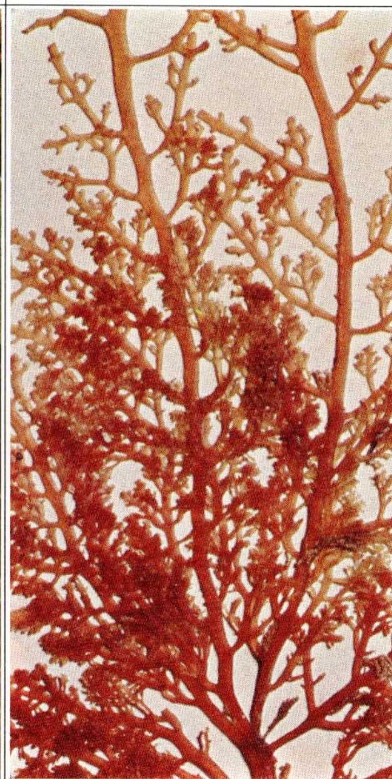

Zur Gewinnung des Agars werden verschiedene Rotalgenarten (besonders von Gelidium) auf den unter Wasser stehenden Sand- und Felsbänken der Küsten bis in Tiefen von 30 m gesammelt oder mit Rechen losgerissen. Diese Algen haben keine steifen Körper, sondern nur ein bewegliches Gerüst aus zelluloseähnlichen Kohlenhydraten, das aber reichlich mit Schleimstoffen durchsetzt ist. Es sind ca. 1 m lange, stark verzweigte, leicht rötlich gefärbte, fast durchsichtige weiche Bänder und Äste. Für die Gewinnung des eigentlichen Agars kocht man die Algen mit Wasser; der Agar geht in Lösung und geliert beim Erkalten. Er enthält bis zu 90% Agaropectin und Agarose, beides polymere Kohlenhydrate. Medizinisch ist er als Darmgleitmittel von Bedeutung, ferner als wertvolles Verdickungsmittel für Lebensmittel anstelle von Gelatine.

GELSEMIUM SEMPERVIRENS

GIFTJASMIN, GELBER JASMIN

Loganiaceae

104 SO-NAm

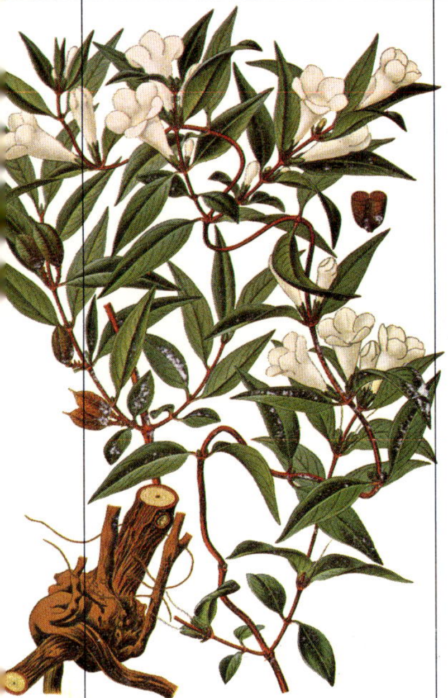

Der Giftjasmin ist eine Schlingpflanze mit dünnen, bis 5 m langen Zweigen, die in den Wäldern und Dickichten der südlichen Staaten Nordamerikas beheimatet ist. Aus einem knolligen, kräftigen Wurzelstock wachsen die teilweise holzigen Triebe, die sich stark verästeln. Sie tragen gegenständig die schmal-lanzettlichen glänzenden dunkelgrünen Blätter. In den Blattachseln der oberen Triebe stehen die leuchtendgelben, 4–5 cm langen Blütenröhren, die mit ihren fünf Zipfeln einen trompetenförmigen Rand bilden.
Einige Jasminarten, besonders *jasminum grandiflorum* L., werden in Südfrankreich und in Südanatolien zur Gewinnung von ätherischen Ölen zu Riechstoffen kultiviert. Alle Teile des Gelben- oder Giftjasmins enthalten stark wirkende Alkaloide und sind giftig. Medizinisch werden Wurzelstock und Wurzeln zur Zubereitung von Extrakten und Tinkturen verwendet.

GENTIANA LUTEA

GELBER ENZIAN

Gentianaceae

105 M+S-Eur

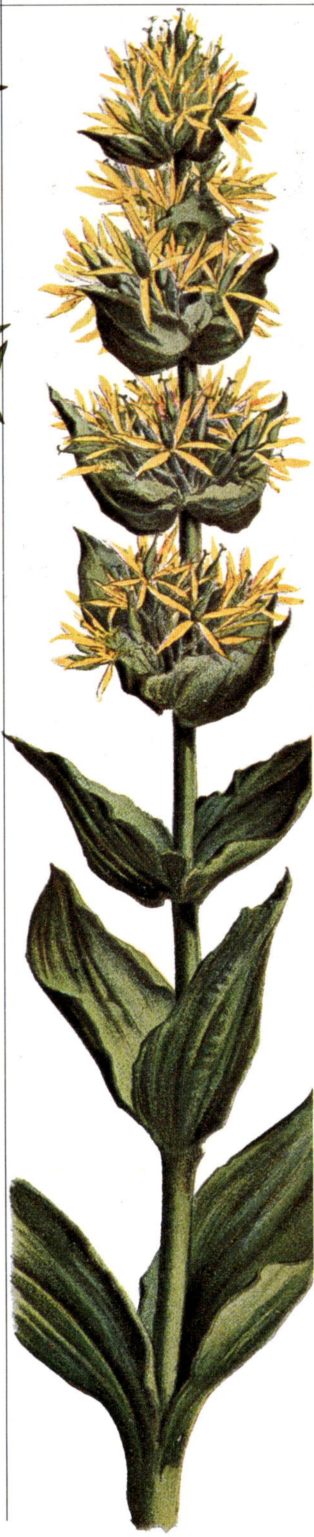

Der Gelbe Enzian, der größte aus der Familie dieser formen- und farbenreichen Gebirgspflanzen, wächst mit Vorliebe auf kalkhaltigen Böden in Höhen von 700–2400 m ü. M. Während einigen Jahren bildet die mächtige Pfahlwurzel nur eine Grundrosette mit großen elliptischen, auf der Unterseite stark genervten Blättern. Dann sprießt ein starker Blühstengel unverzweigt 70–120 cm hoch. Er trägt die graugrünen ovalen und spitz auslaufenden Blätter gegenständig wie kleine Hände, die schützend die zahlreichen goldgelben, langgestielten Blütensterne einrahmen. Von ähnlichem Bau ist der Rote Enzian

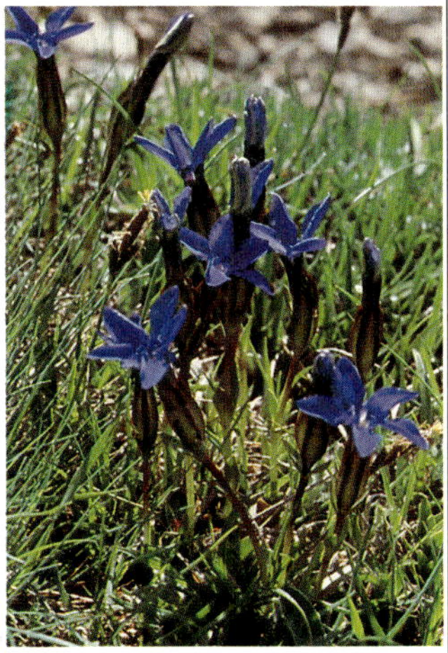

(*G. purpurea* L.). Seine Wurzeln dienen wie die Wurzeln des Gelben Enzians der Herstellung von Enzianbranntwein. Die Art ist daher in vielen Gebieten ausgerottet. In den Wurzeln finden sich die medizinisch wertvollen Bitterstoffe, zu deren Gewinnung der Gelbe Enzian angebaut wird.
Eine Zierde der Bergwiesen sind die verschiedenen, blau und violett blühenden Enziane.

GERANIUM ROBERTIANUM

STORCHENSCHNABEL

Geraniaceae

106 Eur, N-Afr, As, O-NAm

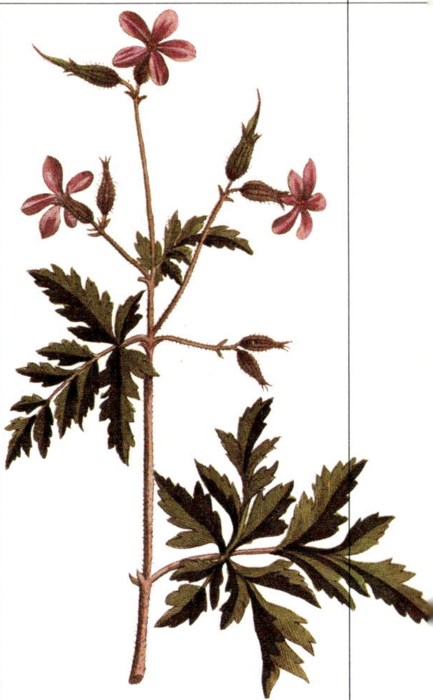

Der Storchenschnabel bevorzugt als Standort Hecken, lichte Wälder, Mauer- und Felsritzen, Äcker und trockene Ödplätze, vom Tiefland bis in Höhen von 1800 m ü. M. Aus faserig verzweigten Wurzeln treiben rötliche dünne, sparrig verzweigte Stengel, 20–50 cm hoch. die symmetrisch geformten, langgestielten Blätter sind drei- bis fünflappig geteilt und die einzelnen Zipfel noch zweifach gefiedert. Blätter und Stengel sind weich behaart, ebenso die roten Kelchblätter der Blüten. Diese sitzen zu 2 oder 4 an kurzen Stielen mit je fünf rosaroten, rötlich gestreiften Kronblättern. Die ca. 2 cm langen, schnabelförmig zugespitzten Fruchtknoten sind das Kennzeichen des Storchenschnabels. Je nach Standort wächst der Storchenschnabel in zahlreichen Arten, großblütig und mit anders gearteten Blättern. Als Heilpflanze dient jedoch nur das Kraut der hier beschriebenen Art.

GEUM URBANUM

NELKENWURZ, BENEDIKTENKRAUT

Rosaceae

107 Eur, N-Afr, As
NAm, Aus

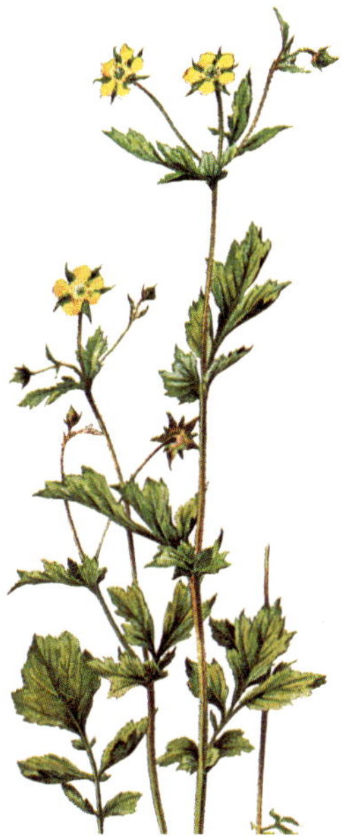

Das zierliche Kraut, 30–70 cm hoch, ziert Gebüsche, Hecken, lichte Wälder und Schuttplätze. Die Bachnelkenwurz mit den hängenden braungelben Blütenköpfen wächst in Sumpf- und Bachgebieten. Aus einem rübenförmigen Wurzelstock wachsen im Frühjahr zunächst große gestielte gefiederte Grundblätter mit gezähntem Rand. Später sprießen die sparrig verzweigten Blütenstengel mit dreizählig geteilten Blättchen. Die Stengel sind leicht behaart und braunrot verfärbt, die Blätter leicht behaart und am Rande gesägt. An den Stengelenden stehen die goldgelben Blüten mit 5 rundovalen Kronblättern, zwischen grünen Kelchblättern. Eine kleine braune Quaste enthält die Früchte, die an vorbeistreifenden Tieren hängen bleiben und so Verbreitung finden. Kraut und Wurzel enthalten Wirkstoffe, die in der Phytotherapie geschätzt werden.

GINKGO BILOBA

GINKGOBAUM

Ginkgoaceae

108 China, Japan

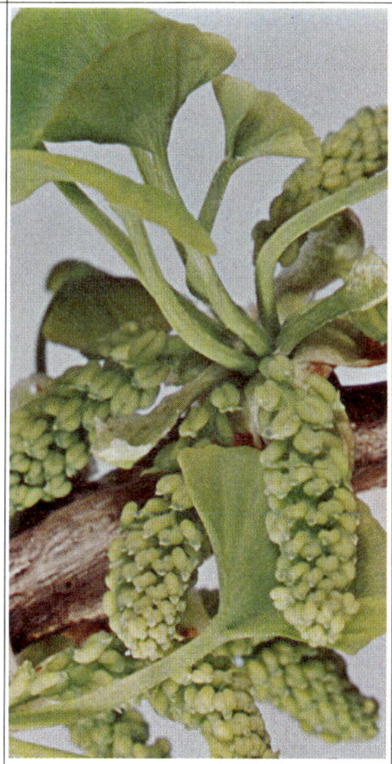

Der Ginkgobaum ist der letzte Vertreter dieser Pflanzenklasse, die bereits zur Flora des Mesozoikums gehört hat. Als heiliger Tempelbaum wird er im Fernen Osten seit jeher kultiviert.
In den Ursprungsländern erreicht der Baum eine Höhe von 30–40 m mit weitausladenden Ästen. Sehr dekorativ sind die großen hellgrünen, fächerförmigen kahlen Blätter. Lange Stiele, die aus einer Blattscheide am Stamm wachsen, tragen die mit einer gabeligen Nervatur versehenen Blattspreiten. Die eingeschlechtigen Blüten stehen einzeln in den Blattachseln. Die männlichen Sporenträger bilden kurze lockere Kätzchen. Die gelben pflaumenartigen Früchte enthalten einen holzigen Kern.
Im Extrakt aus den Blättern haben chemische und pharmakologische Forscher interessante Wirkstoffe gefunden, die der modernen Pharmakotherapie neue Möglichkeiten bieten.

GLYCYRRHIZA GLABRA

SÜSSHOLZ

Fabaceae

109 SO-Eur, SW-As
SW-Eur, N-Afr, MAm

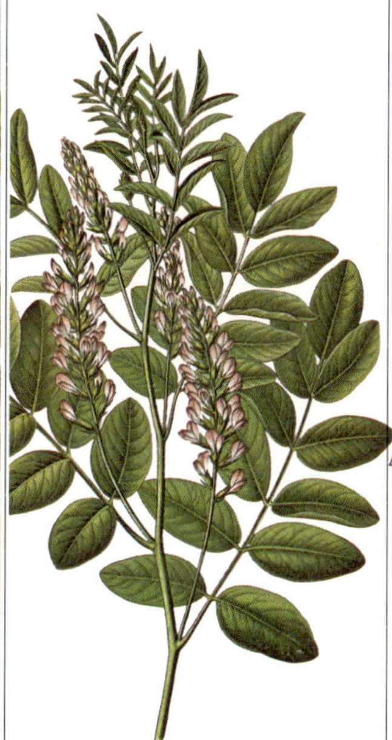

Unter Süßholz verstehen wir die zu handlangen bleistiftähnlichen Stücken geschnittenen Wurzelausläufer von gelbem faserigem Holz. Die mehrjährigen, bis 2 m hohen Stauden wachsen aus einem Wurzelsystem aus Pfahlwurzeln, Nebenwurzeln und meterlangen Ausläufern und bilden in Süditalien, Spanien, Rußland und weiteren ostmediterranen Staaten ausgedehnte Staudenfluren. Die holzigen Stengel tragen ein lockeres Laubwerk dunkelgrüner, unpaarig gefiederter, schmal-lanzettlicher Blätter. In den Blattachseln stehen die langgestielten Trauben mit zahlreichen blaulila bis blauvioletten Schmetterlingsblüten. Unter den in den Wurzeln enthaltenen Wirkstoffen ist das süße Glyzyrrhizin von Bedeutung; es ist um ein Vielfaches süßer als Rohrzucker. In den Anbau- und Erntegebieten kocht man aus den Wurzelstücken, fein gemahlen und mit Wasser vermengt, einen Süßholzextrakt.

GOSSYPIUM HERBACEUM

BAUMWOLLPFLANZEN

Malvaceae

110 S-As
Warme und warm gemässigte Zonen

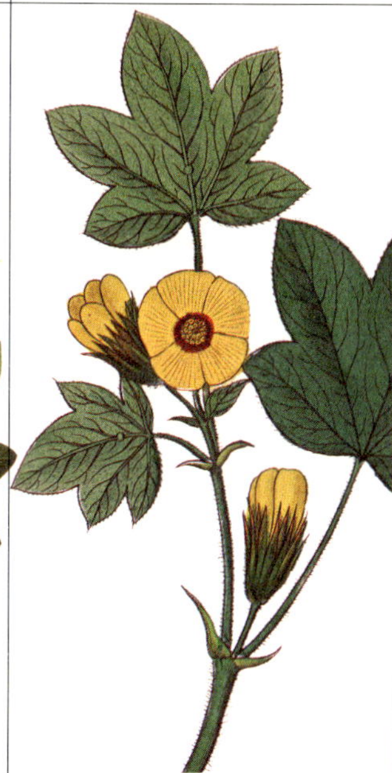

Die Baumwollpflanzen bilden ca. 0,5–1,5 m hohe Sträucher. Die wenig behaarten Zweige tragen breite ledrige herzförmige netzadrige Blätter mit kurzer Spitze. Die Hochblätter sind je nach Art und Rasse gelappt und am Rande gezähnt. Die Blüten stehen auf kurzen Stielen mit gelben, innen roten Kelchblättern. Die Früchte bilden schnabelförmige Kapseln mit 3–4 Fächern, aus denen die flaumige Samenbehaarung, die Baumwolle, hervorquillt. Die Baumwollsamen liefern ein Öl mit einem hohen Anteil an ungesättigten Fettsäuren. In der Wurzelrinde finden sich heilkräftige Substanzen. Medizinisch ist die Baumwolle noch immer wichtigster Rohstoff zur Herstellung von Verbandmaterial. Neue Rassen versucht man zu züchten, um gegen Schädlinge resistente Pflanzen mit langen Samenhaaren hervorzubringen.

GRATIOLA OFFICINALIS

GOTTESGNADENKRAUT

Scrophulariaceae

111 Eur, M+N-As

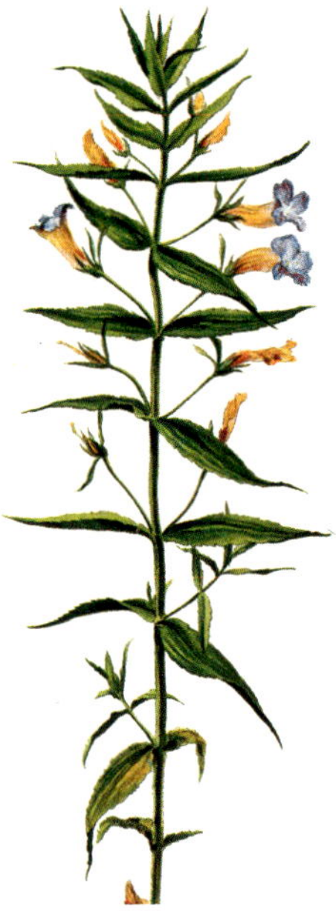

In sumpfigen Wiesen, an Bach- und Teichufern und in Torfmooren gründen die kriechenden weißen dünnen Wurzelstöcke dieser ausdauernden Staude. Sie wird 20–35 cm hoch und bevorzugt warme Gegenden. Der aufrechte hohle, im oberen Teil vierkantige Stengel trägt gegenständig die sattgrünen, lanzettlich geformten Blätter, die am Rande leicht gezähnt sind. Die Blüten sitzen in den oberen Blattachseln mit einem gestielten fünfteiligen Kelch und mit einer trichterförmigen weißgelblichen Krone, die oft rötlich gestreift ist. Die Früchte sind eiförmige spitze Kapseln. Das blühende Kraut wird im Juli–August gesammelt. Es enthält verschiedene, teilweise giftige Stoffe, die noch sehr wenig erforscht sind und unangenehme Nebenwirkungen zeigen. Der Name Gottesgnadenkraut läßt darauf schließen, daß es in früheren Zeiten als Heilkraut sehr geschätzt war.

GUAIACUM OFFICINALE

GUAJAKBAUM

Zygophyllaceae

112 M Am, N-S Am

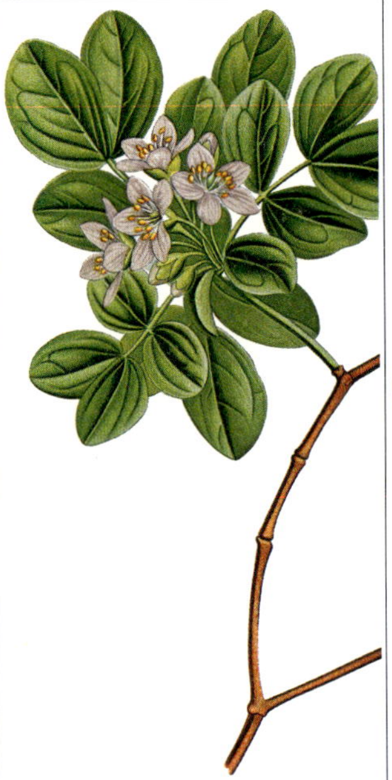

Das Guajakholz spielte schon im 16. Jahrhundert, zu den Zeiten des berühmten Paracelsus, eine wichtige Rolle als desinfizierendes Heilmittel, das in zahlreichen Präparaten gegen die Syphilis eingesetzt wurde. Heute wird das Harz vor allem in der Rheumabehandlung und als Abführmittel gebraucht. Der immergrüne Guajakbaum wird bis 10 m hoch. Sein grünbraunes Holz ist sehr schwer und harzreich. Die Blätter stehen an holzigen Zweigen und sind zwei- bis dreipaarig gefiedert. Die Fiederblättchen sind 3–5 cm lang, hellgrün und spitzeiförmig. Die blauen Blüten stehen in endständigen Dolden. Die eiförmige Fruchtkapsel ist 2 cm lang und dunkelbraun. Zur Gewinnung des Harzes fällt man die Bäume, entfernt die Rinde und raspelt oder schneidet das faserige Holz in kleine braungrüne Stücke, die beim Lagern durch Oxydation dunkler werden.

HAMAMELIS VIRGINIANA

ZAUBERHASEL, Virginischer Zauberstrauch

Hamamelidaceae

113 O-NAm

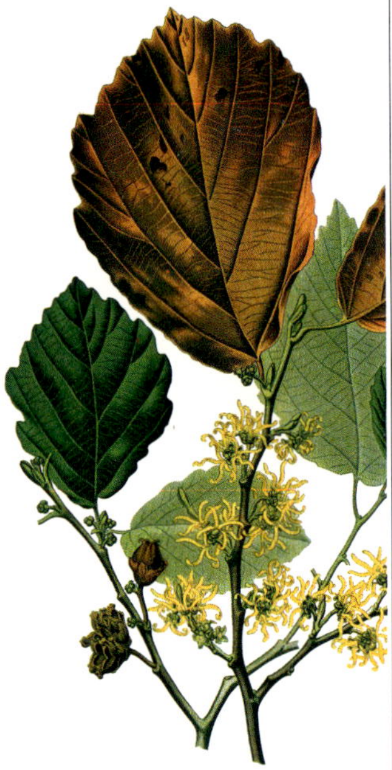

Der Zauberhasel aus den Wäldern der östlichen USA zeigt viel Ähnlichkeit mit dem europäischen Hasel *(Corylus avellana)*. Es ist ein Strauch von ca. 6 m Höhe mit holzigen geraden Ästen und graubrauner Rinde. Die jungen oberen Zweige sind mit braunen Sternhaaren besetzt. Die länglich-eiförmigen Blätter, beidseitig grün, glatt oder leicht behaart, sind dem buchtig gezähnten Rand entlang stark genervt. Die Blüten sitzen in den Blattachseln der oberen Zweige; ihre 4–5 leuchtendgelben Kronblätter bilden lange, teilweise eingerollte Streifen. Sie erscheinen erst, wenn die Blätter abgefallen sind. Holzige, rundlich-eiförmige, den Haselnüssen ähnliche Kapseln bilden die Früchte, die erst im folgenden Frühjahr oder Sommer reifen. Medizinisch wertvoll sind die besonderen Hamamelisgerbstoffe in den Blättern und in der Rinde. Die Blätter sind in vielen Arzneibüchern aufgeführt.

HARONGA MADAGASCARIENSIS

HARONGABAUM, DRACHENBLUTBAUM

Hypericaceae

114 Madagaskar *Warme Zonen*

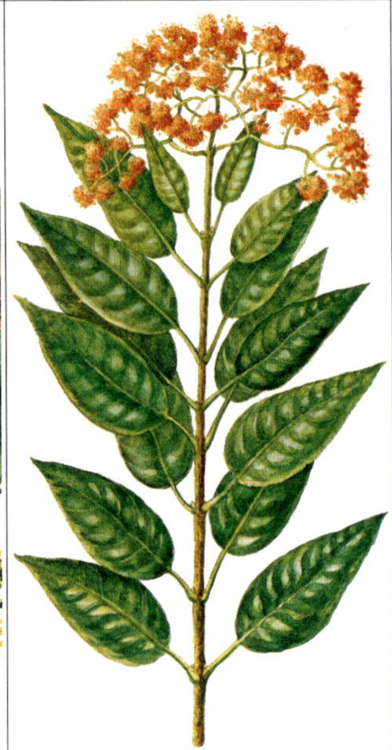

Der dem Johanniskraut des Nordens verwandte Harongabaum oder -strauch von 6–8 m Höhe wächst vorwiegend im feuchtheißen Klima der Insel Madagaskar. Die Zweige tragen gegenständig kurz gestielte, 10–15 cm lange immergrüne ganzrandige Blätter mit stark genervter häutiger, aber dünner Spreite. Diese sind oberseits dunkelgrün, unterseits mit rostroten Sternhärchen besetzt, die auch an den Stengeln sichtbar sind.
Der Blütenstand am Stengelende bildet eine mehrteilige Traube mit kleinen rostroten Blüten. Zahlreiche aufrechtstehende Staubgefäße überragen den fünfteiligen Blütenstern. Die kleinen kugeligen Früchte mit dünnem Perikarp enthalten zwei längliche flache Samen. Die ganze Pflanze führt reichlich karottenroten harzhaltigen Saft, in dem das orangerote Harunganin und andere Anthrachinonderivate vorkommen. Rinde, Wurzeln und Harz werden als natürliche Färbemittel verwendet.

HARPAGOPHYTUM PROCUMBENS

TEUFELSKRALLE

Pedaliaceae

115 S-Afr

Die Teufelskralle, ein Name, der in anderen Ländern für andere Pflanzen verwendet wird, nimmt bei der Harpago-Art Bezug auf die holzig-verzweigte, mit Widerhaken versehene Frucht der Pflanze, die mit Teufelskrallen – je nach Phantasie – vergleichbar ist. Die Pflanze bevorzugt tiefgründigen, lehmigen Sandboden an Wegrändern, um Wasserstellen und Ödplätzen, wo die natürliche Vegetation unterbrochen ist.
Aus einer großen knolligen Hauptwurzel wachsen 100–150 cm lange, flach auf dem Boden liegende Triebe. An den Sprossen stehen aufrecht gestielte, gelappte fleischige Blätter. In den Blattachseln erscheinen einzelne 4–6 cm lange, leuchtend rotviolette fingerhutähnliche Blüten. Die erwähnten holzigen, 10–20 cm langen Früchte liegen flach auf dem Boden. Ihre Längskanten sind mit 5–8 cm langen ankerförmigen Auswüchsen und Widerhaken besetzt wie bei den Kletten. Damit werden die Früchte durch Wildtiere weiterverbreitet.
Die Speicherknollen der Seitenwurzeln, 2–60 mm dick und bis 20 cm lang, die im lockeren Erdreich bis in Tiefen von 40–90 cm reichen, bilden die eigentliche Droge, die in letzter Zeit sehr an Bedeutung gewonnen hat.

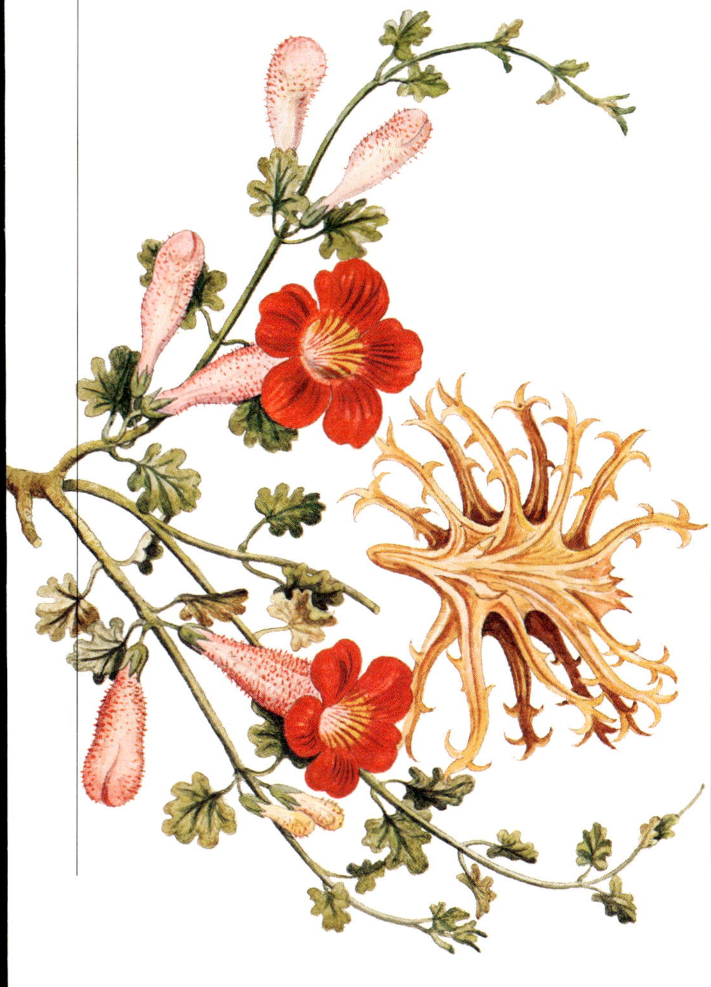

HEDEOMA PULEGIOIDES

FRAUENMINZE, AMERIKANISCHE POLEIMINZE, PENNYROYAL

Lamiaceae (=Labiatae)

116 O-NAm

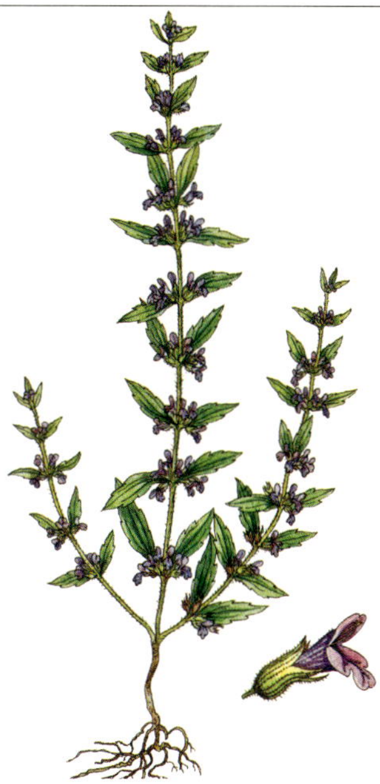

Der in Europa verbreiteten Poleiminze ist die amerikanische Art sehr ähnlich. Das einjährige Kraut treibt aus einem stark verzweigten Wurzelsystem schlanke aufrechte, leicht kantige verzweigte, 30–50 cm hohe Stengel. Die spitzovalen oder elliptischen, am Rande gesägten gegenständig angeordneten Blätter sind in den Blattachseln von kleinen Nebenblättchen begleitet. Die kleinen, kaum 5 mm langen Blüten bestehen aus einem behaarten Kelch und einer weißlichvioletten bis hellblauen Kronröhre und stehen in wenigblütigen Quirlen in den Blattachseln. Stengel und Blätter sind drüsig behaart und von graugrüner Farbe. Die Blätter riechen stark minzenartig und schmecken scharf aromatisch. Ihr ätherisches Öl enthält wenig Menthol, dagegen verschiedene Nebenwirkstoffe. In den USA war die Pflanze früher offizinell und wird auch in der Homöopathie verwendet.

HEDERA HELIX

EFEU

Araliaceae

117 Eur, NW-Afr, SW-As *NAm*

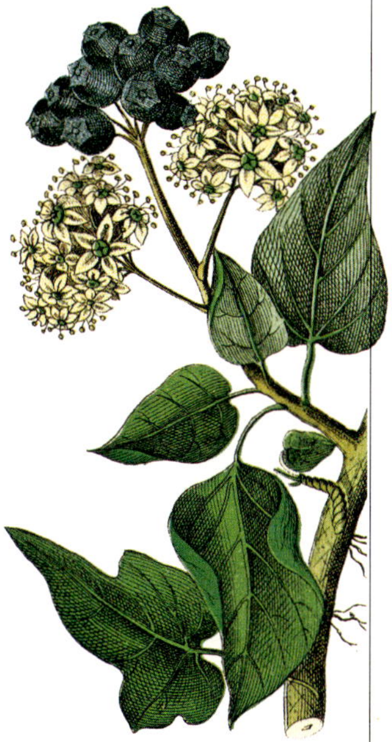

Diese immergrüne Schlingpflanze wurde lange Zeit als Heilpflanze übersehen. Erst in neuerer Zeit haben französische Apotheker Wirkstoffe entdeckt, die bei krampfartigem Husten, vor allem dem Keuchhusten, wirksam sind. Aus einem holzigen Wurzelstock wachsen runde verästelte Zweige. Die drei- bis fünflappigen dunkelgrünen, auf ihrer Oberseite glänzenden und hell genervten Blätter sind lederig und winterhart. Wenn die Zweige keine aufwärtsstrebenden Stützen finden, bedecken sie auch über weite Strecken den Waldboden. Die oberen Zweigenden tragen grüne, unscheinbare Blütendolden, an denen im Herbst kleine blauschwarze Beeren reifen. Sie sind giftig. Einmal mehr sollen Kinder vor dem Genuß der Beeren gewarnt werden. In den jungen Blättern finden wir verschiedene Saponine und teilweise noch unerforschte Wirkstoffe.

HELICHRYSUM ARENARIUM	HELLEBORUS NIGER	HERNARIA GLABRA	HIBISCUS SABDARIFFA
GELBES KATZEN-PFÖTCHEN, SAND-STROHBLUME	CHRISTROSE	BRUCHKRAUT	KARKADE
Asteraceae	Ranunculaceae	Caryophyllaceae	Malvaceae
118 Eur, W-As	119 M+S-Eur	120 Eur, N-Afr, SW-As *NAm*	121 Afr, S-As *Warme Zonen*

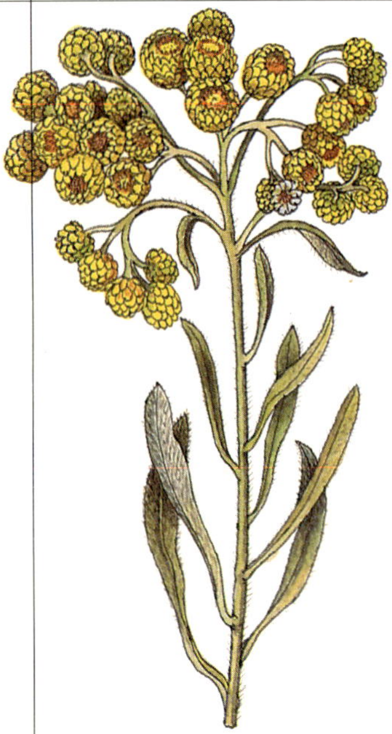

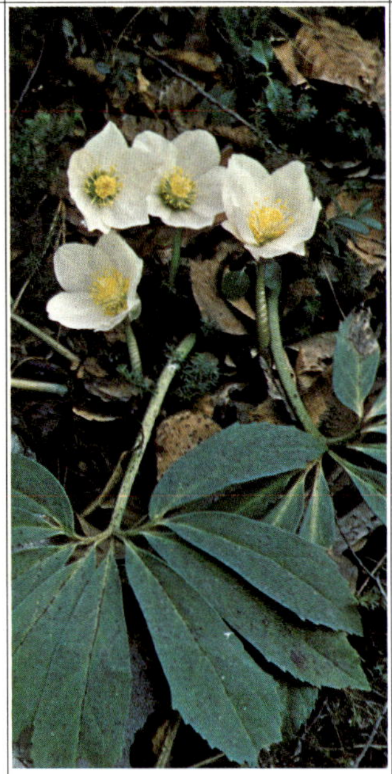

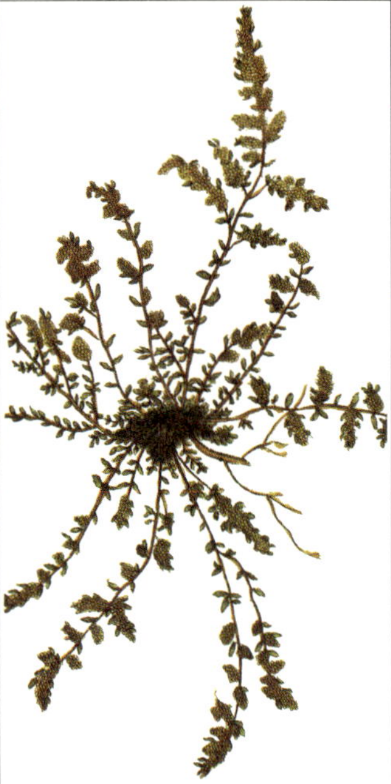

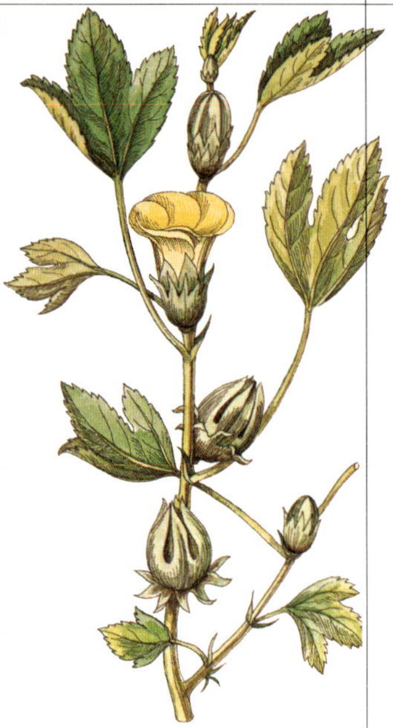

118 Die ausdauernde Pflanze bevorzugt sandigen Grund an Weg- und Waldrändern, auf Dünen und Ödland. Dort treibt sie mehrköpfige, teil weise verholzte Wurzeln. Sie flieht nasse und kalkhaltige Erde und ist ganz auf Trockenheit eingerichtet. Im Frühjahr wachsen nichtblühende Stengel, aufrecht 10–30 cm hoch, sowie dichtblättrige Blühtriebe, die wollig-filzig behaart sind. Wechselständig sind die schmalen lanzettlichen Blättchen am unteren Stengelteil angeordnet. Am Stengelende stehen dichte kleine Doldentrauben mit den kleinen gelben Blütenköpfchen, deren Hüllkelche mit trockenhäutigen Schuppen besetzt sind. Man schätzt die Blütenköpfchen zur optischen Aufwertung von Teemischungen. Neuerdings hat man auch wieder ihre gallefördernde und krampflösende Wirkung in Leber- und Hustenteemischungen erkannt.

119 Diese Wald- und Gebirgspflanze bevorzugt Kalkböden an steinigen bis buschigen Abhängen. Ihr Name weist auf ihre Blütezeit im Winter (Christmonat) hin. Man sieht sie dann häufig als Garten- und Gräberschmuck.
Aus einer kurzen Grundachse treiben langgestielte, ledrig glänzende oder matte dunkelgrüne Grundblätter, deren Spreite sieben- bis neunfach geteilt und am Rande gesägt ist. Die Blattstiele sind oft etwas rötlich angelaufen. An kahlen runden Blühstengeln sitzen 1–3 hellgrüne ganzrandige Hochblätter und am Stengelende die 4–7 cm große weiße oder rötlichweiße Blüte mit fünf eiförmigen Kronblättern, die sternförmig mit vielen Staubgefäßen um den Fruchtknoten angeordnet sind. Die ganze Pflanze ist giftig. Medizinisch verwenden wir die schwarzen bis schwarzbraunen getrockneten Wurzeln. Helleborus-Präparate sollen nur vom Arzt verordnet werden.

120 Dieses zierliche Kraut, das mit 15–20 cm langen verzweigten Ästchen trockenen Sandboden, Heideland und Wegränder bedeckt, wird es kaum je zu großer Berühmtheit bringen, obwohl es durchaus interessante Wirkstoffe enthält. Der Anbau würde sich kaum lohnen, und die Ernte von Wildpflanzen ist zu mühsam und unausgiebig. Immerhin haben Pharmazeuten und Chemiker versucht, die saponinähnlichen Inhaltsstoffe zu isolieren und daraus das Modell für ein chemisches Medikament abzuleiten.
Das Bruchkraut breitet seine fadendünnen Ästchen zu einem kreisrunden Gebilde über den Boden aus. Sie tragen die winzigen, kaum 1 cm langen lanzettlichen ganzrandigen Blättchen, die von häutigen Nebenblättchen begleitet sind. In den äußeren Blattachseln stehen kleine Knäuel gelblichgrüner Blüten. Das ganze Kraut riecht nach dem Trocknen nach Kumarin.

121 Die Hibiscusarten umfassen an die 200 Species, Kräuter, Sträucher und Bäume, die zu den subtropischen bis tropischen Floren gehören. In nördlichen Regionen werden einige als Zierpflanzen kultiviert. Das meist einjährige Kraut der Karkade wird 2 m und höher mit aufrechten glatten Stengeln, die nur wenig verzweigt sind. Die unteren Laubblätter sind eiförmig, ganz saftiggrün mit weicher flauschiger Spreite. Am oberen Stengelteil wechselt die Form der Blätter in gestielte, drei- bis fünflappige Spreiten. Hellgelbe leuchtende Blüten stehen in lockeren Trauben am Stengelende. Der fünflappige Innenkelch wächst mit den steifborstigen Blättchen des Außenkelches zusammen und bildet nach dem Verblühen rote fleischige Kelche, die eigentlichen Karkadeblüten. Sie enthalten vor allem verschiedene Pflanzensäuren und Farbstoffe und sind beliebt als Erfrischungsgetränk.

HIPPOPHAË RHAMNOIDES

SANDDORN

Elaeagnaceae

122 Eur, As

Der Sanddorn zählt zu den Pionierpflanzen, die im urgesteinhaltigen Sand ihre Wurzeln schlagen, dort allmählich Humus bilden. Wichtig zu seinem Gedeihen ist eine intensive Lichteinstrahlung. Der holzige Strauch hält sich mit ausgreifenden Wurzeln im lockeren Sand fest. Sparrig verzweigen sich seine Triebe und bilden in langsamem Wachstum Äste mit graubrauner Rinde und immer wieder auch Dornen. Im Frühjahr erscheinen an den jungen Trieben zunächst die unscheinbaren braunen Blütenknospen. Der Wind trägt den Blütenstaub zu den weiblichen Sanddornsträuchern der Umgebung. Erst jetzt scheint der Strauch zu erwachen. An den Jungtrieben sprießen die langen schmalen grünsilbrigen Blättchen zu einem lockeren, luftigen Gewebe, das nirgends die Lichteinstrahlung behindert. An den Zweigen der weiblichen Pflanze wachsen nun, eng an den Stengel geschmiegt, die leuchtend orangegelben Scheinbeeren. Sie enthalten von allen Früchten und Beeren am meisten Vitamin C, Carotin und andere Wirkstoffe. Die Wachstumseigenheiten des Sanddorns ließen starke Bildekräfte vermuten, eine intensive Lichtbeziehung, die in vielen Heilpflanzen hochwirksame Heilkräfte hervorbringt. Ihre Konzentration ist um so höher, je mehr die Pflanze an ihrem Standort Lichtkräfte aufnehmen kann.

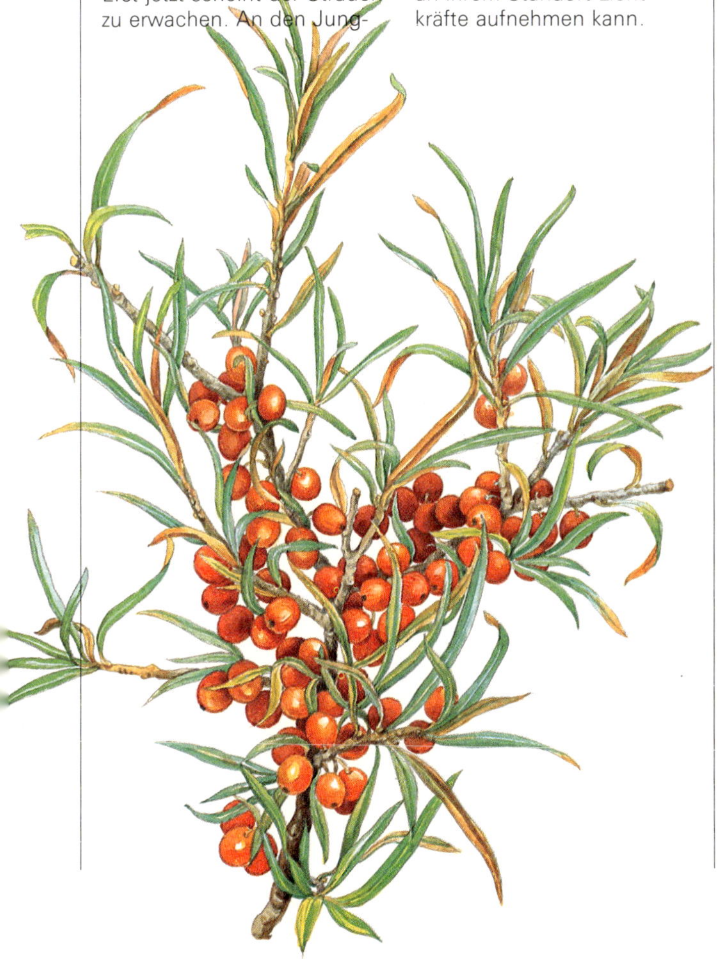

HUMULUS LUPULUS

HOPFEN

Moraceae

123 Eur, As, NAm
Gemäßigte Zonen

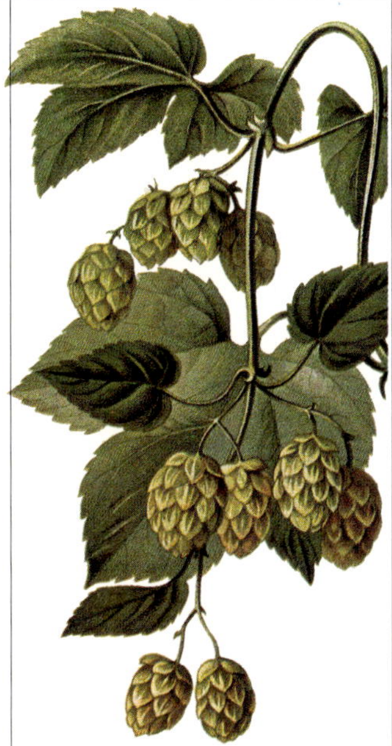

Der Hopfen ist mit den Hanfgewächsen verwandt. An Hecken, Zäunen, Waldrändern rankt die schnellwüchsige Pflanze 2–3 m empor. Der als Bitterwürze in der Bierbrauerei verwendete Hopfen wird an 4–6 m hohen Stangengerüsten gezogen. Aus dem verzweigten Wurzelstock wachsen im Frühjahr dünne rauhe Stengel, die sich mit ankerartigen Klimmhaken an Zweigen, Ästen und Drähten festhalten. Die langgestielten gegenständigen Blätter erinnern an Weinrebenlaub, sind jedoch handförmig gelappt und am Rande spitz gezähnt. Männliche und weibliche Blüten stehen auf getrennten Pflanzen (zweihäusig). Die weiblichen bilden zapfenartige Scheinähren, die bis zur Reife kleine eiförmige Fruchtstände aus bräunlichen Schuppen bilden. Sie decken gelbe kleinkörnige Drüsen, in denen der Wirkstoff, Hopfenbittersäure, enthalten ist. Hopfenkissen galten früher als Schlafmittel.

HYDNOCARPUS KURZII

HYDNOCARPUS

Flacourtiaceae

124 S-As

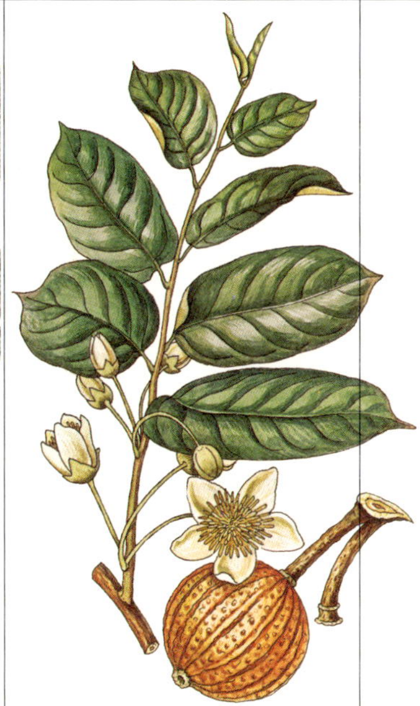

Verschiedene in den dichten Dschungelgebieten heimische, in vielen Ländern angebaute Hydnocarpusarten liefern das Chaulmoograöl, ein bräunliches oder gelbliches salbenartiges Fett, das mit seinem Gehalt an Fettsäuren und anderen Wirkstoffen eines der wichtigsten Mittel in der Behandlung der Lepra darstellt. Die zweihäusigen Hydnocarpusbäume haben einen dicken Stamm und lange hängende Zweige. Sie werden ca. 15 m hoch. Die Blätter sind länglich, ca. 20 cm lang, ganzrandig und vorne in einen kurzen Spitz auslaufend. Die hellgelben Blüten stehen in Trugdolden in den Blattachseln. Die braunen runden Früchte werden ziemlich groß und enthalten zahlreiche, ca. 2 cm lange eiförmige Samen, welche von einer dünnen Haut umgeben sind. Sie enthalten bis 50% des erwähnten Öles, Proteine und andere Stoffe. Die Rinde enthält fiebersenkende Stoffe.

HYDRASTIS CANADENSIS

KANADISCHE GELBWURZ

Ranunculaceae

125 O-NAm
NO-Eur, N-As

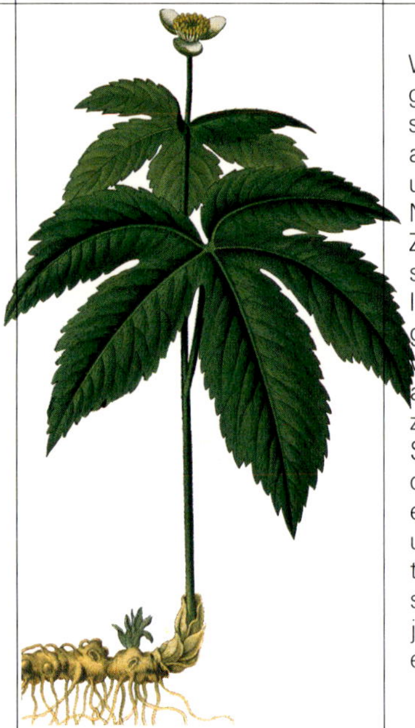

Diese typische Waldpflanze bevorzugt Standorte in den feuchten Bergwäldern Nordamerikas auf Böden, die reichlich von abgefallenem Laub bedeckt sind. Aus einem stark bewurzelten kriechenden Rhizom treiben zirka 30–40 cm lange Blühsprosse. Sie tragen zuoberst zwei handförmige tiefgelappte Blätter mit stark gesägtem Rand. Die Blätter sind dunkelgrün, 5–10 cm breit und 20–25 cm lang. Unscheinbare grünlichweiße Blüten stehen an kurzen Stielen in einer kugeligen Dolde. Die Sammelfrucht besteht aus einem Dutzend kleiner roter saftiger Beeren. Der knotige Wurzelstock, außen dunkelgraubraun, innen grünlichgelb, wird zur Gewinnung der Wirkstoffe geschnitten und getrocknet. Es sind Isochinolin-Alkaloide, besonders das farblose Hydrastin und das gelbe Berberin, Harz, Stärke und wenig ätherisches Öl und Lipide. Beim Kauen schmeckt die Wurzel sehr bitter.

HYOSCYAMUS NIGER

BILSENKRAUT

Solanaceae

126 M+S-Eur, N-Afr, As
NAm, Aus

Wie viele Nachtschattengewächse ist auch das Bilsenkraut mit einem Habitus ausgestattet, der Mißtrauen und Angst erweckt. Der alte Name Tollkraut führt in die Zeit der Hexen zurück. Diese sollen aus dem Bilsenkraut liebestoll machende Tränke gebraut haben. Bilsenkraut wächst auf Ödplätzen und an Wegrändern und bevorzugt die Nähe menschlicher Siedlungen. Aus einer spindelförmigen Wurzel wächst ein 50–80 cm hoher kantiger und stark behaarter Blühtrieb, der im oberen Teil oft stark verzweigt ist. Die zweijährige Rasse bildet im ersten Jahr nur eine Blattrosette. Die länglichovalen Blätter sind markant gebuchtet und spitzig gezähnt. Sie fallen auf durch ihre graugrüne Farbe und die samtartige Behaarung. Die trichterförmigen Kronblüten sitzen ährenförmig, auf eine Seite gewendet, am oberen Stengel, sind schmutziggelb mit braunen oder violetten Adern. Die Samen sind in eine glockenförmige Deckelkapsel eingeschlossen, die sich bei der Reife öffnet. Die Wirkstoffe finden sich in den Blättern und sind jenen der Tollkirsche ähnlich. Die ganze Pflanze ist stark giftig und muß mit Vorsicht verwendet werden.

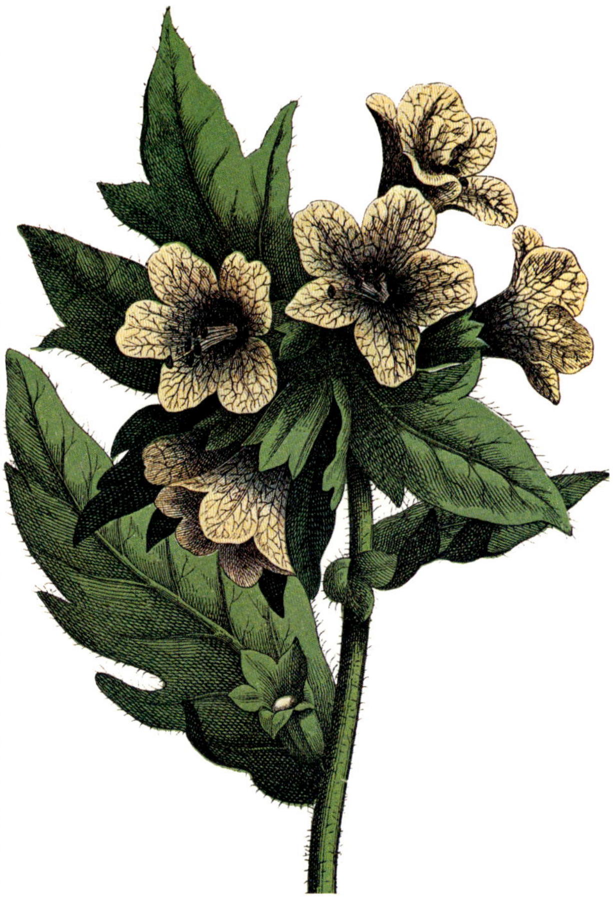

HYPERICUM PERFORATUM

JOHANNISKRAUT

Hypericaceae

127 Eur, NW-Afr, N-As
Gemäßigte Zonen

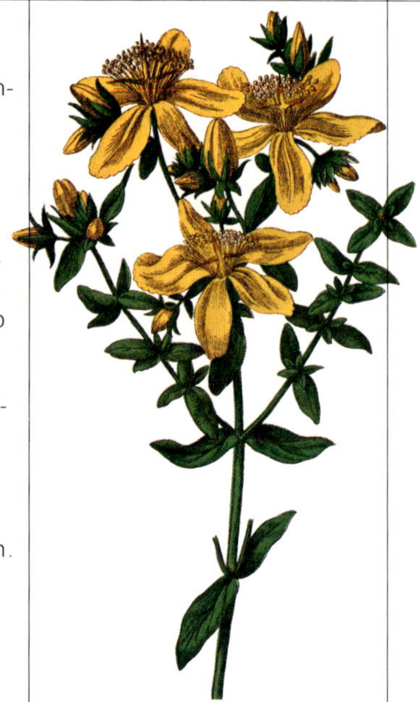

Das Johanniskraut bevorzugt trockene, sonnige Lagen an Wiesen- und Waldrändern. Der Beiname *perforatum* bezieht sich auf die durchsichtigen Öldrüsen der wie perforiert erscheinenden Blätter. Dieses Kraut mit seinen sehr interessanten Wirkstoffen zählt zu unseren wertvollsten und vielseitigsten Heilpflanzen. Aus einem weitverzweigten Wurzelstock wachsen im Frühjahr mehrere harte, oft rötlich gefärbte Stengel 50–80 cm hoch. Sie verzweigen sich nach oben stark in die Breite, damit die am Ende stehenden Blüten möglichst viel Sonnenlicht erhalten. Die gegenständigen Blättchen, länglichoval und ganzrandig, sind am Rande mit feinen schwarzen Drüsenpunkten besetzt. Wie Sonnenrädchen stehen die zahlreichen Blüten mit 5 goldgelben Kronblättchen auf spitzen grünen Kelchen, die mit schwarzroten Drüsenpunkten übersät sind. Aus ihrer Mitte ragten bräunliche Staubfäden.

ILEX AQUIFOLIUM

STECHPALME

Aquifoliaceae

128 M+S-Eur, NW-Afr SW-As

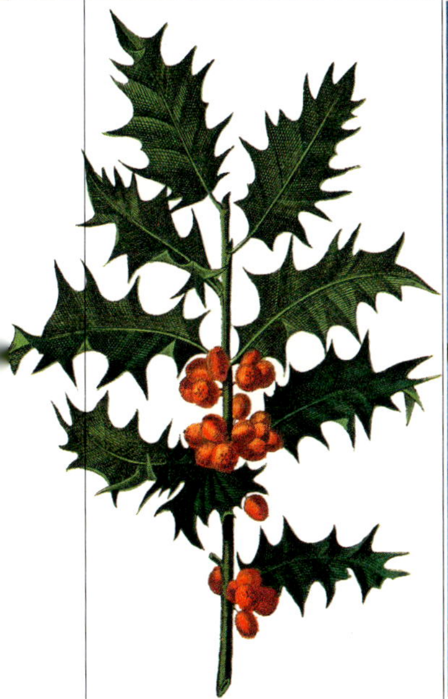

Dieser 2–5 m hohe Strauch, der sich in günstigen Lagen auch zu einem Baum entwickeln kann, gehört zum Unterholz, vor allem der Buchenwälder. Am Stamm mit glatter Rinde und holzigen Ästen stehen die grünen Zweige mit den lederartigen, oberseits glänzenden, auf der unteren Seite hellgrünen länglichovalen Blätter. Sie sind gewellt und tragen am Rande stachelige Spitzen. In den Blattachseln erscheinen im Frühjahr die kleinen wachsweißen Blüten auf kurzen Stielen, die männlichen und weiblichen auf verschiedenen Stämmen. Im Herbst reifen die Früchte zu erbsengroßen scharlachroten Beeren. Die dekorativen Zweige wurden zu einer beliebten Marktware, so daß man die Stechpalme in vielen Gegenden durch Naturschutz vor dem Ausrotten bewahren mußte. Die Beeren sind giftig, nicht aber für die Vögel. Die Wirkstoffe finden sich in den jungen Blättern.

ILEX PARAGUARIENSIS

MATÉ

Aquifoliaceae

129 M-SAm

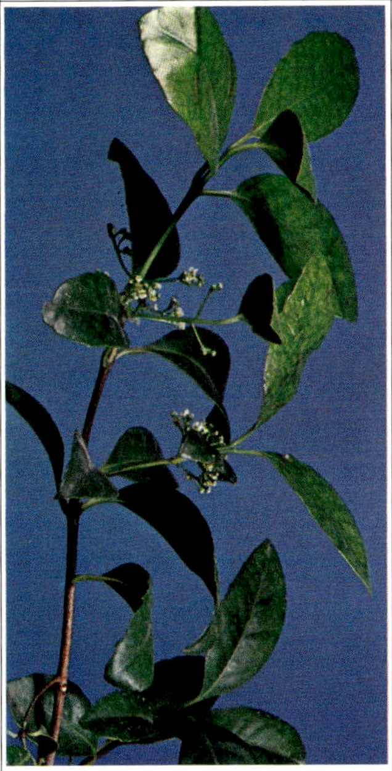

Die Ilexarten aus der Familie der Stechpalmengewächse sind vor allem in tropischen Ländern heimisch. Sie bilden hier 6–12 m hohe Bäume, werden aber zur leichteren Gewinnung der Blattzweige als niedere Büsche gezogen. In den ausgedehnten Ilexwäldern werden sie mit Messern geschnitten. Die Blätter des Maté-Baumes bilden eine 6–12 cm lange, länglichovale ledrige Blattspreite von hellgrüner Farbe. Damit diese nach der Ernte nicht fermentieren und schwarz werden, müssen sie sehr rasch getrocknet werden, was über offenen Holzfeuern geschieht. Bei den größeren Sammelstellen erfolgt dann eine Nachtrocknung nach modernen Methoden. Hier werden die Blätter zu kleinen Partikeln geschnitten. Maté ist eine Art koffeinhaltiges Nationalgetränk in vielen Teilen Südamerikas. Die Blätter enthalten anregende Wirkstoffe (wie Koffein u. a.) und geben ein erfrischendes, aufmunterndes Getränk.

INULA HELENIUM

ALANT

Asteraceae

130 SO-Eur, W-As *Eur, M+O-As, NAm*

Der ästige verdickte Wurzelstock bildet das Wirkstoffreservoir dieser üppigen, stattlichen Pflanze. Auch ihre Wirkstoffe sind dort konzentriert. Im Frühjahr erscheinen große grundständige, bis 25 cm lange elliptische Blätter, und aus ihrer Mitte wächst ein robuster steifer Stengel, der sich oben verästelt und zottig behaart ist. Die oberen, länglich zugespitzten Blätter sitzen direkt am Stengel. Sie sind unregelmäßig gezähnt und auf der Unterseite graufilzig behaart. Auffallend sind die großen gelben Blütenscheiben mit 6–8 cm Durchmesser. Sie stehen auf einer ziegelartig angeordneten Halbkugel aus Hüllblättern an den Stengelenden und in den Blattachseln. Um die goldgelben Röhrenblüten in der Mitte ordnen sich die helleren schmalen Strahlenblüten. Der Alant liebt feuchte Standorte an Bachufern und Gräben und wächst nur vereinzelt. Früher wurde er als Färberpflanze und zu Heilzwecken angebaut. Die Wurzel enthält außer einem blaufärbenden Farbstoff einen der Fructose ähnlichen Zucker, das Inulin, sowie ein bitteraromatisches ätherisches Öl.

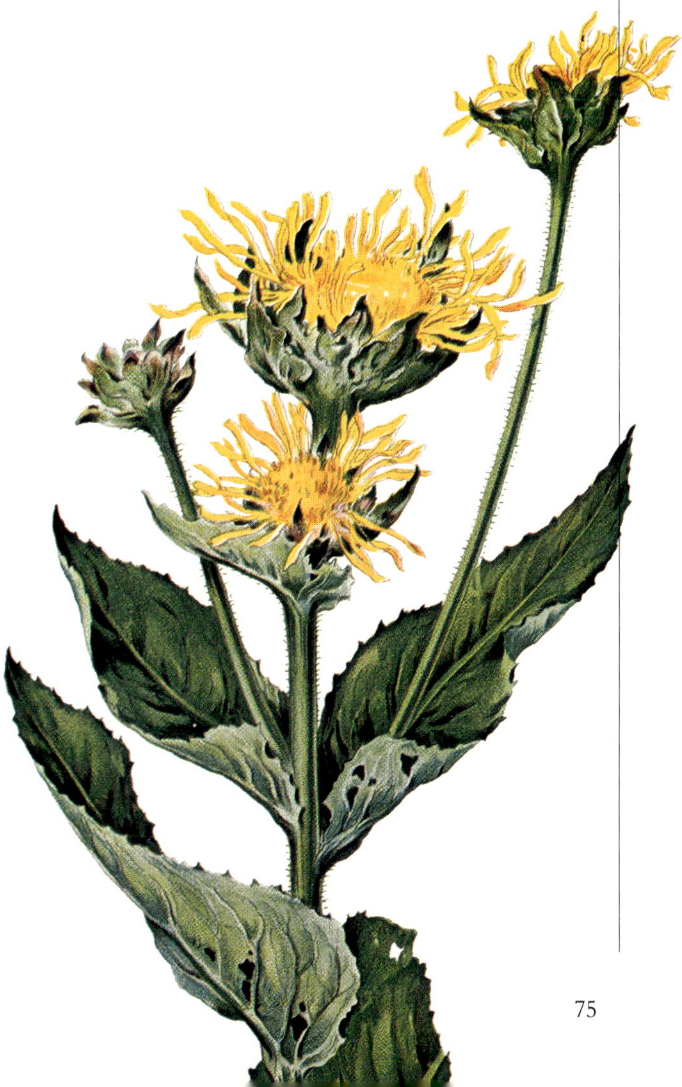

JUGLANS REGIA

WALNUSS

Juglandaceae

131 SO-Eur, SW-As
Gemäßigte Zonen

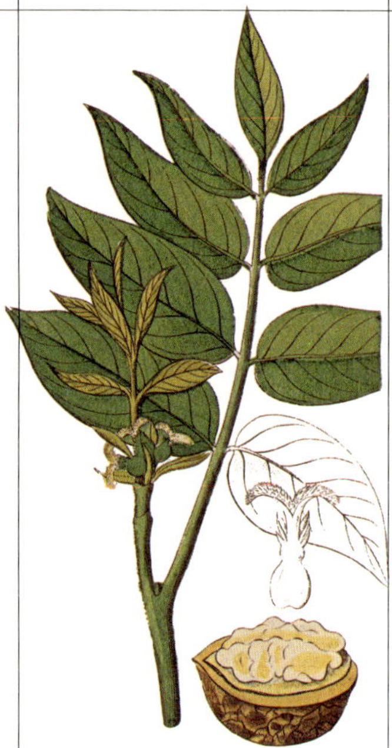

Wir kennen den stattlichen, bis 30 m hohen Baum meistens als Einzelgänger, der für seine intensiven Bildeprozesse viel Licht, Wärme und mineralische Kräfte aus der Erde braucht und keine Nachbarn duldet. Die langen gestielten Blätter sind paarig gefiedert mit 7–11 ovalen, ca. 15 cm langen Fiederblättchen, ganzrandig und unterseits durch einen ausgeprägten Mittelnerv gekennzeichnet. In einer hellgrünen derbfleischigen Fruchthülle reift im Herbst die einsamige Nuß in der harten, holzigen, durch Scheidewände getrennten Schale. Eine ganze Reihe von Wirkstoffen werden genutzt: Gerbstoffe aus den Blättern, Vitamin C und Farbstoffe aus der Samenhülle, die ölreichen Samen und konzentrierte Gerbstoffe in den Scheidwänden.

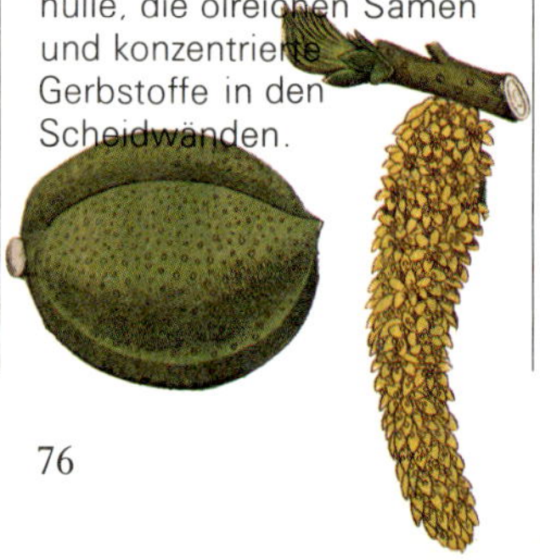

JUNIPERUS COMMUNIS

WACHOLDER

Cupressaceae

132 Eur, NW-Afr, As, NAm

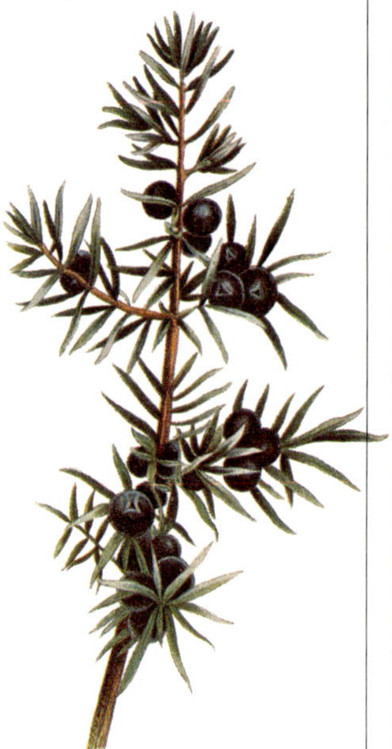

Der Wacholder paßt sich mit seiner Wuchsform dem Klima seines Standortes an. Im Süden bildet er einen säulenförmigen Strauch von 10 m Höhe und zeigt damit seine Verwandtschaft zu den Zypressen. Im Gebirge, weit über der Waldgrenze, trotzt er dem harten Klima als Zwergwacholder. Der sparrig verzweigte Strauch trägt an holzigen Zweigen die sehr spitzigen Blättchen in Quirlen zu drei Nadeln, die an der Oberseite einen bläulichweißen Mittelstreifen zeigen. Auf getrennten Exemplaren stehen die unscheinbaren männlichen und weiblichen Blüten, die durch den Wind bestäubt werden. Die erst grünen Beeren reifen im zweiten bis dritten Jahr zu den blauschwarzen Früchten heran. Im braunen Fruchtfleisch finden sich die Samen und ein sehr aromatisches ätherisches Öl, das die Hauptwirkstoffe enthält. Daneben findet sich viel Jnvertzucker. Die Zweige werden gekocht und der Absud zu Bädern verwendet.

KRAMERIA TRIANDRA

RATANHIA

Krameriaceae

133 W-SAm
SAm

Halbstrauch von zirka 60 cm Höhe, heimisch im Hochland der Anden. Aus einem knolligen verholzten Wurzelstock wachsen die Zweige, niederliegend, seidig-behaart im Neuwuchs, später knorrig und holzig. Die wechselständigen Blättchen sitzen eng aneinander an den Zweigen, eiförmig, 1–2 cm lang und mit einer seidigen Behaarung überzogen. In den oberen Blattachseln stehen die roten Blüten mit je vier Kelch- und vier Kronblättern.
Die medizinisch verwendete Ratanhiawurzel besteht aus verschiedenen langen, meistens 1–3 cm dicken zylindrischen Stücken mit rotbrauner runzeliger, rissiger oder glatter Oberfläche und braunem Holzkern. Beim Kauen schmeckt die Wurzel leicht bitter und zusammenziehend. Sie enthält zirka 15% Gerbstoffe (Catechingerbstoffe), ferner Stärke, Wachs und Gummi. Seit dem 19. Jahrhundert ist die Ratanhiawurzel auch in Europa bekannt und wird medizinisch als starkwirkendes Adstringens verwendet.

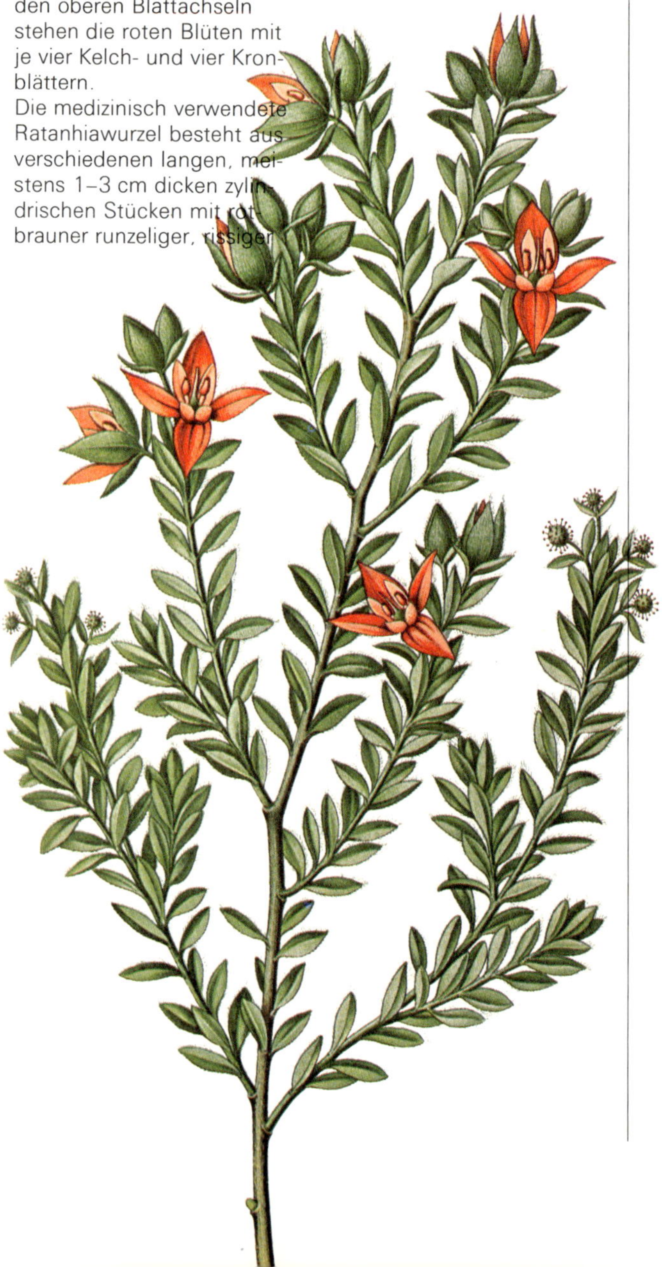

LAMIUM ALBUM

WEISSE TAUBNESSEL

Lamiaceae (=Labiatae)

134 Eur, As
Gemäßigte Zonen

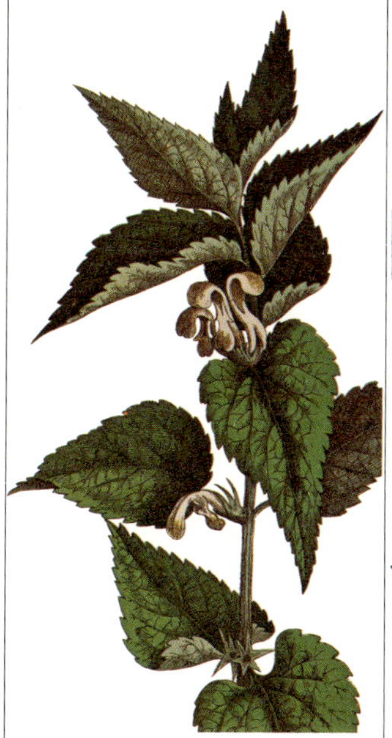

Das zierliche, 20–30 cm hohe Kraut gedeiht im Unterholz, zwischen Gräsern und Sträuchern an Hecken und Zäunen. Aus einer mehrfach verzweigten unterirdischen Grundachse sprießen zahlreiche Ausläufer, die im Frühjahr mehrere Blütensprosse bilden. Ein aufrechter kantiger hohler Stengel, außen behaart und in Bodennähe meist rot unterlaufen, trägt die länglich-herzförmigen, spitz auslaufenden weich behaarten dunkelgrünen Laubblätter, die jenen der Brennessel ähnlich sind. Sie sind am Rande grob gesägt, stehen kreuzweise gegenständig und tragen in ihren Blattachseln rund um den Stengel die vielblütigen Scheinquirle. Die weißen, oft schmutzig-rötlichen Kronröhren sind von einer gewölbten Oberlippe überdeckt. Die einzeln gezupften und getrockneten Blüten enthalten noch wenig erforschte Wirkstoffe.

LAURUS NOBILIS

LORBEERBAUM

Lauraceae

135 S-Eur, NW-Afr, SW-As

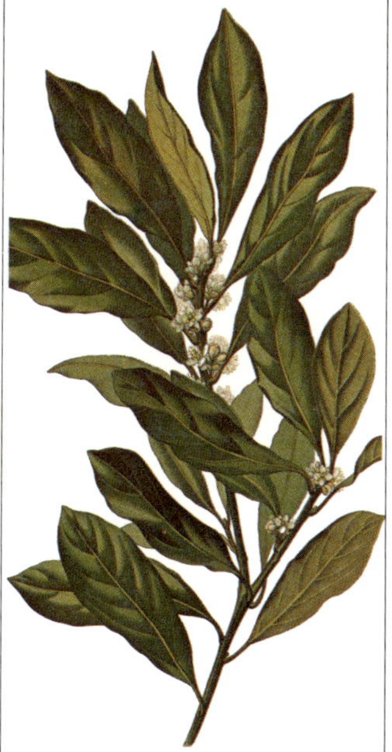

Vom Lorbeer, einst Symbol des Sieges, ist nur noch das Lorbeerblatt im Kochtopf von Bedeutung geblieben. Der kleine Baum oder Strauch mit der grauen, glatten Rinde und den immergrünen Blättern, länglich oval, ganzrandig, dunkelgrün und ledrig-glänzend auf der Oberseite, auf der Unterseite matt-hellgrün, kann sich vielen Klimaten anpassen, ist aber nicht winterhart. Die zweihäusigen Blüten bilden weißlichgelbe kleine Dolden, die in den oberen Blattachseln stehen. Die Früchte sind kirschengroße, erst grüne, dann schwarz-glänzende Beeren, die einen Samen enthalten. Das aus den frischen Früchten gewonnene, fette Lorbeeröl ist von hellgrüner, salbenartiger Konsistenz und enthält neben verschiedenen Fettsäuren ebenfalls zirka 1% ätherisches Öl, das zu durchblutungsfördernden Einreibungen verwendet wird.

LAVANDULA ANGUSTIFOLIA

LAVENDEL

Lamiaceae (=Labiatae)

136 S-Eur, NW-Afr

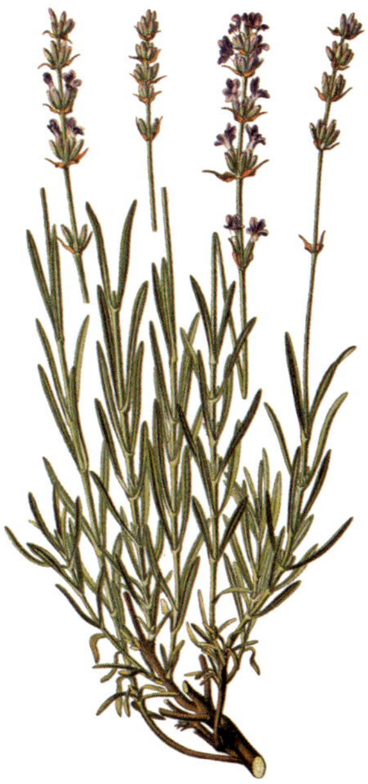

Der Lavendelstrauch gedeiht in nördlichen Gegenden als Zierpflanze in Gärten an trockenen, sonnigen Lagen. In Südfrankreich, Spanien und England wird er für die Gewinnung des in der Parfümerie wichtigen Lavendelöls angebaut, wächst aber auch häufig wild. Auf einem breiten Wurzelstock stehen die meist verholzten Zweige. Aus ihnen sprießen die grünen vierkantigen Schoße mit den graugrünen, silbrigbehaarten schmalen eingerollten Blättchen 50–70 cm hoch. Die am langen Stengel mit kleinen Quirlen stehenden kleinen blauvioletten Lippenblüten überragen die Blattregion und enthalten am meisten des wohlriechenden ätherischen Öls. Zu seiner Gewinnung werden die ganzen Zweige geschnitten und destilliert. In neuerer Zeit untersucht man die nervenberuhigende Wirkung des Lavendels, die nicht nur vom Duft ausgeht. Lavendelöl und Lavendelspiritus regen die Haut zu verstärkter Durchblutung an.

LEONURUS CARDIACA

HERZGESPANN

Lamiacaea, Labiatae

137 Eur, As
NAm

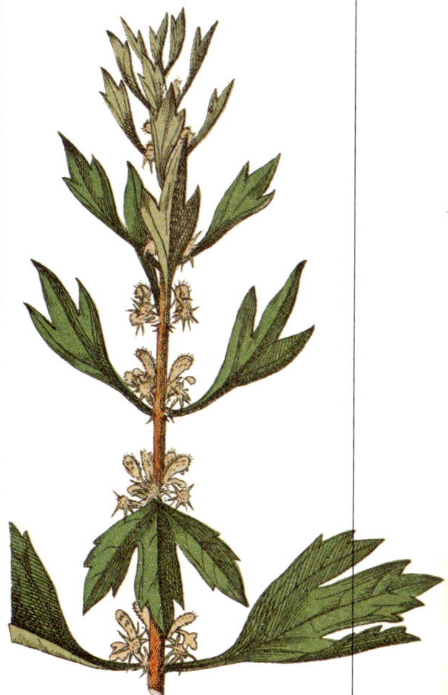

Schon bei den Griechen muß die herzstärkende Wirkung dieser Heilpflanze bekannt gewesen sein, wie aus dem Namen *cardiaca* (das Herz betreffend) hervorgeht. Das Herzgespann wächst mit Vorliebe in trockenen Lagen. Aus einem kräftigen waagrechten, dichtbewurzelten Stock wachsen aufrechte vierkantige, oft rotviolett überlaufene und abstehend behaarte Stengel 60–100 cm hoch. Die gestielten Blätter stehen kreuzweise gegenständig, sind handförmig in 3–5 Lappen gespalten, leicht behaart, oberseits von dunkelgrüner, unten von hellgrüner Farbe. In den Blattachseln stehen die Quirle mit zahlreichen Blüten auf trichterförmigen Kelchen. Die Kronröhren sind von fleisch-rosaroter Farbe, braunrot gezeichnet und nach oben erweitert. Lange Zeit blieb diese Pflanze wenig beachtet. Neuere Forschungen bestätigen ihre beruhigende Wirkung auf Herz und Kreislauf.

LEVISTICUM OFFICINALE

LIEBSTÖCKEL

Apiaceae (= Umbelliferae)

138 SW-As
Gemäßigte Zonen

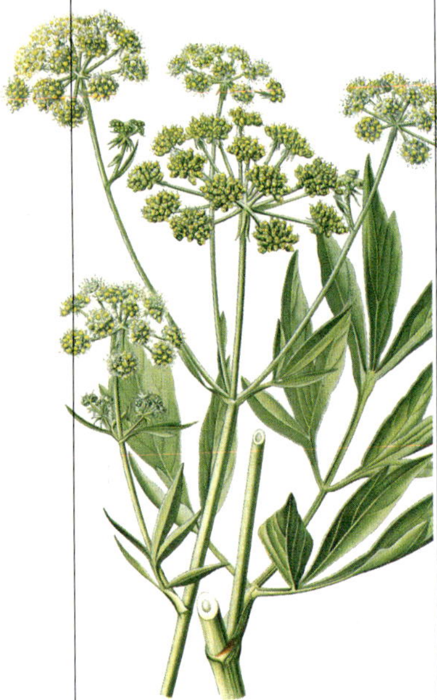

Die in vielen Ländern beliebte Gewürzpflanze wird in Hausgärten gehalten, aber auch als Heilpflanze angebaut. Die kräftige Wurzel hält sich am besten in lockerem, mäßig feuchtem Boden in halbschattiger Lage. Sie treibt aufrechte röhrige, 1–2 m hohe runde Stengel, die oben in Äste auslaufen. Die sehr großen derben Grundblätter mit grün glänzender Oberseite sind zwei- bis dreifach gefiedert. Am Stengel sitzen nach oben immer kürzer gestielte und wenige gefiederte Blätter. An den Stengelenden stehen die dichtstrahligen gewölbten Dolden mit den blaßgelben Blüten, die eifrig von Bienen besucht werden. Die gerippten, oft gekrümmten Früchtchen sorgen für Weiterverbreitung, die aber auch durch Wurzelteilung möglich ist. Ätherisches Öl und weitere Wirkstoffe finden sich am reichsten in der Wurzel, die noch heute zu den offiziellen Drogen gerechnet wird.

LINUM USITATISSIMUM

LEIN, FLACHS

Linaceae

139 S-Eur, SW-As
Gemäßigte Zonen

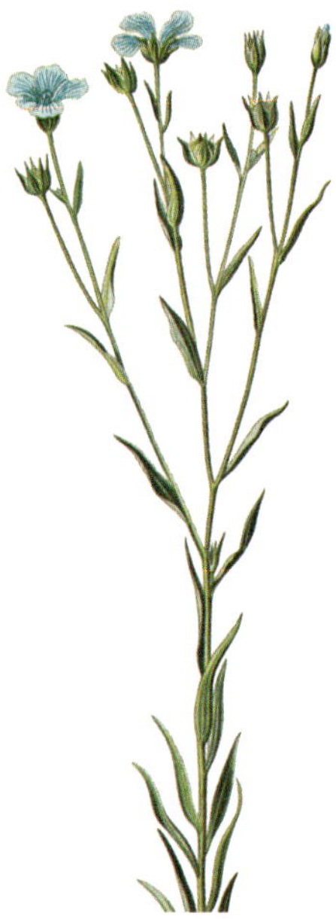

In der Natur finden wir den Lein nur vereinzelt als Wildling aus benachbarten Anbaugebieten. Die einjährige Pflanze treibt aus einer spindelförmigen weißlichen Wurzel dünne, oben verästelte Stengel. Die nervigen saftiggrünen Blättchen sind von schmal-lanzettlicher Form und wechselständig angeordnet. An den Stengelenden stehen die zarten blauen, seltener weißen oder roten Blüten mit 5 zu einem Rädchen angeordneten Kronblättern. Sie blühen meistens nur einige Stunden. Eine kugelige Kapsel bildet die Frucht, die zur Gewinnung der Samen gedroschen wird. Sie enthält 4–6 mm lange glatte braunglänzende Samen, die in ihrer Hülle viel Schleim, im Kern das fette Leinöl enthalten. Schleim und Öl werden medizinisch verwendet, ferner das entölte Leinsamenmehl in Form der bekannten Kataplasmen angewendet. Aus anderen Flachsarten werden Leinengewebe hergestellt.

LOBELIA INFLATA

LOBELIE

Lobeliaceae

140 O-NAm

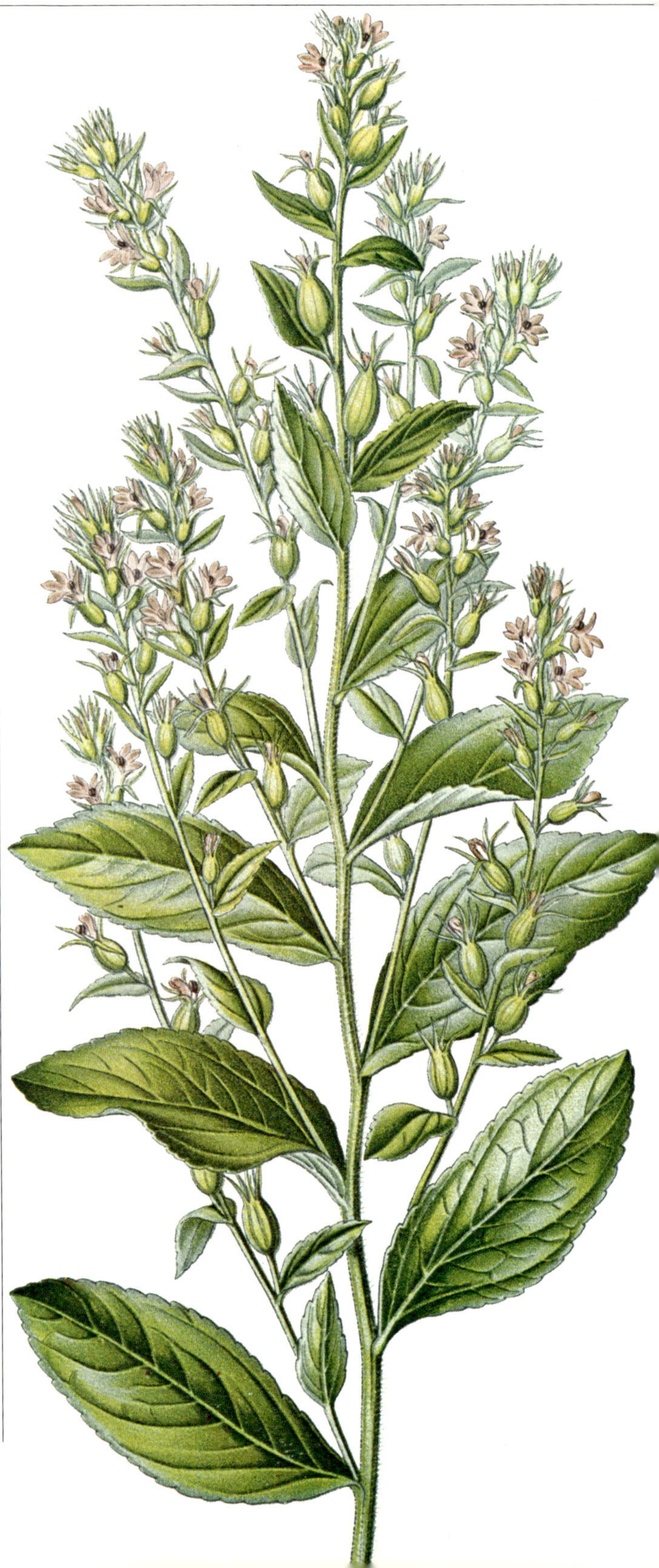

Die medizinisch verwendete Lobelie gehört zur Flora des nordöstlichen Amerika und wird dort auch kultiviert. Schon bei den Indianern war das Kraut als Heilpflanze bekannt und wurde des scharfen Geschmackes wegen mit Indian tobacco bezeichnet. Sie verwendeten Abkochungen der Wurzeln gegen Lues und rauchten die Blätter gegen asthmatische Beschwerden. In nördlichen Regionen Europas wachsen andere, medizinisch jedoch nicht verwendete Lobelia-Arten (zum Beispiel *L. dortmanna*). Das einjährige Kraut treibt einen ca. 50 cm hohen, grün oder violett gefärbten kantigen und rauhhaarigen Stengel. Die 4–7 cm langen fahlgrünen Blätter sind schmal-lanzettlich zugespitzt, kurz gestielt und am Rande ungleich gekerbt. An den Kerbspitzen stehen kleine weißliche Wärzchen (Wasserspalten). Die Blattspreite ist behaart, am stärksten der Nervatur entlang. Die spärlichen fahlblauen Blüten sind zweilippig und in einer Traube am Stengelende angeordnet. Die Fruchtkapsel ist kugelig aufgeblasen *(inflata)* und enthält zahlreiche kleine Samen. Die Blätter schmecken scharf und kratzend. Die Lobelie enthält eine ganze Reihe interessanter Alkaloide. Eines davon, das Lobelin, wirkt ähnlich wie Nikotin.

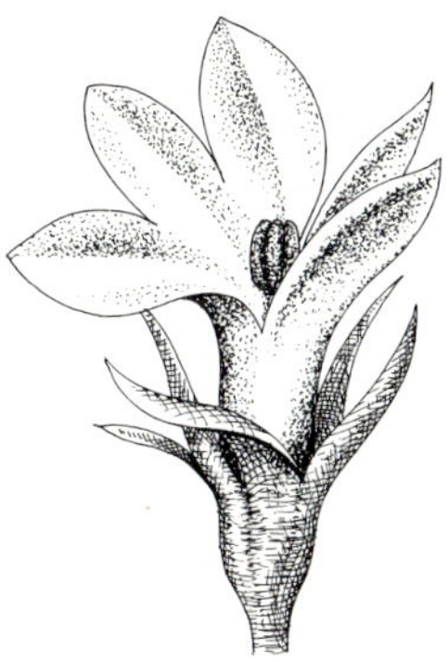

LYCOPUS VIRGINICUS

VIRGINISCHER WOLFSTRAPP

Lamiaceae (=Labiatae)

141 O-NAm

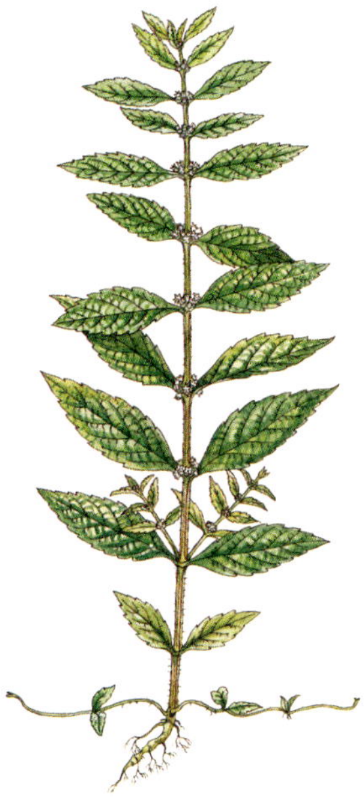

Der Wolfstrapp bevorzugt als Standort feuchte Wiesen, Flußufer, Gräben, lichte Wälder. Die ausdauernde Pflanze überwintert mit einem kriechenden vierkantigen Wurzelstock, der an seinen Knoten kranzförmig lange Wurzelfasern ausbreitet. Der Stengel wächst aufrecht 30–60 cm hoch, ist stumpf vierkantig und fein behaart. Meist verzweigt er sich nur im oberen Teil. Kreuzgegenständig stehen an ihm die dunkelgrünen oder rötlich überlaufenen Blätter, länglich eiförmig, 6–15 cm, vorne zugespitzt, am Grunde in den kurzen Stiel verschmälert. Der Rand ist gezähnt, die Unterseite drüsig punktiert. Die kleinen Blütenröhren mit weißlichen Kronblättern sind in den obern Blattachseln zu einem Quirl angeordnet. Außer dem ätherischen Öl hat man in der Frischpflanze hormonähnliche Substanzen gefunden, die jedoch noch wenig erforscht sind. Der Wolfstrapp ist eine seit Jahrhunderten bekannte Heilpflanze.

LYTHRUM SALICARIA

BLUTWEIDERICH

Lythraceae

142 Eur, As
NAm

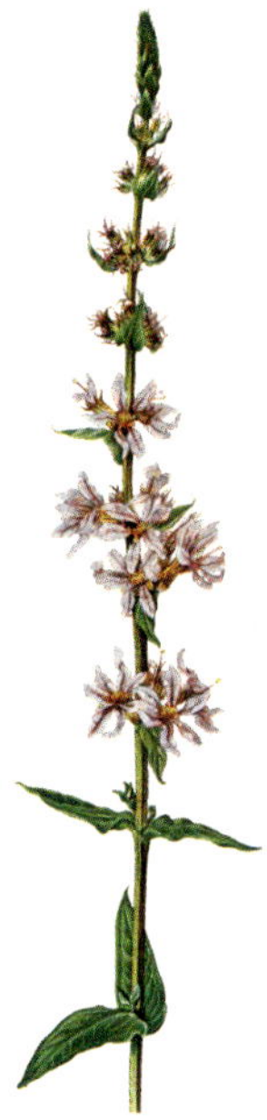

Der Blutweiderich ist eine unserer häufigsten Sumpfpflanzen. Aus einer dicken holzigen Wurzel wachsen kantige einfache, wenig verzweigte Stengel 70–120 cm hoch. Die herzförmigen oder lanzettlichen, spitz auslaufenden Blätter sitzen gegenständig am Stengel mit bis 12 cm langen saftig-grünen und stark genervten Blattspreiten, die am Rande kurz behaart sind. An den Stengelenden ragen die purpurroten Blütenähren empor mit zahlreichen Sternen aus 6 Kronblättern, die auf einem becherförmigen Kelch sitzen. Blütezeit Juli–August. Kleine Fruchtkapseln enthalten die mit Schleimhaaren besetzten Samen. Sie haften an Schnäbeln und Füßen von Wasservögeln und werden so verbreitet. Das Kraut wurde früher gegen starke, ruhrähnliche Durchfälle empfohlen. Eine eingehende Erforschung der hochinteressanten Wirkstoffe könnte neue Heilanwendungen aufzeigen.

MALVA SILVESTRIS

WILDE MALVE, KÄSEPAPPEL

Malvaceae

143 S-Eur, W-As
Gemäßigte Zonen

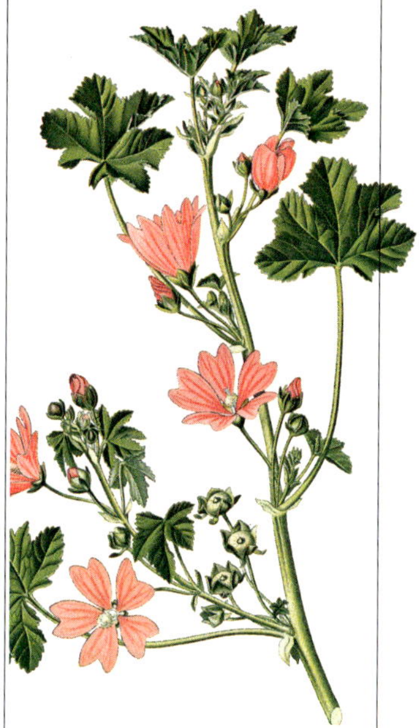

Mit ihrer dünnen Pfahlwurzel dringt die Malve tief in den Boden ein und kann so auch auf Schuttplätzen, an Wegrändern und Mauern gedeihen, bis ins Vorgebirge auf ca. 1500 m. Der runde verästelte Stengel wächst, aufsteigend oder aufrecht, 40–100 cm hoch. Die nierenförmigen Blätter, handförmig gelappt und am Rande gezähnt, sind saftiggrün und wie die Stengel mit einem weichhaarigen Filz überzogen, charakteristisches Merkmal vieler schleimhaltiger Pflanzen. In den Blattwinkeln, auf kurzen Stielen, stehen die Blüten mit 5 rosavioletten Kronblättern mit vorne eingebuchtetem Rand. Die scheibenförmigen, vorne flachen Früchte erinnern an kleine Käse; daher der Name Käsepappel. Die Malvengewächse sind in den Tropen mit vielen Arten vertreten, die Sträucher, gar Bäume bilden und häufig mit auffallenden Blüten ausgestattet sind (Hibiskus usw.).

MARRUBIUM VULGARE

WEISSER ANDORN

Lamiaceae (= Labiatae)

144 S-Eur, N-Afr, W-As
Warm gemäßigte Zonen

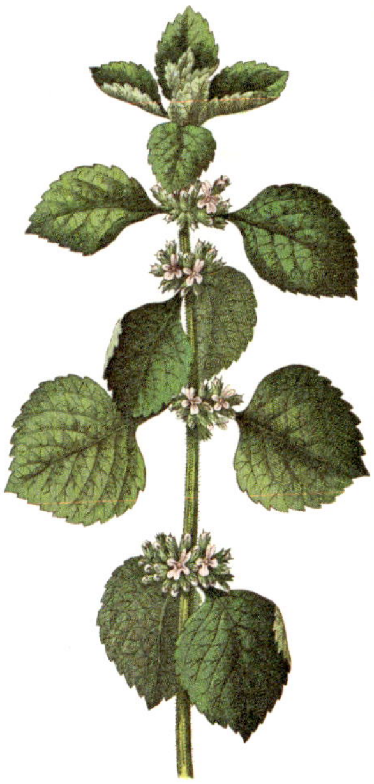

Der Andorn bevorzugt trockene, sonnige Schuttplätze, Magerwiesen, Ödplätze und wird oft auch in Gärten angebaut. Das ausdauernde Kraut treibt seine hohlen und behaarten Stengel bis 60 cm hoch. Die eiförmig spitzen Blätter sind oft geschrumpft, oberseits dunkelgrün und auf der Unterseite mit einem weißlichen Filz überzogen. Sie stehen kreuzgegenständig auf kurzen Stielen. Die kleinen weißen, 5–7 mm langen Blütenröhren sitzen in einem dichten Quirl in den Blattachseln und blühen vom Juni bis im August. Zu Heilzwecken verwenden wir das während der Blüte gesammelte Kraut. Der Andorn ist zu Unrecht etwas in Vergessenheit geraten. Da er sich anbauen läßt und vielseitig wirkende Stoffe enthält, scheint eine eingehende Prüfung der Heilwirkungen gerechtfertigt. Bekannt sind: die Anregung der Galleproduktion und die expektorierende Wirkung auf die Bronchien.

MARSDENIA CUNDURANGO

CONDURANGO

Asclepiadaceae

145 W-SAm
O-As

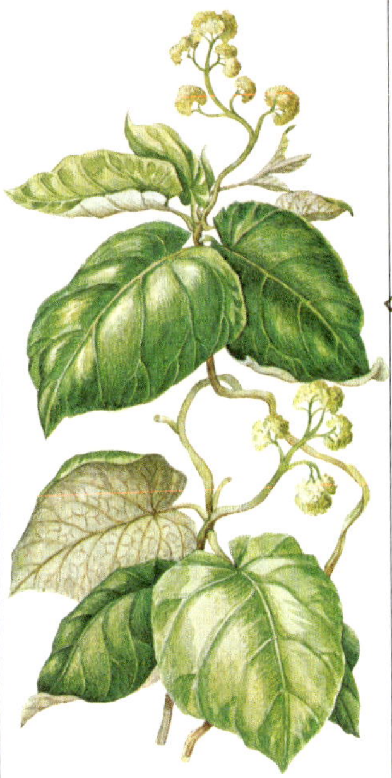

Die an den Westabhängen der Kordilleren heimische Kletterpflanze windet sich viele Meter hoch durch den Laubwald, um an der Sonne ihre Blüten bilden zu können. Der bis 10 cm dicke Stamm trägt an Nebenzweigen die herzförmigen, 8–10 cm langen und 5–8 cm breiten, von einem dichten Filz überzogenen ovalen Blätter. Die glocken- bis trichterförmigen Blütenkronen stehen in Dolden an den obersten Zweigen. Schiffchenförmige Balgfrüchte enthalten die mit einem Haarschopf versehenen Samen. Obwohl in den Volkslegenden der Peruaner viel von den Blättern der Geierpflanze (Condurango) die Rede ist, finden sich die wertvollen Wirkstoffe in der Rinde der Äste und Zweige. Sie schmeckt aromatisch bitter, zimtähnlich und enthält verschiedene Bitterstoffe, ferner organische Säuren und Stärke.

MATRICARIA CHAMOMILLA

ECHTE KAMILLE, MUTTERKRAUT

Asteraceae (= Compositae)

146 M + S-Eur, N-Afr, W-As
Gemäßigte Zonen

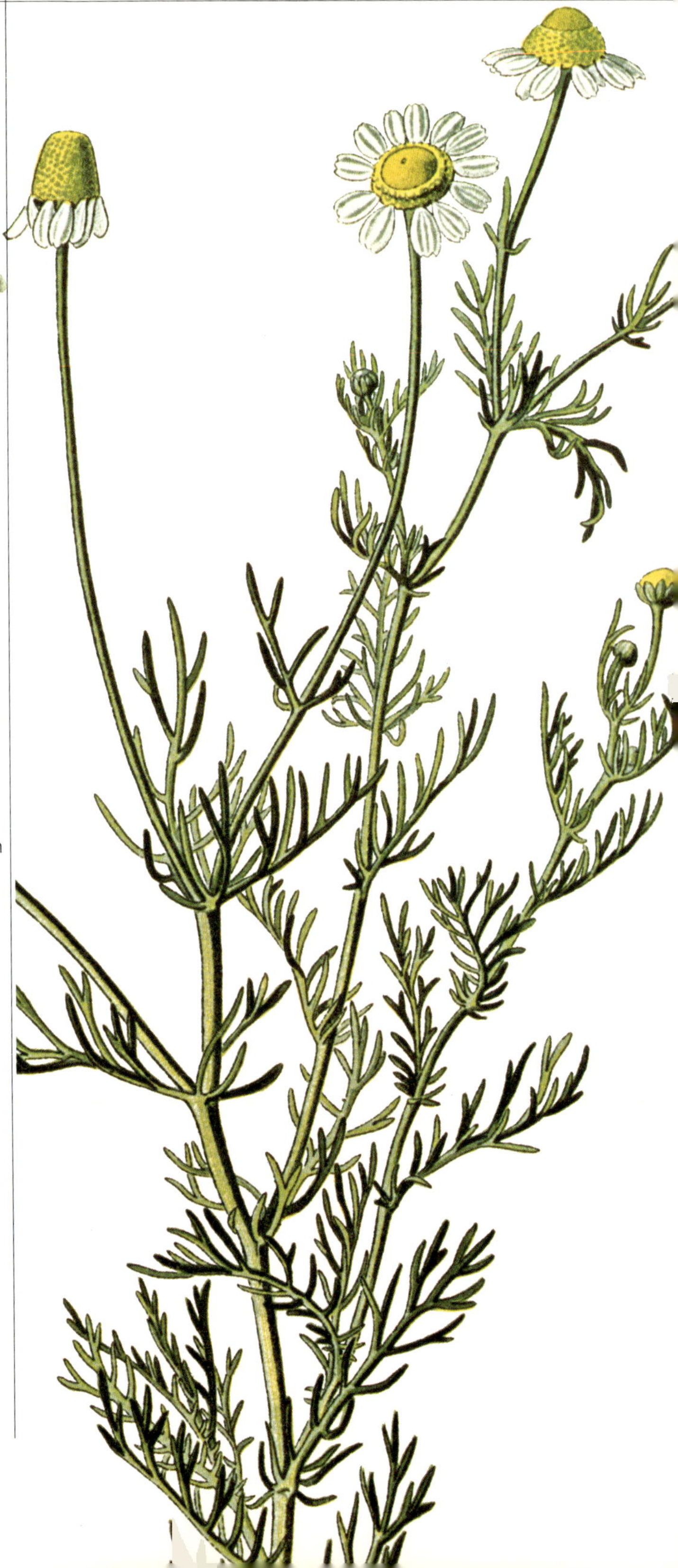

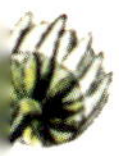

Die Kamille gehört zu unseren wertvollsten und vielseitig verwendeten Heilpflanzen. Das Wort *Matricaria* (*matri*=Gebärmutter, könnte auch von *mater*=Mutter herkommen) deutet auf ihren früheren Gebrauch bei den Völkern der Antike hin. Auch heute noch stillt der Kamillentee mütterliche und weibliche Gebresten. Sie wächst bei uns verwildert auf Öd- und Schuttplätzen an Wegrändern; in Gärten oft angebaut. Große Kulturen in den Balkanländern und in Südamerika decken den weltweiten Bedarf an Kamillen. Die einjährige Pflanze treibt einen stielrunden aufrechten, meist verzweigten Stengel 40–60 cm hoch. Die spärlichen Blättchen sind fiederig geteilt und bilden fadenförmige spitzige Zipfel. Am Ende dünner Stiele sitzen die Blütenköpfe mit dem gewölbten hohlen Blütenboden. Er trägt die gelben röhrenförmigen Scheibenblüten und am Rande einen Kranz weißer zungenförmiger Strahlblüten, die nach unten gerichtet sind. Die offenen Blüten, seltener das ganze Kraut, werden gesammelt. Die Wirksamkeit der Kamille hängt von ihrem Gehalt an ätherischem Öl ab, der sehr stark variieren kann. Neuere Forschungen haben gezeigt, daß die Heilwirkung nicht nur vom Hauptwirkstoff Azulen, sondern auch von den Begleitstoffen ausgeht.

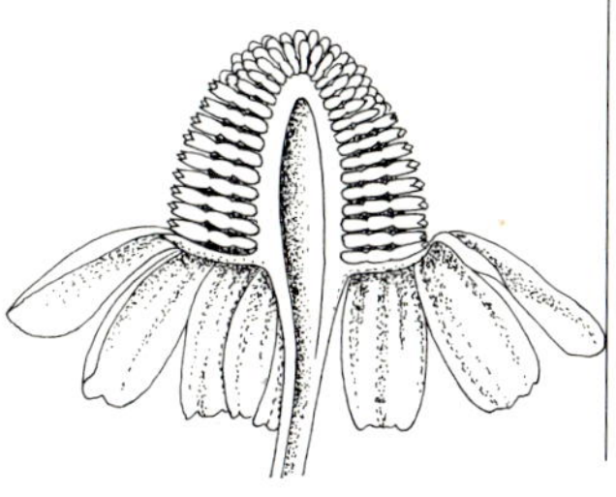

MELILOTUS OFFICINALIS

HONIGKLEE, STEINKLEE

Fabaceae (=Papilionaceae)

147 Eur, As
Gemäßigte Zonen

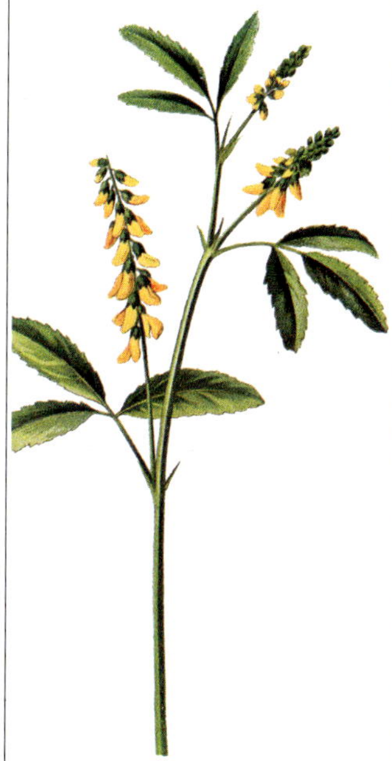

Mel, Miel (griechisch *méli*=Honig) deutet auf den süßen Nektar dieser von den Bienen häufig besuchten Pflanze. Der Honigklee wächst aus einer kräftigen Pfahlwurzel, deren Fasern, wie bei vielen Schmetterlingsblütlern, mit Bakterienknöllchen bedeckt sind. Der ziemlich verzweigte derbe Stengel wird ca. 1 m hoch. Die gestielten Blätter sind länglich-elliptisch, saftig grün, dreizählig (Kleeart) und am Rande leicht gekerbt oder gezähnt. Aus den Blattachseln der oberen Stengelblätter wachsen die langgezogenen lockeren Blütentrauben aus zahlreichen kleinen gelben Schmetterlingsblüten mit ausgeprägten Fahnen. Die Früchtchen, gelbbraune kahle Hülsen, werden mit den Samen vom Wind fortgetragen. Wir verwenden die im Juni bis September blühende Pflanze. Der hohe Steinklee *(Melilotus altissimus)* wird oft auch angebaut und gleichsinnig verwendet.

MELISSA OFFICINALIS

ZITRONENMELISSE, GARTENMELISSE

Lamiaceae (=Labiatae)

148 SO-Eur, SW-As
Gemäßigte Zonen

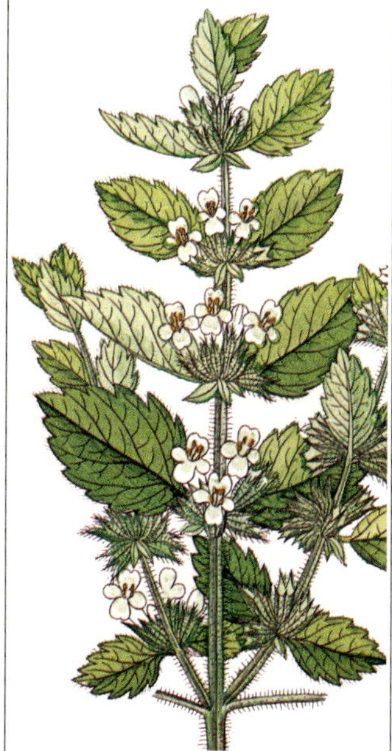

Die Melisse teilt ihren wohlklingenden Namen in der griechischen Sprache mit jenem der Honigbiene «Melissa». Er klingt wohltuend, heilend, beruhigend, vergleichbar mit den Heilkräften, die von dieser Pflanze ausgehen. Der ausdauernde, mehrköpfige Wurzelstock treibt aufrechte vierkantige Stengel von 60–100 cm Höhe, die sich anfangs wenig, während der Blütezeit stark verzweigen. Die herz-eiförmigen gestielten hellgrünen Blätter sitzen gegenständig und üppig an den Stengeln. Ihr Rand ist gezähnt und die glänzende Ober- und Unterseite mit winzigen Öldrüsen besetzt. Die ca. 1,5 cm langen weißlichen Blüten bilden kleine Büschel in den oberen Blattachseln. Sie blühen zur Freude der Bienen im Juli–August. Das ganze Kraut, vor allem aber die Blätter riechen beim Zerreiben angenehm nach Zitrone. Vor der Blüte enthalten die jungen Blätter und Triebspitzen am meisten ätherisches Öl.

MENTHA* PIPERITA

PFEFFERMINZE

Lamiaceae (=Labiatae)

149 S-Eur
Gemäßigte Zonen

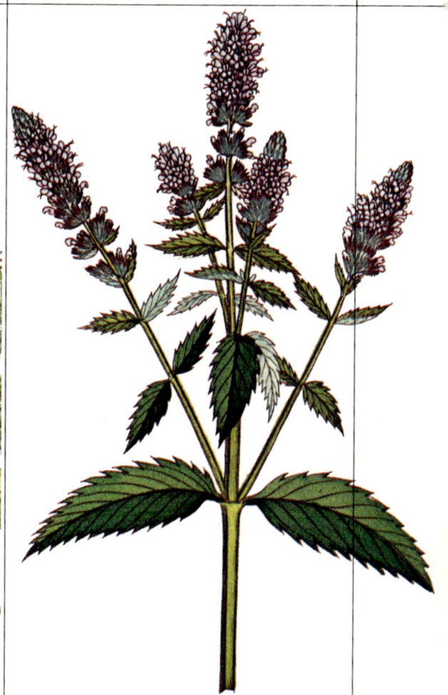

Die Pfefferminze, eine Kreuzung aus verschiedenen in der Natur vorkommenden Arten, ist seit dem 17. Jahrhundert bekannt. Sie bevorzugt humusreichen feuchten Boden. Wir finden denn auch die wilden Arten, wie Wasserminze, Roßminze u. a., meistens in feuchten Wiesen und Mooren. Aus ihrem flachen Wurzelstock, der unter- und oberirdische Ausläufer bildet, wachsen die vierkantigen, oft rot überlaufenen 50–80 cm hohen Stengel, die sich im oberen Teil stark verzweigen. Die Vermehrung kann nur durch Ausläufer erfolgen. Die gestielten Blätter, gegenständig angeordnet, sind je nach Rasse elliptisch bis lanzettlich, 4–8 cm lang, am Rande gezähnt, hell- oder dunkelgrün und oft leicht rötlich. An den Blühtrieben sind sie wesentlich kleiner. Dicht aneinandergepresst sind die kleinen violetten Blüten, die als langgezogene, meist mehrmals unterbrochene Ähren die Stengelspitzen zieren.

MENYANTHES TRIFOLIATA

BITTERKLEE, FIEBERKLEE

Gentianaceae

150 Eur, As, NAm

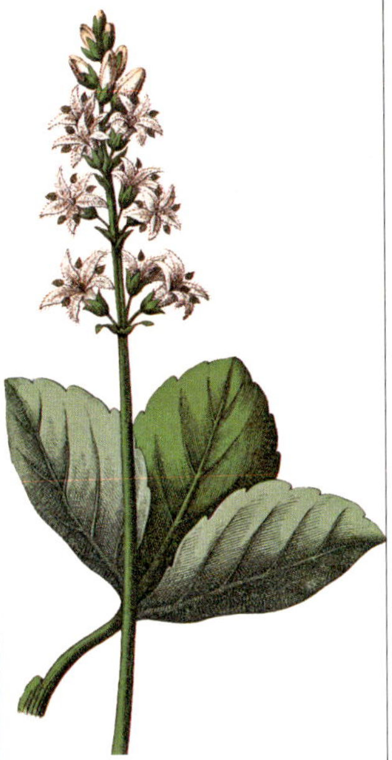

Der Bitterklee ist ein Enziangewächs. Der dicke kriechende Wurzelstock steht im sumpfigen Erdreich, meist unter Wasser, an Teichrändern und Bachufern, vom Tiefland bis in Gebirgsregionen um 1800 m Höhe. Im Frühjahr wachsen 30–40 cm lange Sprosse und daneben an langen röhrigen Stielen die in drei eiförmige Fiederblättchen geteilten Blätter, die sich über den Wasserspiegel erheben. Am Blühsproß blüht endständig vom Mai bis Juni eine rötlichweiße dekorative Traube mit zahlreichen fünfzipfligen Blüten, die mit einem Haarkranz besetzt sind. Sie werden von Hummeln fleißig besucht. Die kräftigen Enzianbitterstoffe finden sich in den Blättern und haben der Pflanze den Namen Fieberklee eingebracht. Nicht zu Unrecht versuchte man in früheren Zeiten Fieber mit Bitterstoffen zu senken. Leider mußte Bitterklee in vielen Gegenden unter Naturschutz gestellt werden.

MONARDA DYDIMA

GOLDMELISSE

Lamiaceae (= Labiatae)

151 O-NAm
Gemäßigte Zonen

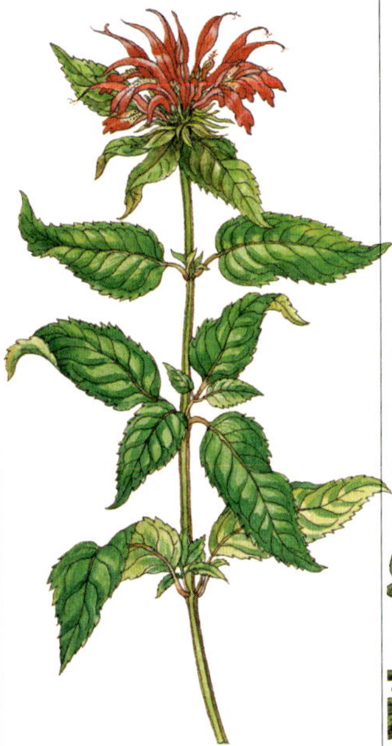

Diese ausdauernde Staude ist ein in Bauerngärten beliebtes Gewächs. Im letzten Jahrhundert gehörte ein Goldmelissenstock mit ins Brautfuder; man wußte von der guten Wirkung des Tees für junge Mütter. Der Wurzelstock der Goldmelisse treibt im lockeren, trockenen Erdreich zahlreiche Ausläufer. Im Frühjahr sprießen mehrere Stengel, vierkantig, oft rötlich angelaufen, 60–80 cm hoch, nur im oberen Teil verzweigt. Die Laubblätter, bis 10 cm lang, von eiförmig-spitziger Form, sind am Rande gezähnt und gegenständig an oft rötlichen Stielen angeordnet. Sie sind schmäler als jene der Melisse, auffällig genervt, weniger geschrumpft und viel weniger aromatisch. Die tief purpurroten Blütenkronen sitzen an den Stengelenden. Ihre langen, schmalen strahligen Blüten enthalten die eigentlichen Wirkstoffe. Man sammelt sie den ganzen Sommer über, sobald ihre Farbe dazu verlockt.

NASTURTIUM OFFICINALE

BRUNNENKRESSE

Brassicaceae (= Cruziferae)

152 Gemäßigte Zonen

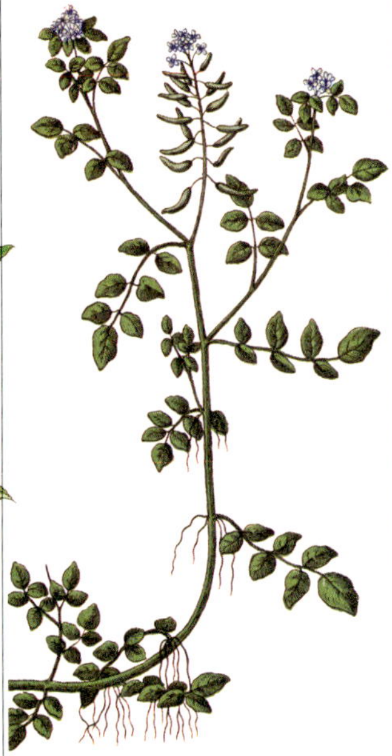

Die Brunnenkresse, so verkündet schon ihr Name, fühlt sich in sauberen, langsam fließenden Gewässern heimisch. Wer sie ernten will, wird mit einer ganzen Reihe wertvoller Wirkstoffe belohnt, die aber nur in der Frischpflanze voll wirksam sind und beim Trocknen rasch verderben. Eine ausgesprochene Heilpflanze des Frühlings. Die verzweigten, anfangs kriechenden, später aufsteigenden Stengel treiben zahlreiche Nebenwurzeln, über denen weitere kantige, röhrige, saftiggrüne Stengel aufsteigen. Die gestielten und gefiederten Blätter zählen 1–3, im oberen Teil 5–9 fleischige, eiförmige Fiederblättchen und tragen am Stielgrund kleine waagrechte Öhrchen. Am Stengelende stehen die weißen Kreuzblüten und formen eine hübsche, aufrechtstehende Traube. Aus den Blüten entstehen die sichelförmigen Schoten, Zeichen der Verwandtschaft mit den Senfgewächsen.

NERIUM OLEANDER

OLEANDER

Apocynaceae

153 S-Eur
Warm gemäßigte Zonen

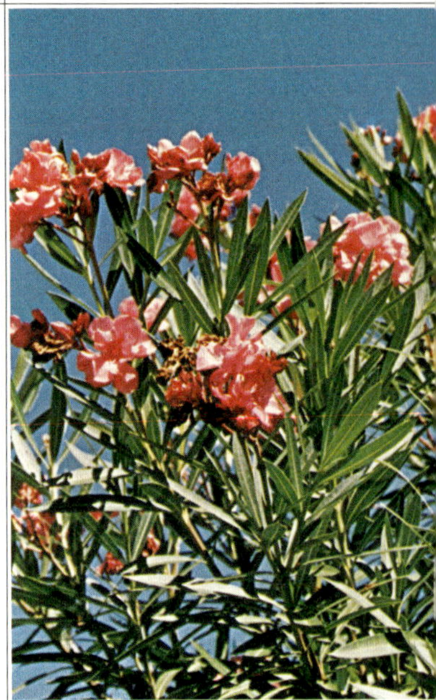

Diese in der arabischen Medizin hochgeschätzte Heilpflanze ist seit dem 19. Jahrhundert auch in Europa bekannt. Eingeführt wurde der Oleander als Gartenschmuck. In den Schloß- und Villengärten in nördlichen Breiten zeugt der Oleander noch heute von einstiger Pracht und wird im Winter in der «Orangerie» mit den Orangenbäumchen vor Frost geschützt. In südlichen Lagen steht er als 3–8 m hoher immergrüner

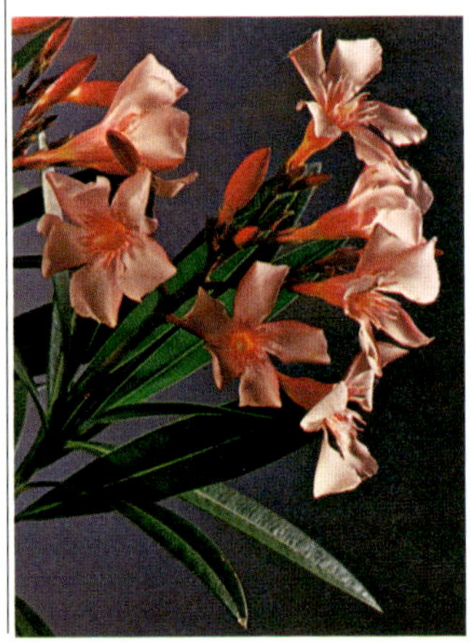

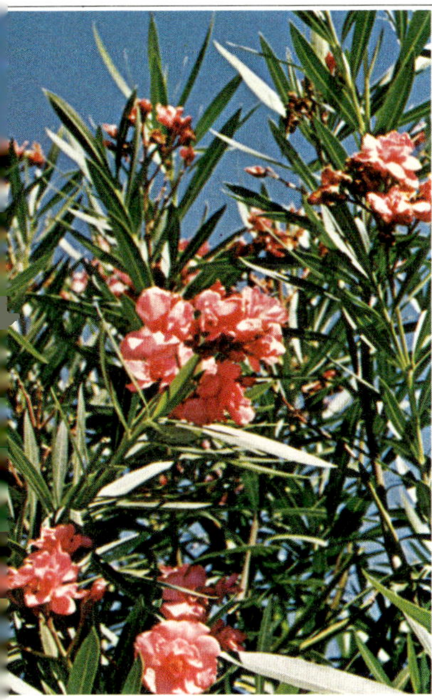

Strauch, seltener als Baum. Der sparrige Strauch trägt an runden verholzten Zweigen die dunkelgrünen ledrigen Blätter. Sie sind ca. 10–15 cm lang, schmallanzettlich geformt, ganzrandig und formen ein immergrünes Laubwerk, das allmählich erneuert wird. Die üppigen Blüten, zündend rot oder weiß mit unten röhrenförmiger, oben radförmig ausgebreiteter Krone stehen an den Zweigenden und verströmen einen betörenden Duft. Seine Bezeichnung «Rosenlorbeer» zeigt, wie der Oleander die Strenge des Lorbeers mit der Lebensfreude der Rose vereinigt. Die Wirkstoffe in den Blättern enthalten herzwirksame Glykoside, die jenen des Fingerhuts ähnlich sind. Für diesen Zweck werden sie in Europa anstelle von Digitalis verwendet. In Ländern wie den Vereinigten Staaten von Amerika und Großbritannien wird den Herzglykosiden des Roten Fingerhutes *(Digitalis Purpurea)* der Vorzug gegeben.

OLEA EUROPAEA

OLIVENBAUM

Oleaceae

154 S-Eur, N-Afr, SW-As
S-Afr, W-NAm, Aus

Seit Urzeiten haben die Völker der Erde versucht, aus ihren Nutzpflanzen nicht nur Nährstoffe oder Fasern für Gewebe zu gewinnen, sondern auch Heilstoffe. Beim Ölbaum gelang dies erst in unserer Zeit dank moderner Untersuchungsmethoden. Man stellte in den Olivenblättern ein blutdrucksenkendes Prinzip fest, das in Form von Präparaten wirksam wird. Seine Hauptbedeutung erlangt der Ölbaum aber nach wie vor als Spender der Oliven, einer der wenigen Früchte, die nicht nur im Samen, sondern mehr noch im Fruchtfleisch Öl führen.
Der Ölbaum wächst außergewöhnlich langsam, kann aber auch Jahrhunderte alt werden. Der Stamm gleicht dem der Weiden, wird gelegentlich aber bis 10 m hoch. Aus ihm wachsen rutenförmige Zweige mit schmalen lanzettlichen Blättchen, graugrün auf der Oberseite, unterseits silbrig glänzend. Im April–Mai blühen die kleinen zarten weißgelblichen Blüten, die in kurzen Trauben in den Blattachseln stehen. Die pflaumenförmige Frucht, die Olive, reift sehr langsam und wird den Winter über geerntet. Die reiche Ölbildung scheint die Lebenskräfte des Ölbaumes völlig in Anspruch zu nehmen. Erst nach zehnjährigem Wachstum bildet er Früchte, und erst nach weiteren Jahrzehnten erreicht er seine Vollkraft.

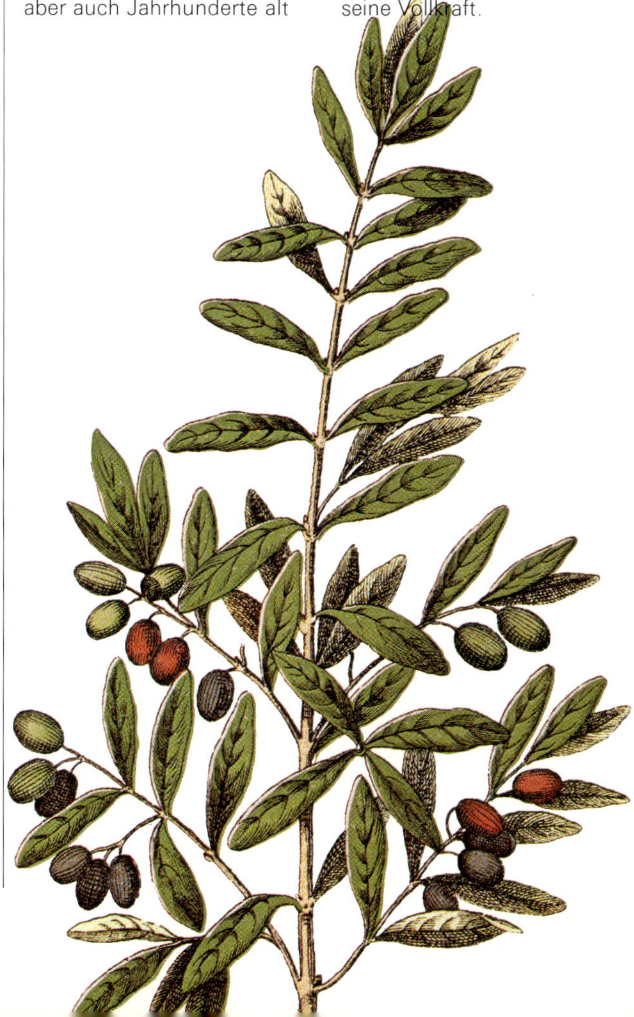

ONONIS SPINOSA

HAUHECHEL

Fabaceae (=Papilionaceae)

155 Eur
NAm

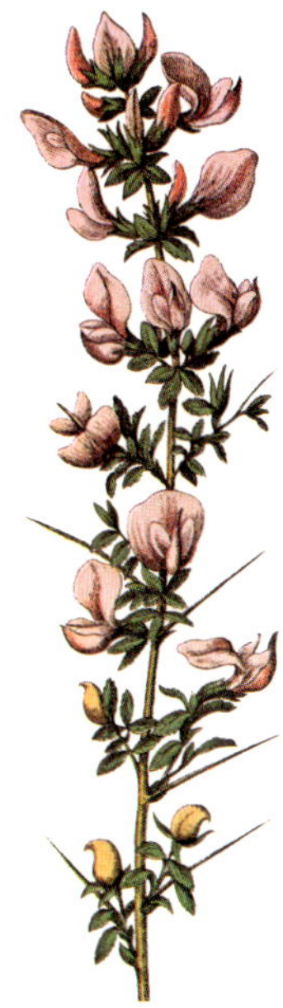

Der 30–60 cm hohe Strauch wächst auf trockenen Wiesen, an Wald- und Wegrändern, im kalkigen Gestein, im Gebirge bis auf 1500 m. Auf einem holzigen, tiefgründigen Wurzelstock stehen die aufrechten Stengel, verzweigt, behaart und teilweise verholzt. Die Seitentriebe bilden sehr spitze Dornen. Die unteren Blätter sind dreizählig gefiedert, die oberen klein, länglich-oval und am Rande gezähnt. Mit ihrer hellgrünen Farbe bilden sie ein eher bescheidenes Laubwerk. Um so üppiger treten vom Mai bis im Herbst die rosavioletten, selten bläulichen Fahnenblüten hervor, die auf spitzen grünen Kelchen in den Blattachseln stehen und lockere Trauben bilden. Die Wirkstoffe finden sich in den Blättern und in den Wurzeln. Die Pflanze enthält ätherisches Öl und andere Wirkstoffe, zu denen auch der Farbstoff der Wurzeln zu zählen ist, wie neuere Forschungen ergeben haben.

ORIGANUM VULGARE

DOST, WILDER MAJORAN

Lamiaceae (= Labiatae)

156 Eur, M + N-As
NAm

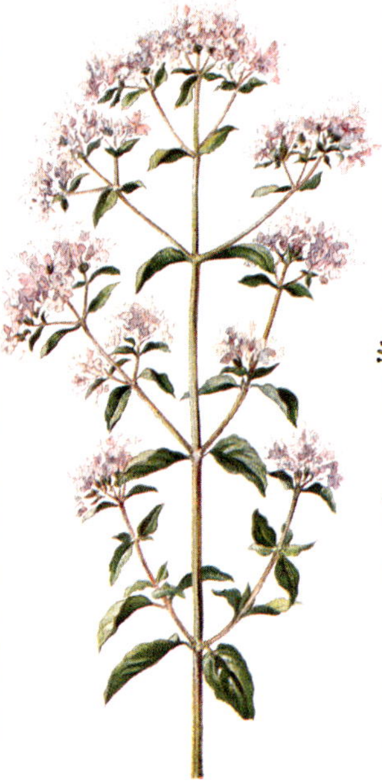

Der Dost ist mit dem Majoran wohl verwandt. Er verlegt aber seine Wachstumskräfte mehr in die Blüten und weniger in die Blätter wie der Majoran. Der Dost wächst an sonnigen, steinigen Hängen, auf Kalk- und Kieselerden, in Magerwiesen bis in mittlere Gebirgslagen. Im Süden werden verwandte Arten gesammelt und gelegentlich angebaut und liefern das beliebte Gewürz «Oregano». Der vielästige Wurzelstock bildet verholzte Ausläufer. Die vierkantigen, meist rötlich angelaufenen Stengel sind nur im Oberteil verzweigt und werden 40–60 cm hoch. Die gestielten eiförmig-spitzen Blätter sind kreuzgegenständig angeordnet. Sie sind wie die Stengel behaart und drüsig punktiert, typisches Merkmal vieler Lippenblütler, die ihr Aroma in den Blättern enthalten. Unzählige kleine Lippenblüten von rosa bis purpurroter Farbe bilden an den Stengelenden buschige Scheinähren. Ein beliebter Treffpunkt der Bienen.

ORTHOSIPHON SPICATUS

INDISCHER NIERENTEE

Lamiaceae (= Labiatae)

157 SO-As
Warme Zonen

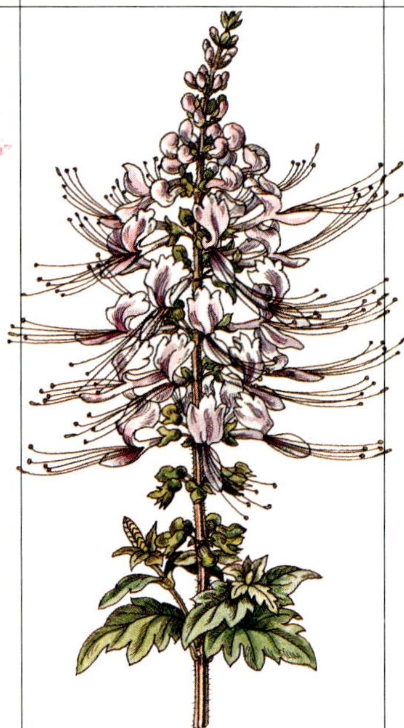

Diese Staude wird im indonesischen Archipel, besonders in Java und in Australien angebaut. Die von den Eingeborenen schon längst geschätzte Heilpflanze wurde auch unter den eingewanderten Europäern bekannt und nach Holland und Deutschland gebracht.
Die Stengel werden 70–90 cm hoch und tragen kreuzgegenständig die gestielten, an der Basis keilförmigen, ca. 5–6 cm langen Blätter. Auffällig ist die spitzwinklig zum Hauptnerv angeordnete Blattnervatur, die sich dann bogenförmig zur Blattspitze krümmt. Die Blüten bilden endständige Scheinähren. Aus den blaßblauen Blütenröhren ragen lange Staubgefäße heraus, die zum ursprünglichen Namen der Pflanze (Katzenbart = *Kumis Kutjing*) Anlaß gaben. Die getrockneten Blättchen bilden die eigentliche Handelsdroge, die in vielen Teemischungen zur Anregung der Nieren dient.

PANAX GINSENG, PANAX QUINQUEFOLIUS

ASIATISCHER UND AMERIKAN. GINSENG

Araliaceae

158 O-As, O-NAm

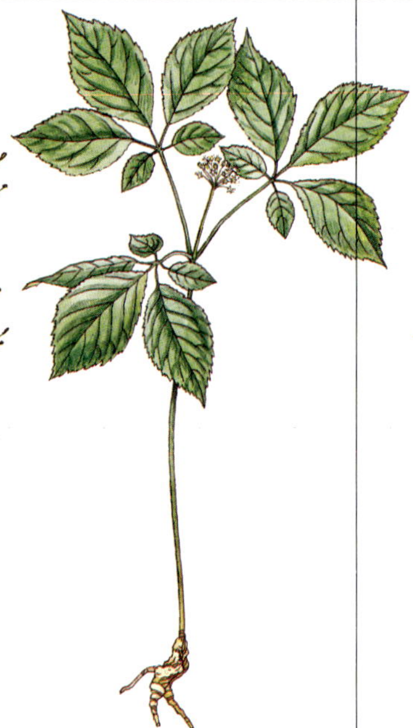

Dieses jahrtausendealte Allheilmittel der asiatischen Völker stammt von einer an sich unscheinbaren Waldpflanze, der *Panax ginseng,* die in den Gebirgswäldern von Nepal bis zur Mandschurei beheimatet ist, infolge der großen Nachfrage jedoch in vielen Ländern angebaut wird (Korea, China, Japan, UdSSR, USA). Der Ginseng bildet eine mehrköpfige Pfahlwurzel, deren Teile wie menschliche Gliedmaßen aussehen können. Der Name Ginseng soll «Wurzelmensch» bedeuten. Der kahle runde, 40–60 cm hohe Stengel trägt 2–4 endständige gestielte Blätter. Sie sind dunkelgrün, fünfzählig gefingert. Der Blühstiel endet in einer zwittrigen, weißgrünlichen Blütendolde.
Je nach ihrer Bearbeitung gibt es weiße oder rote Ginsengwurzeln. Neueste Forschungen brachten Aufschluß über die Wirkstoffe und bestätigen die Kenntnisse der Asiaten weitgehend.

PAPAVER SOMNIFERUM

SCHLAFMOHN

Papaveraceae

159 *Warm gemässigte Zonen*

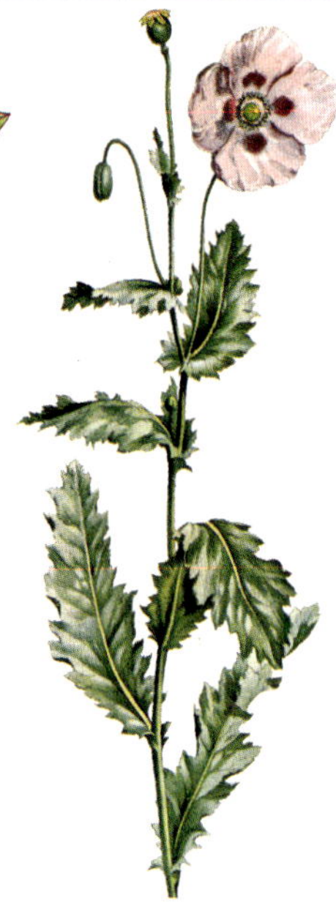

Der Schlafmohn ist ein einjähriges Kraut von sehr variablem Aussehen. Der blaugrüne runde Stengel wird ca. 1 m hoch. Die unteren Blätter sitzen direkt am Stengel, sind am Rande gezähnt und gewellt. Die sehr großen, auffälligen Blüten werden von vier hauchzarten violetten, gelegentlich auch weißen, bald abfallenden Kronblättern gebildet. Sie stehen auf dünnen behaarten Stengeln rund um die grünen Fruchtknoten. Diese reifen zu den kugeligen Fruchtkapseln, die weißliche, braune oder schwarze, sehr ölreiche Samen enthalten. Stengel und unreife Kapseln führen einen Milchsaft, der nachher durch Trocknen zu Opium eingedickt wird. Eine spezielle Mohnart mit schwarzen Samen wird in vielen Ländern zur Gewinnung des Mohnöls angebaut. Der in Kornfeldern häufige rotblühende Klatschmohn trägt gefiederte Blätter und enthält kein Opium, nur beruhigende Wirkstoffe.

PASSIFLORA INCARNATA

PASSIONSKRAUT

Passifloraceae

160 SO-NAm, MAm
S-Eur, W-SAm

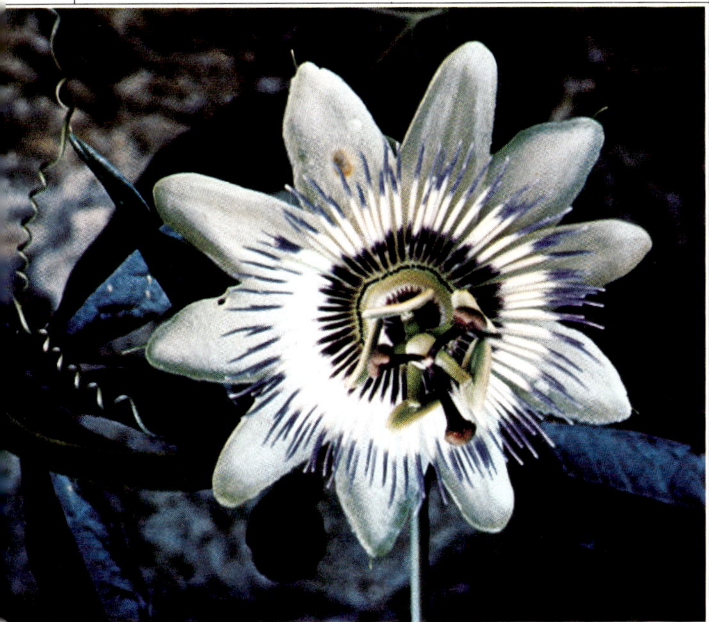

Diese exotische Schlingpflanze gedeiht als Liane mit meterlangen holzigen Stengeln in den feuchten Wäldern Südamerikas. In nördlichen Regionen hat sie jetzt auch als Zierpflanze Eingang gefunden. Von der Blüte, deren Teile an die bei der Passion Christi verwendeten Marterwerkzeuge erinnern, hat die Pflanze ihren Namen. Ein rotvioletter Kranz von Nebenkronblättern läßt an die Dornenkrone denken. An den rankenden Zweigen stehen langgestielte dreiteilige breitovale Blätter mit gezähntem Rand. Blattlose Blühstiele tragen die weißvioletten, äußerst dekorativen Blüten. Aus ihrem Fruchtknoten reift im Herbst eine eiförmige, wohlschmekkende gelbe Frucht. Medizinisch werden Blätter und Blüten erst seit etwa 100 Jahren ausgewertet. Forscher fanden interessante Wirkstoffe (Alkaloide) mit beruhigenden und krampflösenden Eigenschaften. Passiflora-Tee oder -Extrakte sind heute beliebte Medikamente zur Nervenberuhigung. Das etwas schleimige aromatische Fruchtfleisch dient zur Herstellung von Erfrischungsgetränken.

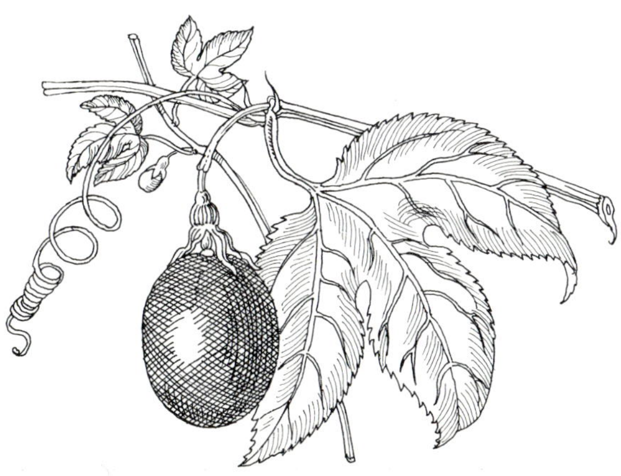

PETASITES HYBRIDUS

PESTWURZ

Asteraceae (=Compositae)

161 Eur, N+W-As
NAm

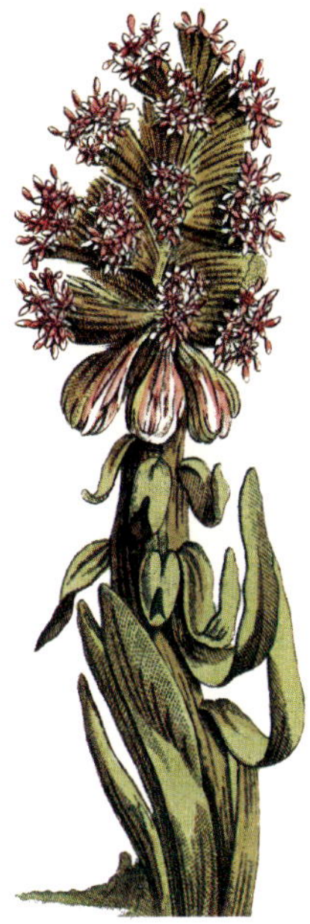

In feuchten Wiesen, an schattigen Waldrändern und Bachdämmen sprießen zeitig im Frühjahr aus einem knolligen Wurzelstock, der bis 1,5 m lange Ausläufer bildet, die 20–30 cm hohen Blühtriebe. Es sind schuppige Stengelschäfte, die in einer dichten, aufrechtstehenden Traube zahlreiche weiße *(Petasites albus)* oder schmutzig-rötliche *(Petasites hybridus)* Blütenkörbchen tragen. Nach dem Verblühen strecken sich die Trauben, üppige Samenhaare stehen auf den Körbchen, die den Samen als Flugkörper dienen. Inzwischen haben sich die Blattknospen geöffnet und formen bis im Sommer die bis 80 cm breiten herzförmigen, am Stiele ausgeschnittenen und gewellten Blätter, auf der Rückseite grauwollig behaart. Die Pestwurz gehört im Gebirge zu den Pionierpflanzen. Sie schlägt auf Schutt- und Geröllhalden Wurzeln und fördert so die Humusbildung.

PETROSELINUM CRISPUM

PETERSILIE

Apiaceae, Umbelliferae

162 S-Eur, N-Afr, SW-As
Gemäßigte Zonen

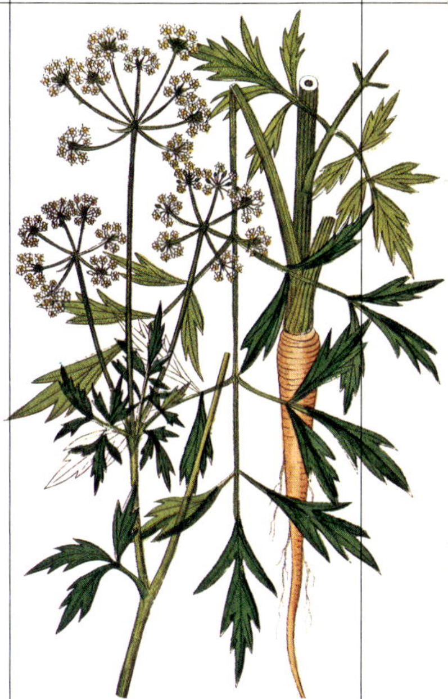

Die Petersilie, seit Jahrhunderten auch als Heilpflanze bekannt, ist nur in ihrer kultivierten Form von Bedeutung. Für die Gewinnung der heilkräftigen Wurzel baut man eine andere Sorte an, die man ausreifen läßt und von der man die Wurzeln sowie die Früchte im Herbst erntet. Die Früchte enthalten ein ätherisches Öl, das die Durchblutung der Unterleibsorgane fördert. Die Petersilie wächst aus einer rübenförmigen einköpfigen Wurzel. Die dunkelgrünen, stark gefiederten Blättchen mit dem krausen Rand werden nach Bedarf geschnitten. Läßt man sie im zweiten Jahr wachsen, sprießt aus der grundständigen Blattrosette ein aufrechter runder, oben verzweigter Stengel bis ca. 1 m hoch. An ihm stehen nur wenig verzweigte Blätter und am Ende langgestielte vielstrahlige Dolden mit winzig kleinen gelbgrünen Blüten. Die eiförmigen Früchte sind kaum 2–3 mm lang.

PEUCEDANUM OSTRUTHIUM

MEISTERWURZ

Apiaceae (= Umbelliferae)

163 Alpen

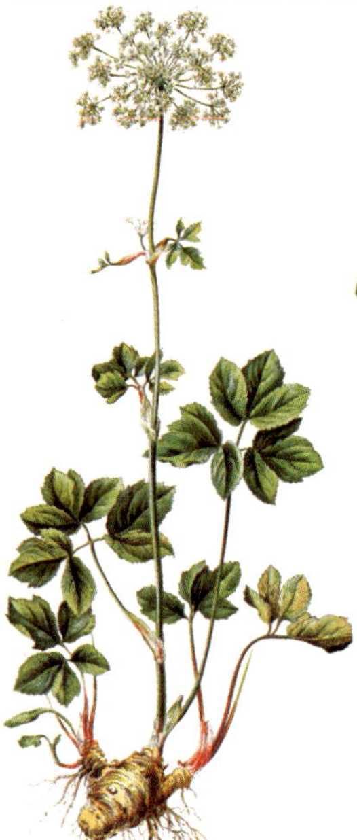

In feuchten Gebirgstälern und Bergmatten, an Bachufern auf Kalk- und Kieselböden leuchten im Sommer die üppigen weißen Blütendolden. Der rübenförmige, narbige und faserige Wurzelstock trägt zahlreiche Nebenwurzeln und Ausläufer und führt einen Milchsaft. Der röhrige gerillte Stengel ist unten rotbraun getönt, wird bis 1 m hoch und ist oben wenig verästelt. Die wenigen Blätter sind meist doppeltdreizählig gefiedert mit ungleich gesägtem Rand und sitzen an der Spitze häutiger Scheiden. An den Stengelenden stehen die weißen, oben flachen Blütendolden. Das ätherische Öl sowie Bitterstoffe, Gerbstoff und Harz finden sich am stärksten in der Wurzel. Von der sehr ähnlichen Engelwurz unterscheidet sich die Meisterwurz durch die viel kleineren Blätter und die flache Blütendolde. Bei der Engelwurz ist diese fast kugelrund, die blühenden Stengel sind viel höher und die Blüte größer.

PEUMUS BOLDUS

BOLDOBAUM

Monimiaceae

164 Chile
S-Eur, N-Afr, W-NAm

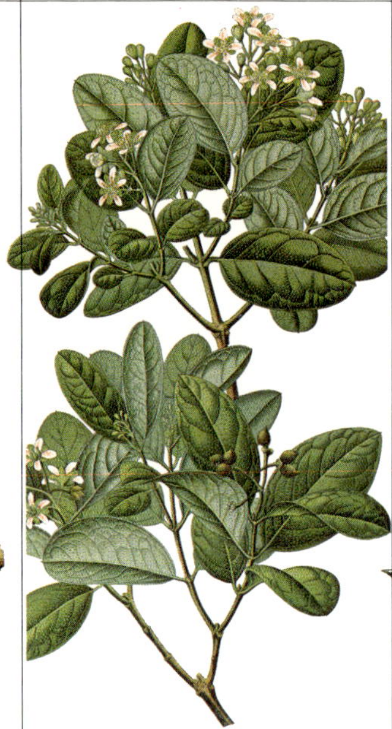

Dieser bis 6 m hohe immergrüne Baum oder Strauch bildet auf den trockenen, sonnigen Hängen Chiles dichte Buschwälder. Ein verzweigtes Astwerk trägt die 3–6 cm langen, 2–4 cm breiten länglich-eiförmigen, ganzrandigen und kurzgestielten Blätter, lederartig, steif und blaßgrün auf der Oberseite, unterseits heller und mit stark hervortretenden Blattnerven. Mit der Lupe sind auf der Oberseite zahlreiche helle, bei jungen Blättern behaarte Höcker zu sehen. In den Blattachseln oder endständig stehen die eingeschlechtigen, weißen oder gelben, glockigen, aromatisch duftenden Blüten in lockeren Trauben. Im Herbst reifen aromatische gelbliche Steinfrüchte. Die ganze Pflanze riecht eigenartig, an Pfefferminze erinnernd. Die Blätter enthalten zirka 2% ätherisches Öl, Alkaloide und weitere Wirkstoffe.

PHASEOLUS VULGARIS

GARTENBOHNE

Fabaceae (= Papilionaceae)

165 MAm, SAm
Gemäßigte + warme Zonen

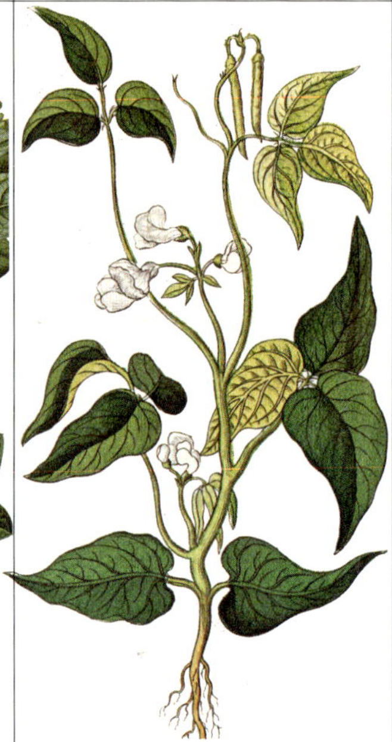

Die in vielen Rassen bekannte Gemüsepflanze bedarf keiner großen Beschreibung. Interessant und weniger bekannt ist die Tatsache, daß die grünen ungekochten Bohnen ein toxisches Eiweiß enthalten (Phasin), das beim Trocknen nicht zerstört wird. Bohnen können Vergiftungen verursachen, wenn sie nicht genügend lang gekocht werden. Die Verwendung der reifen, getrockneten, von den Samen befreiten Hülsen oder Früchte zu Heilzwecken ist nicht neu. Erst in den letzten Jahren hat man jedoch die darin enthaltenen Wirkstoffe geprüft und blutzuckersenkende Substanzen, Mineralsalze (in allen Pflanzenorganen zu finden) und andere Stoffe gefunden, die den Stoffwechsel und die Nierenausscheidung fördern. (Bohnenschalen, mit anderen Heilpflanzen gemischt, sind Diabetikern zur Zubereitung eines Alltagsgetränks zu empfehlen.)

PHYSOSTIGMA VENENOSUM

KALABARBOHNE

Fabaceae (= Papilionaceae)

166 W-Afr

Die Schmetterlingsblütler (Fabaceen) vereinen nicht nur zahlreiche Nutzpflanzen (Bohnen, Erbsen) und Ziergewächse (Wicken, Ginster, Goldregen, Lupinen), sondern auch viele Gattungen und Arten, die wir zu den Heilpflanzen zählen dürfen *Physostigma* gehört zu den wenigen Arten mit giftigen Alkaloiden. Mit den Kalabarbohnen vollstreckten die Eingeborenen sogenannte Götterurteile. Der Verurteilte mußte von den Bohnen essen. Starb er daran, war er schuldig und gleichzeitig abgeurteilt. Überlebte er, war seine Unschuld bewiesen.
Die sich bis in 16 m Höhe windende Kletterpflanze mit

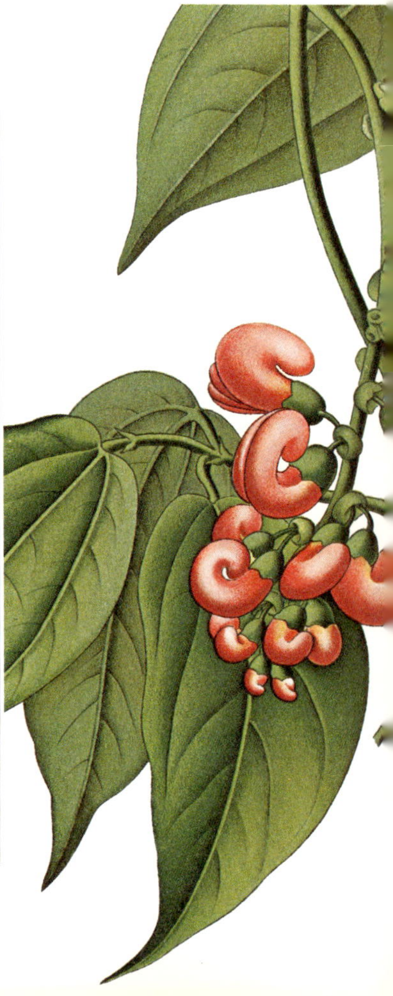

holzigen, in den oberen Teilen krautigen Zweigen, trägt große dreizählige Blätter und kleine lanzenförmige Nebenblätter. In den oberen Blattachseln stehen die eigenartig geformten violetten Schmetterlingsblüten in lockeren hängenden Trauben. Die Früchte sind verholzte flache Hülsen, die an beiden Enden verschmälert sind und 1–3 nierenförmige, seidigglänzende dunkelbraune Samen enthalten. Die Kalabarbohnen sind zirka 3 cm lang, 1,5 cm dick mit feingerunzelter Oberfläche. Sie enthalten Stärke, Eiweiß, ein fettes Öl und als Hauptalkaloid das medizinisch wichtige Physostigmin.

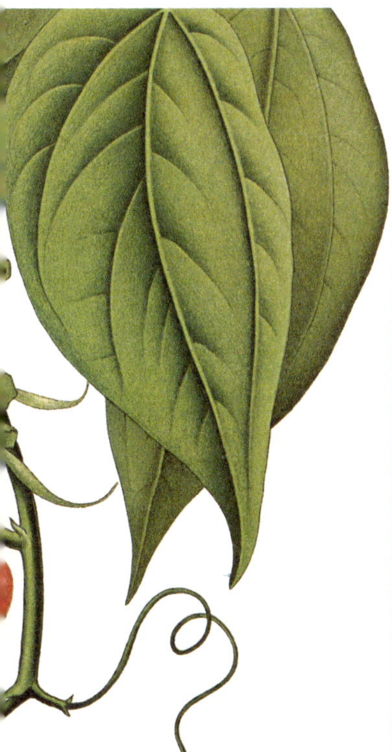

PHYTOLACCA AMERICANA

KERMESBEERE

Phytolaccaceae

167 SO-NAm
Warm gemäßigte Zonen

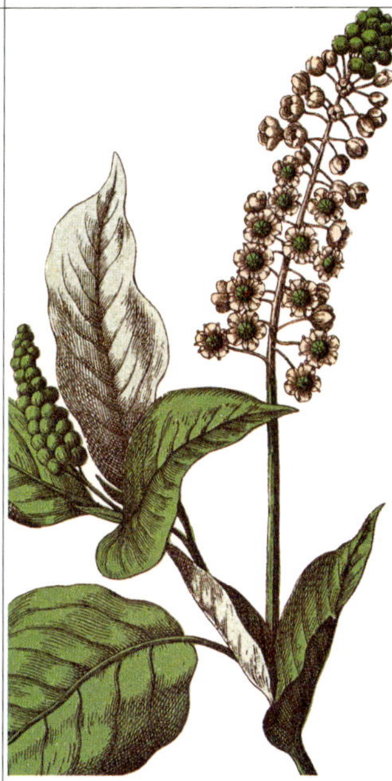

Die Kermesbeere, ein ausdauernder, bis 3 m hoher Strauch, wächst in feuchten Wäldern, in Hecken, auf Ödplätzen vorwiegend in den NO-Staaten der USA, aber auch im Süden, in Florida und Texas. In Europa finden wir ihn teilweise eingeschleppt. Die unregelmäßig verzweigte Wurzel wird auffallend groß. Die Stengel stehen aufrecht, rund und kahl, und verzweigen sich im oberen Teil und sind oft rötlich gefärbt. An kurzen Stielen stehen die 12–20 cm langen, eiförmig-ovalen zugespitzten Blätter mit hellgrüner Spreite und gewelltem glattem Rand. Ein blattloser Blühstengel trägt eine langgezogene, ährige Traube mit den grünlichweißen Blütenköpfchen. Dunkelrote bis schwarze Beeren von zirka 1 cm Durchmesser reifen im Herbst. Die Wurzel enthält stark abführende und antirheumatisch wirkende Saponine.

PILOCARPUS PENNATIFOLIUS

JABORANDISTRAUCH

Rutaceae

168 M-SAm

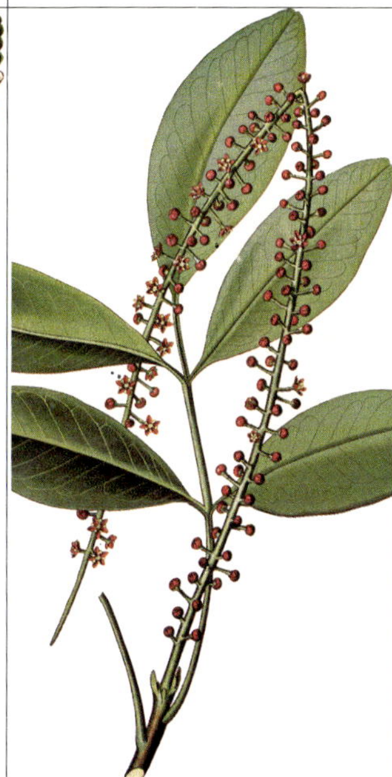

Der Jaborandistrauch oder -baum wird in vielen Ländern Südamerikas in den klimatisch geeigneten Arten angebaut. Die Blätter enthalten medizinisch wertvolle Alkaloide und ein ätherisches Öl und dienen hauptsächlich für die Gewinnung des Alkaloids Pilocarpin. Der verzweigte Strauch ist dicht beblättert. Einfach oder unpaarig gefiedert, stehen die Fiederblättchen an einem kurzen geflügelten Blattstiel. Sie sind 2–5 cm lang, 1–2,5 cm breit, spitzeiförmig, an der Spitze zweilappig ausgerandet, oberseits bräunlichgrün, auf der Unterseite hellgrün und ausgeprägt genervt. Die Blattspreite ist mit zahlreichen Sekretbehältern durchsetzt, die das ätherische Öl enthalten. Die kleinen Blüten stehen auf einer lederartigen Krone und sind in achselständigen Ähren angeordnet. Die Blätter riechen aromatisch und schmecken bitter.

PIMPINELLA ANISUM

ANIS

Apiaceae (= Umbelliferae)

169 SW-As
Warm gemäßigte Zonen

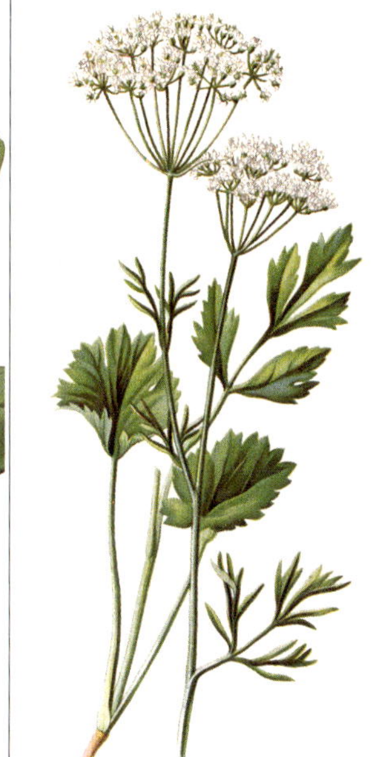

Die in vielen Ländern angebaute Gewürzpflanze kommt wild nur als Gartenflüchtling vor. Auch sie gehört zu den zahlreichen Doldenblütlern, deren Gewächs so schwierig zu unterscheiden sind. Die einjährige Staude wächst auf einer dünnen Wurzelspindel, ca. 40–60 cm hoch. Der runde gerillte Stengel verästelt sich im oberen Teil und trägt an den Enden eine flache weißblütige doppelte Dolde, das heißt, ihre Schirmchen verzweigen sich zweimal. Die Blätter sind verschieden geformt: im unteren Teil langgestielt, herzförmig und tief eingeschnitten, die mittleren sind mehrfach gefiedert und bilden schmale Zipfel. Die Früchte sind dicht, aber kurz behaart und enthalten zwei graubraune Teilfrüchte mit hellen Rippen. Die ganze Pflanze riecht aromatisch nach Anis. Das ätherische Öl findet sich vor allem in den Fruchtwänden. Öl und Früchte werden als Gewürz und zu Heilanwendungen gebraucht.

PIMPINELLA SAXIFRAGA (a)
PIMPINELLA MAJOR (b)

GROSSE UND KLEINE BIBERNELLE

Apiaceae (=Umbelliferae)

170 a) Eur, M+W-As
b) Eur
NAm

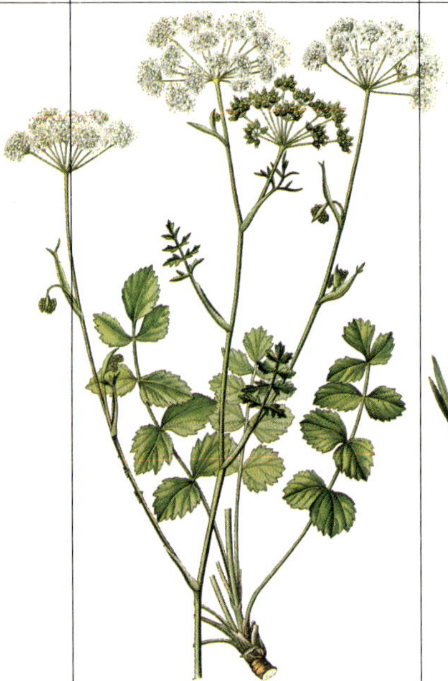

Die Bibernellen wachsen auf trockenen Magerwiesen, in lichten Wäldern und Gebüschen vom Tiefland bis in Höhenlagen von 2000 m. Aus einer dicken, oft verzweigten Pfahlwurzel von ca. 2 cm Dicke sprießen die meist gefüllten und gerillten Stengel 30–50 cm hoch, bei der großen Art 50–100 cm. Die unteren Laubblätter, einfach, unpaarig gefiedert, bestehen aus länglich-ovalen, spitz auslaufenden Fiederblättchen mit gezähntem Rand. Der Stengel trägt nur wenige, auf häutigen Blattscheiden stehende Blätter. Am Stengelende sitzen die weißen, im Gebirge oft rötlichen Blütendolden, die im Herbst gerippte Früchte tragen. Aus der schon im Altertum bekannten Heilpflanze konnten in letzter Zeit sehr interessante Wirkstoffe gewonnen werden. Die Bibernelle ist nach wie vor offizinell, das heißt von der Pharmakologie anerkannt. Man hat in ihr sogar antibiotisch wirkende Stoffe gefunden.

PINUS SYLVESTRIS

KIEFER, FÖHRE

Pinaceae

171 Eur, N+W-As
Gemäßigte Zonen

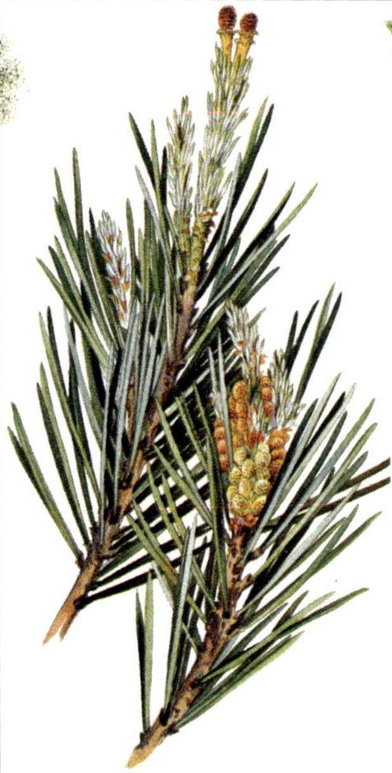

Die Nadelhölzer umfassen an die 100 Arten in 5 verschiedenen Pflanzenfamilien, die in ihren Ursprungsländern vom Mittelmeer bis in den hohen Norden nicht nur volkswirtschaftlich, sondern auch klimatisch von großer Bedeutung sind. In der Phytotherapie nutzen wir vor allem die Föhren *(Pinus)*, Wacholder und einige Zypressenarten. Die Kiefern oder Föhren bilden Stämme, die im Tiefland bis 40 m hoch werden. Im Hochgebirge, über der Waldgrenze, gedeiht noch die Legföhre als niederliegender Strauch (Latschenkiefer). Kiefern können bis 600 Jahre alt werden. In der Heilkunde nützen wir die frischen Stengelsprosse des Frühjahrs *(Turio pini)*, das aus den Lärchenstämmen ausfließende Harz *(Terebinthina laricina)*, das durch Wasserdampfdestillation aus frischen Zweigen gewonnene Fichtennadelöl oder Latschenkieferöl und das abdestillierte Terpentinöl.

PIPER METHYSTICUM

RAUSCHPFEFFER, KAWAPFEFFER

Piperaceae

172 Polynesien
Neu Guinea, Hawaii

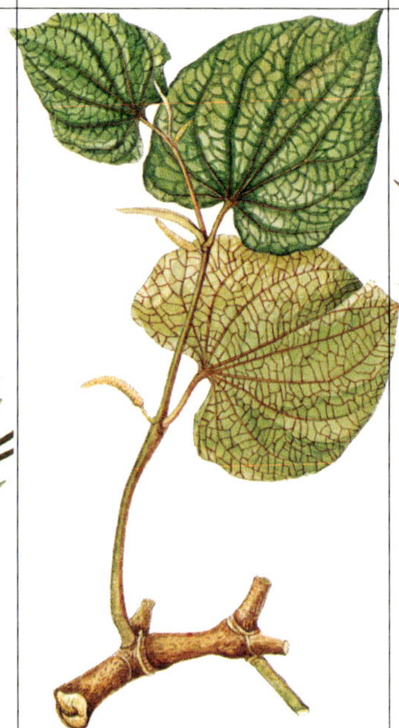

Der Kawapfeffer oder Rauschpfeffer spielt bei den Eingeborenen der Herkunftsländer eine wichtige und soziale Rolle. Leicht dosierte Kawa- oder Awa-Getränke wirken stimulierend und appetitanregend. Stärkere Dosen führen zu gesundheitlich verheerenden Rauschzuständen. Der Kawa-Strauch wird 1,5–4 m hoch mit pfeilrunden glatten knotigen Zweigen. Diese wachsen aus einem dicken holzigen, oft einige Kilo schweren Wurzelstock. Die Blätter, breit herzförmig, von zirka 20 cm Durchmesser und stark genervt, stehen auf kurzen Stielen. Die Stengelknoten tragen vereinzelte Stacheln. Von den kleinen eingeschlechtigen Blüten bilden die männlichen dichte ährenförmige Blütenstände, die ebenfalls an den oberen Stengelknoten sitzen. Die Pflanzen vermehren sich ausschließlich vegetativ, mit Ausläufern. Als Droge wird die in frischem Zustand sehr saftige Wurzel getrocknet und geschält verwendet.

PLANTAGO AFRA

FLOHSAMEN

Plantaginaceae

173 S-Eur, N-Afr, SW-As

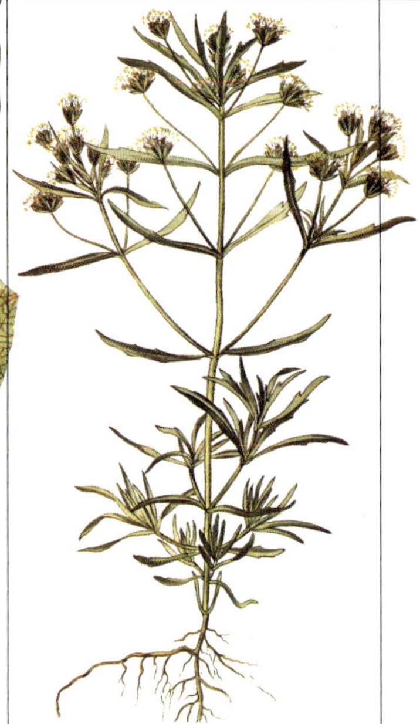

Die Wegeriche *(Plantago)* sind eine in den gemäßigten Zonen aller Kontinente verbreitete Pflanzenfamilie. Von der Gattung *Plantago L.* enthalten manche Arten, besonders in den Samen, medizinisch genutzte, stark quellende Schleime. Die Flohsamen werden von einem einjährigen, 20–40 cm hohen Kraut gewonnen. Der hellgrüne krautige behaarte Stengel steht aufrecht oder aufsteigend und ist oft nur wenig verzweigt. Die schmalen linealen Blättchen sitzen in Quirlen am Stengel und sind am Grunde leicht flaumig behaart. Die weißlichen bis bräunlichen winzigen Blüten stehen in kugeligen langgestielten Ähren in den oberen Blattachseln. Vier spitze grüne rauhe Kelchblätter umstehen den Fruchtknoten. Die Frucht, eine häutige Deckelkapsel, enthält die kleinen braunen, 1,5–2 mm langen länglich-elliptischen Samen.

PLANTAGO LANCEOLATA

SPITZWEGERICH

Plantaginaceae

174 Eur, As
Gemäßigte Zonen

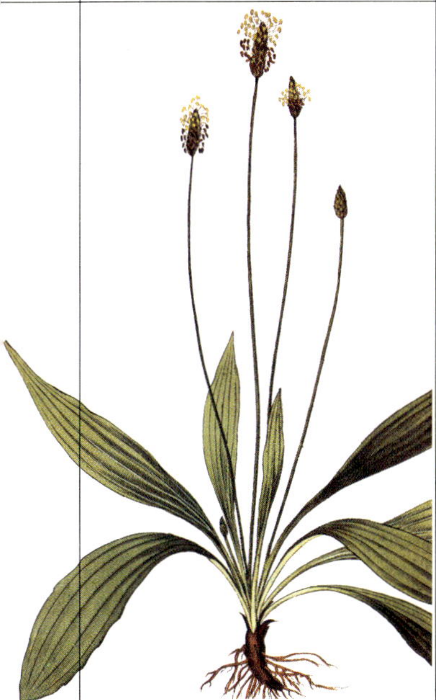

Die Wegerichgewächse sind mit über 200 Arten über die ganze Welt verbreitet. Ihr Artname ist vom lateinischen *planta*=Fußsohle abgeleitet, weil die Form bei einigen Arten knapp über dem Boden liegender Blätter einem Fußabdruck ähnlich ist. Als Heilpflanze wird der Spitzwegerich in O-Eur angebaut. Die Wurzeln bilden spitzig-schmale 20–30 cm lange, in der Länge genervte derbe Blattspreiten, die knapp über dem Boden eine liegende oder teilweise stehende Rosette bilden. Die grundständigen Blattstiele sind wollig behaart. Längliche oder kugelige bräunliche Blütenquasten stehen auf bis 50 cm langen aufrechten blattlosen furchigen Stielen. Andere Arten tragen rosarote Blütenähren. Die noch wenig bekannten Wirkstoffe bestehen aus Schleimen, Gerbstoffen, Mineralsalzen, Aucubin und organischen Säuren und, wie neuere Forschungen gezeigt haben, auch aus antibiotischen Substanzen.

PODOPHYLLUM PELTATUM

AMERIKANISCHES FLUSSBLATT

Berberidaceae

175 O-NAm
NO-As

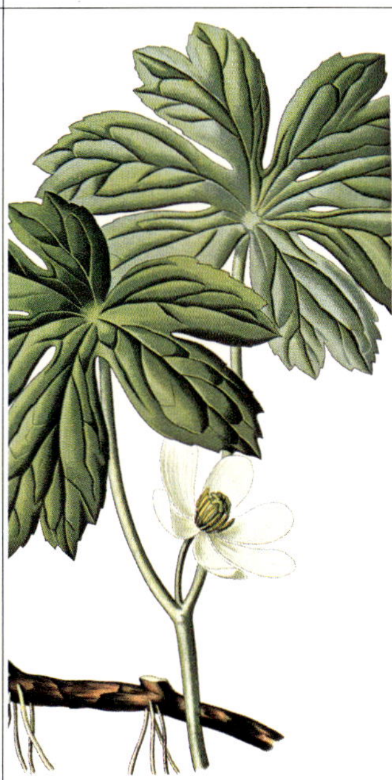

In den feuchten Wäldern und auf Weiden unter Bäumen der atlantischen Zone Nordamerikas finden wir das amerikanische Fußblatt. Aus einem reichverzweigten Rhizom mit kaum zentimeterdickem Wurzelstock mit bis 1 m langen, knotig gegliederten braunen Ausläufern treiben zwei Arten von Stengeln. Der 30–50 cm hohe sterile Stengel trägt je ein Blatt von 15 bis 30 cm Durchmesser, das schildförmig in 7–9 keilförmige Lappen geteilt ist. Der fertile, fruchttragende Stengel endet in zwei fünf- bis siebenlappigen, ähnlich geformten Blättern. In der Blattachsel hängt die kurz gestielte, aromatisch riechende weiße Blüte, deren Krone aus 6–9 verkehrt-eirunden Blütenblättchen besteht. Die Frucht, eine gelbe Beere von 4–5 cm Grösse, schmeckt süßlich-scharf und enthält 12 eiförmige Samen. Im Volksmund heißt sie wilde Zitrone oder Mai-Apfel.

POLYGALA SENEGA

SENEGAWURZEL, KLAPPERSCHLANGENWURZ

Polygalaceae

176 NAm

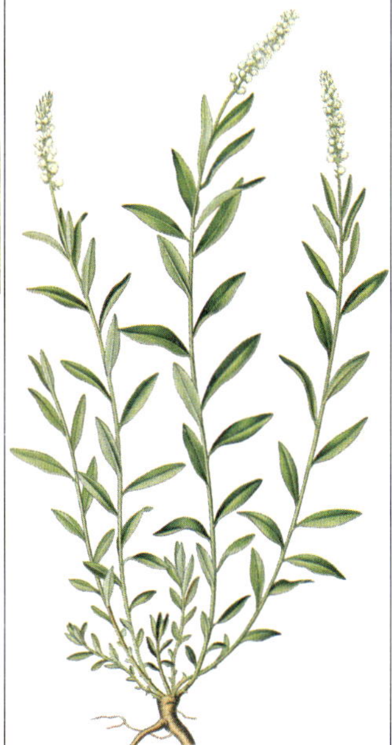

Die Kreuzblumengewächse gedeihen in zahlreichen Arten in den gemäßigten bis nördlichen Zonen fast aller Kontinente. Die Virginische Schlangenwurzel ist in den trockenen, steinigen lichten Wäldern Nordamerikas heimisch. Aus einem ausdauernden, kriechenden Wurzelstock sprießen in den Achseln schuppenförmiger Niederblätter aufrechte, bis 40 cm hohe einfache krautige Stengel. Die wechselständig angeordneten Blätter sind zirka 5–8 cm lang, 3 cm breit, eiförmig-lanzettlich, spitz auslaufend, am Rande gezähnt, oberseits saftiggrün, unterseits heller. Weißrötliche, in längliche Trauben angeordnete Blüten stehen am Stengelende. Der knotige Wurzelstock, oft bis zu 5 cm dick, ist meist in mehrere Spindeln geteilt und verkrümmt. Als Hauptwirkstoff enthalten sie Saponin, daneben einen Bitterstoff, ätherisches Öl und Begleitstoffe.

POLYGONUM HYDROPIPER

WASSERPFEFFER

Polygonaceae

177 Eur, NW-Afr, As, NAm

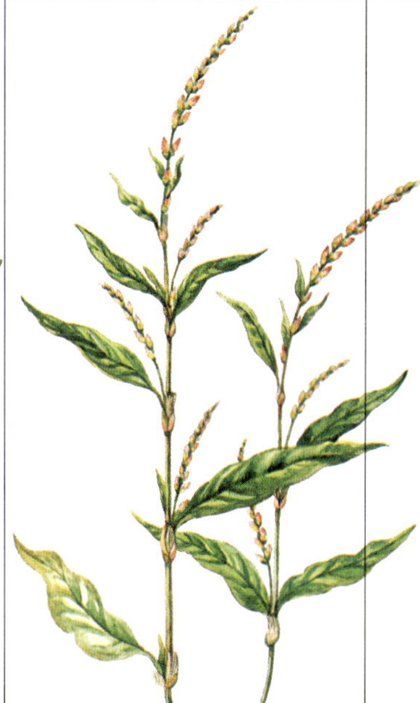

Die Knöteriche verdanken ihren wissenschaftlichen Namen *Polygonum* den vielknotigen Stengeln (*polys*= viel, *góny*=Knie, Knoten), die ihnen eigen sind. Der pfefferartige Geschmack und ihr Standort an feuchten Plätzen und Bachufern begründen den Namen Wasserpfeffer. Das einjährige Kraut bildet einen bis 80 cm hohen aufrechten, verzweigten Stengel mit den bereits erwähnten Knoten. Er trägt wenige breit-lanzettliche längliche Blätter, deren Blattspreiten drüsigpunktiert oder schwarz gefleckt sind. Die kleinen, 3–4 mm langen Blüten mit rötlicher oder grüner Blütenhülle sind mit zahlreichen gelben Drüsen punktiert und bilden auf dünnen Stengeln überhängende Scheinähren. Sie blühen im Juli–August. Das frische Kraut schmeckt scharf pfefferartig. Andere Polygonumarten (Vogelknöterich) sind bekannt für ihren hohen Gehalt an Kieselsäure.

POLYPODIUM VULGARE

ENGELSÜSS, TÜPFELFARN

Polypodiaceae

178 Eur, N-As

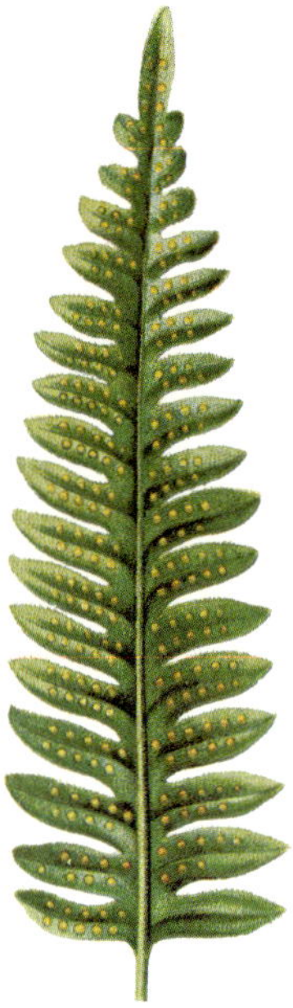

Die Tüpfelfarne bilden die größte Familie unter den Farngewächsen. Der eigentliche Engelsüß bevorzugt humusreiche, kalkarme Standorte. Er treibt knapp unter der Erde oder im Moos bleistiftdünne, etwas abgeflachte Wurzelstöcke, die noch die Ansätze der früheren Blattsprossen tragen und braunrot gefärbt sind. Im Frühjahr entrollen sich die schuppigen Blattwedel und wachsen 30–40 cm lang. Einfach gefiedert sind die derben, vorne leicht gerundeten Fiedern einem unterseits hervorstehenden Mittelnerv entlang angeordnet. Zwei Reihen orangefarbiger, später brauner Sporenhäufchen finden sich auf der Unterseite der Fiedern. Die Wurzeln schmecken im frischen Zustand süßlich. Außer dem Zucker finden sich als Wirkstoffe noch Bitterharze, ein ätherisches Öl, ein süßes Saponin und Schleimstoffe. Engelsüß findet nur noch in der Volksmedizin Verwendung.

POPULUS NIGRA

WOHLRIECHENDE PAPPEL

Salicaceae

179 Eur, N-Afr, M+W-As *Gemäßigte Zonen*

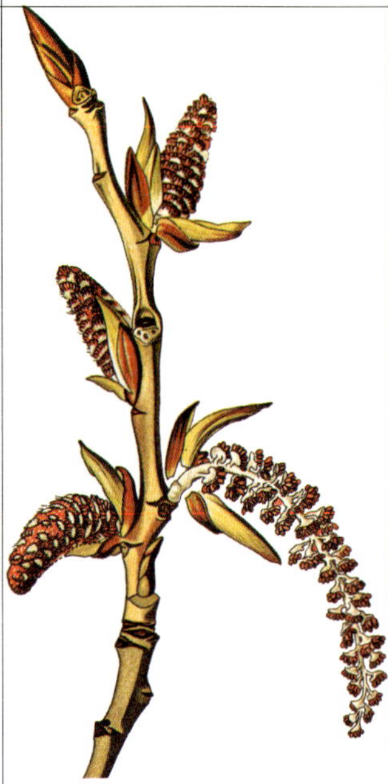

Diese den Weiden nahestehenden Bäume verlangen für das ihnen eigene schnelle Wachstum lockeren, in der Tiefe feuchten Boden. Die Rinde der jungen Stämme ist grau und glatt, bei älteren Bäumen verändert sie sich in grauschwarze Borke. Die Stämme werden 20–30 m hoch und erreichen ein Alter von einigen hundert Jahren. Die zweihäusigen Blüten bilden als männliche Form dicke walzige hängende Kätzchen mit purpurroten Staubbeuteln, die weiblichen kürzere hängende oder stehende grünliche Rispen. Aus der frischen Rinde junger Zweige und aus jungen Blättern werden homöopathische Tinkturen oder salicylhaltige Extrakte gewonnen. Am meisten Verwendung finden die Pappelknospen *(Gemmae populi),* die ein ätherisches Öl und Gerbstoffe enthalten. Die frischen Knospen wurden früher mit Fett zerstoßen und daraus die Pappelsalbe hergestellt.

POTENTILLA ANSERINA

GÄNSEFINGERKRAUT, ANSERINE

Rosaceae

180 Gemäßigte Zonen

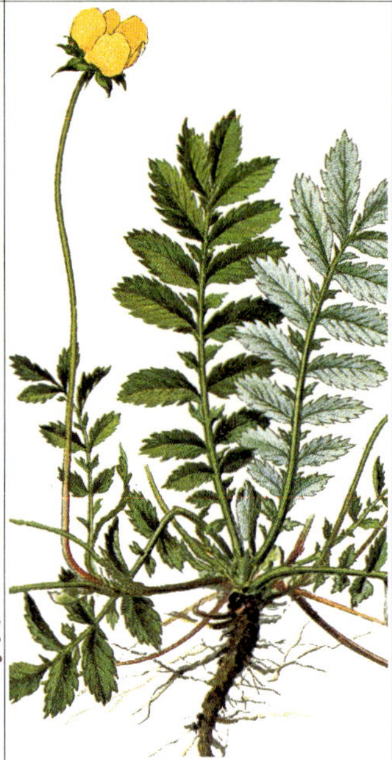

Das Gänsefingerkraut wuchert auf Ödplätzen und an Wegrändern. Aus dem ausdauernden, ästigen und oft holzigen Wurzelstock bilden sich weithin kriechende Stengel, die erneut Wurzeln schlagen. So bilden sich oft große Teppiche mit dem saftiggrünen Blattwerk. Die Blätter werden ca. 20–25 cm lang, sind unpaarig gefiedert, gestielt und am Rande spitz gesägt. Die Unterseite der am Boden liegenden Blätter ist weiß und filzig behaart. Die goldgelben Blüten mit den 5 ovalen Kronblättern stehen einzeln an blattlosen langen Blühstengeln. Sie blühen vom Juni bis im September. Das getrocknete blühende Kraut enthält noch wenig erforschte Wirkstoffe. Wie bei vielen Rosengewächsen herrschen Gerbstoffe und Flavone vor. Die Frischpflanze dient der Zubereitung homöopathischer Tinkturen (Anserina).

POTENTILLA ERECTA

TORMENTILL, BLUTWURZ

Rosaceae

181 Eur, NW-Afr, N-As NO-NAm

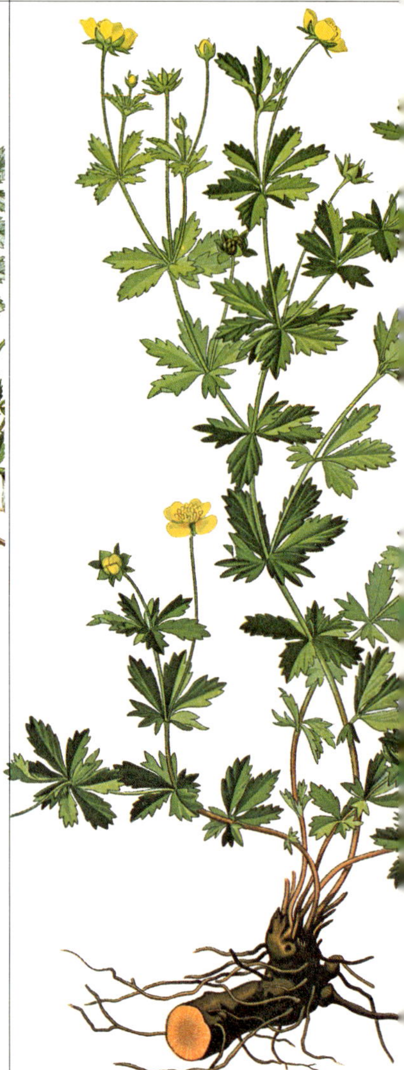

Die Tormentill, eine der bescheidensten Arten in der mächtigen Familie der Rosengewächse, wächst 10–20 cm hoch auf trockenen oder feuchten Magerwiesen, an moorigen Waldrändern vom Tiefland bis auf 2500 m ü. M. Aus dem knolligen Wurzelstock treiben dünne verzweigte Stengel, anfangs flachliegend, dann aufrecht. Gestielte Grundblätter wachsen dreizählig, die Stengelblätter

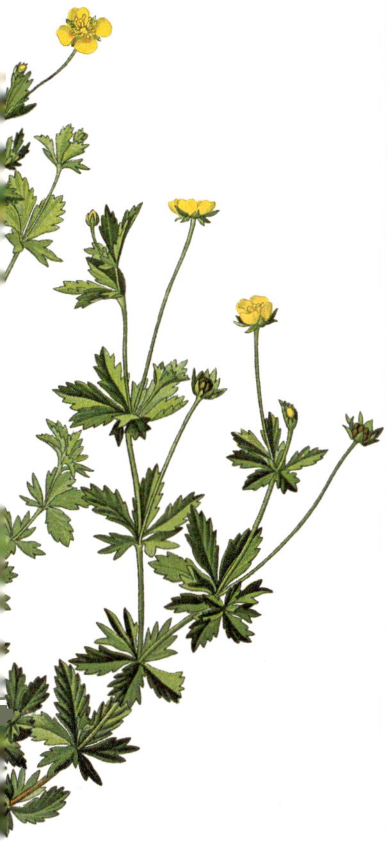

sitzend dreizählig mit gezähnten schmalen Abschnitten. Auf den Stengelenden sitzen auf vierblättrigen grünen Kelchen die vier leuchtendgelben Kronblätter, eine Seltenheit unter den meist fünfblättrigen Rosenblüten und daher ein Erkennungsmerkmal für Blutwurz. Ein weiteres Merkmal liegt in der rotbraunen Farbe der Wurzel, die den blutstillenden Tormentillgerbstoff anzeigt. Die heilkräftigen Wurzeln, 1–3 cm dicke Knoten, sind mühsam zu sammeln. Die Ratanhiawurzel ist ein ebenbürtiger Ersatz, ebenso die Wurzel des Schlangenknöterichs *(Radix bistortae)*. In Tinkturen kommen ihre Wirkstoffe besser zur Geltung als im Tee.

PRIMULA VERIS, PRIMULA ELATIOR

SCHLÜSSELBLUME, DUFTENDE

Primulaceae

182 M-Eur
Gemäßigte Zonen

Die Schlüsselblumen, Frühjahrskünder und Heilpflanzen zugleich, wachsen recht häufig auf Wiesen, an Wald- und Wegrändern bis in Höhen von 2000 m ü. M. Die goldgelbe Art *(Pr. veris)* bevorzugt trockene Standorte, die schwefelgelbe größere Art *(Pr. elatior)* eher feuchte Matten und Waldränder.
Aus einem flachen Wurzelstock entwickelt sich eine grundständige Blattrosette mit meist eiförmigen oder eilänglichen Laubblättern, die in einen beflügelten Stiel auslaufen. Die Blätter sind runzelig, stark genervt und auf der Unterseite flaumig behaart. Auf dünnen, bis 20 cm langen Blühstengeln sitzen die Blüten, aufrecht oder hängend, in Dolden. Ein weißlichgrüner kantiger Kelch trägt die goldgelbe Kronröhre, die sich vorn in 5 Zipfel ausweitet und aromatisch duftet. Die schwefelgelben Blüten der Waldprimel *(Pr. elatior)* duften weniger. Wir verwenden die getrocknete Blüte mit und ohne Kelch. Wer sie selbst sammelt, zieht die goldgelbe, duftende Blüte vor. Der getrocknete Wurzelstock enthält Saponine.

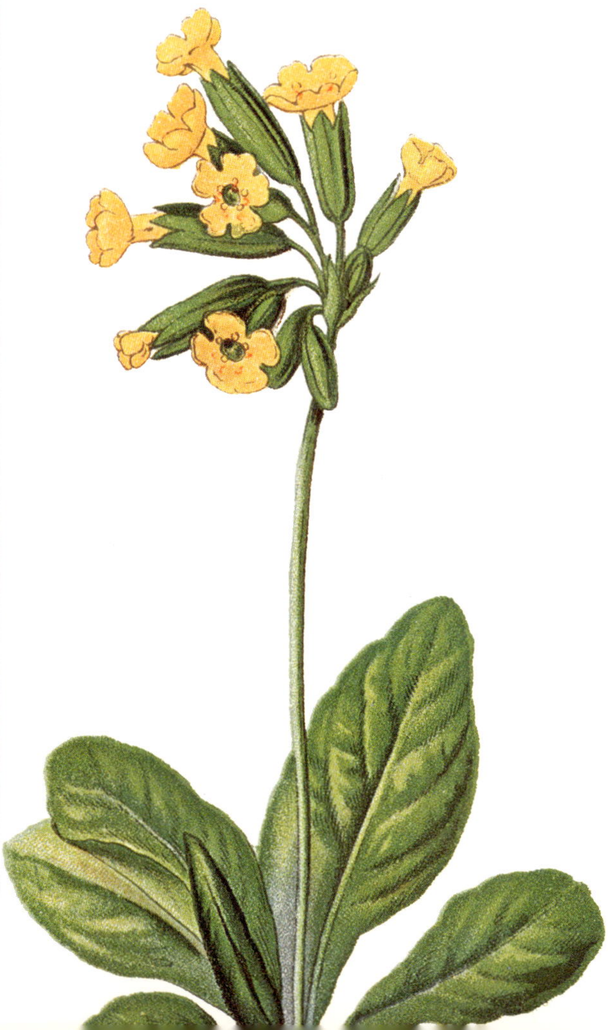

PRUNUS DULCIS

MANDELBAUM

Rosaceae

183 M-As
S-Eur, N-Afr, MAm

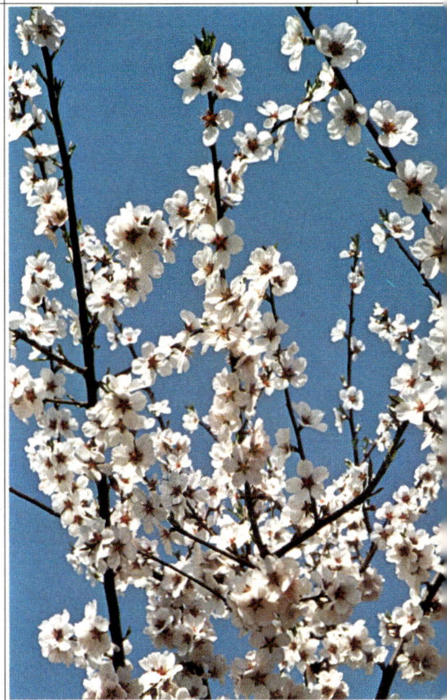

Mandelbäume bilden im Mittelmeergebiet bis Marokko (und im Süden der USA) zahlreiche Kulturen. Er ist ein weiterer Beweis für die vielseitige Gestaltungskraft der Rosengewächse. Trockener, steiniger, kalkhaltiger Boden begünstigt den Anbau. Der 4–6 m hohe, meist schräg wachsende und oft krumme Stamm hat eine glatte Rinde und bildet eine flache Astkrone. Vor den Blättern erscheinen bereits im Spätwinter an den vorjährigen Zweigen die weißen oder rosaroten Blüten mit 5 Kronblättern und zahlreichen Staubgefäßen. Erst später wachsen die gestielten länglich-spitzen, 4–8 cm langen Blätter mit fein gezähntem Rand. Die ovalen länglichen pflaumenähnlichen Früchte sind hellgrün und silbrig behaart. Sie umschließen je einen Mandel, das heißt einen, selten zwei Samen in der harten, feingefurchten Steinschale.

PRUNUS SEROTINA

VIRGINIANISCHE TRAUBENKIRSCHE

Rosaceae

184 O-NAm
Gemäßigte Zonen

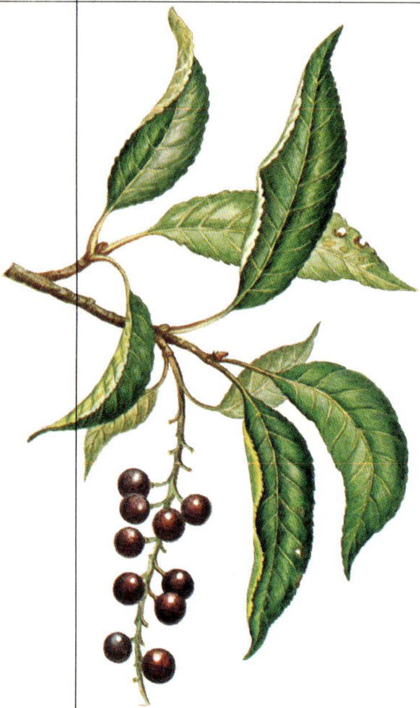

In ihrem Herkunftsland wächst die Traubenkirsche auf felsigen Hügeln, in lichten Wäldern und an Waldrändern, verwildert oft nur als Strauch oder als bis 30 m hoher Baum. Die Rinde des Stammes und der dickeren Äste ist grau bis graubraun, jene der Zweige glänzend braun bis graubraun. An ihnen stehen die kurzgestielten, länglich lanzettlichen, dunkelgrünen, ledrigglänzenden Blätter mit kerbiggesägtem Rand und hellgrüner Unterseite. Ihre Mittelrippe ist gelblich behaart. Kleine weiße Blüten stehen in kurzen aufrechten, später hängenden Trauben. Sie tragen im Herbst die kleinen schwarzroten Kirschen mit dem aromatischen Fruchtfleisch, das zu Erfrischungsgetränken verarbeitet wird. Das Laub enthält Cyanwasserstoff und ist für das Vieh giftig. Die Rinde von jungen Stämmen und Zweigen wird medizinisch verwendet. Sie enthält Cyanwasserstoffderivate, Gerbstoffe und Emulsin.

PRUNUNS SPINOSA

SCHWARZDORN, SCHLEHE

Rosaceae

185 Eur, N-Afr, W-As
NAm

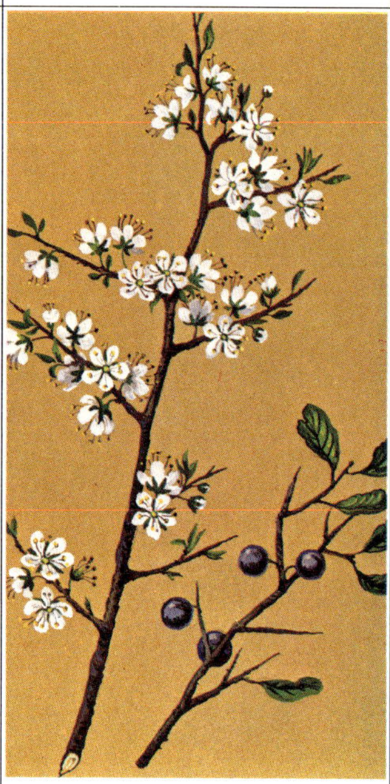

Der Schwarzdorn gehört zu den Frühjahrsblühern, der seine kurzen knorrigen, mit schwarzen Dornen bewehrten Ästen oft schon im März–April, vor dem Blattaustrieb, mit unzähligen weißen kleinen Rosenblüten schmückt. Der gedrängte sparrige Busch wird 2–3 m hoch und bevorzugt trockene steinige Kalkböden an besonnten Hecken und Waldrändern. Die Rinde ist rußig-matt und schwarzbraun. An den Ästen stehen kurze Nebenzweige mit kurzgestielten weichen Blättchen sind wechselständig angeordnet. Die Früchte sind kurzgestielt, blauschwarz mit einem mehligen Überzug. Das Fruchtfleisch schmeckt herbsauer und wird erst nach dem ersten Frost genießbar. Die Schlehen dienen zur Herstellung von Diätsäften und Likören. Die Blüten enthalten die pharmazeutisch interessanten Wirkstoffe.

PULMONARIA OFFICINALIS

LUNGENKRAUT

Boraginaceae

186 Eur, W-As

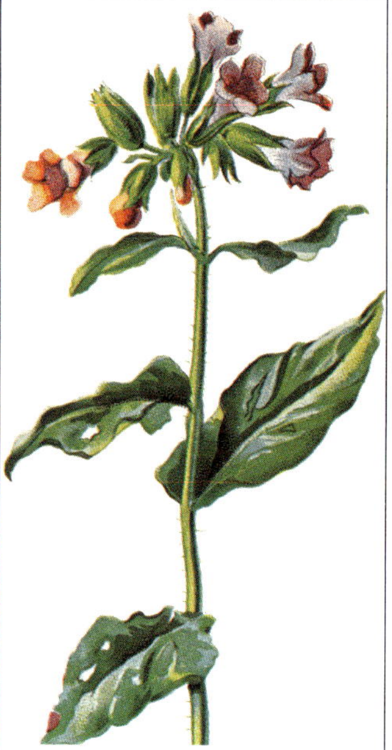

Das Lungenkraut bevorzugt schattige Laubwälder, Bachufer und Gebüsche auf kalkhaltigen Böden bis in Höhen von 1700 m. Aus einem dünnen, ästigen Wurzelstock sprießen im Frühjahr die aufrechtstehenden Blütensprosse 20–30 cm hoch. Sie tragen wenige, am Stengel sitzende, länglich-ovale, spitzauslaufende Blätter. Stengel und Blätter sind nach Art der Borretschgewächse rauh behaart, die Blätter oft weiß punktiert. An den oft verzweigten Stengelenden sitzen wenige kurzgestielte Blüten mit einem grünen Kelch und einer Kronröhre, die vorne 5 Zipfel bildet. Ihre Farbe wechselt von anfänglich rosa zu violett bis rein blau. Meistens sind 2–3 Blütenfarben an der gleichen Pflanze zu sehen. Nach dem Verblühen bleiben gestielte herz-eiförmige rauhbehaarte oft weiß gefleckte Grundblätter und Stengelblätter. Das getrocknete Kraut enthält Schleimstoffe, Gerbstoffe und viel Kieselsäure.

PULSATILLA VULGARIS

KUHSCHELLE, KÜHCHENSCHELLE

Ranunculaceae

187 Eur

Im trockenen Boden treibt der kräftige Wurzelstock eine lange Pfahlwurzel. Zeitig im Frühjahr entwickeln sich die Blühstengel, 10–30 cm hoch mit drei verwachsenen, in schmale Zipfel zerschlissenen und silbrig-behaarten Hochblättern, die rund um den Stengel eine Quaste bilden. Darüber steht anfangs aufrecht, die meist sechsblättrige tiefviolette Blütenglocke (Kuhschelle) mit zahlreichen goldgelben Staubbeuteln in der Mitte. Die grundständigen Laubblätter entwickeln sich erst nach der Blüte; sie sind zwei- bis dreifach gefiedert und bilden schmale Zipfel. Die ganze Pflanze ist dicht behaart. Das frische Kraut ist giftig.

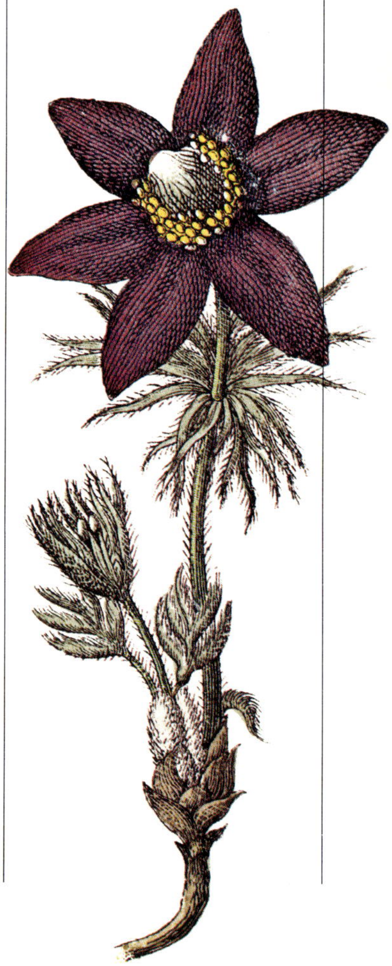

QUERCUS ROBUR, QUERCUS PETRAEA

SOMMER- UND WINTEREICHE

Fagaceae

188 Eur *Gemäßigte Zonen*

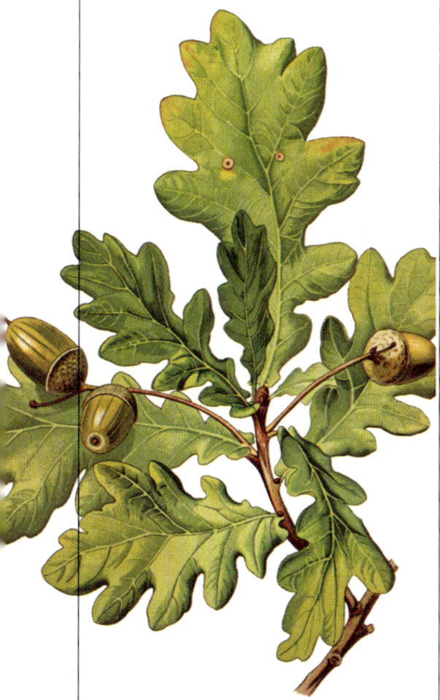

Die Eichen bewachsen in verschiedenen Arten südliche Gegenden, (wie zum Beispiel in Spanien und Portugal die Korkeiche) sowie nördliche Regionen. Die im Titel genannten Arten sind stattliche Bäume und erreichen Höhen bis 35 und 40 m mit bis zu 2 m dicken Stämmen. Sie bleiben über Jahrhunderte lebensfähig. Die Rinde glänzt silbergrau (Spiegelrinde) und bildet ab dem 20. Lebensjahr eine tiefrissige, graubraune Borke. Die Blätter stehen wechselständig in Büscheln oder über den Zweig verteilt, glänzen auf der Oberseite dunkelgrün und sind am gelappten Rand leicht zu erkennen. Die männlichen Blüten bilden grünliche hängende Kätzchen, die weiblichen rote sitzende Köpfchen. Sie blühen nicht jedes Jahr. Die Früchte, die eigentlichen Eicheln, stehen in schuppigen Näpfchen. Die heilkräftigen Gerbstoffe werden aus der Rinde gewonnen.

RAUVOLFIA SERPENTINA

RAUWOLFIA

Apocynaceae

189 SO-As *Warme Zonen*

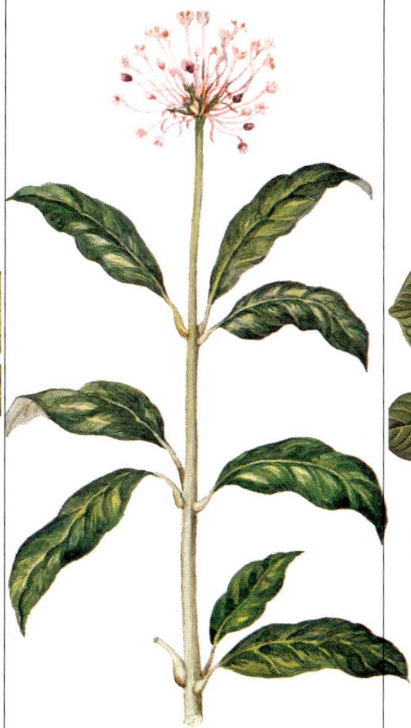

Obwohl die Pflanze in der indischen Volksmedizin seit Jahrhunderten als Mittel gegen Schlangenbisse verwendet wird, von den indischen Ärzten gegen nervöse Störungen und Geisteskrankheit eingesetzt wurde, ist die Rauwolfia in europäischen Heilpflanzenbüchern erst im 18. Jahrhundert erwähnt. Erst im 20. Jahrhundert (1949) gelang es der Wissenschaft, ihre Wirkstoffe zu isolieren und diese in die Medizin einzuführen. Die Rauwolfia ist ein ausdauernder niedriger, 50–100 cm hoher Strauch, der auf einem breiten Wurzelstock sprießt. Wurzel und Zweige führen einen milchigen Saft. Die Blätter stehen gegenständig oder 3–5 in knotigen Quirlen am Stengel mit länglich-elliptischer Spreite von 10–15 cm Länge, beidseitig spitz auslaufend. Die kleinen weißen Blütenröhren stehen in einer vielköpfigen Trugdolde am Stengelende.

RHAMNUS FRANGULA, FRANGULA ALNUS

FAULBAUM

Rhamnaceae

190 Eur, M + N-As *NAm*

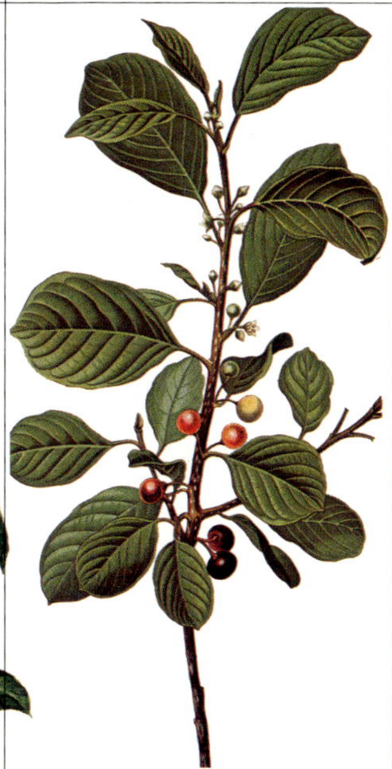

Dieser stattliche Strauch von 1–6 m Höhe säumt See- und Flußufer, Sümpfe und feuchte Auenwälder vom Tiefland bis in mittlere Gebirgslagen. Die Zweige stehen rutenartig aufwärts. Ihre Rinde ist außen glatt, dunkelbraun bis braungrau und fällt auf durch helle Korkwarzen (Lenticellen). Auf der Innenseite trägt die Rinde eine gelbe Bastschicht, die beim Trocknen braun wird. Im April erscheinen die ovalen derben Blätter glänzend grün auf der Oberseite und mit einer zierlichen Nervatur geschmückt. In den Blattachseln der oberen Zweigenden stehen die kurzgestielten, unscheinbaren weißgrünlichen Blüten. Im Sommer reifen die kugeligen Beeren erst grün, dann rot und spät im Herbst glänzend blauschwarz. In früheren Zeiten verwendete man die gepulverte Holzkohle aus Faulbaumzweigen zur Herstellung von Schießpulver. Heute liefert uns die Rinde wertvolle Wirkstoffe gegen Darmträgheit.

RHAMNUS PURSHIANUS

AMERIKAN. FAULBAUM, CASCARA SAGRADA

Rhamnaceae

191 MAm

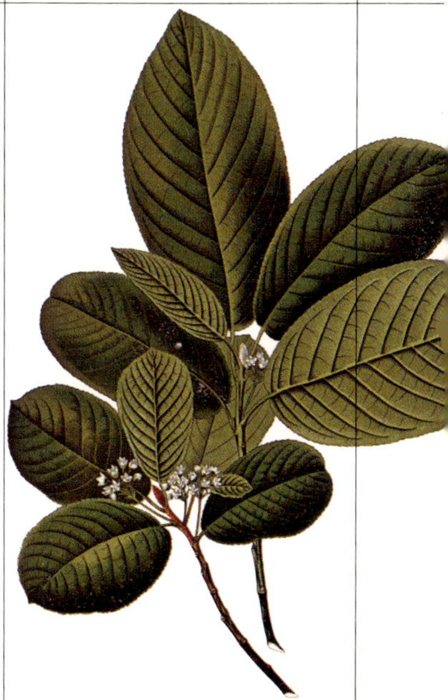

Die Rhamaceen sind mit über 900 Arten vorwiegend in subtropischen und tropischen Zonen der Kontinente beheimatet. Im Norden finden sich nur wenige Arten, u. a. auch der Amerikanische Faulbaum. Der Baum wird 6–12 m hoch und bildet meist das Unterholz in den großen Wäldern. Stamm und die reichlichen Äste tragen eine graue, mit weißen Korkzellen besetzte Rinde; die oberen Zweige sind filzig behaart. Die länglichen, verkehrt-eiförmigen Blätter sind saftiggrün, zirka 6–10 cm lang, stark genervt und am Rande gezähnt. Kleine, weißliche unscheinbare Blüten stehen in kurzgestielten Trauben in den oberen Blattachseln. Aus den Fruchtknoten entwickeln sich grüne, in der Reife kirschenförmige schwarzglänzende Früchte, die giftig sind.

RHEUM PALMATUM, RHEUM OFFICINALE

MEDIZINAL-RHABARBER

Polygonaceae

192 O-As
Gemäßigte Zonen

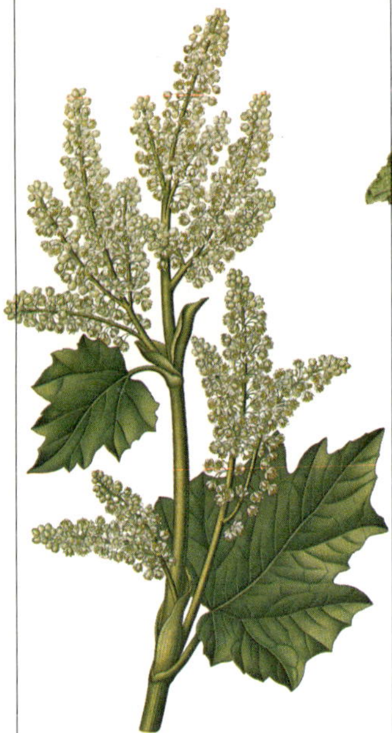

Der Speiserhabarber *(Rheum rhabarbarum* L.) ist eine in fast allen nördlichen Ländern geschätzte Gartenpflanze. In der Phytotherapie nutzen wir die darmanregenden Wirkstoffe der im Titel genannten Arten aus der Wurzel von wildwachsenden Beständen in China oder aus Anbauten in Europa. Aus einem kräftigen Wurzelstock bildet sich in den ersten Jahren nur eine grundständige Blattrosette, während die Wurzel zahlreiche Nebenwurzeln treibt. Nach 3–4 Jahren wachsen die gestielten Blätter, die im Gegensatz zum Gartenrhabarber in längliche spitze, stark gezähnte Lappen geteilt sind (*Rh. palmatum*= handförmig), bis 1 m lang. Jetzt wächst auch der Blühschaft bis 2 m hoch und trägt an den Knoten tütenförmige Hochblätter. An den großen, verzweigt-rispigen Blütenständen finden sich sehr viele kleine grünliche bis rote Blüten.

RIBES NIGRUM

SCHWARZE JOHANNISBEERE, CASSIS

Saxifragaceae

193 Eur, As
Gemäßigte Zonen

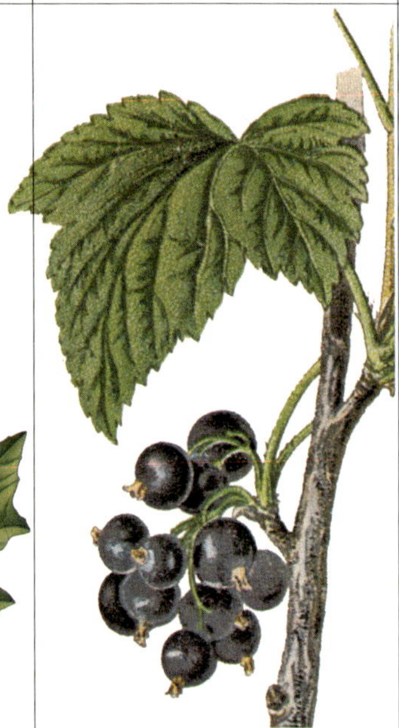

Während die rote Johannisbeere (Ribes rubrum) in nördlicheren Regionen in Gärten gehalten wird und als Wildform in Hecken und feuchten Wäldern vorkommt, ist die schwarze Johannisbeere häufiger in südlichen Gebieten Europas, Asiens und Amerikas beheimatet. Der stachellose, aufrechte Strauch erreicht eine Höhe von 1,3–1,5 m. Die Blätter, von lappiger Form, sind saftiggrün und unterseits mit gelben Drüsen punktiert. Ihr Rand ist leicht gesägt. Die kleinen, grünlichroten Blüten bilden hängende, weichbehaarte Trauben. Die kleinen Beeren werden tiefschwarz und tragen vorne noch kleine Resten des vertrockneten Kelches. Die Blätter liefern ein ätherisches Öl, Gerbstoffe und organische Säuren. Die Beeren enthalten außer Vitamin C noch andere Vitamin-Faktoren.
Der Cassis-Preß-Saft vermag die Abwehrbereitschaft gegen Infektionskrankheiten (Grippe) zu steigern.

RICINUS COMMUNIS

RIZINUS

Euphorbiaceae

194 Afr, S-As
Warme + warm gemäßigte Zonen

In seiner Heimat bildet der Rizinus einen bis 10 m hohen Baum, in Kulturen 2–3 m hohe Sträucher. In nördlichen Breiten wird er in Gärten als schnellwüchsiges, bis 2 m hohes Kraut gezogen, das mit seinen großen, schön geformten Blättern sehr dekorativ wirkt. An den Rizinusbäumen erreichen die kreisförmigen Blattspreiten bis 1 m Durchmesser und sind in 7–11 gleichmäßige Lappen eingeteilt. Kräftige lange und hohle Stengel tragen schildartig die Blätter. Die Sprosse enden in traubenförmigem Blütenstand, der oben die gestielten Stempelblüten, unten die in Büscheln angeordneten Staubblüten trägt. Die üppigen Blätter überragen meist die sehr attraktiven Blüten. Die mit weichen Stacheln besetzte Fruchtkapsel enthält die ovalen gesprenkelten Samen. Diese enthalten viel Fett und Eiweiß und ein giftiges Toxalbumin, das Ricin, das aber bei der Ölgewinnung im Preßkuchen zurückbleibt. Das darmanregende Rizinusöl unterscheidet sich von anderen Pflanzenölen durch seine Löslichkeit in Alkohol. Es wird auch kosmetisch wie in der Technik häufig verwendet. Als Laxativum hat es des unangenehmen Ölgeschmackes wegen an Bedeutung verloren.

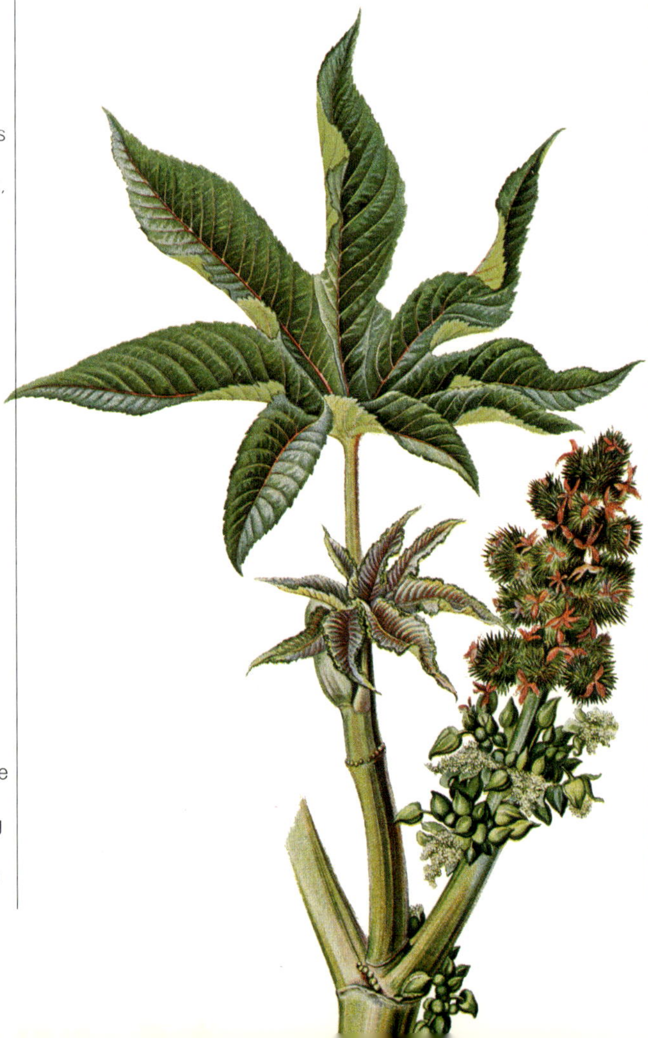

ROSA CANINA

HUNDSROSE, HECKENROSE

Rosaceae

195 Eur, NW-Afr, M+W-As
NAm

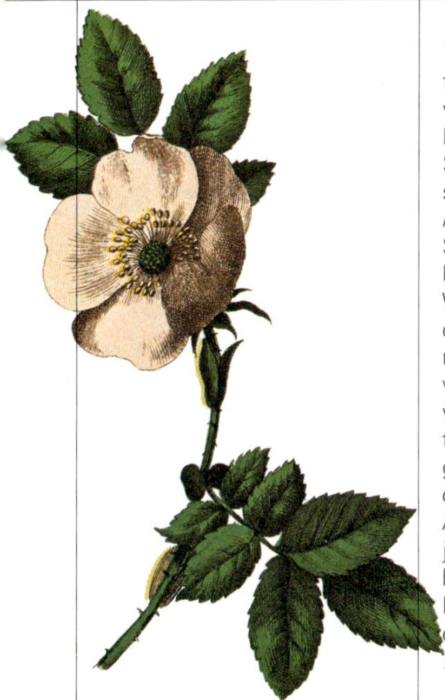

Die Heckenrosen sind die Urpflanzen der Gartenrose. Sie bevorzugen festen, steinigen Boden an Hecken, Waldrändern und Böschungen. Kräftige Stämmchen, die direkt aus dem Wurzelhals wachsen und immer neue Schößlinge bilden, wachsen steil aufrecht und verzweigen sich in zahlreiche bogenförmige überhängende Äste. Sie bilden Büsche von 2–4 m Höhe. Die Laubblätter sind unpaarig gefiedert mit 5–7 Fiederblättchen, eiförmig, frischgrün, oberseits kahl, mit gesägtem Rand. Die Blattstiele tragen Stacheln und Nebenblättchen. Auch die Äste sind reichlich mit Stacheln besetzt. Die gestielten Blüten mit fünf meist rosaroten Kronblättern duften aromatisch. Erst spät im Herbst reifen die scharlachroten Hagebutten, fleischige Scheinfrüchte mit glatter Rinde, die behaarte Nüßchen enthalten. Der Gehalt an Vitamin C sowie an Bioflavonoiden findet sich in der Hagebuttenschale.

ROSMARINUS OFFICINALIS

ROSMARIN

Lamiaceae, Labiatae

196 S-Eur, N-Afr, SW-As
Warm gemäßigte Zonen

In den felsigen Küstengebieten des Mittelmeers finden wir den Rosmarin als 2 m hohen immergrünen Strauch. Man leitet ja auch seinen Namen ab von lat. *ros marinus* «Meertau». Im Süden wird er auch angebaut, denn viel Licht und Wärme ist nötig zur Bildung des hocharomatischen ätherischen Öls, das als Hauptwirkstoff des Rosmarins zu werten ist. Auf einer verholzten Wurzel stehen die holzigen Äste mit schuppiger oder borkenartiger Rinde. Aus ihnen wachsen im Frühjahr hellgrüne, flaumig behaarte vierkantige Triebe. Die fast nadelförmigen Blättchen bilden Quirle. Sie sind 2–4 cm lang, lederartig, nach unten eingerollt und auf der Unterseite mit einem Filz kleiner Sternhaare besetzt. Die 5–10 kleinen, blaßlilafarbenen Lippenblüten sitzen in Scheinquirlen auf seitlichen, kurzen Scheinähren. Die frischen wie die getrockneten Blätter duften aromatisch, kampferähnlich. Außer dem ätherischen Öl sind darin noch Bitterstoffe und Gerbstoffe enthalten. Der im Norden in Gärten gehaltene Rosmarin muß im Winter vor Frost geschützt werden. Die jungen Triebe dienen als beliebtes Küchengewürz. Für die pharmazeutische Verwendung werden junge Triebe von Sträuchern aus südlichen Kulturen vorgezogen.

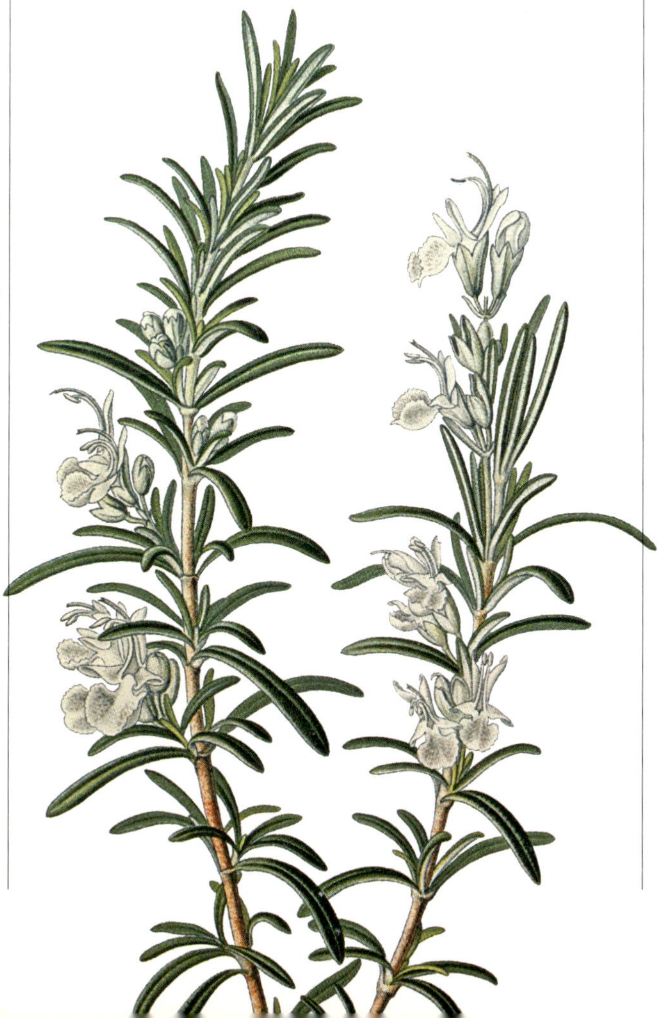

RUBIA TINCTORUM

KRAPPWURZEL, FÄRBERRÖTE

Rubiaceae

197 S-Eur, SW-As
M-Eur

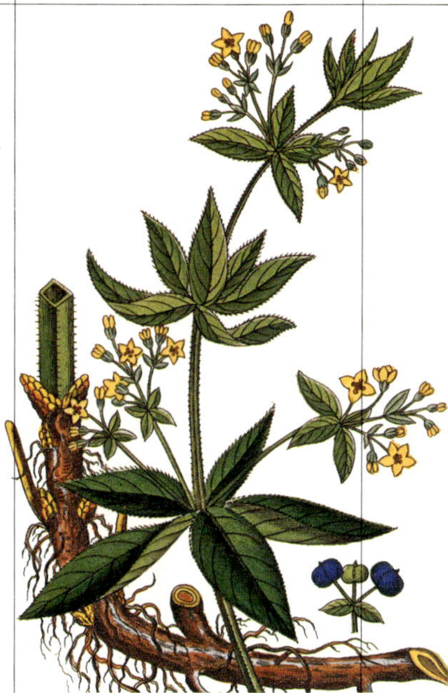

Zur Zeit der roten Uniformstücke, der roten Hosen der Franzosen und der Képis stand die Krappwurzel hoch im Kurs. Im 18. Jahrhundert wurde die Krappwurzel noch weitherum zur Gewinnung der Färberröte angebaut, geriet aber mit dem Aufkommen der chemischen Farbstoffe mehr und mehr in Vergessenheit. Zum Malen von Fleischtönen war der "Krapplack" unentbehrlich. Das tiefwachsende gelbe Rhizom kann bis 1 m lang werden, ist stark verzweigt und gegliedert und an den Knoten mit hellroten Wurzelfasern bestückt. Der vierkantige, teilweise rot überlaufene rauhhaarige Stengel steht aufrecht oder gewunden und wird 60–90 cm hoch. Die oben verzweigten Stengel tragen die kleinen grünlichgelben Blüten in lockeren Trugdolden. Die Früchte sind gestielte erbsengroße violette Beeren. Der Farbstoff ist gleichzeitig auch medizinischer Wirkstoff.

RUBUS FRUTICOSUS

BROMBEERE

Rosaceae

198 Eur, N-Afr, As, NAm
Gemäßigte Zonen

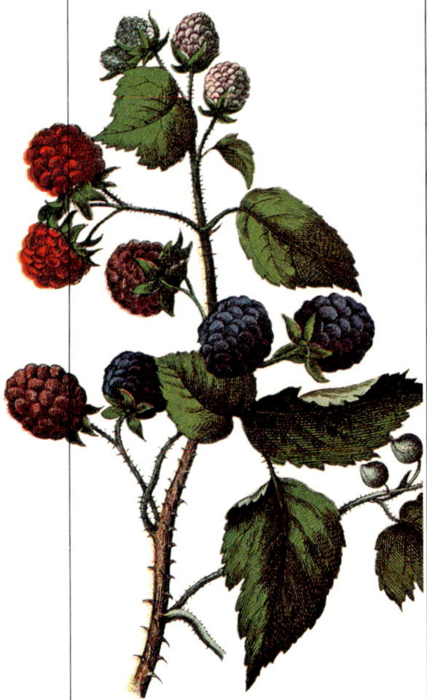

Die Brombeere ist ein formenreicher Wildling. In Hecken und Wäldern wuchert er unentwegt, indem er Wurzelableger bildet. Aus einem verzweigten Wurzelstock wachsen aufrechte oder niederliegende, mit rückwärtsstehenden Stacheln versehene gebogene Ruten, die im ersten Jahr nur Laubblätter tragen. Sie sind gefiedert mit 5–7 Fiedern, dunkelgrün, meist spitzoval, gezähnt und auf der Unterseite weißgrau filzig behaart. Selbst die Stiele und Rippen der Blätter tragen Stacheln. An Seitentrieben des zweiten Jahres sitzen die ansehnlichen weißen oder rötlichen Rosenblüten mit 5 Kronblättern und zahlreichen Staubgefäßen. Sie blühen den ganzen Sommer über, während an anderen Zweigen bereits die Brombeeren reifen, erst rot, dann glänzend schwarz. Wir schätzen ihren reichen Gehalt an Zucker, Pektin und Vitamin C.

RUMEX CRISPUS,
RUMEX ACETOSA

KRAUSBLÄTTRIGER AMPFER, SAUERAMPFER, BLACKE

Polygonaceae

199 Eur, As
Gemäßigte Zonen

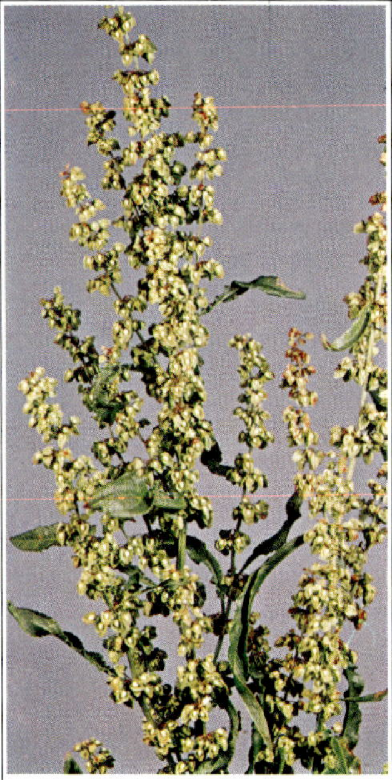

Die Ampfern sind Wucherpflanzen, die sehr häufig in feuchten Wiesen, Weiden und Gräben vorkommen. In den Wurzeln einiger Arten, besonders in *R. alpinus*, sog. Mönchsrhabarber, finden sich darmanregende Wirkstoffe, die aber im chinesischen Rhabarber *(Rheum palmatum)* konzentrierter sind. Die Essenz aus frischen Rhizomen von *Rumex crispus* hat in der Homöopathie noch einige Bedeutung. Wir beschreiben stellvertretend für andere Arten, die sich hauptsächlich mit den Blattformen unterscheiden, die Sauerampfer *(Rumex acetosa)*, die auch in Gärten angebaut wird. Aus einem mehrköpfigen, verästelten Wurzelstock wachsen gerillte, 30–80 cm hohe Stengel. Die unteren Blätter sind langgestielt und oft pfeilförmig, die Stengelblätter länglich-spitz und sitzend, meistens gewellt oder kraus. Die rötlichen Blüten bilden lange Rispen am Stengelende und an Nebenzweigen.

RUTA GRAVEOLENS

GARTENRAUTE, WEINRAUTE

Rutaceae

200 SO-Eur
Warm gemäßigte Zonen

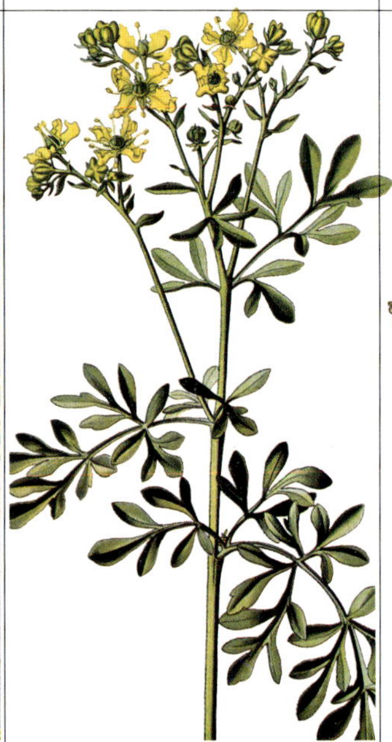

Die Rautengewächse sind mit über 900 Arten hauptsächlich in den Tropen heimisch. Orangen-, Zitronen-, Mandarinenbäume u. a. gehören zu dieser Familie, die wie keine andere Licht und Wärme in Aromastoffe umzusetzen vermag. Nur die Gartenraute und der Diptam haben sich in nördliche Regionen vorgewagt und gedeihen als verholzte Stauden in warmen Lagen.
Die derbe, ausdauernde Staude mit runden harten und wenig verzweigten Stengeln trägt wechselständig unpaarig doppeltgefiederte, ca. 10–15 cm lange Blätter mit derben punktierten Spreiten. Die Farbe von Stengeln und Blättern ist auffallend gelbgraugrün. Am Stengelende stehen in Trugdolden die gelbgrünen, ebenfalls drüsig punktierten Blüten. Neben dem ätherischen Öl enthält das Kraut das Flavonglykosid Rutin.

SALIX ALBA

SILBERWEIDE

Salicaceae

201 Eur, As
NAm

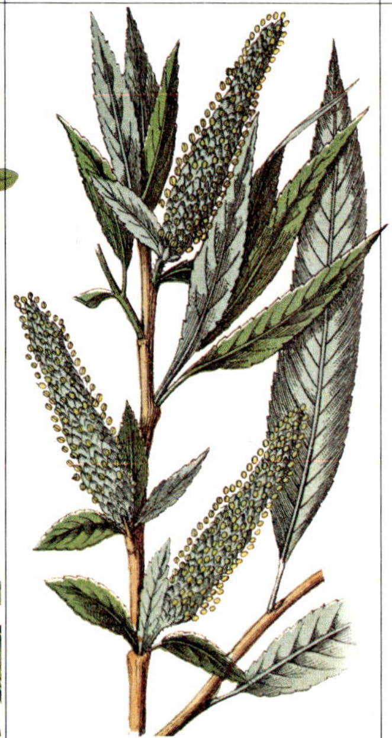

Die Weidengewächse sind eine Pflanzenfamilie mit zahlreichen Arten. Die Silberweide wächst als mittelgroßer Baum an Flußufern, feuchten Niederungen und häufig in Pärken. Ihr Stamm ist schlank, gerade und trägt eine weißgraue Rinde, die im Alter längsrissige Borke bildet. Dünne, rutenförmige Zweige tragen angedrückte Knospen. Aus ihnen wachsen lanzettliche, fein gesägte hell- oder dunkelgrüne Blätter. Sie sind auf der Unterseite seidig, silbrig behaart (Silberweide). Die zweihäusigen Blüten bilden aufrecht stehende Kätzchen mit goldgelben Staubbeuteln, erstes Bienenfutter im Frühjahr. Die Rinde junger Zweige, seltener die getrockneten Blätter, werden in der Phytotherapie verwendet. Sie enthalten Salicin, eine Vorstufe der Salicylsäure. Schon um 1830 wurde Salicin aus der Weidenrinde isoliert und diente als Ausgangsprodukt zu einer ganzen Reihe von Medikamenten (zum Beispiel Aspirin).

SALVIA OFFICINALIS	SAMBUCUS EBULUS	SAMBUCUS NIGRA
SALBEI	ZWERGHOLUNDER, ATTICH	SCHWARZER HOLUNDER
Lamiaceae (= Labiatae)	Caprifoliaceae	Caprifoliaceae
202 S-Eur *Gemäßigte Zonen*	203 Eur, NW-Afr, W-As *NAm*	204 Eur *W-As, NAm*

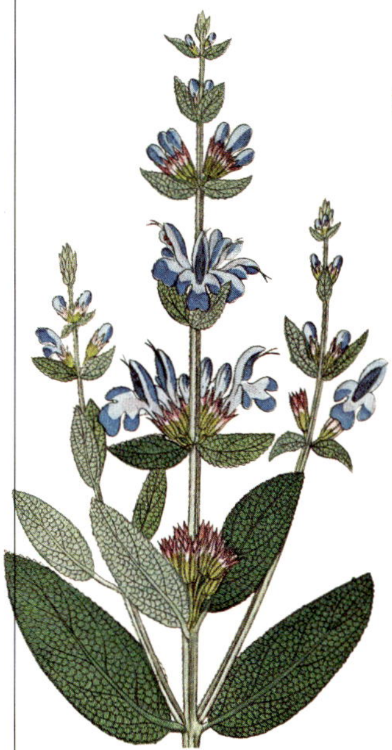

Die Salbei darf ohne Übertreibung als Prototyp einer Heilpflanze bezeichnet werden. Dies sagt schon ihr Name *Salvia* = *salvare* = heilen. Schon in frühesten Zeiten wurde sie angebaut. Diese kultivierte Art verwenden wir als Heilpflanze. Aus einer oft verholzten Pfahlwurzel wachsen unten verholzte, 30–80 cm lange, oben krautige vierkantige Stengel, die filzig behaart sind. Die gegenständigen gestielten Blätter haben eine länglich-spitz-ovale, am Rande leicht gekerbte ledrigfilzige grünlichgraue Spreite. Die blauvioletten Blüten sitzen zu 4 bis 8 in Scheinquirlen an den Stengelenden. Sie werden von Bienen und Hummeln eifrig besucht. In milden Lagen überwintern die Blätter ohne Schaden, stehen als Frischgewürz zur Verfügung oder zum Kauen gegen Entzündungen im Mund und Hals. Das ätherische Öl findet sich vor allem in den Blättern, ferner auch Gerbstoffe und Bitterstoffe.

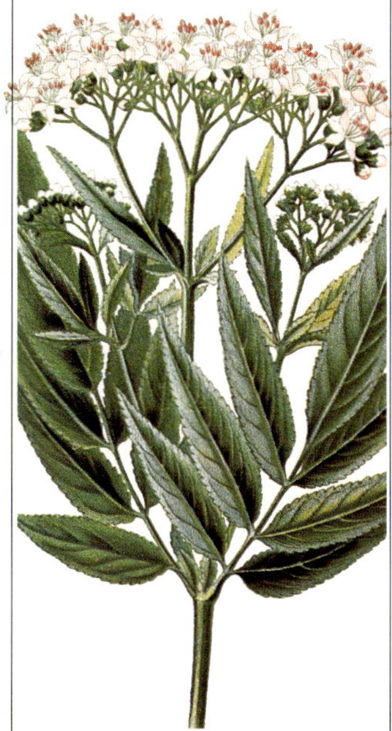

Vom Zwergholunder überwintern nur der Wurzelstock und die Wurzeln. Aus dem Wurzelstock wächst die krautige gefurchte aufrechte Stengelröhre ca. 100–150 cm hoch. Diese verholzt nicht und stirbt im Herbst ab. Die dunkelgrünen großen Blätter sind gefiedert, am Rande gesägt und schmäler als beim schwarzen Holunder Sambuccus nigra. Am Grunde stehen zwei eiförmige Nebenblätter. Eine flache Trugdolde am Stengelende trägt die zahlreichen, stark duftenden rötlich-weißen Blüten. Die Blätter riechen widerlich. Im Herbst reifen kleine mattfarbige schwarze Beeren. Sie sind ungenießbar und schmecken unangenehm bitter. Wir finden den Strauch wild in Hecken und Gräben. Vom Attich werden die geschnittenen Wurzeln *(Radix ebuli)* verwendet. Sie enthalten ein ätherisches Öl, Bitterstoff sowie harntreibende Substanzen.

Der große Strauch (oft auch Baum) wächst in südlichen bis nördlichen Lagen recht häufig, aber meistens als Einsiedler an Mauern, in Gebüschen und Waldrändern, oft auch angepflanzt in Gärten. Auf stark verästelten Wurzeln, die selbst Mauern durchdringen, steht ein meist krummer Stamm mit hellgrauer tiefrissiger Borke. Der 4–7 m hohe Strauch wird durch bogenförmig gekrümmte Äste gebildet. Stamm und Zweige enthalten im Kern ein schneeweißes Mark. Die gegenständigen Fiederblättchen sind meist fünfzählig mit eiförmig zugespitzter Spreite und grob gesägtem Rand, oberseits dunkelgrün, unten heller. Flache endständige doldenartige Blütenstände tragen die zahlreichen gelblichweißen, stark eigenartig duftenden Blüten. Aus ihnen reifen an dunkelroten Stielen die kleinen kugeligen, glänzendschwarzen Beeren mit blutrotem Saft. Auf dem Land bereitet man aus den Blüten aromatische Limonaden. In der Heilkunde schätzt man die Blüten als schweißtreibendes Mittel. Die Früchte enthalten die Vitamine C und P und heilkräftige Farbstoffe, die in Form von Sirupen und Latwergen (Extrakte mit Honigkonsistenz) als Hausmittel bei Erkältungen Verwendung finden.

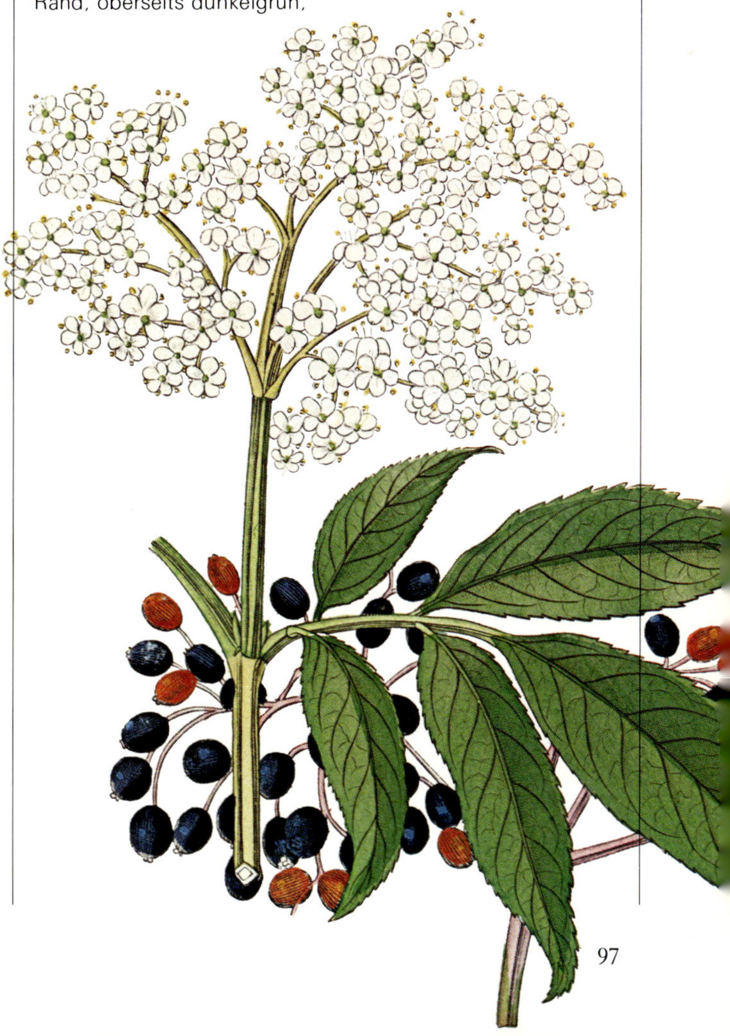

SANGUINARIA CANADENSIS

KANADISCHE BLUTWURZ, BLOODROOT

Papaveraceae

205 O-NAm

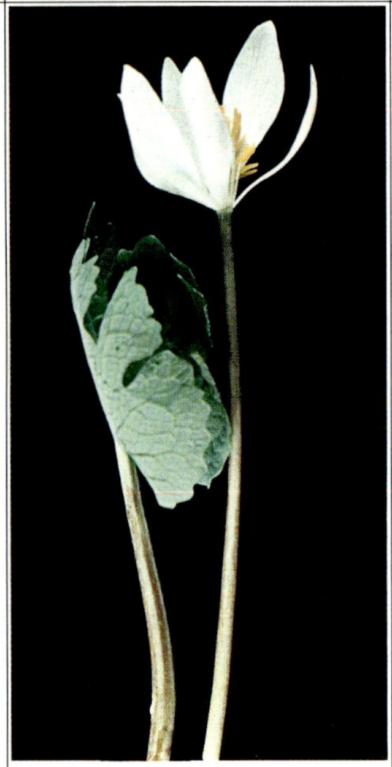

Diese in den üppigen Wäldern im Norden der USA heimische Art der Papaveraceae treibt aus einem ausdauernden, holzigen roten Wurzelstock. Daher der Name Blutwurz, der in Europa andere Arten bezeichnet. Die Indianer kannten die Wurzel als Heilpflanze gegen zahlreiche Gebresten. Das fingerdicke, 5–8 cm lange kriechende Rhizom, außen rotbraun, enthält eine rötliche Milch. Am oberen Ende, knapp am Boden, steht eine Tüte aus Niederblättern, aus der ein ca. 25 cm hoher kantiger Stengel wächst. Er trägt handförmig gelappte Laubblätter mit eiförmigen, kerbig-gezähnten Lappen. Die weiche Spreite ist oberseits gelbgrün. Die Unterseite ist heller und von markanten, orange gefärbten Nerven durchzogen. Die langgestielte Blüte ist 2–5 cm groß, selten rosa. Die Fruchtkapsel ist 3–5 cm lang. Man gewinnt die Wirkstoffe aus den Wurzeln.

SANICULA EUROPAEA

SANIKEL, HEILDOLDE

Apiaceae (=Umbelliferae)

206 Eur, W-As

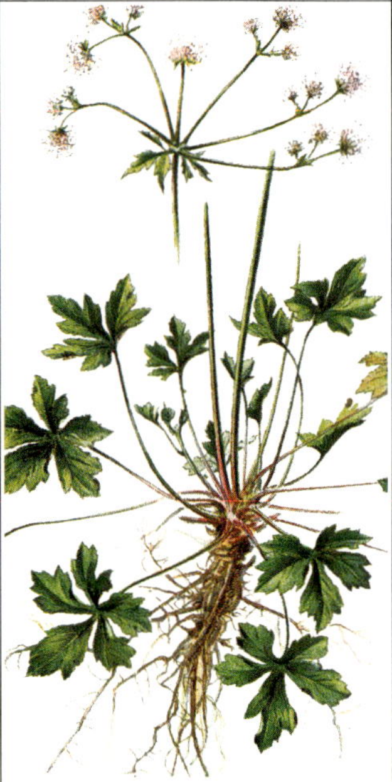

Der Sanikel (der Name stammt aus dem Lat. *sanus* =gesund) bevorzugt schattige Humusböden in Laubwäldern bis in Höhen von 1400 m. Aus einem faserigen braunen Wurzelstock wachsen langgestielte, drei- bis fünfteilige Grundblätter mit glänzender dunkelgrüner Spreite und gleichmäßigen Blattnerven. Sie bilden auf dem braunen Waldboden ein auffällig schönes Dekor.
Die meist blattlosen Blütenstengel werden 20–40 cm hoch und tragen die winzig kleinen weiß-rosaroten Blütendolden. Die Blätter könnten leicht mit einzelnen Hahnenfußarten verwechselt werden. Ungeübte Sammler holen sich den Sanikel zur Blütezeit, denn die Blütendolden sind ein sicheres Erkennungszeichen. Das geschnittene Kraut ist heilkräftig, auch die Wurzeln. Doch lassen wir diese für eine weitere Ernte im nächsten Jahr stehen. Die Wissenschaft hat ätherisches Öl, Saponin, Gerbstoff und Allantoin nachgewiesen.

SAPONARIA OFFICINALIS

SEIFENKRAUT

Caryophyllaceae

207 Eur, W-As
M+O-As, NAm

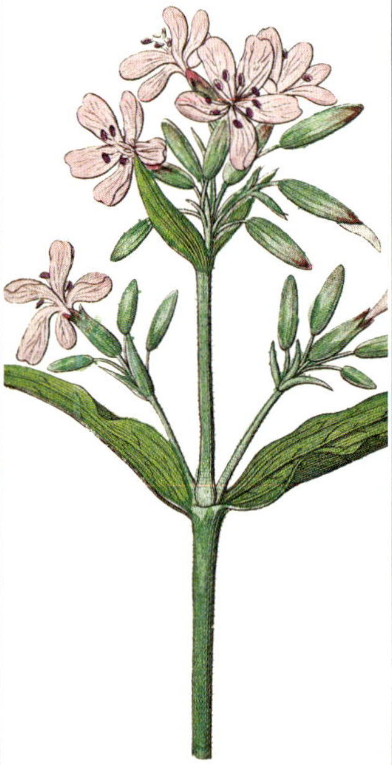

Wildwachsend finden wir das Seifenkraut an Dämmen und Hecken. Der stark verästelte Wurzelstock treibt einfache, blütenlose Sprosse und einen im oberen Teil ästigen aufrechten Blütenstengel. Beide sind flaumig behaart, teilweise rot überlaufen und tragen an verdickten Knoten kreuzweise gegenständig die Blätter mit länglich-lanzettlichen Spreiten, von drei Längsnerven durchzogen. In den Blattachseln und gehäuft an den Stengelenden stehen die Blütenbüschel mit der für Nelkengewächse typischen Blütenform: aus einem röhrenförmigen, oft rötlichen Kelch ragen fünf weiße oder rosarote, radförmig ausgebreitete Kronblattlappen heraus.
Der Wirkstoff, Saponin, findet sich gehäuft in den Wurzeln, aber auch im Kraut. Dies ist eine Substanz, die stark schäumt (*sapo*=Seife). Den Absud aus den Wurzeln brauchten unsere Urgroßmütter als Waschmittel.

SASSAFRAS ALBIDUM

SASSAFRASBAUM

Lauraceae

208 O-NAm

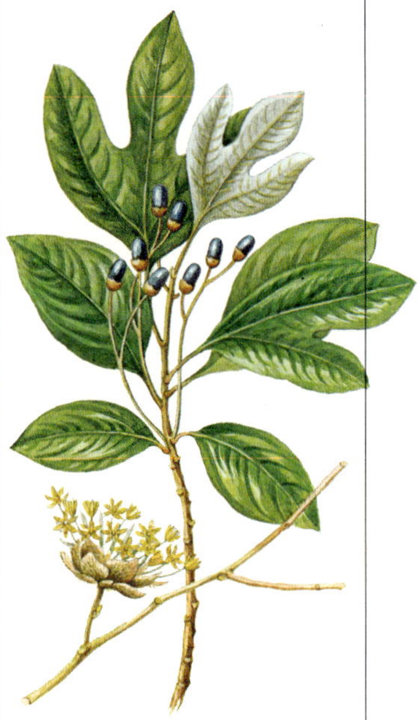

Der diözische Baum findet sich in den Atlantikstaaten Nordamerikas in Laubmischwäldern. Das Laubwerk ist hellgrün oder rötlich angelaufen. Die Blattformen variieren je nach Lage oder Unterart, selbst am gleichen Stamm finden sich ganze ovale Formen oder zwei- bis dreizipflig gelappte, abgerundete Spreiten. Holz und Wurzel riechen nach Fenchel und schmecken süßlich. Beide enthalten ca. 1% ätherisches Öl, Gerbstoffe, Harz, Wachs, Schleim und Zucker. Die Droge besteht aus unregelmäßigen dicken graubraunen bis fahlroten, leicht spaltbaren Stücken oder Scheiben, die oft noch eine zimtbraune brüchige Rinde tragen. Aus ihr wird das ätherische Öl destilliert. Die Wurzelrinde, *Cortex sassafras (radicis)*, enthält weit mehr ätherisches Öl als das Holz sowie auch mehr Gerbstoffe und färbende Substanzen.

SCOPOLIA CARNIOLICA

KRAINERTOLLKRAUT, GLOCKENBILSENKRAUT

Solanaceae

209 SO-Eur
M-Eur

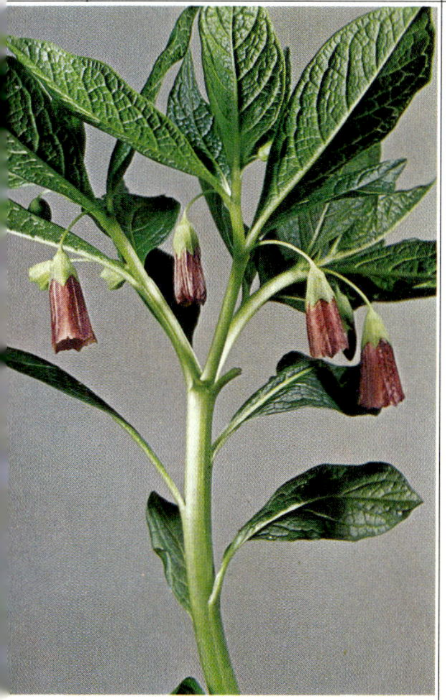

Diese Pflanze hat ihre Heimat in der Ukraine, in Italien und Jugoslawien. Die ausdauernde Staude wächst auf einem knolligen, horizontal verzweigten Wurzelstock. Die glatten einfachen Stengel werden 20–60 cm hoch und verzweigen sich nur wenig. Die unteren Blätter sitzen wechselständig am Stengel mit länglich zugespitzter Spreite, 20 cm lang und ca. 6–8 cm breit. Nach oben ändert die Blattform zu gestielten breiteiförmigen, behaarten, ganzrandigen, spitz auslaufenden Spreiten. Die Blüten hängen an einem kurzen Stiel einzeln in den Blattachseln. Der fünfzipflige Kelch umfaßt die glockenförmige gelbe bis grünlichgelbe Krone. Die Früchte sind rundliche Kapseln von 1 cm Durchmesser. Die vorwiegend giftigen Nachtschattengewächse spielen eine wichtige Rolle als Produzenten wertvoller Wirkstoffe. In früheren Zeiten wurden aus der Wurzel "Liebestränke" gebraut.

SCROPHULARIA NODOSA

BRAUNWURZ

Scrophulariaceae

210 Eur, As
NAm

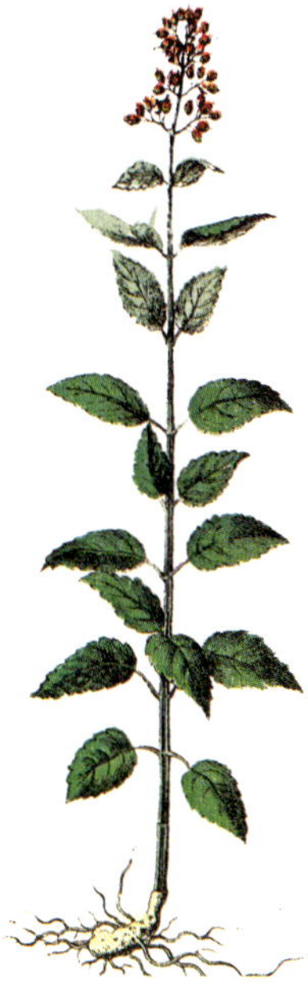

In feuchten Gräben, an Bachufern, in Wäldern und Gebüschen treffen wir die Braunwurz noch recht häufig an. Aus einem waagrechten Wurzelstock mit knolligen Knoten wächst der meist unverzweigte vierkantige Stengel 50–90 cm hoch. Er trägt im unteren Teil gegenständig kurzgestielte, eiförmig-spitze, doppelt gesägte Blätter. Am oberen Stengel stehen in den Achseln schmaler lanzettlicher Tragblätter langgestielte Trugdolden, die zusammen eine langgezogene endständige Rispe bilden. Die vierkantigen Stiele tragen einen kugeligen fünfteiligen Kelch, der die schmutzigbraune Rachenblüte umfaßt. Sie ist in der Form dem besuchenden Insekt, der Wespe, angepaßt. Eine eiförmig zugespitzte Kapsel enthält die Samen, die im Herbst vom Wind ausgestreut werden.

SEDUM ACRE

MAUERPFEFFER

Crassulaceae

211 Eur, N-Afr, SW-As
Gemäßigte Zonen

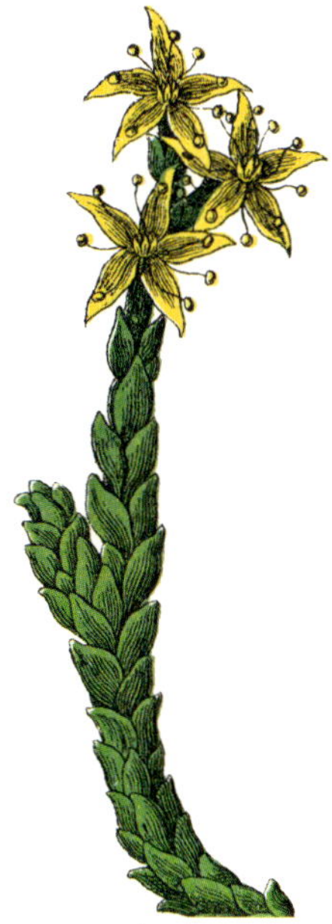

Der Mauerpfeffer ist eine rasenbildende Pflanze, die auf Felsen, Mauern, Sandböden und trockenen Rainen häufig zu sehen ist. Er gehört zu den Dickblattgewächsen. Von ihm kommen mehrere verwandte Arten mit variablen Blütenfarben und Blattformen vor. Das immergrüne Kraut wird kaum 10–15 cm hoch und wächst aus vielfach verzweigten, am Boden kriechenden Sprossen. Die kurzen Zweige sind mit schuppenförmig anliegenden, dicken hellgrünen fleischigen Blättchen besetzt. Kurze verzweigte Blühstengelchen, die weniger beblättert sind, tragen die fünf gelben (bei anderen Arten weißen) spitzen, abstehenden Kronblättchen. Die winzigkleinen Samen werden von Regenwasser fortgeschwemmt oder vom Winde verweht. Auch die Sprosse verwurzeln schnell, wenn sie abbrechen und auf der Erde liegen. Der scharfe, pfefferartige Geschmack läßt Wirkstoffe vermuten.

SELENICEREUS GRANDIFLORUS

KÖNIGIN DER NACHT, SCHLANGENKAKTUS

Cactaceae

212 MAm

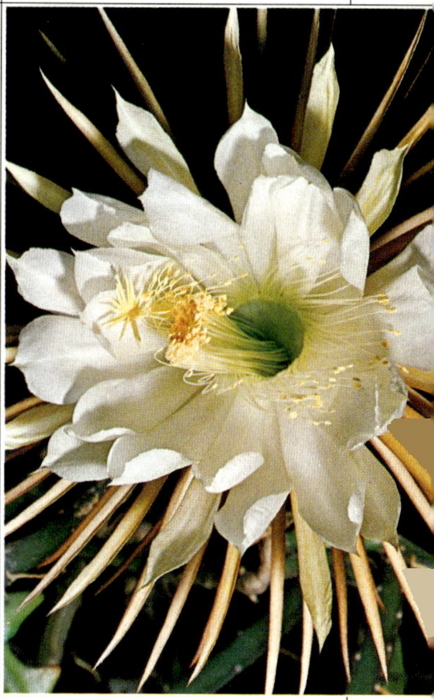

Die den Cereus- und Selenicereusarten zugeordneten Kakteen bilden säulenförmig aufgerichtete Stengel. Statt Blätter tragen sie kantige Rippen, die mit zahlreichen Luftwurzeln bestückt sind. Damit können sie an Felsen und Bäumen Halt finden, aber auch aus der feuchtschwülen Tropenluft Wasser aufnehmen. Der Fruchtknoten einer werdenden Blüte ist etwa 12–15 cm lang und waagrecht dem Licht zugewendet. Die untergehende Sonne gibt das Signal zum Entfalten einer wunderbar geformten fleischigen Blütenröhre von 20 cm Durchmesser mit cremefarbigen, rötlich überlaufenen Kelchblättern, die innen in die weiße Blütenglocke übergehen. Einige Nachtstunden lang blüht die "Königin der Nacht" und versprüht betörende Duftwolken. Dann ist ihr Zauber vorüber. Auszüge aus der Blüte werden zu homöopathischen Tinkturen verarbeitet.

SENECIO FUCHSII

FUCHS, KREUZKRAUT, GREISENKRAUT

Asteraceae (=Compositae)

213 M-Eur

SERENOA REPENS

SÄGEPALME

Palmaceae

214 S-NAm

SILYBUM MARIANUM

MARIENDISTEL

Asteraceae (=Compositae)

215 S-Eur, N-Afr, SW-As
Warm gemäßigte Zonen

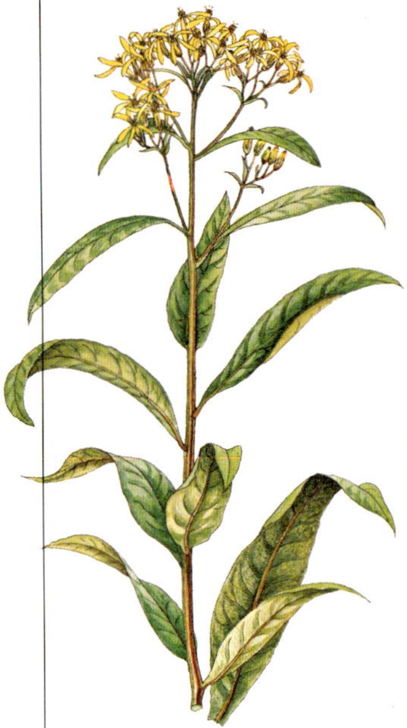

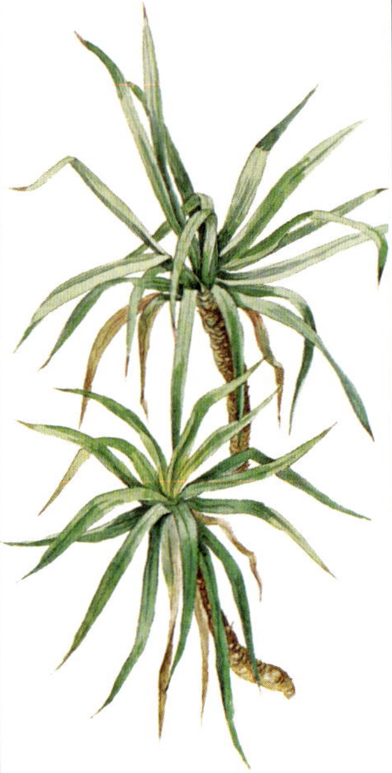

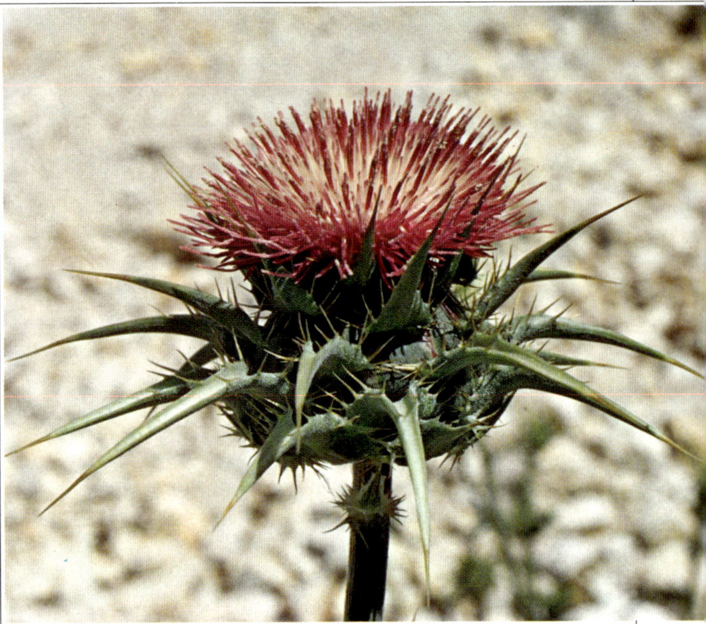

Die Kreuz- oder Greisenkräuter mit vielen mehr oder weniger verwandten Arten stiften in der schon großen Familie der Korbblütler noch mehr Verwirrung, wenn man sie genau bestimmen will. Der lateinische Name *Senecio* bezieht sich auf die weißlichen Haarkronen der Fruchtstände (*senex*=Greis). Während das gemeine Kreuzkraut *(S. vulgaris* L.) als schlimmes Unkraut Äcker, Schutthalden und Wegränder überwuchert, bildet das Fuchs-Kreuzkraut immerhin eine stattliche Staude von 70–120 cm Höhe. Große lanzettliche Blätter mit gesägtem Rand sitzen wechselständig am rötlichen Stiel. Aus den oberen Blattachseln wachsen gestielte Trugdolden mit den gelben Blütensternen zu einem endständigen, breitgefächerten Schirm. Dieses Kreuzkraut wurde früher oft mit der Goldrute verwechselt und auch Heidnisch Wundkraut genannt. Diese Bezeichnung gilt neuerdings nur für die Goldrute.

Diese 4–6 m hohe Palme, heimisch in den Sanddünen und Küstengebieten von Florida und Texas, bietet mit ihren Früchten eine wertvolle Nahrungsquelle für die Eingeborenen. Auch zur Gewinnung der pharmazeutischen Wirkstoffe werden die Früchte gesammelt.
Der rauhe Strunk ist rundum mit den abgestorbenen Blattbasen besetzt, die oft verkümmern oder ästige, dem Boden entlang kriechende Zweige bilden. Die ca. 1 m langen steifen, gelblich oder graugrünen schmalen und spitzen Palmblätter stehen in Wedeln und sind oft mit Wachs überzogen. Die elfenbeinfarbigen wohlriechenden Blüten bilden einen traubigen Blütenstand. Die Steinfrüchte, schwarz in reifem Zustand, 2–3 cm lang mit hellbraunem schwammigem Fruchtfleisch, enthalten einen ovalen Samen. Außer den Früchten sind auch die Blattknospen genießbar.

Die Mariendistel zählt zu den dekorativsten Distelgewächsen. In südlichen, trockenen Lagen finden wir sie noch wild, im Norden vorwiegend angebaut. Die weißen Streifen auf den Blättern sollen nach einer Legende von der Milch der Gottesmutter herrühren; daher der Name Mariendistel. Sie bildet einen bis 150 cm hohen aufrechten, oben verästelten Stengel. Die Blätter von breiter, lanzettlich-spitz auslaufender Form sind glänzend grün, stark gewellt und weiß gescheckt. Ränder und Blattspitzen tragen Dornen. Die oberen Blätter sind teilweise gespalten und sitzen stengelumfassend.
Ein dorniger Blütenkorb am Stengelende trägt einen üppigen Büschel violetter Röhrenblüten. Auf dem Blütenboden reifen dann die schwarzglänzenden, hartschaligen Samen, die mit einem weißen, seidigen Pappus versehen sind. In der Samenschale finden sich die hochinteressanten Leberschutzstoffe. Ihre seit Jahrhunderten bekannte Wirkung konnte durch neueste Forschungen bestätigt werden. In Frankreich nennt man die Mariendistel auch wilde Artischocke. Sie wird dort noch häufig angebaut. Die jungen Blätter, die noch geschlossenen Blütenköpfe, aber auch die Pfahlwurzeln bereichern die Mahlzeiten mit delikaten Gemüsen. Die einjährige Pflanze braucht trockene, sonnige Lagen für ihr intensives Wachstum.

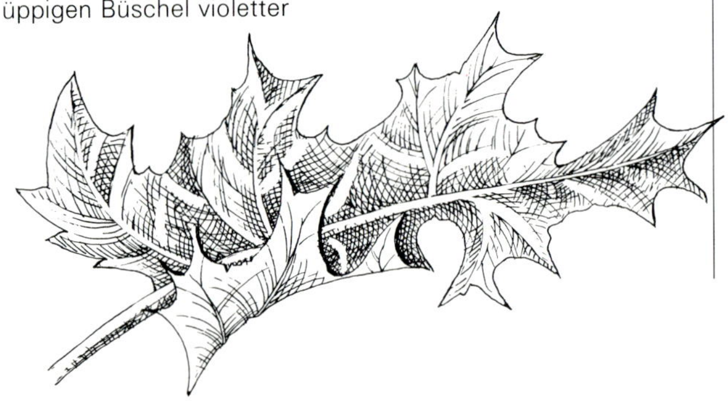

SMILAX UTILIS

SARSAPARILLE

Liliaceae

216 Salomon Islands *SAm*

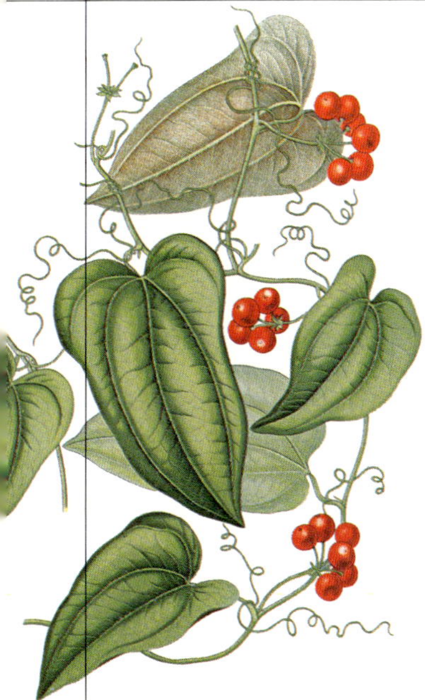

Diese Riesenliane, die 40–50 m lang werden kann und an den Bäumen hochklettert, gedeiht in den Wäldern im feuchtheißen Klima der mittelamerikanischen Staaten und im angrenzenden Südamerika. Die Stengel sind scharf vierkantig, an den Kanten geflügelt und mit Stacheln besetzt. Die herzförmigen Blätter werden bis 35 cm lang, die Spreite glänzt dunkelgrün und geht in einen 3–7 cm langen Stiel über, der aus einem scheidigen Blattgrund mit seitlichen Ranken treibt. In den oberen Blattachseln stehen gestielte Dolden mit den kleinen sternförmigen grünweißen Blüten. Ihre Fruchtknoten reifen zu roten Beeren.
Die Droge besteht aus rundlichen langen Wurzelstücken und enthält 2–4% Saponine, ätherisches Öl, Harz, Zucker. Sie wird seit Jahrhunderten medizinisch verwendet.

SOLANUM DULCAMARA

BITTERSÜSS

Solanaceae

217 Eur, N-As *NAm*

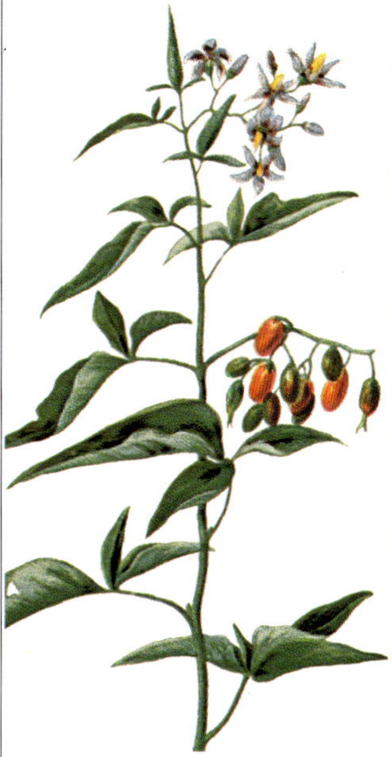

An Bachufern und feuchten Ödplätzen und Waldrändern wächst aus kriechender Wurzel ein verholzter Stengel, oft niederliegend oder an Ästen emporkletternd. Die wechselständigen Blätter halten sich nicht an starre Formen. Unten eiförmig spitz mit dünner dunkelgrüner Spreite, werden sie nach oben schmäler und spitzer. Im Hochsommer erscheinen in lockeren Trauben die intensiv violetten Blüten mit fünf länglichen Zipfeln und goldgelb beleuchtenden Staubgefäßen. Die ovalen glänzenden Beeren, erst grün, dann scharlachrot, sind hübsch in die rotbraunen Kelchblätter eingebettet. Die giftigen Beeren sowie das Kraut schmecken erst kratzend-bitter, dann widrig süß, was diesem Nachtschattengewächs zu seinem Namen verholfen hat. Der Bittersüß ist mit Vorsicht zu gebrauchen, obwohl in den Stengeln und den Beeren andere Stoffe enthalten sind als in anderen Solanaceen z. B. der Tollkirsche.

SOLIDAGO VIRGAUREA

ECHTE GOLDRUTE, HEIDNISCH WUNDKRAUT

Asteraceae (=Compositae)

218 Eur, N-As, NAm

Die Goldrute scheint ihre Heilkräfte nicht nur in ihrem wohlklingenden Namen, sondern auch in ihrem schönen Wuchs auszudrücken. Der Name *Solidago* deutet auf die wundheilende Kraft hin. Auf trockenen Waldböden, auf Dünen und Felsen, überall findet ihr walziger Wurzelstock gründige Erde und Halt. Der runde, nur oben verzweigte Stengel wird 20–50, selten bis 100 cm hoch. Die wechselständigen Blätter bilden unten elliptisch-spitze große Spreiten mit gesägtem Rand. Im Bereich der Blüten sind sie schmal-lanzettlich und ganzrandig. Zahlreiche gestielte goldgelbe Blütenköpfchen stehen am oberen Teile des Stengels und bilden eine langgestreckte, zusammengesetzte Traube, die von unten nach oben vom Juli bis im Herbst blüht. Insekten und Falter aller Art sind eifrige Besucher. Nach dem Verblühen wächst eine Haarkrone aus dem Kelch (Pappus), Flugkörper für die kleinen Früchte. Wir verwenden von der Heilpflanze die blühenden Zweigspitzen in Teemischungen und zu Präparaten. Ihre Wirkstoffe, Saponine, Blütenfarbstoffe und Gerbstoffe wirken sich besonders gut auf Entzündungen im Bereich von Nieren und Darm aus. Eine andere Art, die kanadische Goldrute, die im letzten Jahrhundert aus Nordamerika eingeschleppt wurde, unterscheidet sich durch ihre Höhe (60–200 cm) und durch zahlreiche vom Stengel abstehende, einseitswendige Blütenrispen mit vielen 3–5 mm messenden gelben Köpfchen sowie durch ihre eher unerfreuliche Wucherverbreitung in weiten Teilen Europas.

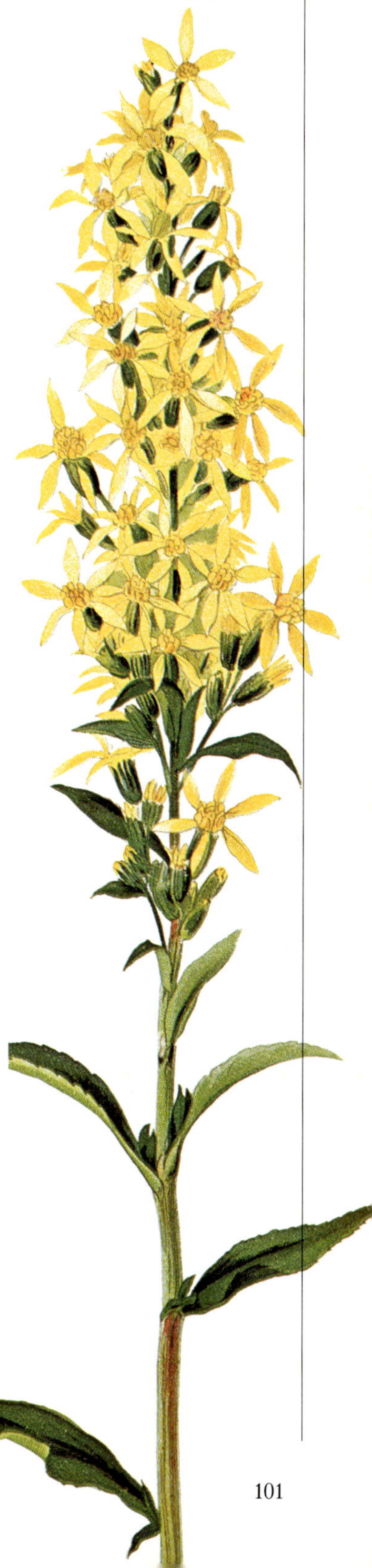

SOPHORA JAPONICA

SCHNURBAUM, JAPAN. PAGODENBAUM

Fabaceae (=Leguminosae)

219 O-As

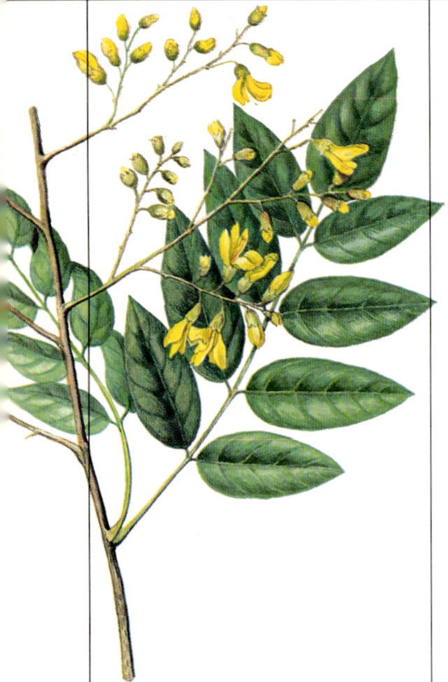

Dieser bis 20 m hohe Baum wurde in Japan ursprünglich nur in Tempelbezirken kultiviert. Der Name Schnurbaum stammt von den Früchten, perlschnurähnlichen Gliederhülsen, welche die schwarzen bohnenförmigen Samen enthalten. Die wechselständig angeordneten Blätter sind bis 25 cm lang, unpaarig gefiedert, auf der Oberseite dunkelgrün, unterseits graugrün. Die Fiedern oder Teilblättchen sind oval-lanzettlich, vorne stachelspitzig und kurz gestielt. die gelblichweißen Blüten stehen in endständigen lockeren Trauben, aus denen sich bei der Reife die schnurförmigen Hülsenfrüchte entwickeln. Die Blütenknospen der Sophora enthalten bis 30% Flavonoide, vor allem Rutin, das heute aus den Knospen isoliert wird. In der Volksheilkunde Sibiriens und des Fernen Ostens dienen Präparate aus Sophora gegen Fieber, Krämpfe und zur Blutstillung.

STROPHANTHUS KOMBE

STROPHANTHUS

Apocynaceae

220 M-Afr *O-As*

Die Pflanzengattung *Strophanthus* (DC.) bietet uns mit verschiedenen Spezies wertvolle Wirkstoffe für die Kardiologie. Einige von ihnen sind Kletterpflanzen, die im Wildwuchs an Bäumen hochranken. Die Eingeborenen verwenden das aus den Wurzeln oder den Samen ausgekochte Extrakt als Pfeilgift. Die pharmakologisch interessanten Wirkstoffe gewinnt man aus den Samen.

Die 30–40 m hoch kletternden Äste und Zweige des *Strophanthus kombe* sind rauh behaart, ebenso die gegenständigen kurzgestielten Blätter. Diese sind breitoval mit einem Durchmesser von 15–20 cm, vorn spitz oder leicht eingebuchtet, mit gekräuselter Oberfläche. In den Blattachseln stehen Büschel gestielter Blüten. Ein spitzblättriger Kelch trägt fünf gelblichweiße Kronblätter, die in 10–20 cm langen Fortsätzen enden. Als Früchte wachsen zwei schmale, 20–30 cm lange Balgkapseln, die bei der Reife zahlreiche mit einem Haarschopf versehene Samen auswerfen. Diese sind 10–20 mm lang und mit einem seidigen gelbgrünen Haarfilz überzogen. Andere Strophanthusarten besitzen am Samen nur das Flughaar und sind auf den Seiten kahl.

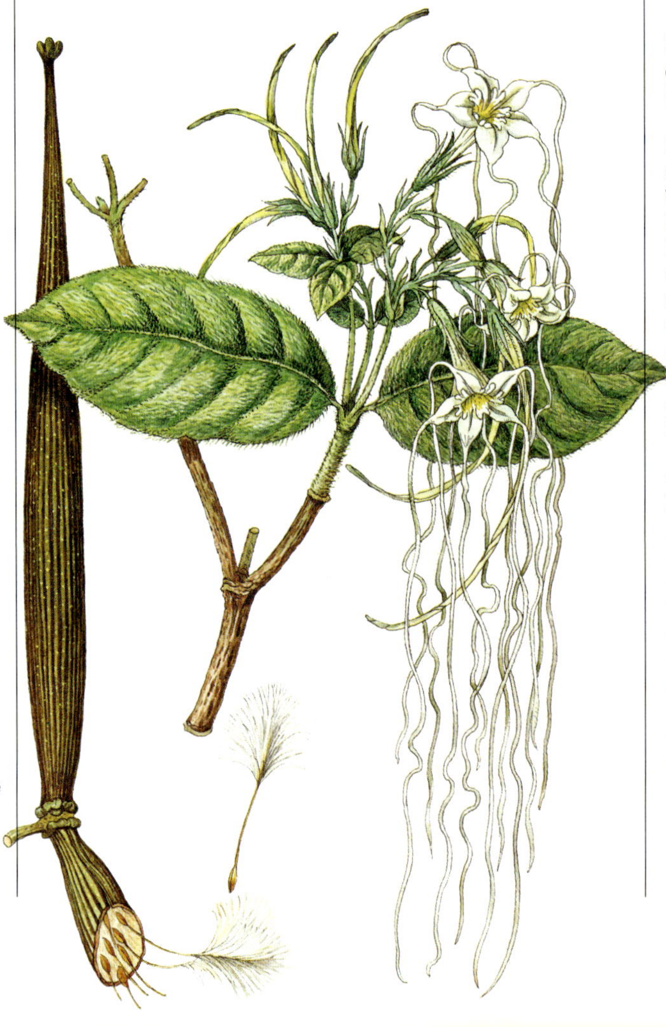

STRYCHNOS NUX-VOMICA

BRECHNUSS

Loganiaceae

221 S-As *Afr, Aus*

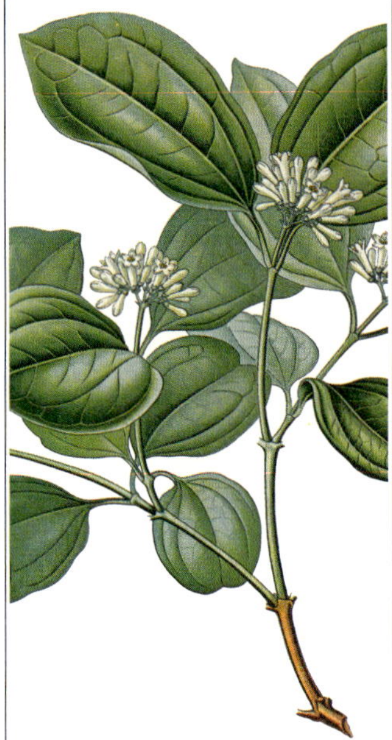

Die Strychnosarten sind in den meisten Tropen der Welt heimische Bäume. Schon im 15. Jahrhundert kam die Brechnuß nach Europa, vermutlich erst als Gift gegen Wild und Nagetiere. Irrtümlicherweise erhielt sie den Namen Brechnuß, weil sie wahrscheinlich mit einer anderen Strychnosart verwechselt wurde. Die Wirkstoffe sind wohl stark giftig, erregen aber nicht zum Brechen. Sie gehören zu den bittersten Substanzen.

Die wildwachsenden Bäume werden 10–12 m hoch. Die Zweige tragen kreuzgegenständig breiteiförmige gestielte kahle Blätter. Die rötlichen Röhrenblüten mit tellerförmig ausgebreiteten Kronzipfeln stehen in doldenartigen Blütenständen. Die Frucht ist eine orangerote Beere von 3–6 cm Durchmesser mit einer häutigen brüchigen, 1–3 mm dicken Schale. Diese umschließt weißes, bitteres Fruchtfleisch, worin mehrere meist 2–4 aufrecht gestellte Samen eingebettet sind.

SWERTIA CHIRATA

MOORENZIAN CHIRETTA

Gentianaceae

222 Himalaya
M-Afr, S-As

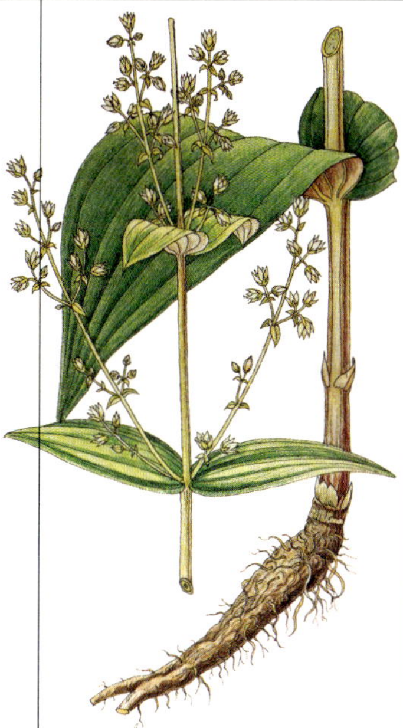

Dieses Enziangewächs ist, wie die meisten dieser Familie, eine Gebirgspflanze, die in den Regionen um den Himalaya beheimatet ist: im Tibet, in Nepal und weiter östlich. Die Hindus schätzen die Swertia seit uralten Zeiten als Magen- und Fiebermittel.

Das einjährige oder ausdauernde Kraut wird 10–20 cm hoch und trägt am kantigen aufrechten Stengel gegenständig die saftiggrünen, lanzettlich zugespitzten Blätter. Am Grunde sind sie oft langgestielt. Die stahlblauen Blüten stehen gedrängt in Rispen am Stengelende. Im Innern der Kronröhre sind die Staubblätter in verschiedenen Höhen eingefügt. Der eiförmige oder runde Samen ist geflügelt.

Medizinisch wertvoll sind die Enzianbitterstoffe. In Indien wird die Droge als Chirettakraut gehandelt und zu Tonika und appetitanregenden Likören verarbeitet.

SYMPHYTUM OFFICINALE

WALLWURZ, BEINWELL

Boraginaceae

223 Eur, As
NAm

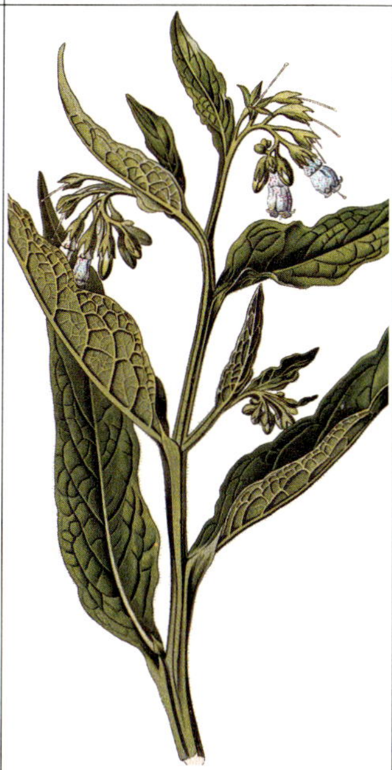

Sowohl der griechische wie der altdeutsche Wortstamm der Pflanze hängen mit ihrer schon im Altertum erkannten Wirkung zusammen (zusammenwachsen, zusammenheilen). Die Wallwurz bevorzugt feuchte Bachufer, Wiesengräben und Teichränder, wo ihre rübenförmige, außen schwarze Wurzel im weichen Boden gründen kann. Sie bildet 30–90 cm lange fleischige Stengel, die sich erst oben verzweigen. Die langen wechselständigen Blätter stehen herablaufend am Stengel und sind wie dieser borstig behaart. In den Achseln der oberen, kleineren Blätter stehen auf violett überlaufenen Stengeln die rotvioletten, seltener gelblichweißen Blütenglocken, die sich in einer üppigen Rispe der Erde zuneigen. In der frischen oder getrockneten, innen gelblichweißen Wurzelrübe finden wir interessante Wirkstoffe, deren Heilkräfte in Form von Präparaten und Tinkturen am besten zur Geltung kommen.

TARAXACUM OFFICINALE

LÖWENZAHN

Asteraceae (=Compositae)

224 *Gemäßigte Zonen*

Der Löwenzahn zählt zu den häufigsten Wiesenpflanzen. Der Name Löwenzahn bezieht sich auf die spitzen Zähne der gesägten Blätter. Auf mastigen Frühjahrswiesen bilden die goldgelben Blüten oft weithin leuchtende Flächen. Aus einem kurzen Wurzelstock mit einer fleischigen Pfahlwurzel bilden die Blätter eine grundständige Rosette. Sie sind hellgrün mit unregelmäßig gezähntem Rand. Die Blattformen passen sich der Umgebung und dem Klima an. Im Gebirge sind sie viel kleiner und stehen auf einer verhältnismäßig größeren Wurzel. Die röhrenartigen Blütenstiele führen, wie die Blätter und die Wurzel, Milchsaft. Sie sind blattlos und tragen in ca. 20–25 cm Höhe den dicken vielblättrigen Hüllkelch, der die zahlreichen goldgelben Zungenblüten umgibt. Die bei Sonnenschein weit offenen Blüten schließen sich abends und bei Regenwetter. Auf dem kugeligen Fruchtboden stehen dichtgedrängt die dunklen Früchtchen, jedes oben mit einem ca. 10 mm langen Haar und an dessen Ende mit einem vielstrahligen Haarbüschel (Pappus) versehen, der die reifen Samen mit dem Wind fortträgt. Die vitaminreichen Jungschosse des Frühjahrs und die Wurzeln enthalten die Wirkstoffe.

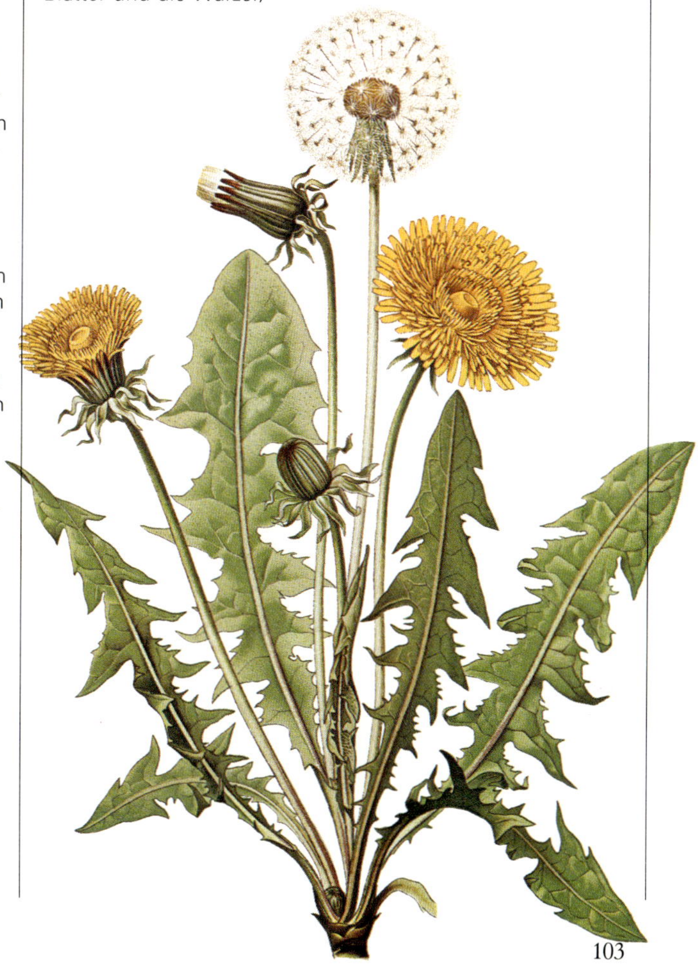

TEUCRIUM CHAMAEDRYS

EDELGAMANDER, GAMANDER

Lamiaceae (= Labiatae)

225 M + S-Eur, NW-Afr SW-As

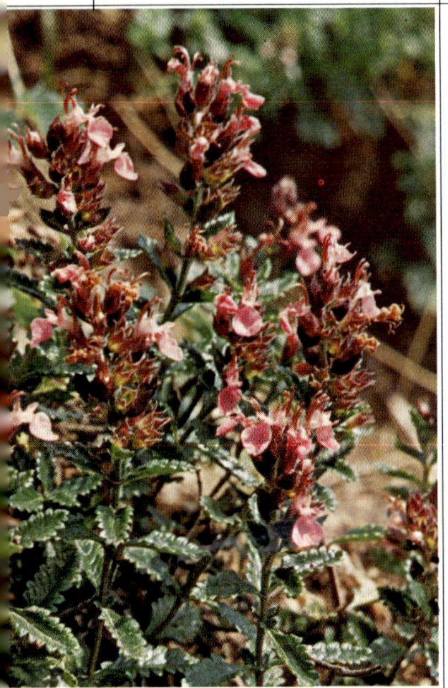

Der Edelgamander bevorzugt Kalkgestein, trockene Wiesen, felsige Hänge als Standort. Auf Wurzeln mit weitreichenden unterirdischen Ausläufern wachsen die teilweise verholzten runden Stengel ca. 15–25 cm hoch. Sie sind häufig violett angefärbt. Die kleinen gegenständigen Blättchen mit länglich-ovalen Spreiten weisen einen gezähnten Rand auf. Stengel und Blättchen sind behaart. Das kleine Pflänzchen wird ganz von der länglichen Blütenähre dominiert. In den oberen Blattachseln stehen die mehrzipfligen Blütenkelche mit den rosaroten Kronblättern, die von den Staubgefäßen überragt werden. Gesammelt wird das blühende Kraut, das Gerbstoffe und wenig ätherisches Öl enthält. In Waldlichtungen begegnen wir dem Wald-Gamander *(Teucrium scorodonia)* mit einem 40–70 cm hohen Stengel, herzförmigen Blättern und gelblichen einseitigen Blütenrispen.

THYMUS VULGARIS

GARTENTHYMIAN

Lamiaceae (= Labiatae)

226 S-Eur *Warm gemäßigte Zonen*

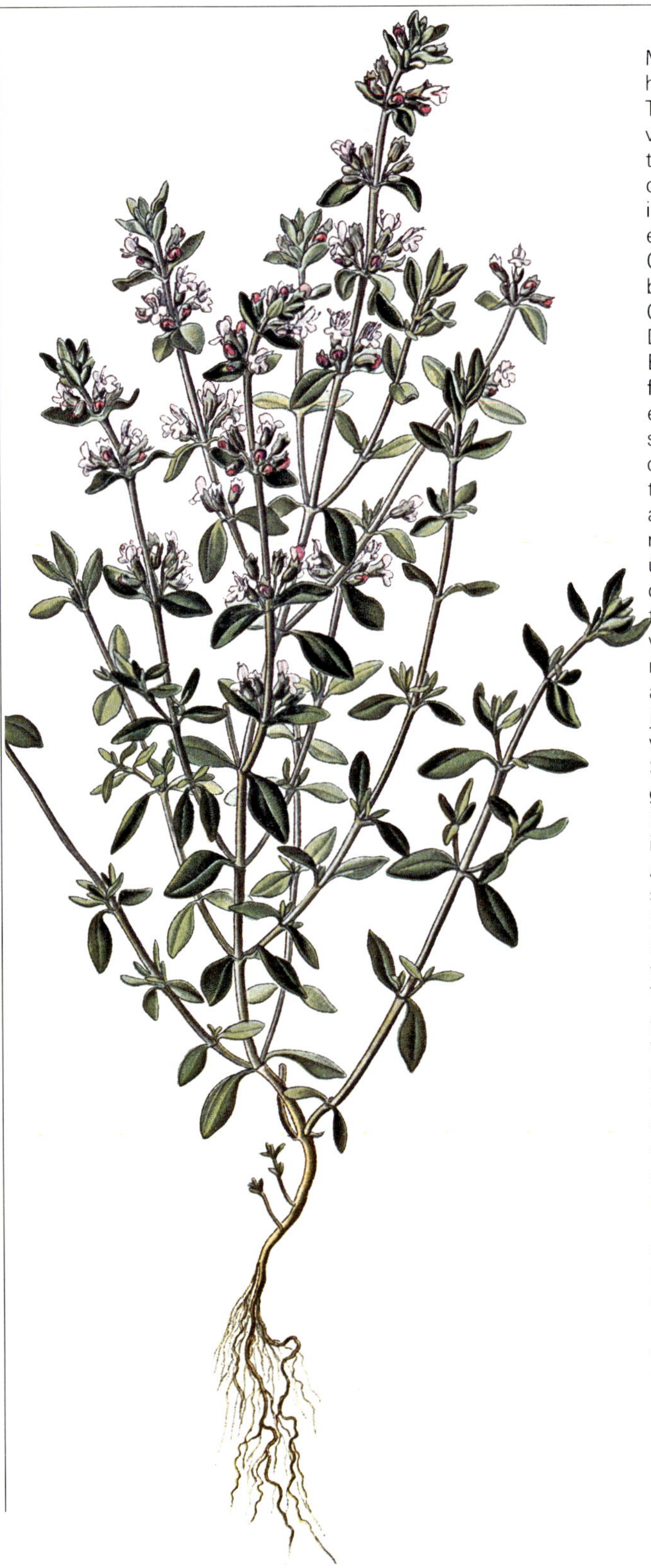

Mit verästelten und oft verholzten Zweigen bildet der Thymian einen Halbstrauch von 20–40 cm Höhe. In trockenen sonnigen Lagen des Mittelmeergebietes und in Südfrankreich überwächst er größere Felder. Weil er als Gewürz wie als Heilpflanze beliebt ist, wird er in vielen Gärten angebaut.

Die kleinen schmal-linealen Blättchen sind unterseits filzig behaart, am Rande oft eingerollt und sitzen gegenständig an kurzen Stielen, die kleine Nebenblättchen tragen. In den oberen Blattachseln bilden die kleinen rosafarbigen Lippenblüten üppige Scheinquirle. Aus den zwittrigen größeren Blüten ragen Staubgefäße; die weiblichen Blüten sind kleiner. Die ganze Pflanze riecht angenehm aromatisch. Die jungen Schosse verwenden wir als Frischgewürz für Salate und Tomaten, die getrockneten Blättchen als Einzelgewürz oder gemischt im «Herbes de Provence». Außer Bitterstoff und Gerbstoffen enthält der Thymian hauptsächlich ätherisches Öl mit dem das Bakterienwachstum stark hemmenden Thymol. Aroma und Thymolgehalt variieren stark bei den verschiedenen Wildrassen und Anbausorten.

Eine den nördlichen Ländern angepaßte Art, der deutsche oder Winterthymian, gedeiht als winterharte Form, jedoch mit geringerer Würzkraft.

Der Bergthymian oder Quendel (*Thymus serpyllum* L.s.l) bildet in nördlichen und gebirgigen Regionen bis in Höhen von 3000 m und in der Arktis mit über den Boden kriechenden Stengeln ausdauernde Teppiche, die oft den ganzen Sommer blühen.

TILIA PLATYPHYLLOS (a)
TILIA CORDATA (b)

SOMMERLINDE, WINTERLINDE

Tiliaceae

227 a) Eur
b) M + S-Eur
NAm

Die Linden gehören zu den Laubbäumen der gemäßigten Zonen. Die kleinblättrige Winterlinde oder Steinlinde *(T. cordata)* bildet einen eher kurzen Stamm mit brauner glatter Rinde, die im Alter borkig wird. Sie bevorzugt tiefgründigen und lockeren Boden; an Waldrändern, oft auch als Alleebaum angepflanzt. Die großblättrige oder Sommerlinde *(T. platyphyllos)* kennen wir als Schattenspender. Sie kann bis 33 m hoch und 1000 Jahre alt werden. Die Blätter der Sommerlinde sind herzförmig, am Rande gezähnt und auf der Unterseite besonders in den Nervenwinkeln weißlich behaart. Die Blätter der Winterlinde haben eine derbere, schmalere Spreite, die unterseits in den Nervenwinkeln rostfarbene Haarbüschel aufweist. Die langgestielten Blüten bilden eine Trugdolde mit 3–5 Blüten (Sommerlinde) oder mit 5–11 Blüten (Winterlinde). Der Stiel ist mit einem pergamentartigen, weingelben Hochblatt verwachsen. Während der Blütezeit verbreitet sich weithin das angenehme Aroma des ätherischen Öls. Außer den Blüten der genannten Arten (nicht aber der schwül duftenden Arten wie *T. tomentosa* Moench) wird noch die Innenrinde arzneilich verwendet. Lindenblütentee ist ein altbewährtes Hausmittel bei Erkältungskrankheiten.

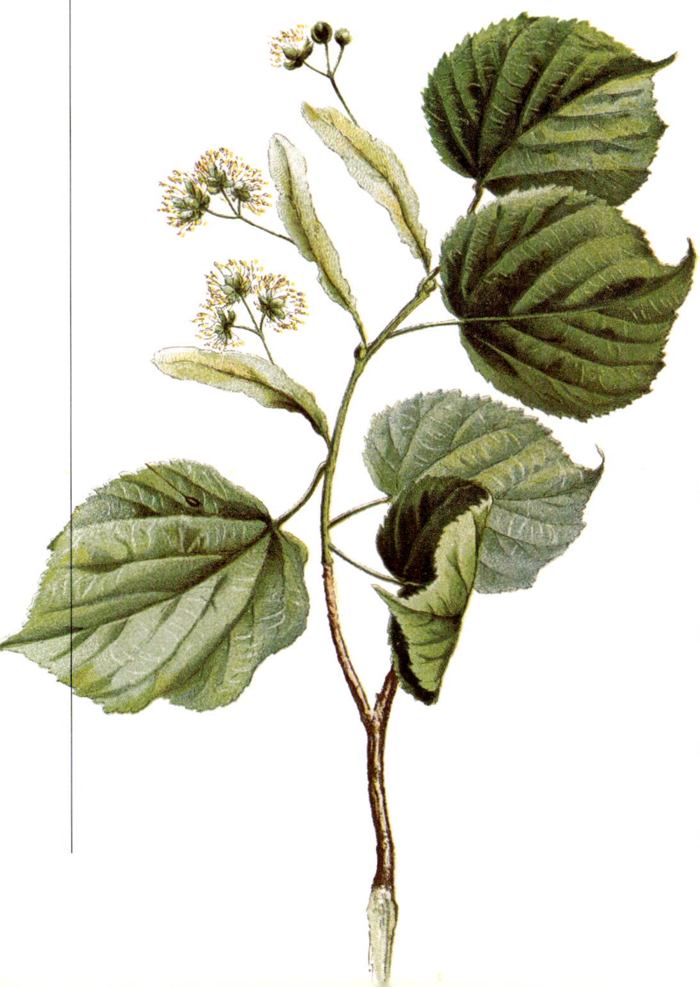

TRIGONELLA FOENUM-GRAECUM

BOCKSHORNKLEE, GRIECHISCH HEU

Fabaceae (= Papilionaceae)

228 SW-As
Warm gemäßigte Zonen

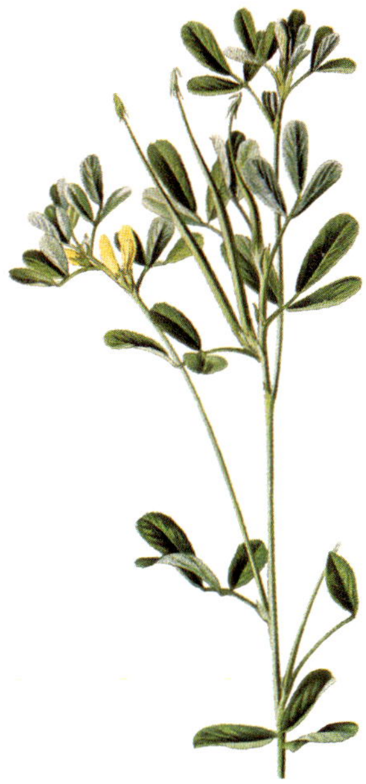

Der lateinische Name (Griechisch Heu) zeigt, daß diese Pflanze auch im Altertum genutzt wurde. Das einjährige Kraut wird ca. 50 cm hoch, treibt aufrechte oder niederliegende, wenig verzweigte kahle runde Stengel. Die gestielten Blätter sind dreizählig mit verkehrteiförmigen Zipfeln. In den oberen Blattachseln stehen die ungestielten hellgelben Schmetterlingsblüten. Die sichelförmigen, bis 20 cm langen Schoten mit langer Spitze enthalten 5–20 harte, ungleich gestaltete braune Samen. Die ganze Pflanze riecht aromatisch scharf. Die trockenen Schoten werden gedroschen und die Samen, ganz oder gemahlen, in stärkende Viehpulver verarbeitet. Die Samen weisen fettes Öl, ätherisches Öl, Eiweiße, Saponine auf, werden aber des starken Geruches wegen, außer in der Veterinärmedizin nur noch selten verwendet. Eine verwandte Art des Bockshornklees dient als Käsewürze.

TRILLIUM ERECTUM

DREIBLATT

Liliaceae

229 O-NAm

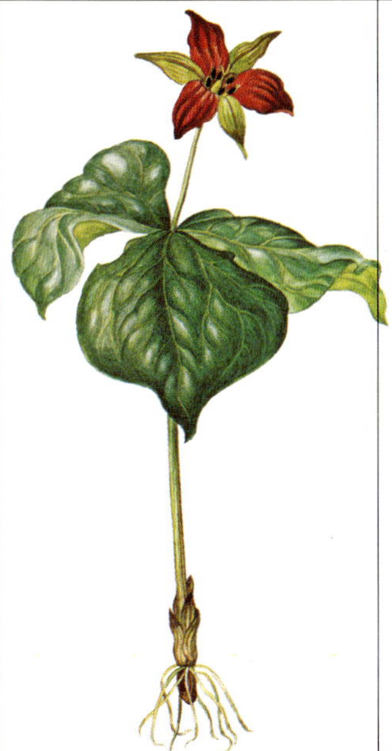

Dieses attraktive Liliengewächs wird auch "Geburtswurzel" (Birthwort) genannt. Die Indianer verwendeten Wurzelauszüge zur Förderung des Geburtsvorganges. In anderen Kontinenten wachsen andere Trilliumarten, aber meistens nur vereinzelt. Ihre Blütenfarben wechseln stark; es gibt rotbraune bis weiße, rosafarbene und grünliche.
Aus dem gedrungen-knolligen Wurzelstock sprießt ein gerader schlanker röhriger Stengel von 20–40 cm Höhe. Er trägt drei quirlständige ovale, oben zugespitzte, 10–15 cm lange Blätter mit welliger, stark genervter Spreite und glattem Rand. Aus ihrer Blattachsel erhebt sich der 5–10 cm lange Blütenstengel mit der rotbraunen, purpurroten, gelben oder grünlichen Blüte von unangenehmem Geruch. Drei lanzettliche derbe Kelchblätter umfassen die drei verkehrteiförmigen Kronblätter. Dreigeteilte kantige dunkelrote Beeren bilden die Früchte.

TROPAEOLUM MAJUS

KAPUZINERKRESSE

Tropaeolaceae

230 SAm
Warme + gemäßigte Zonen

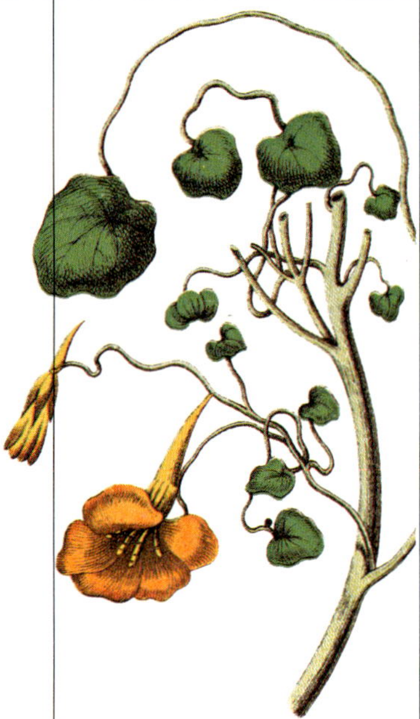

Die in Peru heimische Kapuzinerkresse oder Blumenkresse wurde in der dortigen Volksmedizin schon immer als Wunderheilmittel bzw. zur Wunddesinfektion verwendet. Im 17. Jahrhundert wurde die Pflanze auch nach Europa gebracht, wo sie aus unseren Gartendekorationen kaum mehr wegzudenken ist. Aus einem kriechenden Wurzelstock treiben grüne kantige rankende Stengel mit runden nierenförmigen gestielten Blättern. Die Blüten bestehen aus großen Trichtern mit tellerförmigem Rand, meistens orange, gelb oder weißblühend. Am Kelch enden sie in einen Sporn aus. Es gibt niederwachsende *(Tr. minus)* und rankende Sorten. Kaut man die Blätter, wird ein scharfer senfartiger Geschmack wahrnehmbar. Sie enthalten beachtliche Mengen an Vitamin C und nach neueren Forschungen auch antibiotisch wirkende Substanzen.

TURNERA DIFFUSA

DAMIANA

Turneraceae

231 M-SAm
MAm, N-SAm

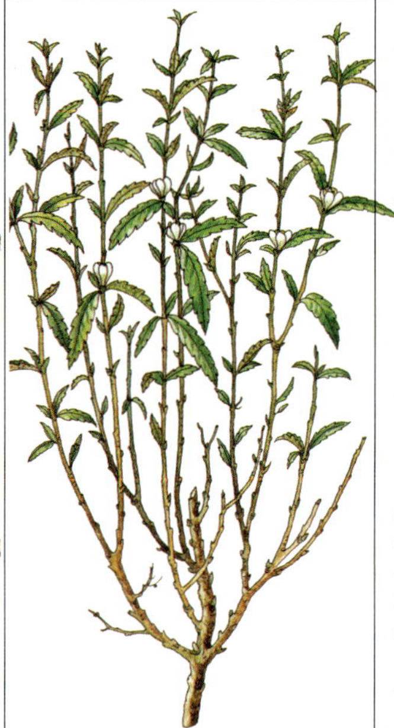

Der Damianastrauch gedeiht wild oder auch kultiviert im feuchtheißen Klima rund um den Golf von Mexiko und in einigen Staaten Südamerikas. Der stark verzweigte Strauch wird bis 2 m hoch; in Kulturen hält man ihn auf zirka 1 m. An den glatten gelben bis rotbraunen rutenförmigen Zweigen stehen die kleinen Blättchen wechselständig oder in kleinen Büscheln. Sie sind auf der Oberseite olivgrün, unterseits leicht weißlich behaart und am Rande gezähnt. In den oberen Blattachseln sitzen die kleinen gelben Blüten. Kleine Kapseln, dreiteilig und leicht gebogen, mit einer rauhen Schale bilden die Früchte. Neben dem ätherischen Öl sind auch desinfizierende Substanzen enthalten. Die zugeschriebene aphrodisiakische Wirkung ist eher umstritten.

TUSSILAGO FARFARA

HUFLATTICH

Asteraceae (= Compositae)

232 Eur, W-As
NAm

Tussilago ist vom lat. *Tussis* = Husten abgeleitet. So nannten die Kräuterkundigen des Altertums den Huflattich. Er ziert feuchte Wegränder, Bach- und Flußufer vom Tiefland bis in mittlere Gebirgslagen. Aus einem Wurzelstock sprießen kriechende Sproßachsen. Nach der Schneeschmelze erscheinen 10–12 cm hohe aufrechte behaarte, mit braunen schuppenartigen Blättchen besetzte Blühstengel mit den endständigen goldgelben Blütenkörbchen. Goldgelbe röhrige Scheibenblüten werden von den helleren Strahlblüten umkränzt. Nach der Blüte wachsen die Stengel auf ca. 20–25 cm und tragen nun einen weißen Haarschopf, der aus den Flugvorrichtungen *(= Pappus)* der Früchtchen besteht. Inzwischen erscheinen auch die langgestielten grundständigen Blätter, die herzförmig-rundlich, bis 2 cm lang und am Rande buchtig und entfernt gezähnt sind. Sie tragen auf der Unterseite einen weißlichen Filz; oberseits sind sie glatt und sattgrün. Wir verwenden die frischen Blätter als Wundauflage (vorher sauber waschen und quetschen), die getrockneten Blüten und Blätter wegen des hohen Gehaltes an Schleimstoffen, Gerbstoffen und Blütenfarbstoffen in Hustenmitteln.

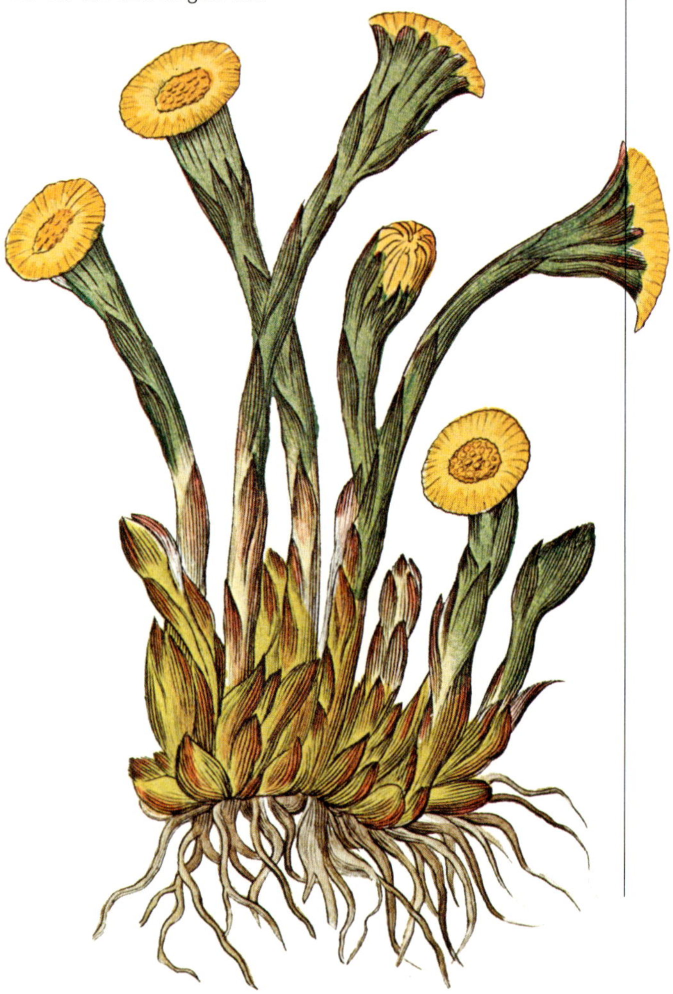

ULMUS MINOR (a), ULMUS GLABRA (b)

FELDULME, FELDRÜSTER

Ulmaceae

233 a) M + S-Eur, NW-Afr SW-As
b) Eur, SW-As
NAm

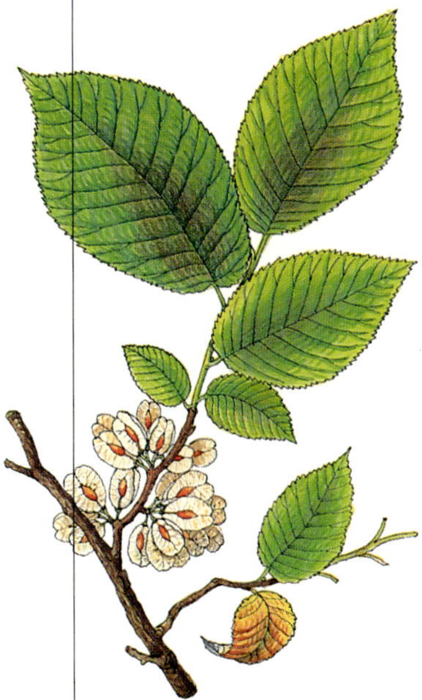

Die Ulmen sind stattliche Laubbäume, die warme lichtdurchflutete Lagen und mineralreiche, tiefgründige Böden verlangen. Der schlanke Stamm trägt eine glatte braune Rinde, die später borkig-rissig wird. Er erreicht Höhen bis 40 m und kann mehrere Jahrhunderte alt werden. Die robustere und weniger wärmebedürftige Bergulme wird häufig als Park- und Alleebaum angepflanzt.
Vor den Blättern, zeitig im Frühjahr, erscheinen die zwitterigen Blüten in kurzgestielten roten oder gelblichen Büschelchen. Die wechselständigen Blätter sind derb, glänzend dunkelgrün, unterseits heller, mit gesägtem Rand und ungleichmäßig eiförmig-spitz. Die Früchte sind stiellose kahle, ringsum geflügelte Nüßchen. Die Rinde junger Zweige wird in der Homöopathie verwendet, die Rinde seltener in der Pflanzenheilkunde ihrer Gerbstoffe und des Schleimes wegen.

URGINEA MARITIMA

MEERZWIEBEL

Liliaceae

234 S-Eur, N-Afr
Warm gemäßigte Zonen

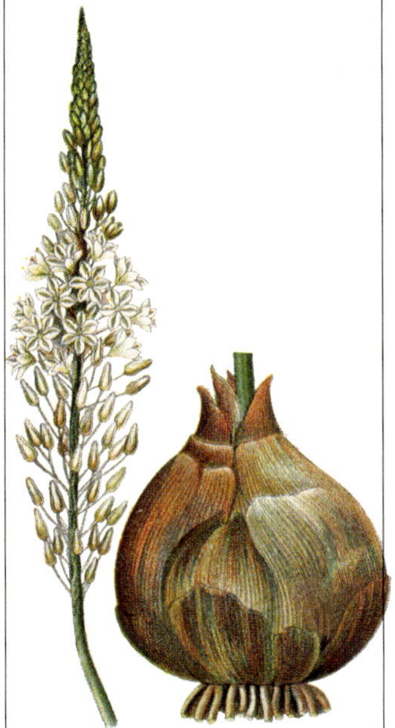

Die Meerzwiebel gedeiht in sandigen Böden und Küstengebieten der Mittelmeerländer wild. Die Zwiebel besteht aus einer flachen bewurzelten Rhizomscheibe. Auf ihr stehen die zahlreichen fleischigen Niederblätter mit fast weißen oder roten Hüllblättern. Die Zwiebel kann 1–3 kg, bei den algerischen roten Meerzwiebeln bis 6 kg wiegen und die Größe eines Kinderkopfes annehmen. Die 50 cm langen breit-lanzettlichen Blätter wachsen nach dem Verblühen am oberen Zwiebelende und verdorren im Frühsommer. Im Juli bis September wächst der 1 bis 2 m hohe blattlose Blütenstengel, dessen oberstes Drittel die sehr zahlreichen weißen, seltener rötlichen Blüten in einem von unten nach oben aufblühenden traubigen Blütenstand trägt. Die Ernte erfolgt vor dem Blattwuchs. Medizinisch werden nur die mittleren Schuppen der weißen Meerzwiebel verwendet, mit herzwirksamen Substanzen.

URTICA DIOICA, URTICA URENS

GROSSE UND KLEINE BRENNESSEL

Urticaceae

235 Eur, As
Gemäßigte Zonen

Die Brennessel gehört zu den Ruderalpflanzen, die sich auf stickstoffreichen Böden im Bereiche menschlicher oder tierischer Wohnstätten ansiedeln. Eigenartig an ihr ist nicht nur das Nesselgift in besonderen Brennhaaren, die über Blätter und Stengel verteilt sind und sie vor Tierfraß schützen, sondern auch ihr hoher Gehalt an Chlorophyll und ihr verhältnismäßig hoher Gehalt an Eisen. Die frischen Schosse sind reich an Vitamin C.
Wer die Brennesseln berührt, kann sich selbst von der außergewöhnlichen Wirksamkeit des Nesselgiftes überzeugen. Eine kaum meßbare Menge genügt, um auf der Haut sofort einen brennenden Schmerz auszulösen. Wo das Brennhaar die Haut berührt, bildet sich eine stark juckende, rot umrandete Quaddel (Nessel). Die hautreizende Wirkung wird auch pharmazeutisch ausgenutzt.
Aus weitverzweigten unterirdischen Rhizomen wachsen zahlreiche Sprosse (Selbstverbreitung). Sie bilden aufrechte, unverzweigte vierkantige Stengel. Die gestielten Blätter, herzförmig-länglich zugespitzt mit grobgesägtem Rand, sind gegenständig angeordnet, saftig grün und beiderseits behaart. In den Blattachseln stehen bei den männlichen Pflanzen (zweihäusig = *dioica)* aufrechte grünliche Blütenrispen, bei den weiblichen längere überhängende Rispen. Während der Blütezeit ist die Nesselwirkung am stärksten. Die zweihäusige Brennessel wächst 50–150 cm hoch. Die kleine Art *(Urtica urens)*, nur 30–60 cm hoch, trägt kleinere Blätter und einen einhäusigen Blütenstand.

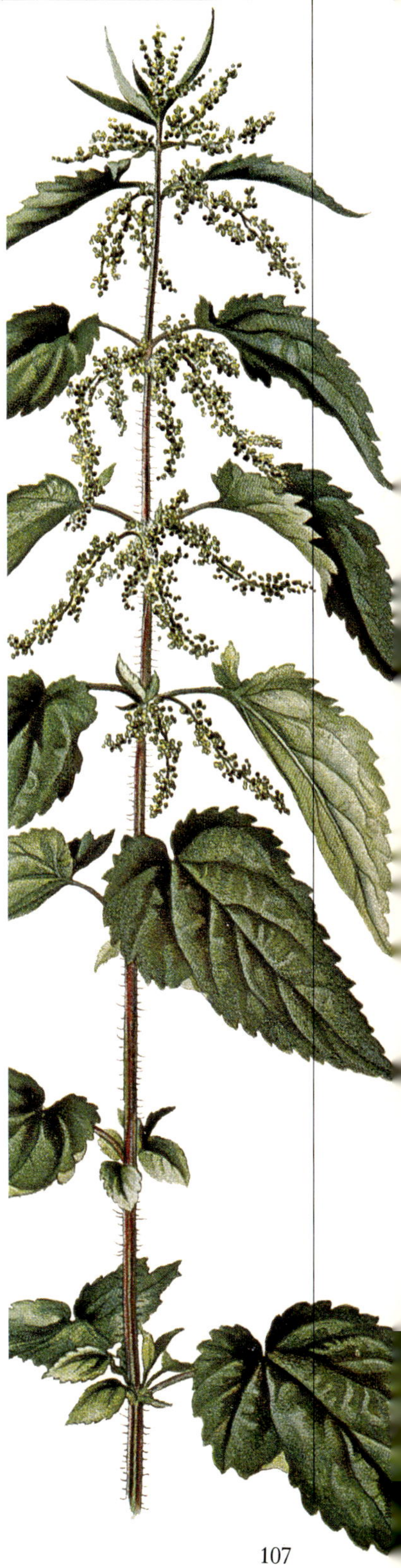

USNEA BARBATA

BARTFLECHTE

Usneaceae

236 Gemäßigte Zonen

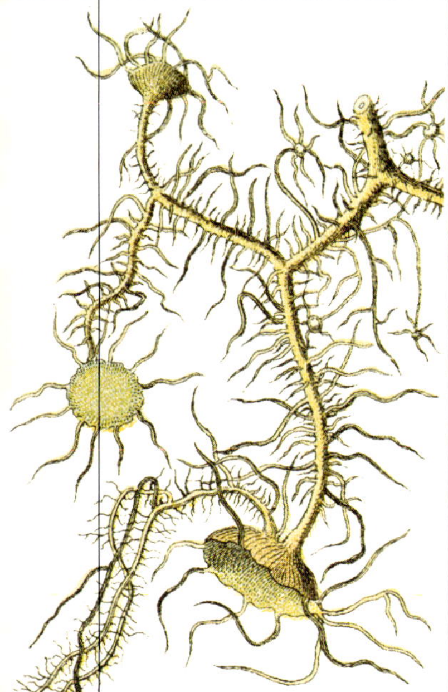

Als Bartflechten bezeichnen wir die bärtigen grünlich-grauen Gebilde, die in feuchten Wäldern an den Tannzweigen hängen. Es sind aus Algen und Pilzen zusammengesetzte Organismen, die als Einheit miteinander in Symbiose leben. Die äußere Hülle ist meistens ein Pilzgeflecht, in das die Algen eingebettet sind. Die Flechten vermögen extremen Umweltbedingungen standzuhalten und leben auf Steinen, Felsen, auf totem oder lebendem Holz. Es gibt zirka 18 000 Arten, die in 200 Gattungen gegliedert sind. Die Bartflechten gehören wie die meisten pharmazeutisch interessanten Arten zu den Strauchflechten. Die Cetrariaflechten *(Lichen islandicus)* liefern wertvolle Schleimstoffe. *Usnea barbata* enthält Usninsäure. Diese und andere Flechtenstoffe besitzen schwach antibiotische Wirkungen.

VACCINIUM MYRTILLUS

HEIDELBEERE

Ericaceae

237 Eur, W-As

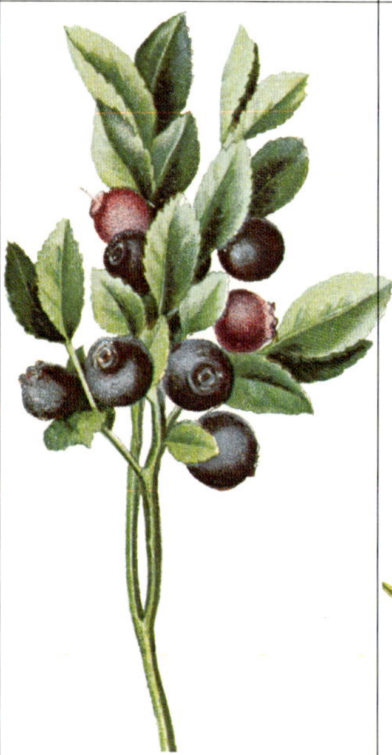

Das kleine Halbsträuchlein bevorzugt moorigen, humösen Boden in Wäldern vom Tiefland bis ins Gebirge. Der kriechende Wurzelstock verzweigt sich unterirdisch und bildet weite Bestände. Aus den Ablegern wachsen teilweise verholzte grüne kantige Zweige 25–50 cm hoch. Sie tragen wechselständig kurzgestielte eiförmige hellgrüne Blättchen mit fein gekerbtem Rand. Im Frühsommer stehen hübsche lindengrüne oder rötliche Blütenglöcklein in den Blattachseln. Die blauschwarzen, vorne eingestülpten Beeren reifen vom August bis in den Herbst und enthalten einen blauroten, säuerlichen, vitaminreichen Saft. Der Gerbstoff und der blaue Farbstoff in der Beerenschale wirken gegen Durchfall und Darmschleimhautentzündung. Noch unbekannte Wirkstoffe in den Blättern haben schwach blutzuckersenkende Eigenschaften. Sie werden, gemischt mit anderen Heilpflanzen, als Diabetes-Tee empfohlen.

VALERIANA OFFICINALIS

BALDRIAN

Valerianaceae

238 Eur, As
Gemäßigte Zonen

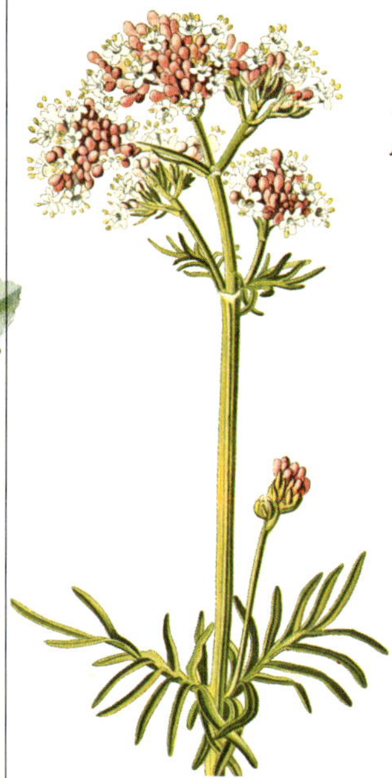

Der Baldrian bevorzugt feuchte Bach- und Flußufer und moorige Wiesen. Der kräftige Wurzelstock bildet viele Nebenwurzeln. Aus ihm wächst ein runder gefurchter Stengel 80–120 cm hoch, der nur im oberen Teil gegenständig verzweigt ist. Die großen saftig-grünen gefiederten Blätter werden durch 9–21 unpaarige Fiedern gebildet. Ihr Rand ist entfernt gezähnt, die Oberseite dunkelgrün, die Unterseite hellgrün. An den Stengelenden stehen die Trugdolden mit blaßrosa gefärbten kleinen Blüten. Im Gegensatz zu den Doldenblütlern gehen die Verzweigungen nicht von einem Punkt, sondern von verschiedenen Gabelungen aus. Die frische Pflanze ist geruchlos. Der typische Baldriangeruch, der von den Wirkstoffen ausgeht, ist in der frischen Wurzel nur schwach zu riechen; er bildet sich erst beim Trocknen. Baldrian zählt zu den wertvollsten pflanzlichen Beruhigungsmitteln.

VERATRUM VIRIDE

GRÜNE NIESWURZ, GRÜNER GERMER

Liliaceae

239 O-NAm

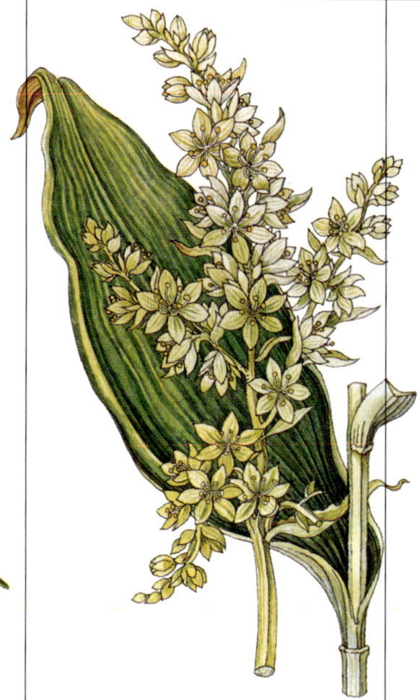

Die grüne Nieswurz ist in Nordamerika heimisch. In den Wirkstoffen unterscheiden sie sich praktisch nicht von der weißen Art. Beide sind äußerst giftig und rufen auf der Haut oder auf Schleimhäuten starke Reizungen hervor (Nieswurz). Auf feuchten Wiesen und Sümpfen findet der dicke walzige Wurzelstock seinen geeigneten Standort. Aus ihm treibt einerseits ein bis 1,5 m hoher röhriger Scheinstengel. Die großen wulstigen, stark genervten Blätter sitzen wechselständig rund um den Stengel und reichen mit ihrem röhrigen Teil bis zum Wurzelstock. Die unteren sind 20–25 cm lang, elliptisch und vorne zugespitzt, die oberen kürzer und schmäler. Der Blütenstengel, an dem oben in langer Rispe die kleinen grünen bis weißen Blütensterne stehen, bildet sich nicht jedes Jahr. Für die Gewinnung der Wirkstoffe werden die Wurzelstöcke und die Wurzeln geerntet und getrocknet.

VERBASCUM PHLOMOIDES, VERBASCUM DENSIFLORUM

KÖNIGSKERZE

Scrophulariaceae

240 Eur, W-As

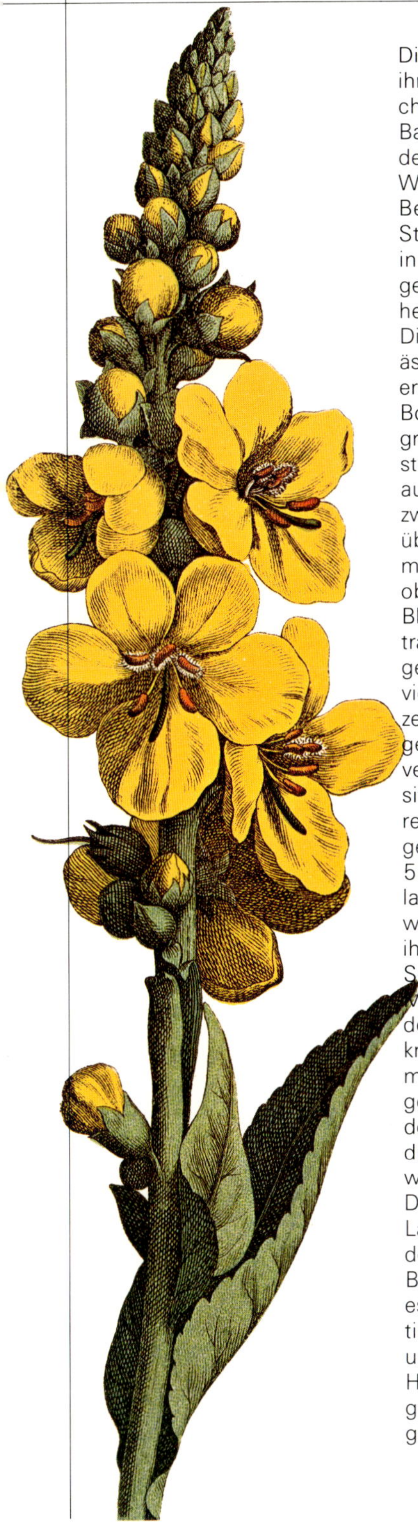

Die Königskerze ziert mit ihrem erhabenen, königlichen Habitus Geröllhalden, Bahndämme und Wegränder. Mit ihrer tiefgründigen Wurzel und der starken Behaarung von Blatt und Stengel vermag sie selbst in ausgesprochenen Trockengebieten zu gedeihen und heiße Sonne zu ertragen. Die spindelförmige, verästelte Wurzel bildet im ersten Jahr, knapp über dem Boden, eine Rosette mit großen länglichen und stark genervten, spitz auslaufenden Blättern. Im zweiten Jahr wächst der bis über 2 m hohe Blühtrieb mit herablaufenden, nach oben kleiner werdenden Blättern. Blätter und Stengel tragen einen dichten weißgelblichen Wollfilz. Er ist für viele schleimhaltigen Pflanzen typisch und schützt sie gegen eine zu starke Wasserverdunstung. Zahlreich sitzen in der oberen Stengelregion die radförmigen goldgelben Blütenrädchen mit 5 eiförmigen Kronblattlappen. In der Heilkunde verwenden wir die Blüten dank ihrem hohen Gehalt an Schleim und Saponinen. Möglicherweise hat auch der Blütenfarbstoff eine heilkräftige Wirkung. Die Blüten müssen sehr sorgfältig getrocknet und gelagert werden, sonst werden sie dunkel und verlieren an Heilwirkung.
Die Wollblume wird in vielen Ländern angebaut. Die in der Heilkunde verwendeten Blüten enthalten als interessante Wirkstoffkombination Schleime, Saponine und Flavonoide und sind als Heilmittel gegen Erkrankungen der Atmungsorgane geschätzt.

VIBURNUM PRUNIFOLIUM

AMERIKANISCHER SCHNEEBALL

Caprifoliaceae

241 O-NAm

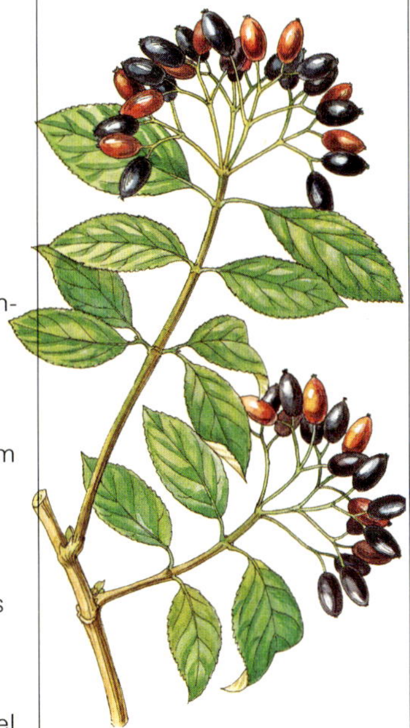

Dieser stattliche, bis 5 m hohe Busch oder Baum wächst in Wäldern, an Waldrändern, Lichtungen und an Straßenrändern, in trockener oder feuchter Erde. Stamm und Äste sind außen dunkelgrau bis braun und oben buschig verzweigt. Die gestielten Blätter stehen gegenständig; sie sind 5–8 cm lang, elliptisch und zugespitzt. Ihr Rand ist gezähnt. Die kleinen weißen Blüten stehen in schirmförmig gerundeten Trugdolden an den Stengelenden; im grünen Laubwerk leuchten sie wie Schneeballen. Die Früchte, länglich-eiförmige blauschwarze Beeren, enthalten je einen flachen Samen. Die gut gereiften Beeren sollen nach dem ersten Frost genießbar werden, doch bleibt ihr Geschmack sauer. Die Rinde vom Stamm und den Ästen ist außen grau bis graubraun, auf der Innenseite gelblichbraun. Aus ihr wird ein Extrakt gewonnen.

VIOLA ODORATA

WOHLRIECHENDES VEILCHEN

Violaceae

242 S-Eur *Gemäßigte Zonen*

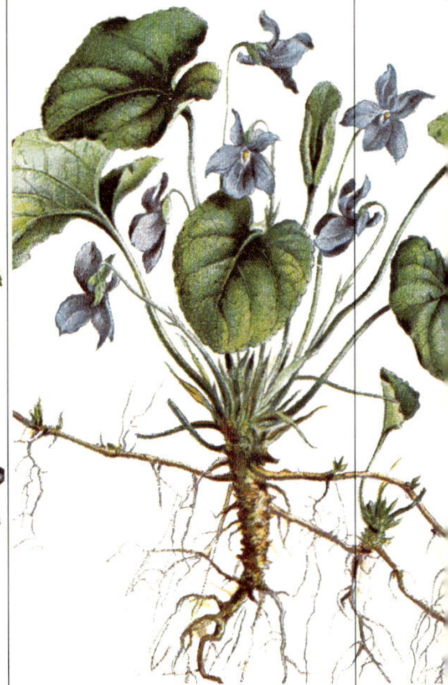

Die meisten Arten der Veilchen verbreiten sich durch unterirdische Ausläufer. Das wohlriechende Veilchen bevorzugt schattige Lage und lockeres Erdreich in Gebüschen, Wiesenhängen und an alten Mauern.
Ein kurzer dicker Wurzelstock, der teilweise aus der Erde herausragt, bildet eine Blattrosette mit gestielten, herzförmigen Blättchen mit leicht gesägtem Rand. Gleichzeitig erscheinen die langgestielten blauvioletten, wohlriechenden Blüten. Später wachsen größere Blätter und kleine unscheinbare Blühtriebe, welche die fast farblosen, aber fruchtbaren Blüten tragen. Ameisen sorgen für die Verbreitung der Samen. In der Heilkunde verwenden wir das getrocknete Kraut, bisweilen mit der Wurzel. Sie werden aber auch von anderen Veilchenarten gesammelt. Als Wirkstoffe sind Saponine und Salicylverbindungen von Bedeutung. Das ätherische Öl ist nur als Riechstoff wichtig.

VIOLA TRICOLOR

STIEFMÜTTERCHEN, ACKERVEILCHEN

Violaceae

243 Eur, N-Afr, W-As
Gemäßigte Zonen

Das Ackerveilchen oder Stiefmütterchen darf mit seinen dreifarbigen Blüten *(tricolor)* als Urahne der Gartenpensées gelten. Es gehört zu den Adventivpflanzen, die als Erstgewächse auf Brachland auftreten. Äcker, sandige Hügel, Dünen, trockene und feuchte Bergwiesen bieten dem ein- bis zweijährigen Kraut die besten Wachstumsbedingungen. Die kantigen, sparrig verzweigten Stengel, niederliegend oder aufrecht wachsend, tragen gegenständig länglich-ovale, leicht gesägte Blättchen, die am Stengel von kleinen Blattzipfeln begleitet sind. Aus den ausgeprägten Blattachseln wachsen die blattlosen Blühstengelchen mit den schön geformten, meist dreifarbigen Blüten. Zwei Kronblätter stehen aufwärts (meist violett), zwei seitlich nach rückwärts gebogen, das untere, größte (in der Regel gelb oder blau) endet in einem nektargefüllten Sporn. Das Ackerstiefmütterchen erscheint in mehreren Unterarten, die sich besonders in der Blütenfarbe und den Blattformen unterscheiden. Als Heilpflanze verwenden wir das getrocknete, geschnittene Kraut verschiedener Arten, wobei der Gehalt an Saponinen, Flavonoiden und Salicylverbindungen von Bedeutung ist.

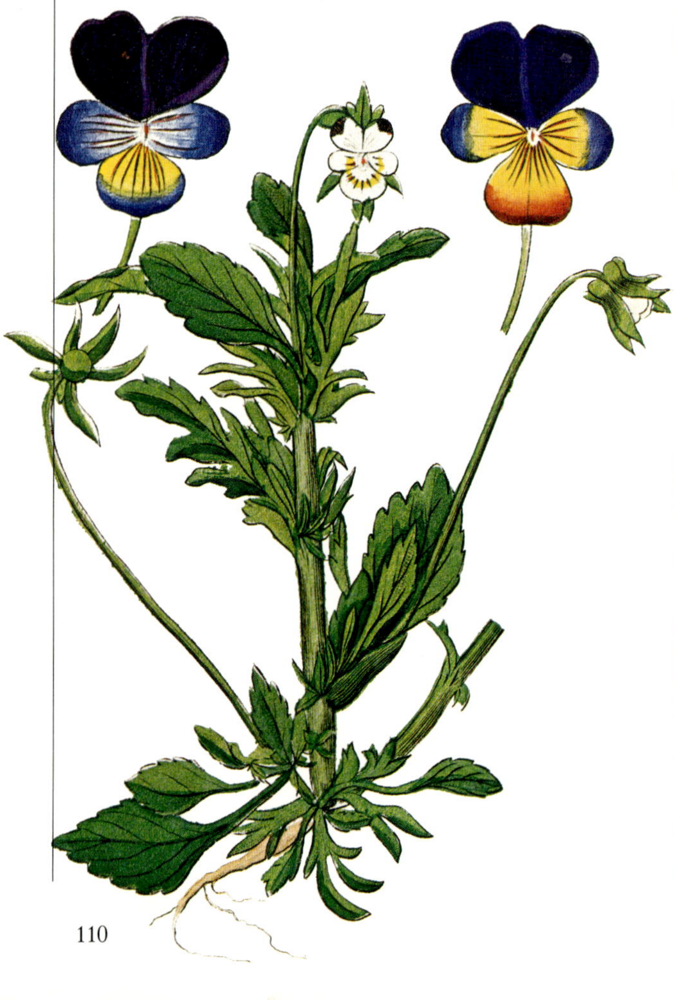

VISCUM ALBUM

MISTEL

Loranthaceae

244 Eur, N-Afr, As

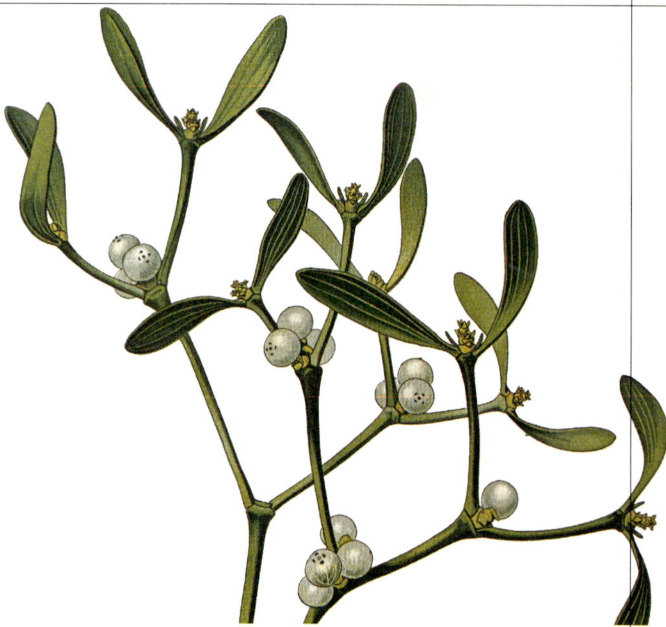

Die Mistel zählt zu den Halbschmarotzern, die Wasser und Mineralstoffe aus ihren Wirtspflanzen beziehen. Für die medizinische Verwendung bevorzugt man Misteln, die auf Laubbäumen wachsen, wo sie meistens an Seitenästen der oberen Krone angesiedelt sind. Sie werden in der Regel im Winter geschnitten. Der Busch besteht aus grünbraunen knotigen Ästen, die aus einem kurzen Stamm wachsen. Die ledrigen hellgrünen, parallelnervigen Blättchen sitzen wie kleine Propeller an den Stengelenden. Sie bleiben im Winter grün und fallen nur alle zwei Jahre ab. Im Frühjahr erscheinen in den Verzweigungen die kleinen, kaum sichtbaren männlichen oder weiblichen Blüten (zweihäusige Pflanze). Aus ihnen entwickeln sich die kugeligen weißen schleimhaltigen Beeren. Sie sind ungenießbar, werden aber von den Vögeln verzehrt und damit die Samen auf andere Bäume übertragen. Die interessanten Wirkstoffe in den Blättern sind noch wenig erforscht, wirken schwach blutdrucksenkend und harntreibend, am besten jedoch in Form von Präparaten. Die krebshemmende Wirkung bestimmter Mistelwirkstoffe ist zurzeit in klinischer Prüfung.

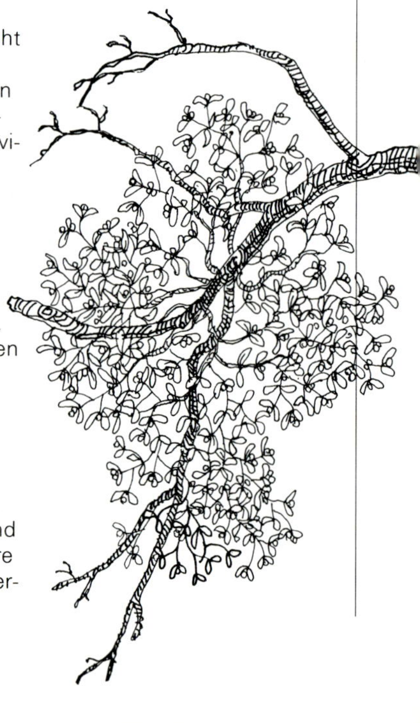

VITEX AGNUS-CASTUS

MÖNCHSPFEFFER, KEUSCHLAMMSTRAUCH

Verbenaceae

245 S-Eur, W-As
S-NAm

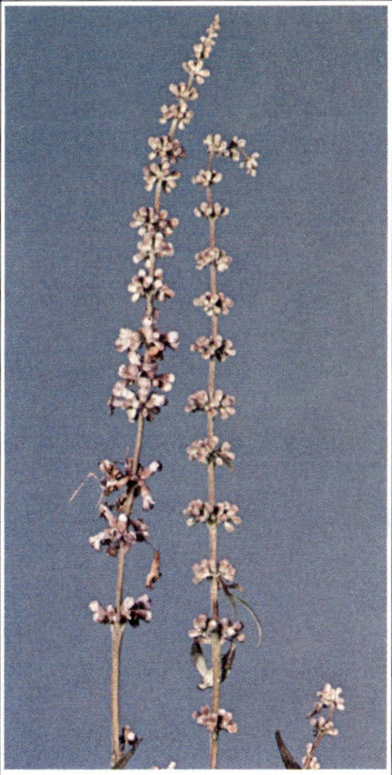

Im Mittelalter dienten Auszüge aus den Früchten dieses Strauchs zur Dämpfung der sexuellen Erregbarkeit, was auch durch die Namen Keuschlamm und Mönchspfeffer angedeutet wird. Der Einfluß von Agnus-castus-Extrakten auf gewisse Hormondrüsen gilt heute als wahrscheinlich. Der bis 5 m hohe Strauch bildet dichte Äste, die oben stark verzweigt sind. Die großen dunkelgrünen Blätter sind 5–9gefingert mit schmalen Segmenten. Sie stehen schildartig um einen langen behaarten Blattstiel. Am Stengelende ragt der zirka 30 cm lange rispige Blütenstand empor, an dem die violetten Blüten in Quirlen angeordnet sind. Die Früchte, 5 mm große, schwarze kugelige Beeren mit vier Samen sowie die blühenden Triebspitzen enthalten als Wirkstoffe ätherisches Öl, Glykoside und Flavonoide.

VITIS VINIFERA

WEINREBE

Vitaceae

246 SO-Eur, SW-As
Warm gemässigte Zonen

Die Weinrebe gehört zu den ältesten Kulturpflanzen. In ihrer Heimat im Kaukasus, in der Krim, in Vorderasien, wächst sie wild und rankt aus einer tiefgründigen Wurzel bis 20 m hoch. Für die Anbausorten hält man den Wuchs niedrig. In den ersten Wachstumsjahren bildet sich die Wurzel, die mehrere Meter lang werden kann, sowie oberirdisch ein gedrungenes, knorriges Stämmchen, der eigentliche Rebstock oder Weinstock. Aus ihm treiben zahlreiche Schosse, die der Winzer zur Lenkung des Wachstums zurückschneidet. An ihnen sind wechselständig die kurz gestielten, schön geformten Blätter angeordnet, handgroß, 5lappig eingebuchtet, mit stumpf gezähntem Rand. Mit den gegenüber den Blättern auswachsenden Ranken halten sich die Zweige an Stecken und Spalieren. Die unscheinbaren, grünlichgelben Blüten bilden einen rispigen Blütenstand, aus dem sich im Herbst die Traube mit zahlreichen Beeren entwickelt. Der Traubensaft enthält besonders Traubenzucker, Vitamine und Mineralsalze. Mittels Hefe wird er in großen Mengen zu Wein vergoren. In den Blättern findet man Gerbstoff, organische Säuren, Flavonoide und Mineralsalze.

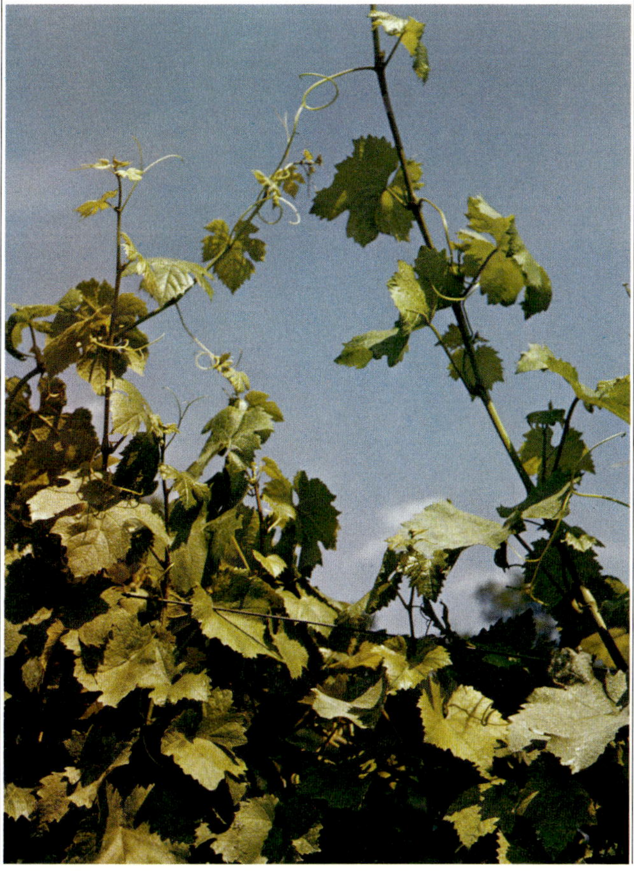

ZINGIBER OFFICINALE

INGWER

Zingiberaceae

247 S-As
Warme Zonen

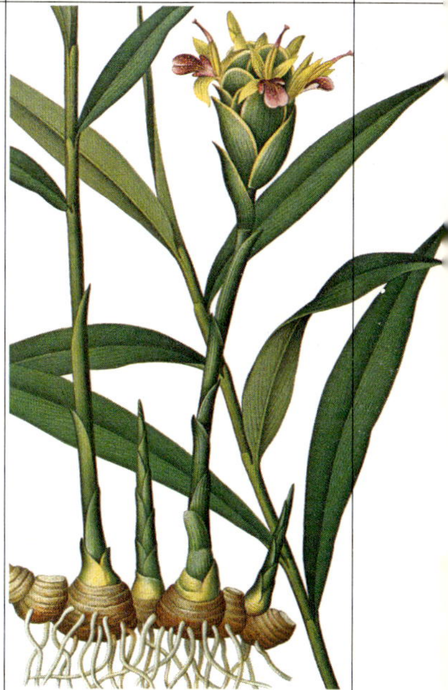

Ingwer wird in Indien und China seit Jahrhunderten angebaut und gilt heute weltweit als eines der beliebtesten Gewürze (Ginger, Ginger Ale, Gebäcke, Currypulver).
Aus dem knolligen kriechenden Wurzelstock wachsen kurze, meist seitlich zusammengepreßte Glieder. Daraus treiben zirka 1,5 m lange Krautstengel mit schmallanzettlichen derben Blättern, die zirka 20 cm lang und zirka 1,5–2,5 cm breit sind. Auf separaten kürzeren Stengeln stehen die gedrängten Blütenähren mit großen grünen gelbrandigen Deckblättern und mit violett und gelb getupften Blüten. Nach dem Welken der Blätter gräbt man die Wurzeln aus. Diese werden geschält, gewaschen, von der äußeren Rinde befreit und an der Sonne getrocknet. Die trokkene Droge besteht aus gelblichweißen Wurzelstücken, die, je nach Bedarf, geschnitten gehandelt werden. Pharmazeutisch interessant ist das ätherische Öl.

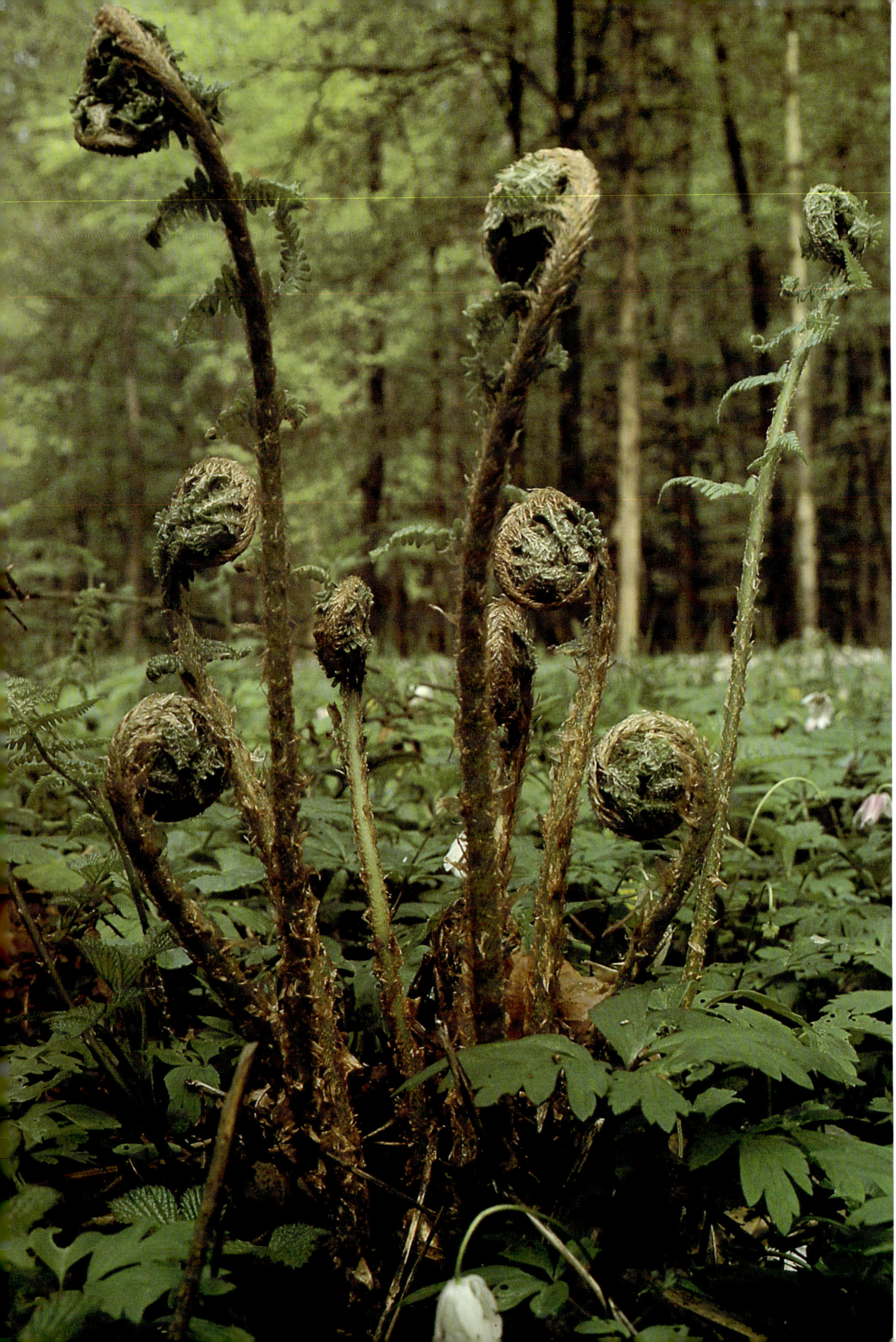

Beschwerden und Krankheiten

Nachschlageteil II

Der folgende Abschnitt bringt eine alphabetisch geordnete Aufzählung der Krankheiten und Beschwerden unter gleichzeitiger Angabe der heilbringenden Kräuter sowie deren Anwendungsart. Nähere Angaben über die Art und Weise der Zubereitung der Pflanzen (als Tee, Tinktur, usw.) finden sich auf Seite 151.

Es ist noch gar nicht so lange her, daß der Arzt ein kostspieliger Luxus war, den sich nur ein ganz kleiner Teil der Bevölkerung leisten konnte. Meistens war es die Mutter oder die Großmutter, die die Diagnose stellte und das entsprechende Mittel verschrieb, zubereitete und verabfolgte. Wenn sich – am Markttag etwa – die Gelegenheit bot, konsultierte sie vielleicht den Wanderdoktor oder später den Apotheker am Platz. Im Mittelalter erachtete die Burg- oder Schloßherrin es als Teil ihrer Pflichten, den Grundholdern beizustehen, wenn sie krank waren; sie unterhielt deshalb einen Kräutergarten, wo sie Arzneipflanzen zog, aus denen sie die Mittel zur Behandlung ihrer Familie, des Gesindes und der abhängigen Bauern selber herstellte. Auch die Kirche sorgte nicht nur für die Seelen, sondern auch für das körperliche Wohlbefinden ihrer Schäflein, und der klösterlichen Pflege verdanken wir einige der berühmtesten Kräutergärten Europas.

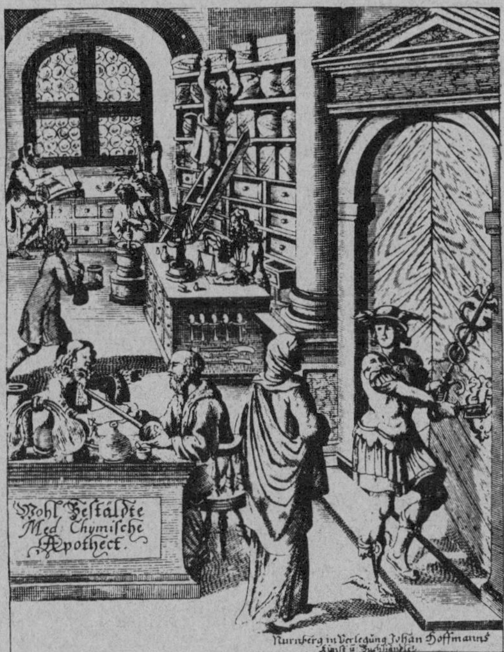

Apotheke aus dem 17. Jahrhundert, Holzschnitt: erste Anzeichen der Eroberung der Medizin durch die Chemie und der Verdrängung der Kräuterheilpraktiken. Abbildung aus der deutschen Ausgabe der *Pharmacopoea medico-chymica* des berühmten Physikers Johann Schröder, 1685.

Links: Wurmfarm, *Dryopteris filix-mas.*

Heute sind die Ärzte so überlaufen, daß sie den Patienten, die mehr als nur die übliche Konsultation brauchen, gar nicht die nötige Zeit und Aufmerksamkeit schenken können. Es tut daher not, daß das Pendel wieder zurückschwingt, und wir bereit und in der Lage sind, die kleineren Übel, die uns alle gelegentlich plagen, selber zu diagnostizieren und zu behandeln. Für viele Beschwerden wie zum Beispiel eine Erkältung oder rheumatische Schmerzen gibt es leider kein spezifisches Mittel, und das einzige, was man tun kann, ist der Natur Gelegenheit zu geben, die Sache wieder in Ordnung zu bringen. Dies tut sie auch meistens, glücklicherweise! Zum natürlichen Heilungsprozeß läßt sich aber oft entscheidend beitragen, und der Patient selber oder die Mutter eines kranken Kindes können dabei ebensoviel ausrichten wie ein Arzt.

Andererseits muß der Laie bei Diagnose und Behandlung äußerst vorsichtig sein, besonders bei Säuglingen und Kleinkindern. Während dem ersten Lebensjahr sollte im allgemeinen keine Medizin gegeben werden, ohne den Arzt zu fragen. Jede junge Mutter sollte alle Ratschläge, die sie während ihrer ersten Schwangerschaft in der Mütterberatung oder von ihrer eigenen Mutter erhält, wohl beachten. Mit diesem Rüstzeug und etwas gesundem Menschenverstand dürfte sie ohne Mühe die kleineren Störungen bei ihrem Erstgeborenen kurieren können, und mit der Zahl der Kinder wächst auch ihre Erfahrung.

Die goldene Regel für den Erwachsenen lautet, die eigene Behandlung nicht stur weiterzuführen, wenn keine Besserung eintritt. Auch bei einer akuten Erkrankung, wie z. B. plötzlichen heftigen Bauchschmerzen, ist selbstverständlich ärztlicher Rat einzuholen. Jeder starke Temperaturanstieg ist ebenfalls ein Hinweis darauf, daß ein Arzt konsultiert werden sollte.

Bei vielen unserer leichteren Beschwerden ist jedoch Selbstbehandlung zweifellos angezeigt. Dieser Nachschlageteil soll als Wegweiser bei der Suche nach dem richtigen pflanzlichen Heilmittel dienen.

Dr. med. William A. R. Thomson

Beschwerden	Heilpflanze	Anwendungsform	Zubereitung und Dosierung	Zur Beachtung
ALTERSBESCHWERDEN	158 Ginseng, Asiatischer und Amerikanischer	Tee	Abkochung: ½ Teelöffel zerkleinerte Wurzel auf 1 Tasse Wasser, kurz aufkochen, 15 Minuten ziehen lassen, 2–3x täglich eine Tasse	Heilpflanzen können keine Alterungsprozesse rückgängig machen, sondern nur manche Beschwerden lindern.
		Pulver	1 Messerspitze pulverisierte Wurzel 2–3x täglich, nach Belieben mit Wasser oder anderer Flüssigkeit	
	9 Knoblauch	Frische Pflanze	Frische Knoblauchzehen kleinschneiden oder zerquetschen. Auf Brot oder in lauwarmer Milch nehmen. Mehrmals täglich eine Zehe, regelmäßig über mehrere Wochen oder Monate hinweg	Bei empfindlichem Magen ist Knoblauch in Kapselform vorzuziehen.
		Tinktur	20 Tropfen, 3x täglich	
	196 Rosmarin	Tee	Aufguß: 1 Teelöffel frische oder getrocknete Blätter oder Blätter und Blüten mit 1 Tasse kochendem Wasser übergießen, ziehen lassen, 2x täglich eine Tasse.	
		Wein	Rosmarinwein: 6–7 frische oder getrocknete Zweige oder 1 Handvoll Blätter mit 1 l Südwein übergießen. Mindestens 1 Woche gut verschlossen stehen lassen, abfiltern. 2x täglich 1 kleines Glas vor den Mahlzeiten.	
	70 Weißdorn	Tee	Aufguß: 2 Teelöffel Blüten oder Blüten und Blätter zu gleichen Teilen gemischt mit 1 Tasse kochendem Wasser übergießen, zugedeckt 20 Minuten ziehen lassen. 2–3x täglich eine Tasse. Mehrere Wochen oder Monate lang.	
APPETITLOSIGKEIT	105 Bitterwurz	Tee	Abkochung: ½ Teelöffel zerkleinerte Wurzel auf 1 Tasse Wasser, 2 Minuten kochen, ziehen lassen. *Oder:* Auszug: ½ Teelöffel zerkleinerte Wurzel mit 1 Tasse heißem Wasser übergießen, 4–5 Stunden ziehen lassen. 15 Minuten vor den Mahlzeiten eine Tasse.	Alle appetitanregenden Mittel werden etwa ½ Stunde *vor* den Mahlzeiten genommen.
		Tinktur	20–40 Tropfen in ½ Glas Wasser vor den Mahlzeiten.	
	150 Fieberklee	Tee	Aufguß: 1 Teelöffel getrocknete oder frische Blätter auf 1 Tasse Wasser, kalt aufsetzen, bis zum Sieden erhitzen, ziehen lassen. Jeweils 1 Tasse 15–30 Minuten vor den Mahlzeiten.	
	3 Kalmus	Tee	Aufguß: 2 Teelöffel zerkleinerte, geschälte Wurzel mit 1 Tasse kochendem Wasser übergießen, mindestens 15 Minuten ziehen lassen, lauwarm trinken. *Oder:* Kaltauszug: 1 Teelöffel geschälte Wurzel mit 1 Tasse kaltem Wasser übergiessen, 8 Stunden stehen lassen, warm trinken. 1 Tasse vor den Mahlzeiten.	Kalmus ist besonders geeignet gegen Appetitstörungen bei Kindern.
	50 Tausendgüldenkraut	Tee	Aufguß: 1 Teelöffel getrocknetes oder frisches Kraut mit 1 Tasse kochendem Wasser überbrühen, ziehen lassen. Jeweils 1 Tasse 15–30 Minuten vor den Hauptmahlzeiten.	
		Wein	60 g Tausendgüldenkraut, 40 g Kamillenblüten, 40 g feingeschnittene Pomeranzenschale und Saft von 2 Orangen mit 1,5 l trockenem Weißwein übergießen, mindestens 1 Woche in der Sonne oder einem warmen Raum stehen lassen, abfiltern. 2–3x täglich ein halbes Weinglas vor den Mahlzeiten.	

ARTERIEN-VERKALKUNG	74	Artischocke	Tee	Aufguß: 1–2 Teelöffel getrocknete Blätter mit 1 Tasse kaltem Wasser übergießen, bis zum Sieden erhitzen, ziehen lassen. 2–3x täglich eine Tasse, kurmäßig über längere Zeit.	
			Extrakt	Fertigpräparat, nach Gebrauchsanweisung nehmen.	
			Sirup	Fertigpräparat, nach Gebrauchsanweisung nehmen.	
	10	Bärlauch	Frische Pflanze	Mehrere frische Blätter zerschneiden, zu Salat oder als Beigabe zu Suppen und Gemüsen. Nicht kochen. Täglich während des ganzen Frühjahrs.	
			Tee	Aufguß: 1–2 Telöffel getrocknete Blätter mit 1 Tasse heißem Wasser übergießen, ziehen lassen, 2x täglich eine Tasse.	
	9	Knoblauch	Frische Pflanze	Frische Knoblauchzehen kleinschneiden oder zerquetschen. Auf Brot oder in lauwarmer Milch nehmen. Mehrmals täglich eine Zehe über mehrere Wochen oder Monate hinweg.	
			Tinktur	20 Tropfen, 3x täglich.	
	244	Mistel	Tee	Kaltauszug: 2–3 Teelöffel frische oder getrocknete zerkleinerte Mistelzweige mit 1 Tasse kaltem Wasser übergießen. 8 Stunden stehen lassen. Morgens und abends eine Tasse, mehrere Wochen oder Monate lang.	
ASTHMA	130	Alant	Tee	Kaltauszug: 1–2 Teelöffel zerkleinerte Wurzel mit 1 Tasse kaltem Wasser übergießen, 8–12 Stunden stehen lassen, sehr warm, mit Honig gesüßt, in kleinen Schlucken trinken. 2x täglich eine Tasse	
	80	Sonnentau	Tee	Aufguß: ½–1 Teelöffel getrocknetes Kraut mit 1 Tasse kochendem Wasser übergießen, ziehen lassen. 2x täglich eine Tasse, nach Belieben mit Honig gesüßt.	Sonnentau färbt den Harn dunkel.
			Tinktur	1 Handvoll frisches Kraut mit der fünffachen Menge Alkohol (50–70%) übergießen, in gut verschlossenem Gefäß 8–10 Tage an der Sonne oder an einem warmen Ort stehen lassen, oft schütteln, abfiltern. 10 Tropfen mit Wasser verdünnt, 2–3x täglich.	
AUGEN-ERKRAN-KUNGEN	90	Augentrost	Tee	Abkochung: 1 Teelöffel getrocknetes Kraut auf 1 Tasse Wasser, kalt aufsetzen, 2 Minuten kochen, etwas ziehen lassen. 3x täglich eine Tasse.	
			Kompresse	1 Eßlöffel getrocknetes Kraut auf ½ l Wasser, 10 Minuten kochen, abkühlen lassen. Lauwarme Kompressen (Watte, Gaze) auflegen.	
	187	Küchenschelle	Tee	Aufguß: ½ Teelöffel getrocknetes Kraut mit 1 Tasse kochendem Wasser übergießen, ziehen lassen. 2x täglich eine Tasse	Nicht während der Schwangerschaft nehmen.
AUGENLID-ENTZÜNDUNG	90	Augentrost	Tee	Abkochung: 1 Teelöffel getrocknetes Kraut auf 1 Tasse Wasser, 2 Minuten kochen, ziehen lassen, 3x täglich eine Tasse.	Empfehlenswert ist die gleichzeitige innerliche und äußerliche Anwendung.

Beschwerden	Heilpflanze	Anwendungsform	Zubereitung und Dosierung	Zur Beachtung
AUGENLID-ENTZÜNDUNG *(Fortsetzung)*	*(Augentrost)*	Kompresse	1 Eßlöffel getrocknetes Kraut auf ½ l Wasser, 10 Minuten kochen, abkühlen lassen. Kompresse (Watte, Gaze, Mull) mit lauwarmem Tee tränken, leicht ausdrücken, auf die Augen legen, 15 Minuten einwirken lassen, mehrmals täglich wiederholen.	
	188 Eiche	Kompresse	1 Eßlöffel zerkleinerte Rinde auf ½ l Wasser, 15 Minuten kochen, abkühlen lassen. Lauwarme Kompresse (Watte, Gaze) auf die Augen legen, 10–15 Minuten einwirken lassen. Mehrmals täglich wiederholen.	
	93 Fenchel	Kompresse	1 Eßlöffel Fenchelsamen leicht zerquetschen, mit ½ l kochendem Wasser übergießen, 15 Minuten ziehen lassen. Lauwarme Kompresse (Watte, Gaze) auf die Augen legen. 10–15 Minuten einwirken lassen, mehrmals täglich wiederholen.	
	146 Kamille	Kompresse	1 Eßlöffel Blüten mit ½ l kochendem Wasser übergießen, 15 Minuten ziehen lassen. Lauwarme Kompresse (Watte, Gaze) auf die Augen legen. 10–15 Minuten einwirken lassen. Mehrmals täglich wiederholen.	Beim Gerstenkorn werden heiße Kompressen angewandt.
BLÄHUNGEN	169 Anis	Tee	Aufguß: 1–2 Teelöffel Anissamen leicht zerquetschen, mit 1 Tasse kochendem Wasser übergießen, ziehen lassen, 2x täglich eine Tasse.	Anis-, Dill-, Fenchel- und Kümmelsamen vor der Teezubereitung leicht zerquetschen, damit das ätherische Öl frei wird. Tees gegen Blähungen werden warm und schluckweise vor dem Essen getrunken.
	15 Dill	Tee	Aufguß: 1–2 Teelöffel Dillsamen leicht zerquetschen, mit kochendem Wasser übergießen, ziehen lassen, 2x täglich eine Tasse.	
	16 Engelwurz	Tee	Abkochung: 1 Teelöffel Wurzel auf 1 Tasse Wasser, kalt aufsetzen, einmal aufkochen lassen, 15 Minuten ziehen lassen, 2x täglich eine Tasse.	
	93 Fenchel	Tee	Aufguß: 1–2 Teelöffel Fenchelsamen leicht zerquetschen, mit 1 Tasse kochendem Wasser übergießen, ziehen lassen, 2x täglich eine Tasse.	
	46 Kümmel	Tee	Aufguß: 1 Teelöffel Kümmelsamen leicht zerquetschen, mit 1 Tasse kochendem Wasser übergießen, 2x täglich eine Tasse.	
		Mischung	Aufguß: zu gleichen Teilen Kümmelsamen, Fenchelsamen und Pfefferminzblätter, 1–2 Teelöffel mit 1 Tasse kochendem Wasser übergießen, ziehen lassen, 2x täglich eine Tasse.	
BLASENLEIDEN	23 Bärentraube	Tee	Kaltauszug: 1–2 Teelöffel getrocknete Blätter mit 1 Tasse kochendem Wasser übergießen, je nach gewünschter Stärke 6–12 Stunden stehen lassen, angewärmt trinken. 2x täglich eine Tasse.	Nicht für den Dauergebrauch geeignet. Vorsicht bei empfindlichem Magen (hoher Gerbstoffgehalt).
	36 Birke	Tee	Aufguß: 1 Eßlöffel frische oder getrocknete Blätter mit 1 Tasse kochendem Wasser übergießen, ziehen lassen. 3x täglich eine Tasse.	
	120 Bruchkraut	Tee	Kaltauszug: 1 Teelöffel frisches oder getrocknetes Kraut mit 1 Tasse kaltem Wasser übergießen, 8 Stunden stehen lassen, angewärmt trinken. *Oder:* Aufguß: 1 Teelöffel Kraut mit 1 Tasse heißem Wasser übergießen, ½ Stunde ziehen lassen. 3x täglich eine Tasse.	Frisches Bruchkraut ist wirksamer.

	155 Hauhechel	Tee	Aufguß: 1–2 Teelöffel zerkleinerte Wurzel oder Kraut mit 1 Tasse kochendem Wasser übergießen, ungefähr 15 Minuten ziehen lassen, 2–3x täglich eine Tasse.	
	138 Liebstöckel	Tee	Aufguß: ½ Teelöffel frische oder 1 Teelöffel getrocknete Wurzel auf 1 Tasse Wasser, kalt aufsetzen, bis zum Sieden erhitzen, ziehen lassen, 2x täglich eine Tasse.	
	132 Wacholder	Tee	Aufguß: 1 Teelöffel Beeren leicht zerquetschen, mit 1 Tasse kochendem Wasser übergießen, 20 Minuten ziehen lassen, morgens und abends eine Tasse.	Nicht bei Nierenentzündungen und während der Schwangerschaft nehmen.
BLASENSTEINE	120 Bruchkraut	Tee	Aufguß: 1 Teelöffel frisches oder getrocknetes Kraut mit 1 Tasse heißem Wasser übergießen, ½ Stunde ziehen lassen. *Oder:* Kaltauszug: 1 Teelöffel Kraut mit 1 Tasse kaltem Wasser übergießen, 8 Stunden stehen lassen, angewärmt trinken, 3x täglich eine Tasse.	
	197 Krapp	Tee	Kaltauszug: ½–1 Teelöffel zerkleinerte Wurzel mit 1 Tasse kaltem Wasser übergießen, 8 Stunden stehen lassen, 2x täglich eine Tasse.	Krapp färbt den Harn rot.
		Pulver	1 Messerspitze (1 g) pulverisierte Wurzel mit etwas Wasser oder Honig vermischen, 3x täglich.	
	224 Löwenzahn	Tee	Abkochung: 1–2 Teelöffel frische oder getrocknete Wurzel oder auch Wurzel und Blätter gemischt auf 1 Tasse Wasser, aufkochen, ungefähr 20 Minuten ziehen lassen, 3x täglich eine Tasse 4–6 Wochen lang. Mehrmals im Jahr wiederholen.	
		Tee-mischung	Aufguß: Je 1 Teil Löwenzahnwurzel, Wacholderbeeren, Petersiliensamen und Bruchkraut, 1 Eßlöffel mit ½ l kochendem Wasser übergießen, 20 Minuten ziehen lassen, täglich morgens 2 Tassen.	
BLUTDRUCK, erhöhter	9 Knoblauch	Frische Pflanze	Frische Knoblauchzehen kleinschneiden oder zerquetschen. Auf Brot oder mit lauwarmer Milch nehmen, mindestens 2 (oder mehr) Zehen täglich, während mehrerer Monate.	Knoblauch wirkt erst nach längerer regelmäßiger Einnahme.
		Saft	Mehrere frische Knoblauchzehen auspressen. Mit warmer Milch oder Honig vermischt nehmen.	
	244 Mistel	Tee	Kaltauszug: 2–3 Teelöffel frisches oder getrocknetes Kraut mit 1 Tasse kaltem Wasser übergießen. 8 Stunden stehen lassen, morgens und abends eine Tasse, mehrere Wochen oder Monate.	
	154 Ölbaum	Tee	Aufguß: 2 Teelöffel Blätter auf 1 Tasse Wasser, kalt aufsetzen, bis zum Sieden erhitzen, 15–20 Minuten ziehen lassen, 2–3x täglich eine Tasse nach dem Essen.	Olivenblätter können die Magenschleimhaut reizen. Nach dem Essen nehmen.
	70 Weißdorn	Tee	Aufguß: 2 Teelöffel Blüten oder Blüten und Blätter zu gleichen Teilen, mit 1 Tasse kochendem Wasser übergießen, 20 Minuten ziehen lassen, 2–3x täglich eine Tasse.	

Beschwerden	Heilpflanze	Anwendungsform	Zubereitung und Dosierung	Zur Beachtung
BLUTDRUCK, zu niedriger	158 Ginseng, amerikanischer und asiatischer	Tee	Abkochung: ½ Teelöffel zerkleinerte Wurzel auf 1 Tasse Wasser, kurz aufkochen, 15 Minuten ziehen lassen, 2x täglich eine Tasse.	
		Pulver	1 Messerspitze pulverisierte Wurzel mit Wasser oder anderer Flüssigkeit, 2–3x täglich.	
	196 Rosmarin	Tee	Aufguß: 1 Teelöffel frische oder getrocknete Blätter mit 1 Tasse kochendem Wasser übergießen, ziehen lassen, 2 Tassen tagsüber.	
		Bad	1 Handvoll (50 g) Blätter mit ½ l kochendem Wasser übergießen, 20 Minuten ziehen lassen, abgesiebte Flüssigkeit dem Badewasser zufügen. Temperatur 34–36°, Badedauer 10 Minuten.	Wirkt belebend und anregend. Nicht abends baden. Nach dem Bad mindestens ½ Stunde ruhen.
BLUTERGÜSSE	27 Arnika	Umschlag	1 Eßlöffel Arnikatinktur auf ½ l Wasser. Kühle Umschläge auflegen. Häufig erneuern. Herstellung der Tinktur: 1 Handvoll frisch gepflückte Arnikablüten mit ½ l Alkohol (70%) übergießen. In einem hellen, gut verschlossenen Glasgefäß mindestens 1 Woche an der Sonne stehen lassen. Abfiltern.	
	40 Ringelblume	Umschlag	1–2 Eßlöffel Blüten oder Kraut mit ½ l kochemdem Wasser übergießen, 15 Minuten ziehen lassen. Die kühlen Umschläge häufig erneuern. *Oder:* 2 Eßlöffel Ringelblumentinktur auf ½ l kaltes Wasser. Herstellung der Tinktur: 1 Handvoll frischer Blüten auf ½ l Alkohol (70%), in hellem Glasgefäß 2 Wochen an der Sonne stehen lassen. Abfiltern.	
	147 Steinklee	Umschlag	2 Eßlöffel frisches oder getrocknetes Kraut auf ½ l Wasser, kalt aufsetzen, kurz aufkochen, 20 Minuten ziehen lassen. Kühle Umschläge machen, häufig erneuern.	
	113 Zaubernuß	Umschlag	1–2 Eßlöffel Blätter und/oder Rinde auf ½ l Wasser, 15 Minuten kochen, ziehen lassen. Die kühlen Umschläge häufig erneuern, nicht trocknen lassen.	
BRONCHITIS	88 Eukalyptusbaum	Tee	Aufguß: 1–2 Teelöffel getrocknete Blätter mit 1 Tasse kochendem Wasser übergießen, ziehen lassen, 2–3x täglich eine Tasse mit Honig gesüßt.	
		Bad	Mischung aus gleichen Teilen Eucalyptus- und Thymianblättern. 4–5 Eßlöffel mit 1 l kochendem Wasser übergießen, 30 Minuten ziehen lassen, absieben. Dem Badewasser zufügen, Badetemperatur 38°, Dauer 10–15 Minuten.	
		Einreibung	1 Teil Eukalyptol (aus der Apotheke) mit 5 Teilen Wasser verdünnen, mehrmals täglich Brust und Rücken einreiben, vor allem abends.	
	232 Huflattich	Tee	Aufguß: 1–2 Teelöffel Blüten und/oder Blätter mit 1 Tasse kochendem Wasser übergießen, ziehen lassen. 3–4x täglich eine Tasse, mit Honig gesüßt und möglichst warm.	
	52 Moos, isländisches	Tee	Abkochung: 1 Teelöffel zerkleinerte Flechten auf 1 Tasse Wasser, kalt aufsetzen, 3 Minuten kochen, 10 Minuten ziehen lassen. Morgens und abends eine Tasse.	

	182 Schlüsselblume	Tee	Abkochung: 1 Teelöffel Wurzel auf 1 Tasse Wasser kalt aufsetzen, 2–3 Minuten kochen, 10 Minuten ziehen lassen, 3x täglich eine Tasse, recht warm und mit Honig gesüßt. Aufguß: 1–2 Teelöffel Blüten mit Kelch auf 1 Tasse Wasser, bis zum Sieden erhitzen, ziehen lassen. 3x täglich eine Tasse, warm und mit Honig gesüßt.	
		Teemischung	Aufguß: zu gleichen Teilen Schlüsselblumenwurzel oder -blüten, Huflattichblüten und Anissamen, 2 Teelöffel auf 1 Tasse Wasser, bis zum Sieden erhitzen, 15–20 Minuten ziehen lassen, 2–3x täglich 1 Tasse, warm mit Honig gesüßt.	
	242 Veilchen, wohlriechendes	Tee	Abkochung: 1 Teelöffel Wurzel auf 1 Tasse Wasser, kalt aufsetzen, 2–3 Minuten kochen, 10 Minuten ziehen lassen. Aufguß: 2 Teelöffel Blätter und Blüten mit 1 Tasse kochendem Wasser übergießen, ziehen lassen. 2x täglich eine Tasse, warm mit Honig gesüßt.	
DURCHBLUTUNGSSTÖRUNGEN	84 Ackerschachtelhalm	Vollbad	5 Eßlöffel getrocknetes Kraut mit 1 l Wasser aufkochen, 20 Minuten ziehen lassen. Abgesiebte Flüssigkeit dem Badewasser zufügen. Badetemperatur 35–37°, Dauer 10 Minuten.	Bei lokaler Durchblutungsstörungen (kalten Händen und Füßen) geeignet.
		Hand- und Fußbäder	2–3 Eßlöffel getrocknetes Kraut auf ½ l Wasser. Absud dem Badewasser beigeben, nicht zu heiße Hand- oder Fußbäder nehmen.	
	108 Ginkgobaum	Tee	Aufguß: 2–3 Teelöffel Blätter mit 1 Tasse kochendem Wasser übergießen, 15 Minuten ziehen lassen. 2x täglich eine Tasse.	
	171 Kiefer	Bad	100 g frische oder getrocknete Kiefernadeln oder Zweigspitzen auf 1–2 l Wasser, 1 Minute kochen, 20 Minuten ziehen lassen. Absud dem Badewasser zufügen. Temperatur 34°–36°, Dauer 10 Minuten.	Nach dem Bad ½ Stunde ruhen.
	196 Rosmarin	Tee	Aufguß: 1 Teelöffel frische oder getrocknete Blätter mit 1 Tasse kochendem Wasser übergießen, ziehen lassen. 2x täglich eine Tasse, mehrere Wochen.	
		Bad	1 Handvoll (50 g) Blätter mit ½ l kochendem Wasser übergießen, 20 Minuten ziehen lassen, den abgesiebten Extrakt dem Badewasser zufügen. Badetemperatur 34–36°, Dauer 10 Minuten.	Nicht abends baden.
DURCHFALL	181 Blutwurz	Tee	Abkochung: 2–3 Teelöffel Wurzel auf 1 Tasse Wasser, 5–10 Minuten kochen, mehrmals täglich eine Tasse.	
		Pulver	1–2 Messerspitzen pulverisierte Wurzel in Wasser, Rotwein oder Pfefferminztee, 3–5x täglich.	
	8 Frauenmantel	Tee	Abkochung: 1–2 Teelöffel Blätter oder Kraut mit 1 Tasse Wasser 2 Minuten kochen, ziehen lassen, 3x täglich eine Tasse.	
	237 Heidelbeere	Tee	Abkochung: 3 Eßlöffel getrocknete Heidelbeeren mit ½ l Wasser übergießen, aufquellen lassen, 5 Minuten kochen. *Oder:* ohne vorheriges Quellen 10 Minuten kochen, 3–4x täglich 1 Weinglas.	
		Saft	Ungesüßter Saft aus frischen Beeren, 3–4x täglich ein Glas.	

Beschwerden	Heilpflanze	Anwendungs-form	Zubereitung und Dosierung	Zur Beachtung
DURCHFALL *(Fortsetzung)*	75 Hundszunge	Tee	Aufguß: 1 Teelöffel Kraut mit 1 Tasse kochendem Wasser übergießen, ziehen lassen, 2x täglich eine Tasse. *Oder:* Abkochung: 1 Teelöffel frische oder getrocknete Wurzel auf 1 Tasse Wasser, 2–3 Minuten kochen. 2x täglich eine Tasse.	
	193 Johannisbeere, schwarze	Saft	Ungesüßter Saft aus frischen Beeren, 3–4x täglich ein Glas.	
	107 Nelkenwurz	Tee	Aufguß: 1 Teelöffel Wurzel auf 1 Tasse Wasser, kalt aufsetzen, bis zum Sieden erhitzen, ziehen lassen, 2–3x täglich eine Tasse.	
EKZEME	188 Eiche	Umschlag	1–2 Eßlöffel zerkleinerte Rinde auf ½ l Wasser, 10–15 Minuten kochen, abkühlen lassen. Leinentuch oder Mullkompresse mit der Flüssigkeit tränken, leicht ausdrücken, feuchte, lockere Umschläge machen. 3x täglich 1–2 Stunden lang.	Umschläge erneuern, sobald sie zu trocknen anfangen (alle 15–20 Minuten).
	22 Klette	Tee	Kaltauszug: 1 Teelöffel frische oder getrocknete Wurzel auf 1 Tasse kaltes Wasser, 8 Stunden stehen lassen, kurz aufkochen. 2x täglich eine Tasse.	
		Umschlag	1 Eßlöffel zerkleinerte Wurzel auf ½ l Wasser, 1 Minute kochen, 30 Minuten ziehen lassen, abkühlen lassen, feuchte, lockere Umschläge machen, *s. Eiche.*	
		Salbe	Preßsaft aus der frischen Wurzel mit ungesalzenem Schweinefett oder Vaseline gut verrühren. Mehrmals täglich auf die befallenen Hautpartien auftragen.	
	143 Malve	Umschlag	2–3 Eßlöffel Blätter oder Blüten auf 1 l Wasser, 1 Minute kochen, 20 Minuten ziehen lassen, mit der abgekühlten Flüssigkeit häufig feuchte Umschläge machen, *s. Eiche.*	
	131 Walnußbaum	Tee	Aufguß: 2 Teelöffel getrocknete Blätter auf 1 Tasse Wasser, bis zum Sieden erhitzen, ziehen lassen, 2x täglich eine Tasse, mehrere Wochen lang.	
		Umschlag	2 Eßlöffel Blätter mit ½ l Wasser einmal aufkochen, 20 Minuten ziehen lassen. Mit der abgekühlten Flüssigkeit lockere feuchte Umschläge machen, *s. Eiche.*	
	243 Stiefmütterchen, wildes	Tee	Aufguß: 2 Teelöffel getrocknetes Kraut mit 1 Tasse kochendem Wasser übergießen, ziehen lassen. Morgens und abends eine Tasse, mehrere Wochen lang.	Auch bei Milchschorf und Säuglingsekzemen.
		Umschläge	1–2 Eßlöffel Kraut mit ½ l kochendem Wasser übergießen, 15 Minuten ziehen lassen. Mit der abgekühlten Flüssigkeit feuchte Umschläe machen, *s. Eiche.*	
	223 Beinwell	Umschlag	3–4 Eßlöffel frische, geschälte oder getrocknete Wurzel mit ½ l Wasser 5 Minuten kochen, 20 Minuten ziehen lassen. Mit Leinentuch, Gaze- oder Mullkompressen lockere, feuchte Umschläge machen, mehrmals täglich.	
		Breiumschlag	2–4 Eßlöffel fein zerriebene frische oder getrocknete pulverisierte Wurzel mit warmem Wasser zu Brei vermischen. Auf ein Leintuch auftragen, warm auflegen, mindestens 1 Stunde einwirken lassen, mehrmals täglich.	Empfehlenswert bei Unterschenkelgeschwüren.

	75 Hundszunge	Umschlag	3 Eßlöffel frische geschälte oder getrocknete Wurzel mit ½ l Wasser 5–10 Minuten kochen, etwas abkühlen lassen, warme feuchte Umschläge machen, mehrmals täglich 1 Stunde lang, zwischendurch erneuern.	
		Brei-umschlag	2–4 Eßlöffel zerriebene frische oder pulverisierte getrocknete Wurzel mit warmem Wasser zu einem Brei vermischen, auf ein Tuch auftragen, (Leine, Gaze), warm auflegen, mindestens 1 Stunde einwirken lassen, mehrmals täglich.	
	146 Kamille	Umschlag	1–2 Eßlöffel Blüten mit ½ l kochendem Wasser überbrühen, 20 Minuten ziehen lassen. Feucht-warme Umschläge machen, öfters erneuern.	
	139 Lein	Brei-umschlag	Ungemahlene Leinsamen in ein Säckchen aus Leinen oder Mull füllen (etwa halbvoll). In leicht kochendem Wasser 5–10 Minuten ziehen lassen bis das Säckchen ausgefüllt ist. Ausdrücken und heiß auflegen. Mehrmals täglich.	
	25 Osterluzei	Umschlag	2 Eßlöffel Kraut oder 1 Eßlöffel Wurzel auf 1 l Wasser aufkochen, 20–30 Minuten ziehen lassen. Mit dem Absud feucht-warme Umschläge machen. Erneuern, wenn sie anfangen zu trocknen. Mehrmals täglich.	
	40 Ringelblume	Umschläge	Aufguß: 2 Eßlöffel frische oder getrocknete Blüten oder Blüten und Blätter mit ½ l kochendem Wasser übergießen, 20 Minuten ziehen lassen.	
ERBRECHEN *(s. Übelkeit)*				
ERKÄLTUNG	236 Bartflechte	Tee	Abkochung: 1 Handvoll frische oder getrocknete Flechten auf ½ l Wasser, kurz aufkochen, 20 Minuten ziehen lassen, 2–3x täglich eine Tasse.	Bei den ersten Anzeichen einer Erkältung nehmen.
	204 Holunder	Tee	Aufguß: 2 Teelöffel getrocknete oder frische Blüten mit 1 Tasse kochendem Wasser übergießen, 10 Minuten ziehen lassen, heiß trinken, 2x täglich eine Tasse.	Nach einem heißen Bad 2 Tassen Holunderblütentee oder 2 Gläser verdünnten Holundersaft sehr heiß in kleinen Schlucken trinken.
		Saft	Frische Beeren mit Wasser kurz kochen, auspressen, zum Aufbewahren mit Honig oder Zucker (1 Teil auf 10 Teile Saft) aufkochen. 2x täglich ein Glas mit heißem Wasser verdünnt.	Keinen ungekochten Saft verwenden! Nebenwirkungen: Übelkeit, Durchfall.
	195 Hundsrose	Tee	Abkochung: 2 Eßlöffel zerkleinerte getrocknete Hagenbutten (mit oder ohne Kerne) auf ½ l Wasser, kalt aufsetzen, 10 Minuten kochen, 2x täglich eine Tasse.	
	227 Linde	Tee	Aufguß: 1 Teelöffel frische oder getrocknete Blüten mit 1 Tasse kochendem Wasser übergießen, 10 Minuten ziehen lassen, sehr warm in kleinen Schlucken trinken, 2–3x täglich eine Tasse.	
		Tee-mischung	Aufguß: zu gleichen Teilen Linden-, Holunder- und Kamillenblüten, 1 Teelöffel der Mischung mit 1 Tasse kochendem Wasser übergießen, ziehen lassen, sehr warm und schluckweise trinken, 2x täglich eine Tasse.	
	89 Wasserdost	Tee	Aufguß: 1–2 Teelöffel Kraut mit 1 Tasse kochendem Wasser übergießen, 15 Minuten zugedeckt ziehen lassen. 2–3x täglich eine Tasse.	

Beschwerden	Heilpflanze	Anwendungsform	Zubereitung und Dosierung	Zur Beachtung
ERSCHÖPFUNG, nervöse	59 Chinabaum	Tee	Abkochung: ½ Teelöffel zerkleinerte Rinde auf 1 Tasse Wasser, 5 Minuten leicht kochen, ziehen lassen. 2x täglich eine Tasse.	
	158 Ginseng, amerikanischer und asiatischer	Tee	Abkochung: ½ Teelöffel zerkleinerte Wurzel auf 1 Tasse Wasser, 1 Minute kochen, 15 Minuten ziehen lassen, 2–3x täglich eine Tasse.	
		Pulver	1 Messerspitze (1 g) gepulverte Wurzel 2–3x täglich, in etwas Flüssigkeit.	
	3 Kalmus	Bad	100 g Wurzel mit 1 l Wasser 10 Minuten kochen. Abgesiebte Flüssigkeit dem Badewasser zusetzen. Badedauer 10–15 Minuten, 2–3x wöchentlich.	Bad wirkt anregend. Nicht abends nehmen.
	136 Lavendel	Bad	2 Handvoll Blüten mit 1 l kochendem Wasser übergießen, 20–30 Minuten ziehen lassen. Abgesiebte Flüssigkeit dem Badewasser zufügen. Temperatur 35°–37°. Dauer 10–15 Minuten, 2–3x wöchentlich.	
		Teemischung	Aufguß: Lavendelblüten und Rosmarinblätter zu gleichen Teilen gemischt, 1 Teelöffel mit 1 Tasse kochendem Wasser übergießen, zugedeckt 10 Minuten ziehen lassen, 2x täglich eine Tasse.	
	196 Rosmarin	Bad	2 Handvoll Blätter mit 1 l kochendem Wasser übergießen, 20–30 Minuten ziehen lassen. Abgesiebte Flüssigkeit dem Badewasser zusetzen. Temperatur 34°–36°. Dauer 10–15 Minuten, 2–3x wöchentlich.	Nicht abends baden.
		Tee	Aufguß: 1 Teelöffel Blätter mit 1 Tasse kochendem Wasser übergießen, 10 Minuten zugedeckt ziehen lassen, 2x täglich eine Tasse.	
FIEBER	92 Mädesüß	Tee	Aufguß: 2 Teelöffel Blüten oder Kraut mit 1 Tasse kochendem Wasser übergießen, ziehen lassen, 2x täglich eine Tasse.	
	128 Stechpalme	Tee	Abkochung: 2 Teelöffel getrocknete Blätter auf 1 Tasse Wasser, 2–3 Minuten kochen, ziehen lassen, 2x täglich eine Tasse.	
	201 Weide	Tee	Abkochung: 1 Teelöffel getrocknete Rinde auf 1 Tasse Wasser, kurz kochen, 15 Minuten ziehen lassen, 2x täglich eine Tasse.	
GALLENBESCHWERDEN	144 Andorn, weißer	Tee	Aufguß: 2 Teelöffel Kraut auf 1 Tasse Wasser, kalt aufsetzen, bis zum Kochen erhitzen, 10–15 Minuten ziehen lassen, 2–3x täglich eine Tasse.	Alle Tees gegen Gallenbeschwerden ungesüßt und heiß zwischen den Mahlzeiten trinken.
	63 Benediktenkraut	Tee	Aufguß: 1 Teelöffel Kraut mit 1 Tasse kochendem Wasser übergießen, 15–20 Minuten ziehen lassen, 2–3x täglich eine Tasse.	
	97 Erdrauch	Tee	Aufguß: 1–2 Teelöffel Kraut mit 1 Tasse kochendem Wasser übergießen, 15 Minuten zugedeckt ziehen lassen, 2x täglich eine Tasse, 4–6 Wochen lang.	
	6 Odermennig	Tee	Aufguß: 1 Teelöffel Blätter oder Kraut mit 1 Tasse kochendem Wasser übergießen, 10 Minuten ziehen lassen, 2x täglich eine Tasse.	

	149 Pfefferminze	Tee	Aufguß: 1–2 Teelöffel frische oder getrocknete Blätter mit 1 Tasse kochendem Wasser übergießen, 10–15 Minuten zugedeckt ziehen lassen, 2–3x täglich eine Tasse.	
	28 Wermut	Tee	Aufguß: 1 Teelöffel frisches oder getrocknetes Kraut mit 1 Tasse kochendem Wasser übergießen, 10 Minuten zugedeckt ziehen lassen, 3x täglich eine Tasse nach den Mahlzeiten.	
GALLENSTEINE	74 Artischocke	Tee	Aufguß: 1–2 Teelöffel getrocknete Blätter auf 1 Tasse Wasser, kalt aufsetzen, bis zum Kochen erhitzen, 10 Minuten zugedeckt ziehen lassen, 2–3x täglich eine Tasse, 4–6 Wochen lang.	
	224 Löwenzahn	Tee	Abkochung: 1–2 zerkleinerte Wurzel oder Wurzel und Blätter gemischt auf 1 Tasse Wasser, kalt aufsetzen, 1 Minute kochen, zugedeckt 15 Minuten ziehen lassen. Morgens und abends 1 Tasse, 4–6 Wochen lang.	Wirkt günstig bei Neigung zur Gallensteinbildung. Jedoch nicht geeignet bei akuter Gallenkolik.
	161 Pestwurz	Tee	Abkochung: ½–1 Teelöffel zerkleinerte Wurzel mit 1 Tasse kaltem Wasser 1 Minute kochen, 15 Minuten ziehen lassen, 2x täglich eine Tasse, mehrere Wochen.	Empfehlenswert bei Gallensteinkoliken.
	53 Schöllkraut	Tee	Aufguß: 1–2 Teelöffel getrocknetes Kraut oder ½–1 Teelöffel zerkleinerte Wurzel auf 1 Tasse Wasser, kalt aufsetzen, bis zum Kochen erhitzen, zugedeckt 10–15 Minuten ziehen lassen, 3x täglich eine Tasse zwischen den Mahlzeiten, 3 Wochen hindurch.	Empfehlenswert bei Gallenkoliken.
	57 Wegwarte	Tee	Abkochung: 2 Teelöffel zerkleinerte Wurzel auf 1 Tasse kaltes Wasser, 2–3 Minuten kochen, 10 Minuten zugedeckt ziehen lassen, 2x täglich eine Tasse. Aufguß: 2 Teelöffel getrocknetes Kraut auf 1 Tasse Wasser, kalt aufsetzen, bis zum Kochen erhitzen, 15 Minuten ziehen lassen, 2x täglich eine Tasse.	
GICHT *(siehe Rheumatismus)*				
GRIPPE *(siehe Erkältung)*				
HAARAUSFALL	36 Birke	Haarwasser	3 dl frischen Birkensaft mit 1 dl 96%igem Alkohol vermischen, evtl. Konservierungsmittel (Apotheke) zusetzen. Mit 1 dl destilliertem Wasser verdünnen. 1–2 Eßlöffel täglich in die Kopfhaut einmassieren. Mehrere Wochen lang. *Oder:* 2 Handvoll frische oder getrocknete Birkenblätter mit 3 dl Alkohol (70%) übergießen. Destilliertes Wasser nachgießen, so daß Blätter bedeckt sind. Etwa 3 Tage stehen lassen. Abfiltern. Täglich 1–2 Eßlöffel in die Kopfhaut einmassieren. Mehrere Wochen lang.	Vom Arzt feststellen lassen, ob organische Störungen vorliegen. Heilpflanzen helfen nur bei leichtem Haarausfall, etwa nach Krankheiten oder einer Schwangerschaft.
	235 Brennessel	Haarwasser	2 Handvoll frische oder getrocknete Brennesselblätter mit 3 dl Alkohol (70%) übergießen, mit destilliertem Wasser auffüllen, 3–5 Tage stehen lassen, abfiltern. Täglich 1–2 Eßlöffel in die Kopfhaut einmassieren.	
	22 Klette	Haarwasser	3 Eßlöffel getrocknete oder frische zerkleinerte Klettenwurzel mit 4 dl Alkohol (70%) übergießen, 5 Tage stehen lassen, mit 1 dl destilliertem Wasser verdünnen, abfiltern. 1–2 Eßlöffel täglich in Kopfhaut einmassieren, mehrere Wochen.	

Beschwerden	Heilpflanze	Anwendungsform	Zubereitung und Dosierung	Zur Beachtung
HÄMORRHOIDEN	180 Gänsefingerkraut	Umschläge	1–2 Eßlöffel Kraut auf ½ l Wasser, aufkochen, 20 Minuten ziehen lassen. Mit der lauwarmen Flüssigkeit feuchte Umschläge machen. 2–3x täglich 1–2 Stunden lang. Umschläge erneuern, sobald sie zu trocknen anfangen.	
	146 Kamille	Dampfbad	1–2 Handvoll Kamillenblüten in einen Eimer schütten, 2–3 l kochendes Wasser darübergießen, sich auf den Eimer setzen, mit einer Decke zudecken. Dampf 10 Minuten einwirken lassen. Im Bedarfsfall mehrmals täglich.	Bei entzündeten Hämorrhoiden.
	1 Schafgarbe	Sitzbad	1–2 Handvoll Blüten oder Kraut mit 1 l kochendem Wasser übergießen, 20–30 Minuten ziehen lassen. Abgesiebte Flüssigkeit dem Badewasser zusetzen. Badetemperatur 34–36°, Dauer 10–15 Minuten, 2–3x wöchentlich.	
	177 Wasserpfeffer	Tee	2–3 Teelöffel frisches oder getrocknetes Kraut auf 1 Tasse Wasser, kalt aufsetzen, bis zum Sieden erhitzen, zugedeckt 15 Minuten ziehen lassen, morgens und abends eine Tasse.	Bei blutenden Hämorrhoiden.
	113 Zaubernuß	Tee	Abkochung: 1 Teelöffel Blätter oder Rinde auf 1 Tasse Wasser, 2–3 Minuten kochen, 10 Minuten ziehen lassen, morgens und abends eine Tasse.	Bei blutenden und entzündeten Hämorrhoiden.
		Umschlag	2 Eßlöffel Blätter oder Rinde auf ½ l Wasser, 5 Minuten kochen, 10 Minuten ziehen lassen, absieben. Mit der abgekühlten Flüssigkeit Leintuch oder Waschlappen tränken, etwas ausdrücken, kühle feuchte Umschläge machen. 2–3x täglich 1 Stunde lang. Umschläge erneuern, bevor sie zu trocknen beginnen.	
HALS-ENTZÜNDUNG	156 Dost	Gurgeln	2 Eßlöffel Kraut mit ½ l kochendem Wasser übergießen, zugedeckt 10 Minuten ziehen lassen. Mit dem warmen Tee gurgeln. 5–10 Minuten, 3–4x täglich oder öfter.	
	13 Eibisch	Gurgeln	Kaltauszug: 2–3 Teelöffel zerkleinerte Wurzel oder Blätter auf 1 Tasse kaltes Wasser, 6–8 Stunden stehen lassen. Häufig am Tag gurgeln.	
	146 Kamille	Gurgeln	Aufguß: 1–2 Teelöffel Blüten mit 1 Tasse kochendem Wasser übergießen, zugedeckt 10 Minuten ziehen lassen. Mit dem warmen Tee häufig gurgeln.	
	139 Lein	Gurgeln	Kaltauszug: 1 Teelöffel Leinsamen auf 1 Tasse kaltes Wasser, 8 Stunden stehen lassen, anwärmen. Möglichst häufig gurgeln.	
	202 Salbei	Gurgeln	Infus: 2 Eßlöffel Blätter mit ½ l kaltem Wasser bis zum Sieden erhitzen. 10 Minuten zugedeckt ziehen lassen. Mit warmem Tee möglichst häufig gurgeln.	Empfehlenswert bei Mandelentzündung.
HAUTLEIDEN	84 Ackerschachtelhalm	Tee	Aufguß: 2 Teelöffel Kraut mit 1 Tasse kochendem Wasser überbrühen, 15 Minuten ziehen lassen, morgens und abends eine Tasse, mehrere Wochen hindurch.	
	235 Brennessel	Tee	Aufguß: 1–2 Teelöffel Blätter oder Kraut mit 1 Tasse kochendem Wasser übergießen, 10 Minuten ziehen lassen, morgens und abends eine Tasse, mehrere Wochen lang.	

	7 Schließgras	Tee	Abkochung: 2 Teelöffel zerkleinerte Wurzel auf 1 Tasse Wasser, kalt aufsetzen, 1 Minute kochen, 15–20 Minuten ziehen lassen. Morgens und abends eine Tasse, mehrere Wochen lang.	
	207 Seifenkraut	Tee	Kaltauszug: 1 Teelöffel zerkleinerte Wurzel oder Kraut mit 1 Tasse kaltem Wasser übergießen, 6–8 Stunden stehen lassen, angewärmt trinken. Morgens und abends eine Tasse, mehrere Wochen lang.	
	243 Stiefmütterchen, wildes	Tee	Aufguß: 2 Teelöffel Kraut mit 1 Tasse kochendem Wasser übergießen, 15 Minuten zugedeckt ziehen lassen, morgens und abends eine Tasse, mehrere Wochen hindurch.	
		Bad	2 Teile Stiefmütterchen, je ein Teil Seifenwurzel, Walnußblätter und Hamamelisblätter. 4 Eßlöffel dieser Mischung mit 1 l Wasser 1 Minute kochen, 20–30 Minuten ziehen lassen. Abgesiebte Flüssigkeit dem Badewasser zusetzen. Temperatur 34–36°, Dauer 10–15 Minuten, 2–3x wöchentlich.	
HERZBESCHWERDEN, nervöse	238 Baldrian	Tee	Kaltauszug: 2 Teelöffel zerkleinerte Wurzel mit 1 Tasse kaltem Wasser übergießen, 8 Stunden stehen lassen. Warm trinken. Abends oder bei Bedarf 1 Tasse.	
		Tinktur	1 Teelöffel Tinktur (Apotheke) in etwas Wasser, abends oder bei Bedarf.	
	137 Herzgespann	Tee	Aufguß: 1 Teelöffel Kraut mit 1 Tasse kochendem Wasser übergießen. 10 Minuten ziehen lassen. Morgens und abends 1 Tasse.	
	123 Hopfen	Tee	Aufguß: 1 Eßlöffel Hopfenzapfen mit 1 Tasse kochendem Wasser überbrühen, zugedeckt 10–15 Minuten ziehen lassen. Abends 1 Tasse oder bei Bedarf.	
	136 Lavendel	Tee	Aufguß: 1 Teelöffel Blüten mit 1 Tasse kochendem Wasser übergießen, zugedeckt 10 Minuten ziehen lassen. Morgens und abends 1 Tasse.	
	70 Weißdorn	Tee	Aufguß: 2 Teelöffel Blüten oder Blätter oder zu gleichen Teilen gemischt, mit 1 Tasse kochendem Wasser übergießen, 20 Minuten ziehen lassen. Nach Belieben mit Honig süßen. 2–3 Tassen täglich, mehrere Wochen oder Monate lang.	
HUSTEN	169 Anis	Tee	Aufguß: 1–2 Teelöffel Samen, leicht quetschen, mit 1 Tasse kochendem Wasser übergießen, zugedeckt 15 Minuten ziehen lassen. Möglichst warm trinken. 2–3x täglich eine Tasse.	
	240 Königskerze	Tee	Aufguß: 1–2 Teelöffel getrocknete Blüten mit 1 Tasse heißem Wasser übergießen, 10 Minuten ziehen lassen, 2–3x täglich eine Tasse, warm, mit Honig gesüßt.	
	174 Spitzwegerich	Tee	Aufguß: 2 Teelöffel Blätter oder Kraut mit 1 Tasse kochendem Wasser übergießen, 10–15 Minuten zugedeckt ziehen lassen. 2–3 Tassen täglich, warm, mit Honig gesüßt.	
		Sirup	Frisches Kraut oder Blätter zerkleinern, auspressen, Saft mit der gleichen Menge Honig oder braunem Zucker 20 Minuten kochen. 2–3x täglich einen Eßlöfel.	Besonders geeignet für Kinder.

Beschwerden	Heilpflanze	Anwendungsform	Zubereitung und Dosierung	Zur Beachtung
HUSTEN *(Fortsetzung)*	109 Süßholz	Tee	Abkochung: 1–2 Teelöffel zerkleinerte Wurzel auf 1 Tasse Wasser, 1 Minute kochen, 10 Minuten ziehen lassen, 2x täglich eine Tasse.	
	226 Thymian	Tee	Aufguß: 1–2 Teelöffel Blätter oder Kraut (frisch oder getrocknet) mit 1 Tasse kochendem Wasser überbrühen, zugedeckt 10 Minuten ziehen lassen. 3x täglich eine Tasse.	Bei krampfartigem Husten.
		Bad	Aufguß: 4 Eßlöffel Blätter oder Kraut mit 1 l kochendem Wasser übergießen, 20 Minuten ziehen lassen, abgesiebte Flüssigkeit dem Badewasser zusetzen. Badetemperatur 38°. Dauer 10–15 Minuten. Dampf tief einatmen.	
ISCHIAS *(siehe Rheumatismus und Neuralgien)*				
KEHLKOPF-ENTZÜNDUNG	170 Bibernelle	Tee	Aufguß: 1–2 Teelöffel zerkleinerte Wurzel mit 1 Tasse kaltem Wasser bis zum Sieden erhitzen, 15–20 Minuten ziehen lassen. 2x täglich eine Tasse.	
		Gurgeln	Mit warmem Tee mehrmals am Tag 5–10 Minuten gurgeln.	
	30 Haselwurz	Tee	Aufguß: 1 Teelöffel zerkleinerte Wurzel auf 1 Tasse Wasser, kalt aufsetzen, bis zum Sieden erhitzen, 15 Minuten ziehen lassen, 2x täglich eine Tasse.	
	143 Malve	Gurgeln	1–2 Eßlöffel Blüten oder Blätter oder beides zu gleichen Teilen gemischt auf ½ l Wasser, 1 Minute kochen, 10 Minuten ziehen lassen. Mit warmem Tee öfters am Tag 5–10 Minuten tief gurgeln.	
	202 Salbei	Gurgeln	Aufguß: 2 Eßlöffel Blätter auf ½ l Wasser, bis zum Sieden erhitzen, zugedeckt 15 Minuten ziehen lassen. Mit warmem Tee öfter am Tag 5–10 Minuten tief gurgeln.	
KEUCH-HUSTEN	48 Edelkastanie	Tee	Aufguß: 2 Teelöffel getrocknete Blätter mit 1 Tasse kochendem Wasser übergießen. 15 Minuten ziehen lassen. Warm trinken. 3x täglich eine Tasse.	
	117 Efeu	Tee	Abkochung: 1 Teelöffel frische oder getrocknete Blätter auf 1 Tasse Wasser. 2–3 Minuten kochen, 10 Minuten ziehen lassen. Möglichst warm trinken, 2–3x täglich eine Tasse.	
	80 Sonnentau	Tee	Aufguß: ½ –1 Teelöffel Kraut mit 1 Tasse kochendem Wasser übergießen, 10–15 Minuten ziehen lassen. 2x täglich eine Tasse.	Sonnentau färbt den Harn dunkel (harmlose Nebenwirkung).
	226 Thymian	Tee	Aufguß: 2 Teelöffel Blätter oder Kraut mit 1 Tasse kochendem Wasser übergießen, 10 Minuten zugedeckt ziehen lassen. 3–4x täglich eine Tasse.	
		Tee-mischung	Aufguß: 2 Teile Thymianblätter, 1 Teil Sonnentaukraut. 2 Teelöffel der Mischung mit 1 Tasse kochendem Wasser übergießen. 10–15 Minuten ziehen lassen. 2–3x täglich eine Tasse.	

KLIMAKTE-RIUMS-BESCHWERDEN	137 Herzgespann	Tee	Aufguß: 1 Teelöffel Kraut mit 1 Tasse kochendem Wasser übergießen, 10 Minuten ziehen lassen. Morgens und abends eine Tasse, mehrere Wochen lang.	
	8 Frauenmantel	Tee	Abkochung: 1–2 Teelöffel Blätter oder Kraut auf 1 Tasse Wasser kalt aufsetzen, kurz aufkochen, 10 Minuten ziehen lassen. Morgens und abends eine Tasse.	
	127 Johanniskraut	Tee	Aufguß: 2 Teelöffel frisches oder getrocknetes Kraut oder Blüten auf 1 Tasse kaltes Wasser, bis zum Sieden erhitzen, 15 Minuten ziehen lassen. Morgens und abends eine Tasse, mehrere Wochen oder Monate lang.	
	58 Wanzenkraut	Tee	Abkochung: ½–1 Teelöffel zerkleinerte Wurzel mit 1 Tasse kaltem Wasser kurz aufkochen, 15 Minuten ziehen lassen. 1–2x täglich eine Tasse.	
KOPF-SCHMERZEN	238 Baldrian	Tee	Kaltauszug: 2 Teelöffel zerkleinerte Wurzel mit 1 Tasse kaltem Wasser übergießen, 8 Stunden stehen lassen. Abends 1 Tasse und bei Bedarf.	Bei nervösen Kopfschmerzen.
	136 Lavendel	Tee	Aufguß: 1 Teelöffel Blüten mit 1 Tasse kochendem Wasser übergiessen, 10–15 Minuten zugedeckt ziehen lassen, morgens und abends eine Tasse, regelmäßig 2–3 Wochen hindurch.	
	92 Mädesüß	Tee	Aufguß: 2 Teelöffel Blüten mit 1 Tasse kochendem Wasser übergießen, 15 Minuten ziehen lassen. 2x täglich eine Tasse.	
	148 Melisse	Einreibung	Melissengeist: 1 Handvoll frische Blätter oder Zweigspitzen mit 1 l Alkohol (90%) übergießen, in hellem Glasgefäß mindestens 8 Tage in der Sonne stehen lassen, öfters schütteln. Abfiltern. Unverdünnt Stirn und Schläfen einreiben.	
		Tee	Aufguß: 2 Teelöffel frische oder getrocknete Blätter mit 1 Tasse kochendem Wasser übergießen, 10 Minuten ziehen lassen. Warm und nach Belieben mit Honig gesüßt trinken. 2x täglich eine Tasse.	Bei nervösen Kopfschmerzen.
	182 Schlüsselblume	Tee	Aufguß: 2 Teelöffel Blüten ohne Kelch mit 1 Tasse kochendem Wasser übergießen, 15 Minuten ziehen lassen. 1–2x täglich eine Tasse.	
	201 Weide	Tee	Abkochung: 1 Teelöffel zerkleinerte Rinde auf 1 Tasse Wasser, kalt aufsetzen, 1 Minute kochen, 10 Minuten ziehen lassen. 2x täglich eine Tasse.	
KRAMPF-ADERN	200 Raute	Tee	Aufguß: 1–2 Teelöffel Kraut mit 1 Tasse kochendem Wasser übergießen, 15 Minuten ziehen lassen. 2–3x täglich eine Tasse, mehrere Wochen hindurch.	
	147 Steinklee	Tee	Kaltauszug: 1 Teelöffel Kraut mit 1 Tasse kaltem Wasser übergießen, 8 Stunden stehen lassen. 3x täglich eine Tasse, mehrere Wochen hindurch.	
KREISLAUF-STÖRUNGEN	136 Lavendel	Tee-mischung	Aufguß: Je 1 Teil Lavendelblüten und Rosmarinblätter. 1 Teelöffel der Mischung mit 1 Tasse kochendem Wasser übergießen, zugedeckt 10–15 Minuten ziehen lassen. Morgens und abends eine Tasse, mehrere Wochen hindurch.	
		Bad	100 g Blüten mit 1 l kochendem Wasser übergießen, zugedeckt 20–30 Minuten ziehen lassen. Absud dem Badewasser zufügen. Badetemperatur 34°–36°, Dauer 10 Minuten. 3x wöchentlich.	Bad wirkt anregend und belebend. Nicht abends baden.

Beschwerden	Heilpflanze	Anwendungsform	Zubereitung und Dosierung	Zur Beachtung
KREISLAUF-STÖRUNGEN *(Fortsetzung)*	196 Rosmarin	Tee	Aufguß: 1 Teelöffel Blätter mit 1 Tasse kochendem Wasser übergießen, zugedeckt 10 Minuten ziehen lassen. 2x täglich eine Tasse, tagsüber, mehrere Wochen hindurch.	
		Bad	2 Handvoll (etwa 100 g) Blätter mit 1 l kochendem Wasser übergießen, zugedeckt 20 Minuten ziehen lassen. Abgesiebte Flüssigkeit dem Badewasser zufügen. Badetemperatur 34°–36°, Dauer 10 Minuten, 3x wöchentlich.	Nach dem Bad mindestens ½ Stunde ruhen. Nicht abends baden.
	70 Weißdorn	Tee	Aufguß: 2 Teelöffel Blüten oder Blätter am besten zu gleichen Teilen gemischt, mit 1 Tasse kochendem Wasser überbrühen, 20 Minuten ziehen lassen. Warm, mit Honig gesüßt trinken. 2–3x täglich eine Tasse, mehrere Wochen oder Monate.	Wirkung zeigt sich erst nach Einnahme während längerer Zeit.
LEBERLEIDEN	63 Benediktenkraut	Tee	Aufguß: 1 Teelöffel Kraut mit 1 Tasse kochendem Wasser überbrühen, 15–20 Minuten ziehen lassen. 2–3x täglich eine Tasse.	
	215 Mariendistel	Tee	Aufguß: 1 Teelöffel Früchte (Samen) mit 1 Tasse kochendem Wasser übergießen, 15–20 Minuten ziehen lassen. Heiß trinken. 3x täglich, morgens und mittags ½ Stunde vor dem Essen, abends vor dem Schlafengehen. Etwa 4 Wochen lang.	
	89 Wasserdost	Tee	Aufguß: 1–2 Teelöffel Kraut mit 1 Tasse kochendem Wasser übergießen, zugedeckt 10–15 Minuten ziehen lassen. 2–3x täglich eine Tasse. *Oder:* Abkochung: 1 Teelöffel zerkleinerte Wurzel mit 1 Tasse kaltem Wasser kurz aufkochen, 15 Minuten ziehen lassen, 2–3x täglich eine Tasse.	
	246 Weinrebe	Tee	Aufguß: 2–4 Teelöffel frische oder getrocknete Blätter auf 1 Tasse Wasser, kalt aufsetzen, bis zum Sieden erhitzen, 15 Minuten ziehen lassen. 3x täglich eine Tasse, mehrere Wochen hindurch.	
MAGENBE-SCHWERDEN, nervöse	123 Hopfen	Tee	Aufguß: 1 Eßlöffel Hopfenzapfen mit 1 Tasse kochendem Wasser überbrühen, 10–15 Minuten ziehen lassen. 1–2x täglich eine Tasse vor den Mahlzeiten.	
	148 Melisse	Tee	Aufguß: 2–3 Teelöffel Blätter mit 1 Tasse kochendem Wasser überbrühen, zugedeckt 15 Minuten ziehen lassen. 2x täglich eine Tasse.	
		Tee-mischung	Aufguß: Melissen- und Pfefferminzblätter zu gleichen Teilen gemischt, 2 Teelöffel mit 1 Tasse kochendem Wasser überbrühen, 10–15 Minuten zugedeckt ziehen lassen. 2x täglich eine Tasse.	Bei krampfartigen Magenschmerzen.
	61 Pomeranze	Tee	Aufguß: 1–2 Teelöffel Blüten, Blätter oder zerkleinerte Schalen mit 1 Tasse kochendem Wasser übergießen, zugedeckt 10–15 Minuten ziehen lassen. 2x täglich eine Tasse.	
	53 Schöllkraut	Tee	Aufguß: 2 Teelöffel Kraut oder 1 Teelöffel Wurzel auf 1 Tasse Wasser, kalt aufsetzen, bis zum Sieden erhitzen, 10 Minuten ziehen lassen. 2x täglich eine Tasse.	Bei krampfartigen Magenschmerzen.

MAGEN-GESCHWÜRE	146 Kamille	Tee	Aufguß: 1–2 Teelöffel frische oder getrocknete Blüten mit 1 Tasse kochendem Wasser übergießen, 10–15 Minuten zugedeckt ziehen lassen. Warm und in kleinen Schlucken trinken. 3x täglich eine Tasse zwischen den Mahlzeiten.	
		Rollkur	1 Tasse warmen Tee *(Zubereitung s. oben)* auf leeren Magen langsam trinken, sich anschließend entspannt 5 Minuten auf den Rücken legen, 5 Minuten auf die linke Seite, 5 Minuten auf den Bauch, 5 Minuten auf die rechte Seite. 1–2x täglich, längere Zeit hindurch.	
	139 Lein	Tee	Kaltauszug: 1 Teelöffel Leinsamen mit 1 Tasse kaltem Wasser übergießen, 8 Stunden stehen lassen. Lauwarm trinken. Morgens nüchtern, tagsüber ½ Stunde vor jeder Mahlzeit, 1–3x täglich.	
	109 Süßholz	Extrakt	20–25 g Lakritzenstangen zerkleinern, in 2–3 Tassen warmem Wasser oder Kamillentee auflösen. Über den Tag verteilt trinken, jeweils nach den Mahlzeiten, 3–4 Wochen lang.	Nebenwirkungen wie Schwellungen im Gesicht und an den Knöcheln, leichter Schwindel, Kopfschmerzen gehen nach Beendigung der Kur wieder zurück. Empfehlung: möglichst salzarm essen.
	38 Weißkohl	Saft	Frischen Kohlkopf zerschneiden, evtl. unter Zusatz von etwas Wasser auspressen, ½–1 l Kohlsaft über den Tag verteilt trinken, 3–4 Wochen lang.	Kohlsaft täglich neu herstellen. Nicht auf leeren Magen nehmen. Zusätzlich Diät einhalten.
MAGEN-SCHLEIMHAUT-ENTZÜNDUNG *(siehe Magengeschwüre)*				
MENSTRUATIONSBESCHWERDEN	8 Frauenmantel	Tee	Abkochung: 1–2 Teelöffel Blätter oder Kraut auf 1 Tasse Wasser, kalt aufsetzen, 1 Minute kochen, 10–15 Minuten ziehen lassen. Morgens und abends 1 Tasse.	
	213 Fuchs' Kreuzkraut	Tee	Aufguß: 1–2 Teelöffel Kraut auf 1 Tasse Wasser, kalt aufsetzen, bis zum Sieden erhitzen, 15–20 Minuten ziehen lassen. 2–3x täglich eine Tasse.	
	41 Hirtentäschel	Tee	Abkochung: 2 Teelöffel getrocknetes oder 3–4 Teelöffel frisches Kraut auf 1 Tasse Wasser, kurz aufkochen, 15 Minuten ziehen lassen. 2–4x täglich 1 Tasse.	Bei zu starker Menstruation.
	127 Johanniskraut	Tee	Aufguß: 2 Teelöffel Kraut mit 1 Tasse kaltem Wasser bis zum Sieden erhitzen, 15 Minuten ziehen lassen. Morgens und abends eine Tasse über längere Zeit.	
	1 Schafgarbe	Bad	Für ein Sitzbad 1 Handvoll Blüten oder Kraut mit ½ l kochendem Wasser übergießen, 20–30 Minuten ziehen lassen. Absieben. Auszug dem Badewasser zufügen. Temperatur 35°–37°. Dauer 10–15 Minuten. Regelmäßig 3x wöchentlich über längere Zeit. Für ein Vollbad angegebene Menge verdoppeln.	
		Tee	Aufguß: 1–2 Teelöffel Kraut oder Blüten mit 1 Tasse kochendem Wasser übergießen, 10 Minuten zugedeckt ziehen lassen. 2x täglich eine Tasse.	Bei schmerzhafter Menstruation.

Beschwerden	Heilpflanze	Anwendungsform	Zubereitung und Dosierung	Zur Beachtung
MENSTRUATIONSBESCHWERDEN *(Fortsetzung)*	134 Taubnessel, weiße	Tee	Aufguß: 2 Teelöffel Blüten oder Kraut mit 1 Tasse kochendem Wasser übergießen, 10 Minuten ziehen lassen. 2x täglich eine Tasse.	
		Teemischung	Aufguß: Je ein Teil Schafgarbenblüten oder -kraut und Taubnesselblüten, 2 Teelöffel der Mischung mit 1 Tasse kochendem Wasser übergießen, zugedeckt 10 Minuten ziehen lassen. 2x täglich eine Tasse über 3–4 Wochen.	
MIGRÄNE *(siehe Kopfschmerzen)*				
MILCH-SEKRETION, geringe	228 Bockshornklee	Pulver	1 Teelöffel gemahlene oder pulverisierte Samen in etwas Konfitüre oder Saft verrühren. 3x täglich.	
		Teemischung	Aufguß: 2 Teile Bockshornkleesamen und 1 Teil Anissamen, 2 Teelöffel der Mischung auf 1 Tasse Wasser, kalt aufsetzen, bis zum Sieden erhitzen, 10 Minuten ziehen lassen. 3x täglich eine Tasse.	
	98 Geißraute	Tee	Abkochung: 1–2 Teelöffel Kraut auf 1 Tasse Wasser, 2–3 Minuten kochen, 10 Minuten ziehen lassen. 3x täglich eine Tasse.	
	46 Kümmel	Teemischung	Aufguß: 2 Teile Kümmelsamen, je 1 Teil Fenchel- und Anissamen, 1–2 Teelöffel der Mischung leicht zerquetschen, mit 1 Tasse kaltem Wasser, bis zum Sieden erhitzen. Zugedeckt 10 Minuten ziehen lassen. 3x täglich eine Tasse.	
MUND-SCHLEIMHAUT-ENTZÜNDUNG	27 Arnika	Mundspülung	Tinktur: *(Zubereitung s. Blutergüsse)* 1 Teelöffel auf 1 Tasse warmes Wasser, Mund spülen, 3–4x täglich oder öfter, 10–15 Minuten.	Kleine Schlucke nehmen. Sorgfältig Mund ausspülen. Flüssigkeit lange im Mund behalten.
	181 Blutwurz	Mundspülung	Tee: 2 Teelöffel zerkleinerte Wurzel mit 1 Tasse kaltem Wasser aufsetzen, 5 Minuten kochen, 10 Minuten ziehen lassen. Mit warmem Tee Mund spülen *(Zubereitung s. oben)*, häufig wiederholen, 10–15 Minuten.	
	180 Gänsefingerkraut	Mundspülung	Tasse: 2 Teelöffel Kraut mit 1 Tasse kochendem Wasser übergießen, 15 Minuten ziehen lassen. Mit warmem Tee Mund spülen. 3–4x täglich 10–15 Minuten.	
	237 Heidelbeere	Mundspülung	Tee: 1 Eßlöffel getrocknete Beeren auf 1 Tasse Wasser, kalt aufsetzen, 10 Minuten kochen. Mit warmem Absud Mund spülen, 3–4x täglich oder öfter, 10–15 Minuten.	
	143 Malve	Mundspülung	Tee: 2–3 Teelöffel Blätter auf 1 Tasse Wasser, kalt aufsetzen, 1 Minute kochen, 9–10 Minuten ziehen lassen. Mit warmem Tee Mund spülen. 10–15 Minuten lang, häufig wiederholen.	
NASEN-KATARRH	88 Eukalyptus	Gesichtsdampfbad	2–3 Eßlöffel Blätter in einer Schüssel mit 1–2 l kochendem Wasser übergießen, Dampf tief einatmen, Kopf, Schultern und Gefäß mit einem Handtuch abdekken, damit Dampf nicht entweichen kann. 10 Minuten, evtl. kochendes Wasser nachschütten. 1–2x täglich.	Nach einem Dampfbad Gesicht kühl abwaschen. Nicht sofort ins Freie gehen.

	146 Kamille	Gesichts-dampfbad	2–3 Eßlöffel Blüten in einer Schüssel mit 1–2 l kochendem Wasser übergießen, Dampf tief einatmen, *(s. Eukalyptus)*. 10 Minuten, 1–2x täglich.	
	171 Kiefer	Gesichts-dampfbad	1–2 Handvoll frische oder getrocknete Kiefernspitzen oder -nadeln mit 1–2 l kochendem Wasser übergießen, heißen Dampf tief einatmen *(s. Eukalyptus)*. 10 Minuten, 1–2x täglich.	
NASENNEBEN-HÖHLEN-ENTZÜNDUNG *(s. Nasen-katarrh)*				
NEURALGIEN	33 Hafer	Bad	500 g zerkleinerten Haferstroh in 2 l Wasser ½ Stunde kochen. Absud dem Badewasser zufügen. Temperatur 36°–38°, Dauer 10–15 Minuten.	
	127 Johannis-kraut	Einreibung	Öl: 1 Handvoll frisch gepflückte Blüten oder Blüten und Blätter mit etwas Oli-ven- oder Sonnenblumenöl zerquetschen, in Glasgefäß, mit der 3–4fachen Menge Öl übergießen. Gut verschließen. 14 Tage in der Sonne stehen lassen. Mehrmals täglich schütteln. Abfiltern. Auf dem Öl schwimmende Flüssigkeit abgießen. Lichtgeschützt aufbewahren. Schmerzende Stellen mit unverdünn-tem Öl einreiben oder Mullkompressen mit Öl tränken und auflegen.	
	136 Lavendel	Einreibung	Spiritus: 1 Handvoll frische oder getrocknete Blüten mit ½ l Alkohol (90–96%) übergießen. Mindestens 1 Woche gut verschlossen an einem hellen, warmen Platz stehen lassen, öfter schütteln. Abfiltern. Schmerzstellen mit unverdünn-tem Lavendel-Spiritus einreiben. Mehrmals täglich.	
	196 Rosmarin	Einreibung	Spiritus: 1 Handvoll frische oder getrocknete Blätter auf ½ l Alkohol (90–96%). *(Zubereitung s. Lavendel.)* Mit unverdünntem Rosmarinspiritus schmerzende Stellen einreiben, mehrmals täglich.	
	201 Weide	Tee	Abkochung: 1 Teelöffel zerkleinerte Rinde auf 1 Tasse kaltes Wasser, 2 Minuten kochen, 15 Minuten ziehen lassen. 2x täglich eine Tasse.	
		Tee-mischung	Abkochung: 2 Teile Weidenrinde, je 1 Teil Mädesüßblüten und Holunderblüten. 1–2 Teelöffel der Mischung auf 1 Tasse Wasser, kalt aufsetzen, kurz aufkochen, 15 Minuten ziehen lassen. 2x täglich eine Tasse.	
NIEREN-BECKEN-ENTZÜNDUNG *(s. Nierenleiden)*				
NIERENLEIDEN	218 Goldrute	Tee	Aufguß: 2–3 Teelöffel Kraut auf 1 Tasse Wasser, kalt aufsetzen, bis zum Sieden erhitzen, 10–15 Minuten ziehen lassen. 2–4x täglich eine Tasse.	Die unter Blasenleiden genannten Pflanzen können ebenfalls verwen-det werden.
	157 Nierentee	Tee	Aufguß: 2 Teelöffel Blätter mit 1 Tasse kochendem Wasser übergießen, 15 Minu-ten ziehen lassen, 2–3x täglich eine Tasse.	

Beschwerden	Heilpflanze	Anwendungsform	Zubereitung und Dosierung	Zur Beachtung
NIERENLEIDEN *(Fortsetzung)*	162 Petersilie	Tee	Aufguß: 1 Teelöffel Petersilienfrüchte mit 1 Tasse kochendem Wasser übergießen. Zugedeckt 15 Minuten ziehen lassen. 2x täglich eine Tasse, nicht mehr abends.	Nicht bei Schwangerschaft nehmen! Angegebene Menge nicht überschreiten. In höherer Dosierung kann Petersilie zu Nierenreizungen führen.
	203 Zwerg-holunder	Tee	Abkochung: ½ Teelöffel zerkleinerte Wurzel auf 1 Tasse Wasser, 1–2 Minuten kochen, 10 Minuten ziehen lassen, 2x täglich eine Tasse.	
NIERENSTEINE *(s. Blasensteine)*				
RACHEN-ENTZÜNDUNG *(s. Halsentzündung)*				
RHEUMA-TISMUS	235 Brennessel	Tee	1–2 Teelöffel Blätter auf 1 Tasse Wasser, kalt aufsetzen, 1 Minute kochen, 15 Minuten ziehen lassen. 2x täglich eine Tasse, 4–6 Wochen, 2–3x pro Jahr wiederholen.	Die unter Neuralgien genannten Pflanzen können ebenfalls verwendet werden.
	224 Löwenzahn	Tee	Abkochung: 1–2 Teelöffel zerkleinerte Wurzeln oder Wurzel und Blätter auf 1 Tasse Wasser, kalt aufsetzen, 1 Minute kochen, 15 Minuten ziehen lassen. Morgens und abends eine Tasse, mehrere Wochen lang, im Frühjahr und im Herbst.	Bei chronischem Rheumatismus Kur zweimal im Jahr (Frühling und Herbst) durchführen.
	18 Ruchgras	Kräuter-auflage	Stoffsäckchen locker mit Heublumen füllen, verschließen, in reichlich Wasser aufkochen lassen, 15 Minuten ziehen lassen, gut ausdrücken. Möglichst heiß auf schmerzende Stelle auflegen.	
		Bad	400 g–500 g Heublumen in 4 l kaltem Wasser aufsetzen, aufkochen, 15 Minuten ziehen lassen, Absud dem Badewasser zufügen. Temperatur 38°, Dauer 10–15 Minuten.	Nach dem Bad ½–1 Stunde ruhen.
	37 Senf, schwarzer	Brei-umschlag	100 g frisch gemahlenen Senfsamen mit nicht zu warmem Wasser (höchstens 45°) zu einem dicken Teig anrühren. Auf ein Stück Tuch von der Größe der zu behandelnden Stelle auftragen. Auflegen. Einwirken lassen bis heftiges Brennen auftritt, nach einer Minute Umschlag entfernen.	Angefeuchtete Gaze, vorher auf die Haut gelegt, verhindert das Festkleben des Senfteigumschlages. Gerötete Hautpartie hinterher leicht einpudern.
	115 Teufelskralle	Tee	Auszug: 1 Teelöffel zerkleinerte Wurzel mit ½ l Wasser aufkochen lassen, 8 Stunden stehen lassen. Über den Tag verteilt jeweils vor den Mahlzeiten trinken. 3–6 Wochen lang.	Empfehlenswert bei Gelenkrheumatismus.
	132 Wacholder	Tee	Aufguß: 1 Teelöffel Beeren leicht zerquetschen, mit 1 Tasse kochendem Wasser übergießen. 20 Minuten zugedeckt ziehen lassen. Morgens und abends eine Tasse, 4–6 Wochen lang.	Bei chronischem Rheumatismus zweimal im Jahr (Frühjahr und Herbst).

SCHLAF-STÖRUNGEN	238 Baldrian	Tee	Kaltauszug: 2 Teelöffel zerkleinerte Wurzel mit 1 Tasse kaltem Wasser übergießen. 8 Stunden stehen lassen, angewärmt abends trinken.	
		Bad	1–2 Handvoll zerkleinerte Wurzel mit 1 l kochendem Wasser übergießen, 30 Minuten ziehen lassen. Abgesiebte Flüssigkeit dem Bad zusetzen. Temperatur 35°–37°, Dauer 10 Minuten.	Bad vor dem Schlafengehen nehmen.
	123 Hopfen	Tee	Aufguß: 1 Eßlöffel Hopfenzapfen mit 1 Tasse kochendem Wasser übergießen. 10–15 Minuten ziehen lassen. Abends eine Tasse.	
		Kräuterkissen	Einen kleinen Kissenbezug oder ein Stoffsäckchen locker mit Hopfenzapfen füllen, zunähen. Unter das Kopfkissen legen. Etwa alle 3 Wochen Füllung erneuern.	
	87 Mohn, kalifornischer	Tee	Aufguß: 1–2 Teelöffel Kraut mit 1 Tasse kochendem Wasser übergießen, 15 Minuten ziehen lassen. Abends eine Tasse.	
	160 Passionsblume	Tee	Aufguß: 1 Teelöffel Kraut mit 1 Tasse kochendem Wasser übergießen, 15 Minuten ziehen lassen. Abends eine Tasse.	
SPANNUNG, nervöse	148 Melisse	Tee	Aufguß: 2–3 Teelöffel Blätter mit 1 Tasse kochendem Wasser übergießen, zugedeckt 10 Minuten ziehen lassen. Morgens und abends eine Tasse.	Alle unter Schlafstörungen genannten Heilpflanzen können ebenfalls verwendet werden.
		Bad	2–3 Handvoll getrocknete Blätter mit 1 l kochendem Wasser übergießen. 20–30 Minuten ziehen lassen. Abgesiebte Flüssigkeit dem Badewasser zufügen. Temperatur 34°–36°, Dauer 10–15 Minuten, 3–4x wöchentlich.	
	61 Pomeranze	Tee	Aufguß: 1–2 Teelöffel Blüten, Blätter oder zerkleinerte Schale mit 1 Tasse kochendem Wasser übergießen, zugedeckt 10–15 Minuten ziehen lassen, morgens und abends eine Tasse.	
	100 Waldmeister	Tee	Aufguß: 2 Teelöffel getrocknetes oder frisches Kraut mit 1 Tasse kochendem Wasser übergießen, 10–15 Minuten ziehen lassen. Morgens und abends eine Tasse.	
SCHNUPFEN *(s. Nasenkatarrh)*				
STOFF-WECHSEL-STÖRUNGEN	224 Löwenzahn	Tee	Abkochung: 1–2 Teelöffel zerkleinerte Wurzel oder Wurzel und Blätter gemischt auf 1 Tasse Wasser, kalt aufsetzen, 1 Minute kochen, 15 Minuten ziehen lassen. 2x täglich eine Tasse. 4–6 Wochen.	
	18 Ruchgras	Bad	400 g Heublumen in 4 l kaltem Wasser aufsetzen, aufkochen, 15 Minuten zugedeckt ziehen lassen. Absud dem Vollbad zusetzen. Temperatur 38°. Dauer 10 Minuten, 2x wöchentlich, 1–2 Monate.	
	7 Schließgras	Tee	Abkochung: 2 Teelöffel zerkleinerte Wurzel auf 1 Tasse Wasser, 2–3 Minuten kochen, 15 Minuten ziehen lassen. 2x täglich eine Tasse, mehrere Wochen.	

Beschwerden	Heilpflanze	Anwendungsform	Zubereitung und Dosierung	Zur Beachtung
ÜBELKEIT	74 Artischocke	Tee	Aufguß: 1–2 Teelöffel Blätter auf 1 Tasse Wasser, kalt aufsetzen, bis zum Sieden erhitzen, 15 Minuten ziehen lassen. Nach Bedarf 1–2 Tassen, warm.	
	107 Nelkenwurz	Tee	Aufguß: 1 Teelöffel zerkleinerte Wurzel mit kochendem Wasser übergießen, zugedeckt 15 Minuten ziehen lassen. 1–2 Tassen, möglichst warm.	
	149 Pfefferminze	Tee	Aufguß: 1–2 Teelöffel Blätter mit 1 Tasse kochendem Wasser übergießen, zugedeckt 10 Minuten ziehen lassen. 1–2 Tassen, möglichst warm.	
		Tee-mischung	Aufguß: Je 1 Teil Pfefferminzblätter, Kamillenblüten und Melissenblätter, 1–2 Teelöffel der Mischung mit 1 Tasse kochendem Wasser übergießen, zugedeckt 10 Minuten ziehen lassen. 1–2 Tassen, möglichst warm und schluckweise.	
VENEN-ENTZÜNDUNG	27 Arnika	Umschlag	Arnikatinktur: *(Zubereitung s. Bluterguß)* 1 Eßlöffel auf ½ l kaltes Wasser, feuchte kühle Umschläge machen. Erneuern, sobald sie anfangen zu trocknen.	
	223 Beinwell	Umschlag	4 Eßlöffel zerkleinerte Wurzel mit ½ l Wasser kalt aufsetzen, 2–3 Minuten kochen, 20 Minuten ziehen lassen, mit abgekühlter Flüssigkeit Leintuch, Mull- oder Gazekompresse tränken, lockere Umschläge machen. Häufig erneuern.	
		Brei-umschlag	4–5 Eßlöffel fein zerriebene frische oder pulverisierte getrocknete Wurzel mit Wasser zu einem nicht zu flüssigen Brei verrühren. Auf Tuchstreifen oder Gaze auftragen, auf erkrankte Stelle legen, ½–1 Stunde einwirken lassen.	
	200 Raute	Tee	Aufguß: 2 Teelöffel Kraut mit 1 Tasse kochendem Wasser übergießen, zugedeckt 15 Minuten ziehen lassen. 3x täglich eine Tasse.	
	147 Steinklee	Tee	Aufguß: 2 Teelöffel Kraut mit 1 Tasse kochendem Wasser übergießen, 10 Minuten ziehen lassen, 3–4x täglich eine Tasse.	
VER-BRENNUNGEN	13 Eibisch	Umschlag	Kaltauszug: 1–2 Eßlöffel zerkleinerte Wurzel oder 2 Eßlöffel Blätter mit ½ l kaltem Wasser übergießen, 6–8 Stunden stehen lassen. Leinen oder Gaze mit Flüssigkeit tränken, locker auf die verbrannte Stelle legen, öfter erneuern.	Nur bei leichten Verbrennungen.
	73 Quitte	Umschlag	Kaltauszug: 2 Eßlöffel Samen mit ½ l kaltem Wasser übergießen, mehrere Stunden quellen lassen, Schleim von den Samen abtrennen, auf Leintuch auftragen. Auf die verbrannte Stelle legen. Mehrmals täglich.	
VERDAUUNGS-STÖRUNGEN	93 Fenchel	Tee	Aufguß: 1 Teelöffel Fenchelsamen leicht zerquetschen, mit 1 Tasse kochendem Wasser übergießen, 10–15 Minuten zugedeckt ziehen lassen. Warm trinken, 2–3x täglich eine Tasse.	Für Säuglinge und Kleinkinder besonders geeignet.
	151 Goldmelisse	Tee	Aufguß: 1 Teelöffel Blüten oder Kraut mit 1 Tasse kochendem Wasser übergießen, 10 Minuten ziehen lassen, 2–3x täglich eine Tasse, nach dem Essen.	
	163 Meisterwurz	Tee	Aufguß: 1–2 Teelöffel zerkleinerte Wurzel auf 1 Tasse Wasser, kalt aufsetzen, bis zum Sieden erhitzen, zugedeckt 15 Minuten ziehen lassen, 3x täglich eine Tasse, nach dem Essen.	Alle bei Appetitlosigkeit und Blähungen genannten Pflanzen können verwendet werden.

	149 Pfefferminze	Tee	Aufguß: 1–2 Teelöffel mit 1 Tasse kochendem Wasser übergießen, 10 Minuten zugedeckt ziehen lassen. 2–3x täglich eine Tasse nach dem Essen.	
	1 Schafgarbe	Tee	Aufguß: 1–2 Teelöffel Blüten oder Kraut mit 1 Tasse kochendem Wasser übergießen, 10 Minuten zugedeckt ziehen lassen, 2–3x täglich eine Tasse, nach dem Essen.	
	28 Wermut	Tee	Aufguß: 1 Teelöffel Kraut mit einer Tasse kochendem Wasser übergießen, zugedeckt 10 Minuten ziehen lassen. 2–3x täglich eine Tasse, jeweils nach dem Essen.	
VERSTAUCHUNG *(s. Bluterguß)*				
VERSTOPFUNG	190 Faulbaum	Tee	Abkochung: 1 Teelöffel getrocknete abgelagerte Rinde oder Beeren auf 1 Tasse Wasser, kalt aufsetzen, kurz aufkochen, 10–15 Minuten ziehen lassen. Abends eine Tasse.	
	191 Faulbaum, amerik.	Tee	Abkochung: 1 Teelöffel getrocknete, abgelagerte Rinde auf 1 Tasse Wasser, kalt aufsetzen, kurz aufkochen, 15 Minuten ziehen lassen. Abends eine Tasse.	
	47 Kassie	Tee	Kaltauszug: 1–2 Teelöffel Blätter oder 5 Schoten mit 1 Tasse kaltem Wasser übergießen, 6–8 Stunden stehen lassen. Abends eine Tasse.	Nicht bei Schwangerschaft nehmen.
		Teemischung	Aufguß: Je 1 Teil Sennablätter, Faulbaumrinde, Fenchelsamen, Kamillenblüten. 1–2 Teelöffel der Mischung mit 1 Tasse kochendem Wasser überbrühen, 10–15 Minuten zugedeckt ziehen lassen. Abends eine Tasse.	
	139 Lein	Brei	1–2 Eßlöffel ganze oder frisch gemahlene Leinsamen mit etwas Flüssigkeit zu einem Brei verrühren. 1–2x täglich nehmen.	Für den Dauergebrauch zu empfehlen.
WASSERSUCHT	76 Besenginster	Tee	Aufguß: 1 Teelöffel Blüten mit 1 Tasse kochendem Wasser übergießen, 15 Minuten ziehen lassen. 2x täglich eine Tasse.	
	165 Gartenbohne	Tee	Abkochung: 1 Eßlöffel getrocknete Bohnenschalen auf 1 Tasse Wasser, kalt aufsetzen, 2–3 Minuten kochen, 15 Minuten ziehen lassen, 2x täglich eine Tasse.	
	155 Hauhechel	Tee	Aufguß: 2 Teelöffel zerkleinerte Wurzel oder Kraut mit 1 Tasse kochendem Wasser übergießen, 15–20 Minuten ziehen lassen, 2–3x täglich eine Tasse.	
	162 Petersilie	Tee	Aufguß: 1 Teelöffel Samen oder zerkleinerte Wurzel auf 1 Tasse Wasser, kalt aufsetzen, bis zum Sieden erhitzen, 15 Minuten zugedeckt ziehen lassen. 2 Tassen tagsüber.	Vorsicht bei Schwangerschaft, Dosis nicht erhöhen.
		Teemischung	Aufguß: Je 1 Teil Petersiliensamen, Hauhechelwurzel, Ackerschachtelhalmkraut. 1–2 Teelöffel der Mischung mit 1 Tasse kochendem Wasser übergießen, zugedeckt 10–15 Minuten ziehen lassen, 2x täglich eine Tasse.	

Beschwerden	Heilpflanze	Anwendungsform	Zubereitung und Dosierung	Zur Beachtung
WUNDEN, schlecht heilende	27 Arnika	Umschlag	Arnikatinktur: *(Zubereitung siehe Bluterguß)* 1–2 Eßlöffel mit ½ l Wasser verdünnen, ein Stück Gaze, Mull oder Leinen damit tränken, locker auf die Wunde legen. Mehrmals täglich.	
	146 Kamille	Umschlag	Aufguß: 1–2 Eßlöffel Blüten mit ½ l kochendem Wasser übergießen, 20 Minuten ziehen lassen. Mit abgekühltem Tee lockere Umschläge machen *(siehe Arnika)*. Mehrmals täglich.	Alle Zubereitungen können auch zum Baden der Wunden verwendet werden.
	25 Osterluzei	Umschlag	Abkochung: 2–3 Eßlöffel Kraut oder 1–2 Eßlöffel Wurzel mit 1 l Wasser aufkochen, 30 Minuten ziehen lassen. Mit abgekühlter Flüssigkeit lockere feuchte Umschläge machen *(s. Arnika)*. Mehrmals täglich.	
	40 Ringelblume	Umschlag	Aufguß: 2 Eßlöffel Blüten und Kraut mit ½ l kochendem Wasser übergießen. 20–30 Minuten ziehen lassen. Mit abgekühlter Flüssigkeit lockere Umschläge machen *(s. Arnika)*. Mehrmals täglich.	
		Salbe	4–6 g ausgepreßten Saft aus frisch gepflückten Blüten oder Blüten und Blättern mit 30 g Vaseline, ungesalzener Butter oder reinem Schweinefett gut verrühren. Salbe mehrmals täglich dünn auf Wunde auftragen.	
	206 Sanikel	Umschlag	Aufguß: 2 Eßlöffel Kraut oder Blätter auf ½ l Wasser, bis zum Sieden erhitzen, 20–30 Minuten ziehen lassen. Mit abgekühlter Flüssigkeit lockere, feuchte Umschläge machen. Mehrmals täglich.	
	113 Zaubernuß	Umschlag	Abkochung: 2 Eßlöffel Blätter mit ½ l Wasser kalt aufsetzen, 2–3 Minuten kochen, 15 Minuten ziehen lassen. Mit abgekühlter Flüssigkeit feuchte, lockere Umschläge machen. Mehrmals täglich.	
ZAHNFLEISCH-BLUTEN	213 Fuchs' Kreuzkraut	Tee	Aufguß: 1 Teelöffel Kraut auf 1 Tasse Wasser, kalt aufsetzen, bis zum Sieden erhitzen, 15 Minuten ziehen lassen. 2–3x täglich eine Tasse.	Auch bei leichteren Blutungen nach dem Zahnziehen.
ZAHNFLEISCH-ENTZÜNDUNG	27 Arnika	Mundspülung	Tinktur: *(Zubereitung s. Bluterguß)* 1 Teelöffel auf 1 Tasse warmes Wasser, Mund sorgfältig spülen, Flüssigkeit lange einwirken lassen. Mehrmals täglich.	
		Zahnfleischpinselung	Mit unverdünnter Tinktur einzelne entzündete Stellen bepinseln.	Bei Aphten und Zahnfleischgeschwüren.
	181 Blutwurz	Mundspülung	Abkochung: 1 Eßlöffel zerkleinerte Wurzel mit 1 Tasse Wasser kalt aufsetzen, 5–10 Minuten kochen, 20 Minuten ziehen lassen. Mit lauwarmem Tee Mund gründlich spülen. Flüssigkeit lange einwirken lassen. Mehrmals täglich.	
	146 Kamille	Mundspülung	Aufguß: 1–2 Teelöffel Kamillenblüten mit 1 Tasse kochendem Wasser übergießen, 10 Minuten ziehen lassen. Mit lauwarmem Tee Mund gründlich spülen, lange einwirken lassen. Mehrmals täglich.	
ZERRUNG *(s. Bluterguß)*				

Das Erbe der Volksmedizin

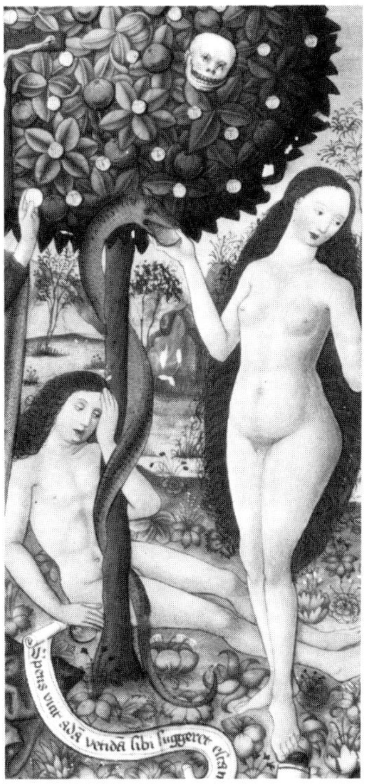

Der Baum der Erkenntnis stellt eines der ältesten Symbole für die Macht der Pflanzen dar. «. . . nur vom Baume der Erkenntnis des Guten und Bösen sollst Du nicht essen. Sobald Du davon ißt, bist Du dem Tode verfallen.» Genesis, 2. 17.

Diese sechs Heilpflanzen wurden in einem Neanderthalergrab in Shanidar (Irak) gefunden:

Seit jeher wurden Pflanzen von den Menschen genutzt, unter anderem auch als Heilmittel. Volksheilmittel pflanzlicher Herkunft, ursprünglich der Menschen einzige Arznei, sind nie ganz von der Bildfläche verschwunden. In abgelegenen ländlichen Gegenden oder bei ethnischen Minderheiten der modernen Industriegesellschaft haben sie auch heute noch ihren Platz als Alternative des einfachen Mannes zu den unerreichbaren Diensten des Arztes. Vor allem innerhalb jener Kulturkreise, wo die Einwohner isoliert leben und zu denen die Erkenntnisse der modernen Medizin noch nicht vorgedrungen sind, gelangen immer noch ausschließlich Heilmittel pflanzlicher Herkunft zur Anwendung.

Wir schulden der Volksheilkunde großen Dank. – In ihr liegt der Ursprung unserer Kenntnisse vieler, wenn nicht gar der meisten Heilpflanzen begründet. Aus dem Reichtum des durch die Volksheilkunde über Jahrtausende zusammengetragenen Wissens entwickelte sich das moderne Wissensgebiet der Ethnopharmakologie, der kritischen Untersuchung der Arzneien der Eingeborenen, welche erst in neuerer Zeit zu ihrem Recht gekommen ist. Die Identifizierung pharmakologisch aktiver Pflanzen und Pflanzenderivate ist zwar bereits sehr weit fortgeschritte, aber doch noch lange nicht abgeschlossen. Man sollte deshalb die reiche Wissensquelle der Volksheilkunde nicht versiegen lassen: sie kann uns noch viel Unbekanntes vermitteln.

Die heute noch bestehenden Ureinwohnerkulturen – zum Beispiel in abgelegenen Gebieten Afrikas, Asiens, Lateinamerikas und auch anderer Regionen – verschwinden zunehmend. Es besteht die Gefahr, daß mit ihnen auch viel vom Wissen und vom Brauchtum im Zusammenhang mit den lindernden Eigenschaften der Pflanzen untergehen wird. Es ist daher an der Zeit, diesen volkstümlichen Heilungstraditionen, die so wertvolle Beiträge an die moderne Medizin leisteten und auch in Zukunft noch werden leisten können, die ihnen gebührende Aufmerksamkeit zu schenken.

PRÄHISTORISCHE VOLKSGEMEINSCHAFTEN

Die uns überlieferten dürftigen archäologischen Überreste pflanzlicher Stoffe beweisen, daß der Mensch von damals die Pflanzen nicht nur als Nahrung und als Bau- und Bekleidungsmaterial zu nutzen wußte, sondern auch als Heilpflanzen. Beweise für diese Theorie liegen aus verschiedenen, weit voneinander entfernten Teilen unserer Erde vor.

Archäologische Studien in Shanidar, Irak, erbrachten Hinweise darauf, daß die dort

SCHAFGARBE
Achillea

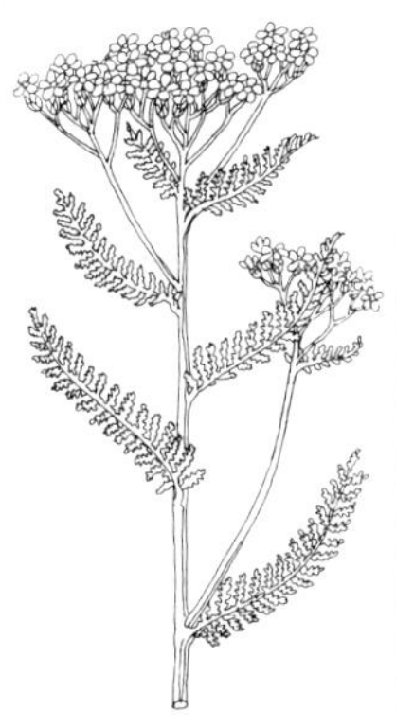

EIBISCH
Althea

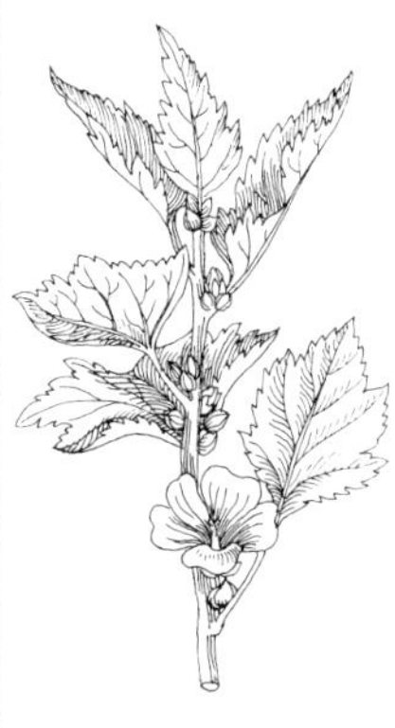

KREUZKRAUT
Senecio

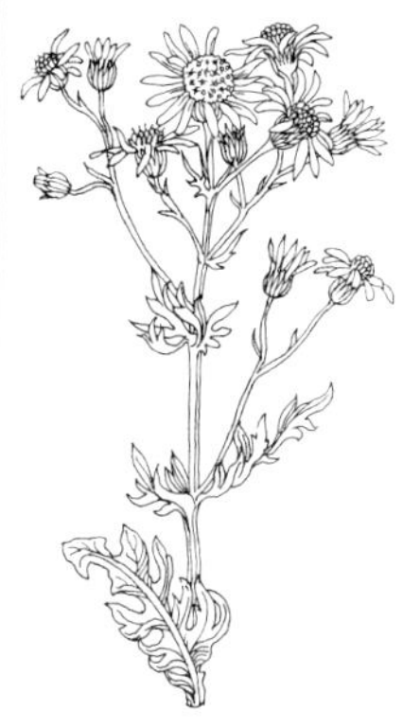

TRAUBENHYAZINTHE
muscari

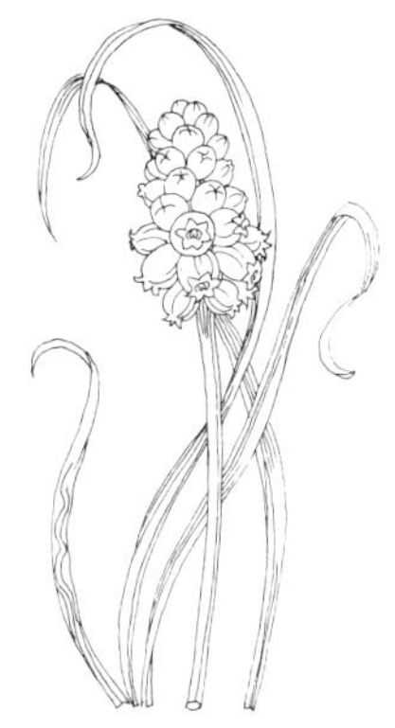

FLOCKENBLUME
Centaurea

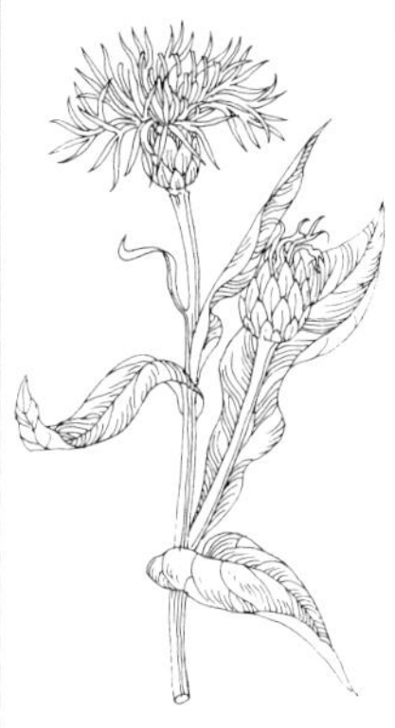

MEERTRÄUBCHEN
Ephedra

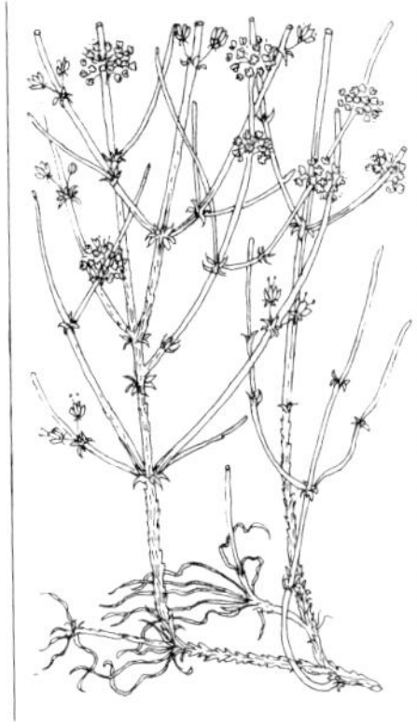

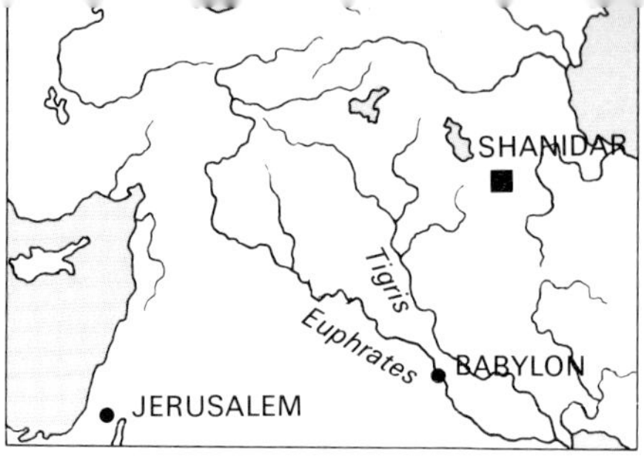

Die Entdeckung des Grabes von Shanidar zeigte auf, daß die Neanderthaler ihre Toten rituell begruben. Vor allem die Wahl von Heilpflanzen als Grabbeigabe auf die letzte Reise überraschte die Fachwelt.

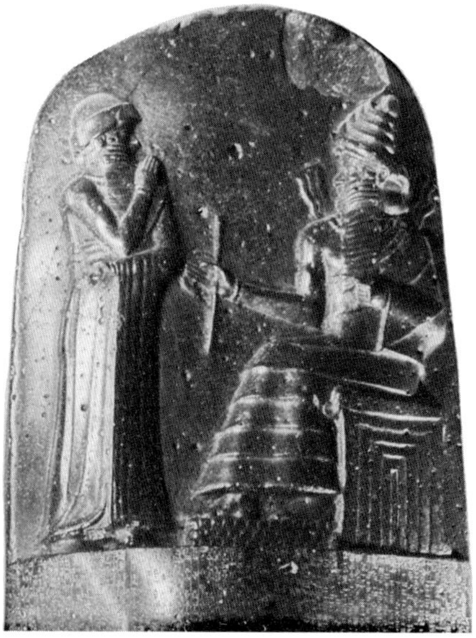

In der altbabylonischen Medizin spielten Heilpflanzen eine hervorragende Rolle. Einige Arten sind im Gesetzbuch Hammurabis, einem der ältesten ausführlichen Heilpflanzendokumente der Menschheit (1500 v. Chr.), beschrieben.

lebenden Neanderthaler vermutlich über eine rudimentäre Pharmakopöe verfügten. Von den acht Pflanzenspezies, die anhand von Blütenstaubkörnern von an diesem Ort gefundenen Überresten identifiziert wurden, sind sieben in der Ethnomedizin dieses Landstriches und auch in anderen Teilen Asiens immer noch von vorrangiger Bedeutung. So wurden in dieser 60 000 Jahre alten Grabstätte Schafgarbe *(Achillea)*, Eibisch *(Althaea)*, Kreuzkraut *(Senecio)*, Traubenhyazinthe *(Muscari)*, Tausendgüldenkraut *(Centaurea)* und Meerträubchen *(Ephedra)* gefunden.

In peruanischen Gräbern, die etwa 2500 Jahre alt und somit ungefähr 2000 Jahre älter sind als die Blütezeit des Inkareiches, wurden Beutel für Kokablätter und die beim Koka-Kauen ebenfalls verwendeten *Lliptu* oder Limonen entdeckt. Kokablätter fanden sich auch in 1500 Jahre alten Mumien, und chemische Untersuchungen wiesen das Vorhandensein von Alkaloiden nach.

In früheren Zeiten und auch heute noch fand Koka bei unzähligen rein medizinischen Anwendungen Einsatz, und wie bei vielen der heiligen Halluzinogene und Narkotika dürfte die betäubende Wirkung von der medizinischen kaum im Sinne der «Medizin» der Ureinwohner zu trennen sein.

In Coahuila, Mexiko, fanden sich in einer Reihe von Unterkünften, die über eine Zeitspanne von 8000 Jahren bewohnt worden waren, Material des Peyote Kaktus, von Mescal Bohnen und mexikanischen Aesculus Samen. Diese wurden möglicherweise von den Ureinwohnern als Arzneimittel gebraucht, denn alle enthalten bekannte Wirkstoffe. Peyote, heute vorwiegend ein Halluzinogen, könnte bereits in so weit zurückliegender Zeit zeremonielle Verwendung gefunden haben. Noch immer wird er von mexikanischen Indianern als Medizin zur Beschleunigung der Heilung von Quetschungen, Schnitten und Wunden verwendet. In neuerer Zeit wurde auch eine antibiotische Wirkung nachgewiesen. Studien an getrocknetem Peyote von diesen Fundstellen aus der Zeit von 810–1070 n. Chr. ergaben das Vorhandensein von Alkaloiden. Es dürfte sich dabei um das älteste je einer chemischen Analyse unterzogene Material handeln.

ALTE HOCHKULTUREN

Egal ob in babylonischen, ägyptischen, indischen, chinesischen, griechischen oder römischen geschichtlichen Aufzeichnungen nachgeschlagen wird, immer enthalten diese Quellen zahlreiche Hinweise auf Heilpflanzen.

Sumerische Begriffszeichen aus der Zeit um 2500 v. Chr. registrieren verschiedene Arzneien pflanzlicher Herkunft, einschließlich das als «Pflanze der Freude» bekannte Opium. Die Pharmakopöe der Assyrer enthielt mindestens 250 Pflanzenspezies.

Das Gesetzbuch Hammurabis, König Babylons von 1728–1686 v. Chr., enthält die möglicherweise ältesten ausführlichen und klaren Aufzeichnungen. Hammurabi ließ auch Aufzeichnungen in Stein meißeln. Einige sind der Nachwelt erhalten geblieben. Sie wurden inzwischen entschlüsselt und ergaben zahlreiche Hinweise auf die Verwendung von Heilpflanzen: Kassie, Bilsenkraut, Lakritze, Minze – alle bekannt in der modernen Medizin.

Auch die Apothekerkunst Mesopotamiens verließ sich auf pflanzliche Arzneien. Sie kannte etwa 250, darunter Mohn, Tollkirsche, Alraun, Bilsenkraut, Hanf, Safran, Thymian, Knoblauch, Zwiebeln, Lakritze, Kassie, Stinkasant und Myrrhe.

In Ägypten sind im Tempel von Karnak Medizinpflanzen eingemeißelt, die von einer Expedition aus dem weit entlegenen Syrien mitgebracht worden waren. Diese Expedition war im Jahre 1500 v. Chr. von Thutmosis II zu diesem Zwecke ausgesandt worden. Die ersten schriftlichen Aufzeichnungen gehen auf die Ägypter zurück und sind der Nachwelt auf Papyrusrollen erhalten geblieben. Diese Papyri wurden aus dem Mark des am Nil wachsenden Ried-

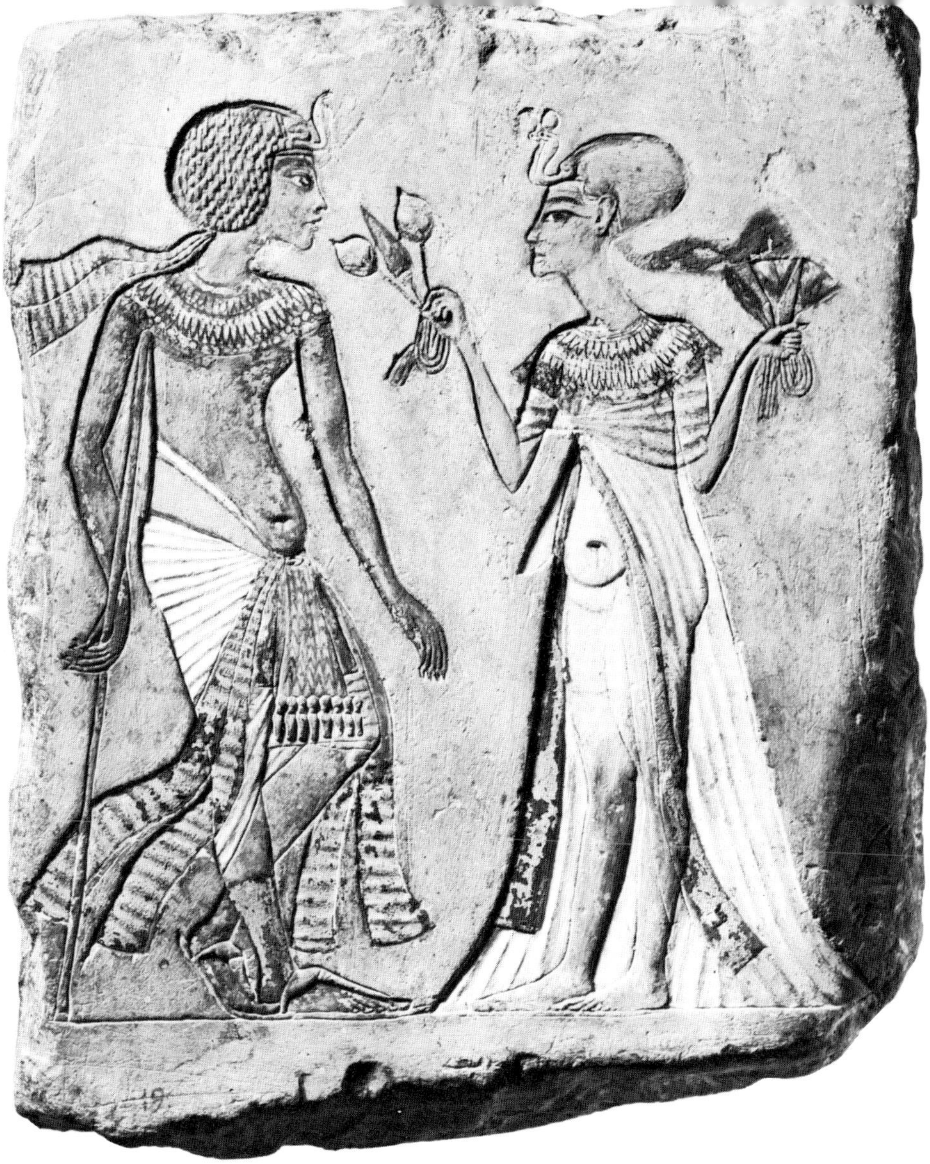

Dieses ägyptische Relief aus dem 14. Jahrhundert vor Christus zeigt den König Echnaton, dem seine Gemahlin Nofretete eine Heilpflanze, wahrscheinlich eine Mandragora, reicht.

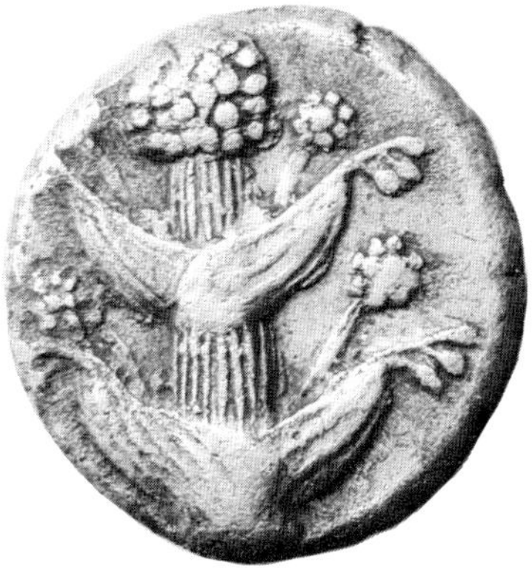

Die Silphionpflanze, von den Griechen als Gewürz und Heilpflanze sehr geschätzt, wurde öfters auf Münzen abgebildet. Unser Beispiel stammt aus dem Jahre 480 v. Chr.

grases hergestellt. Die berühmteste dieser Schriftrollen, der Papyrus Ebers aus dem 16. Jahrhundert v. Chr., stellt eine Zusammenfassung früherer Werke dar. Er enthält nicht weniger als 877 Rezepte. Unter den vielen darin aufgeführten Arzneien befinden sich Olivenöl, Alraun, Stechapfel, Styrax, Hanf, Opium, Weihrauch, Myrrhe, Aloe, Wacholder, Leinsamen, Rizinusöl, Fenchel, Kassie, Sennesblätter, Thymian und Henna.

Möglicherweise kannten die Ägypter bereits Antibiotika: Schlamm – wahrscheinlich mit den von darin enthaltenen Strahlenpilzen produzierten antibiotischen Substanzen – wurde als Umschlag auf schwärende Wunden aufgelegt. Hätte die moderne Medizin diesen frühen Praktiken mehr Bedeutung beigemessen, wäre die fast zufällige Entdeckung der bakteriziden Eigenschaften dieser lebensrettenden Substanzen nicht erst in den 30er Jahren unseres Jahrhunderts gelungen. Schimmeliges Brot, dessen Wirksamkeit möglicherweise auf Pilze zurückgeführt werden kann, war ebenfalls ein ägyptisches Heilmittel.

In Indien, wo die Naturheilkunde eng mit Aberglauben und Methaphysik verschmolzen war, sind die Aufzeichnungen ver-

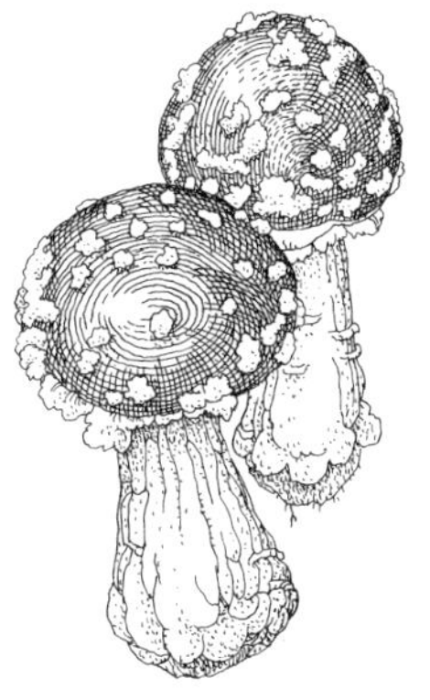

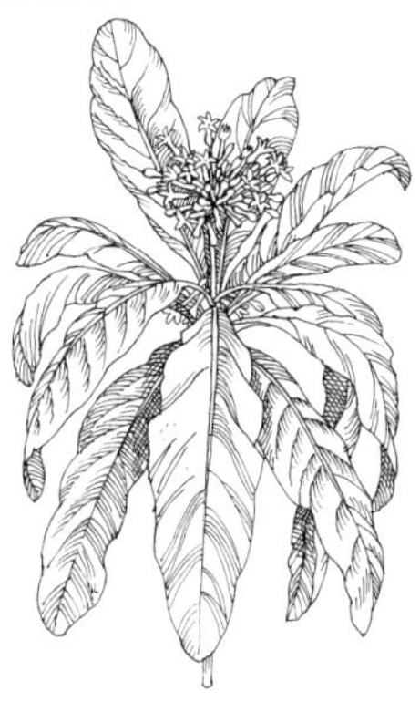

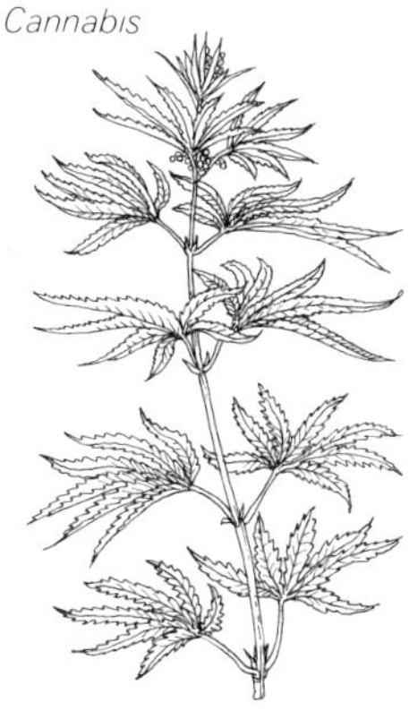

Fliegenpilz, Rauwolfia und Hanf gehören zu den bedeutendsten heiligen Pflanzen, die häufig in den indischen Veden und in alten chinesischen Manuskripten erwähnt werden.

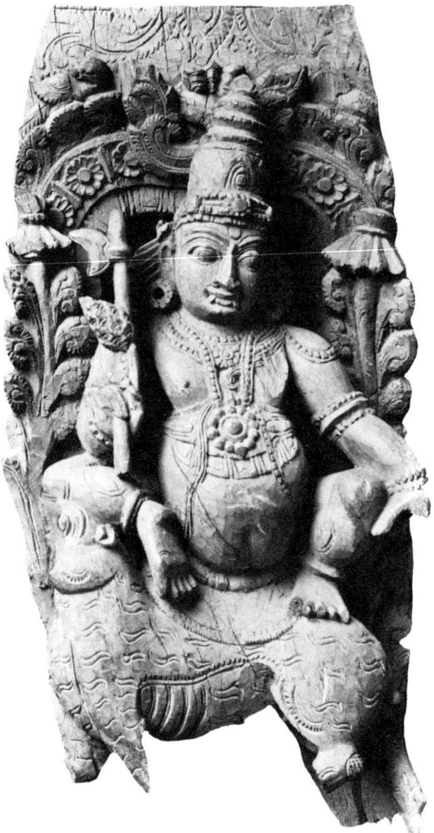

Indra, eine der Hauptgottheiten im alten Indien, gewann ihre Macht und Energie aus dem Somatrunk. Dieses als Supermedizin bekannte Getränk, erwähnt in der Rig-Veda, wurde aus Fliegenpilzen hergestellt.

gleichsweise neueren Datums. Sie stellen jedoch ein Bindeglied zu viel älteren Traditionen, welche bis in die Zeit um 1400–1500 v. Chr. zurückreichen, dar. Von Generation zu Generation wurden diese mündlich überliefert, bis sie schließlich in den heiligen Gedichten, den *Weden,* niedergelegt wurden. Der *Rig Weda* enthält beispielsweise mehr als 800 Verse zu Ehren von *Soma* – Super-Arznei und Gott der Narkotika und erst in jüngerer Zeit als Fliegenpilz *Amanita muscaria* identifiziert – das Schmerzen linderte, die Lebenskräfte stärkte und halluzinatorisch wirkte.

Groß ist die Zahl der in den Weden enthaltenen Hinweise auf Heilpflanzen. Eine Spezies, die Schlangenwurzel oder *Rauwolfia serpentina,* hat in Indien eine 4000jährige Vergangenheit in der Behandlung von Schlangenbissen, Geisteskrankheiten, Epilepsie und einer Vielfalt unbedeutenderer Unpäßlichkeiten. Während der letzten 40 Jahre hat Rauwolfia als Beruhigungsmittel und zur Senkung des Blutdruckes die Medizin des Westens förmlich revolutioniert. Es ist weitgehend dem Interesse indischer Wissenschafter an den pharmakologischen Überlieferungen der eingeborenen Bevölkerung zuzuschreiben, daß um 1940 das medizinisch höchst wichtige Alkaloid der Schlangenwurzel, das Reserpin, isoliert werden konnte.

Während *Cannabis,* oder Hanf, heute weitgehend als Narkotikum bekannt ist, weist er doch über eine bemerkenswerte Vergangenheit in der Volksheilkunde auf, und es ist wahrscheinlich, daß einige der 50 Cannabis-Wirkstoffe oder deren halbsynthetische Äquivalente in der westlichen Medizin eine große Rolle zu spielen vermögen. Hanf ist eine der ältesten kultivierten Pflanzen der Menschheit. Seit 4800 Jahren wird er in China als Arznei verwendet, und indische Schriften wiesen bereits vor etwa 3500 Jahren auf eine solche Verwendung hin. Während des ganzen Mittelalters pries Europa den Hanf als Arznei, und bis 1937 führte die Pharmakopöe der Vereinigten Staaten ihn offiziell als Beruhigungsmittel.

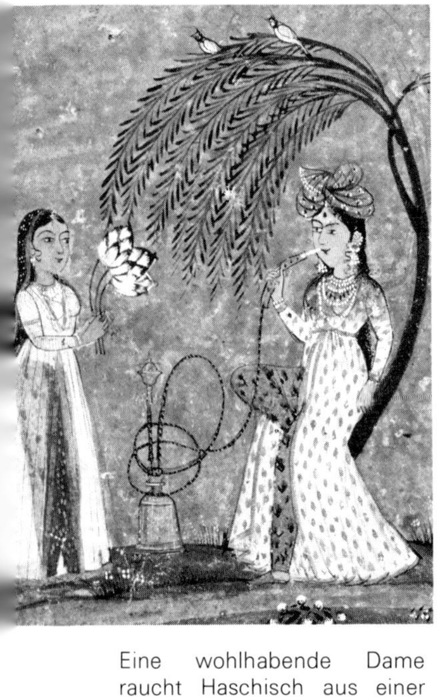

Eine wohlhabende Dame raucht Haschisch aus einer Wasserpfeife. Persische Miniatur aus dem 14. Jahrhundert.

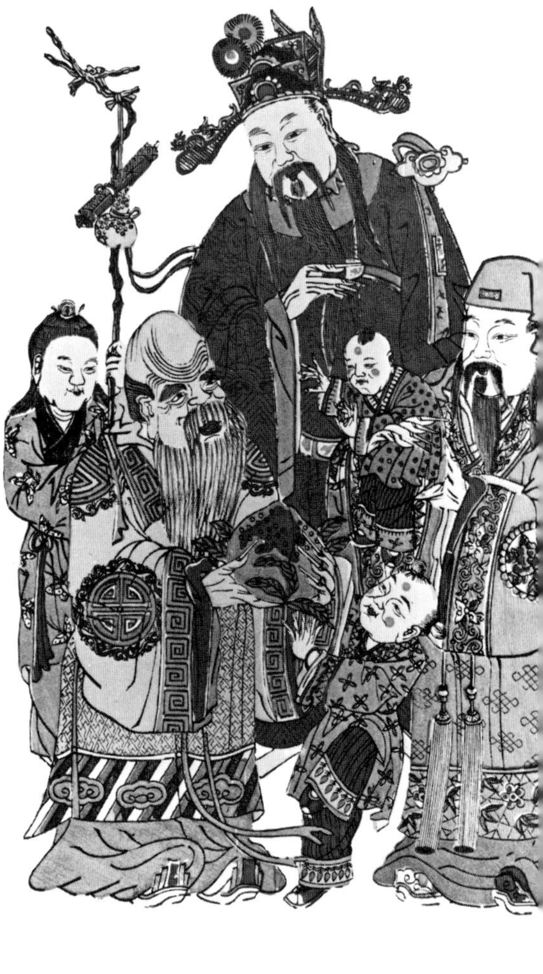

Ein weiser Arzt übergibt einem Knaben einen Pfirsich, Symbol für ein langes Leben. Zu seiner Linken ist eine traditionelle Medizinerkalabasse erkennbar. Altchinesische Malerei.

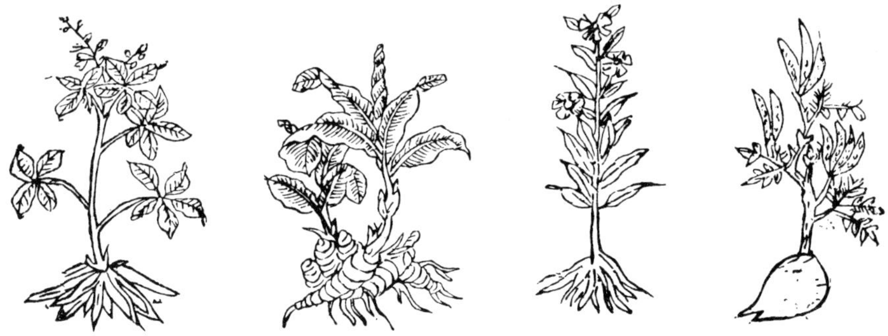

Vier Heilpflanzen aus einem alten chinesischen Kräuterbuch. Von links nach rechts: der Salbei, die Kurkumawurzel, eine Enzianart und der Bockshornklee.

Vor ungefähr 5000 Jahren wurden Lungenkrankheiten in China mit einer eigenartigen blattlosen Wüstenrebe, *Ma-Huang*, behandelt. Das früheste der chinesischen medizinischen Werke, der Pen Tsao von Shen Nung, stammt ungefähr aus dem Jahre 2900 v. Chr. und faßt jahrhundertelange Erfahrungen in der Volksheilkunde zusammen. Das Werk führte insgesamt 365 Drogen auf und beschrieb unter anderem die Tugenden des *Ma-Huang*. Dabei handelt es sich um einen Tee mit den Eigenschaften, die Zirkulation anzuregen, Fieber zu senken, die Funktionen des Harntraktes zu korrigieren und Husten zu lindern. Seine größten Vorzüge lagen jedoch in seiner Wirksamkeit bei pulmonalen oder bronchialen Erkrankungen.

In China bereits früh und weit verbreitete Arzneien waren Rhabarber als mild wirkendes Abführmittel und *Dichroa febrifuga* zur Fiebersenkung. Rizinusöl, Kampfer und Hanf oder *Ta-Ma* spielten ebenfalls eine große Rolle. Obwohl im alten China chirurgische Eingriffe nicht zur Regel gehörten, soll Hua To im 3. Jahrhundert n. Chr. seine Patienten vor den sehr schmerzhaften Schädelaufmeißelungen mit einer Mixtur aus Eisenhut und Hanf narkotisiert haben.

Seit frühesten Zeiten ist die Lepra eine der Geißeln der Menschheit. Interessanterweise berichten die Chinesen aber bereits in ihrer Pharmakopöe aus dem Jahre 2500 v. Chr. – und die Inder etwas später – über den Wert des Chaulmoogra Öles. Die Herkunft des aus Samen gewonnenen Öles war jedoch bis 1920 nicht mit Sicherheit bekannt. Erst dann identifizierte ein amerikanischer Botaniker, der in das Innere Chinas vorstieß, es als das Produkt verschiedener Spezies *Hydnocarpus*. Mit seiner Heilwirkung bei Lepra im Anfangsstadium war Chaulmoogra Öl ein erster Durchbruch im Kampfe gegen diese uralte Seuche.

Obschon es sich bei der Bibel nicht um ein ethnobotanisches Dokument handelt, enthalten sowohl das Alte als auch das Neue Testament Hinweise auf die Verwendung von Pflanzen. Ungefähr 30 Heilpflanzen werden erwähnt, eine verhältnismäßig kleine Zahl, darunter Knoblauch, Zwiebel, Lauch, Kreuzkümmel, Ölbaum, Lorbeer, Alraun, Minzen, Raute und Nessel. Es scheint, daß bei den Juden weit weniger Heilpflanzen als bei den benachbarten Völkern im Nahen Osten verwendet wurden – eine interessante Beobachtung im Hinblick auf den frühen und langen Aufenthalt der Hebräer in Ägypten und Babylonien.

Bei den alten Griechen sind auf dem Gebiete der Heilbotanik vier Namen von besonderer Bedeutung: Hippokrates, Aristoteles, Theophrastus und Dioskorides.

Hippokrates – er gilt als der Vater der modernen Medizin – kannte 300 bis 400 Heilpflanzen, also weniger als die Ägypter. Er glaubte, der menschliche Körper heile sich weitgehend selbst und benötige zur Wiederherstellung der Gesundheit nur wenig Unterstützung durch Arzneien sowie eine angemessene Diät. Hippokrates nimmt insofern eine fast einmalige Stellung ein, als er die Dämonenlehre nicht mit den Heilkräften der Kräuter in Verbindung brachte.

Der große Philosoph Aristoteles schrieb jeder Pflanze die damals bekannten Eigenschaften zu.

Theophrastus, in erster Linie Botaniker, beschrieb viele griechische und ausländische Pflanzen und zählte ihre Verwendungszwecke auf. Seine Abhandlung «*Systematik der Botanik*» hatte während annähernd 20 Jahrhunderten tiefgreifenden Einfluß auf die Botanik und die Pharmakologie.

Der einflußreichste griechische Schriftsteller auf dem Gebiete der Heilpflanzen war jedoch Dioskorides, dessen Buch *De Materia Medica* nicht nur wegweisend für die großen europäischen Kräuterbücher des Mittelalters wurde, sondern auch zum Prototyp unserer modernen Pharmakopöen. Der Einfluß des Dioskorides war überwältigend. Bis zur Renaissance galt er als unfehlbare Autorität in Fragen der Medizin und Botanik.

Aus dem ältesten chinesischen Lehrbuch, «Ni Chei»:

«In jedem Yang ist auch ein Yin, in jedem Yin auch ein Yang. Sind Yin und Yang nicht in Harmonie, so geht die Lebenskraft verloren. Wird ein Körper, in dem sich Yin und Yang nicht die Waage halten, dem Tau und Wind ausgesetzt, sind Erkältungen und Fieber die Folge.»

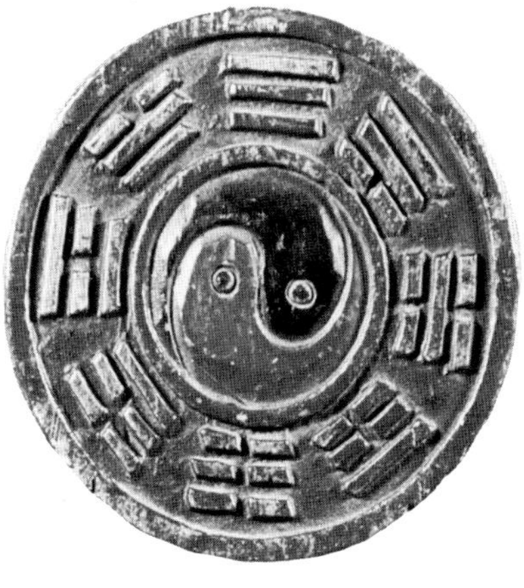

Yang ist die männliche, licht- und wärmespendende Energie, Yin die weibliche Kraft der Dunkelheit, Kälte und Leere. Der gesamte Heilungsprozess besteht in der Ausbalancierung beider Kräfte.

Die Ärzte Chinas haben es sich zur Aufgabe gemacht, die Erkenntnisse der traditionellen chinesischen Medizin wissenschaftlich auszuwerten. Damit werden wir die Möglichkeit erhalten, aus den Ergebnissen der hervorragenden Krankenbeobachtungen, aus dem Wissen, das durch Jahrtausende zusammengetragen wurde, jene Weisheiten herauszulesen, die natürliches Heilen und Pflegen leichter machen.

Die großen Kräuterväter von der Antike bis zum Mittelalter sind auf dieser Illustration aus dem späten 15. Jahrhundert um den Griechen Dioskorides versammelt. Im Vordergrund links erkennt man den Römer Plinius, rechts von ihm sitzt ein arabischer Kräuterarzt.
Rechts: zwei der im Mittelalter am häufigsten gebrauchten Heilpflanzen.

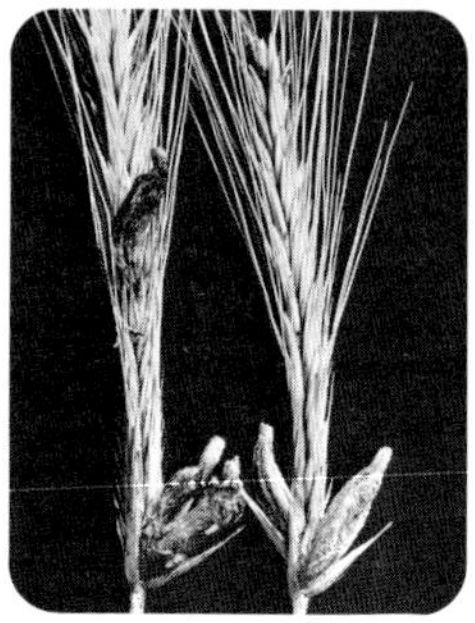

MUTTERKORN
Claviceps purpurea

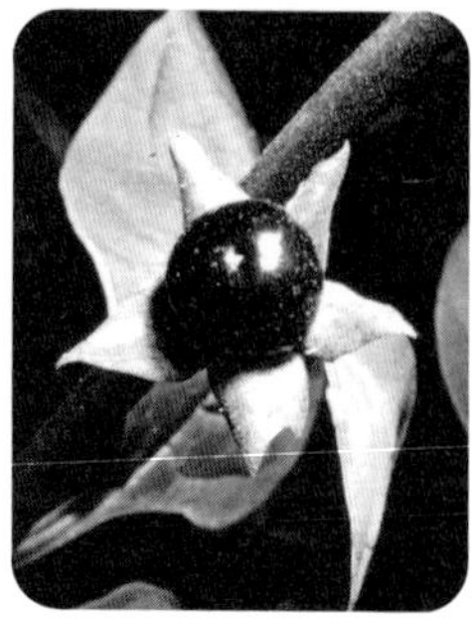

TOLLKIRSCHE
Atropa belladonna

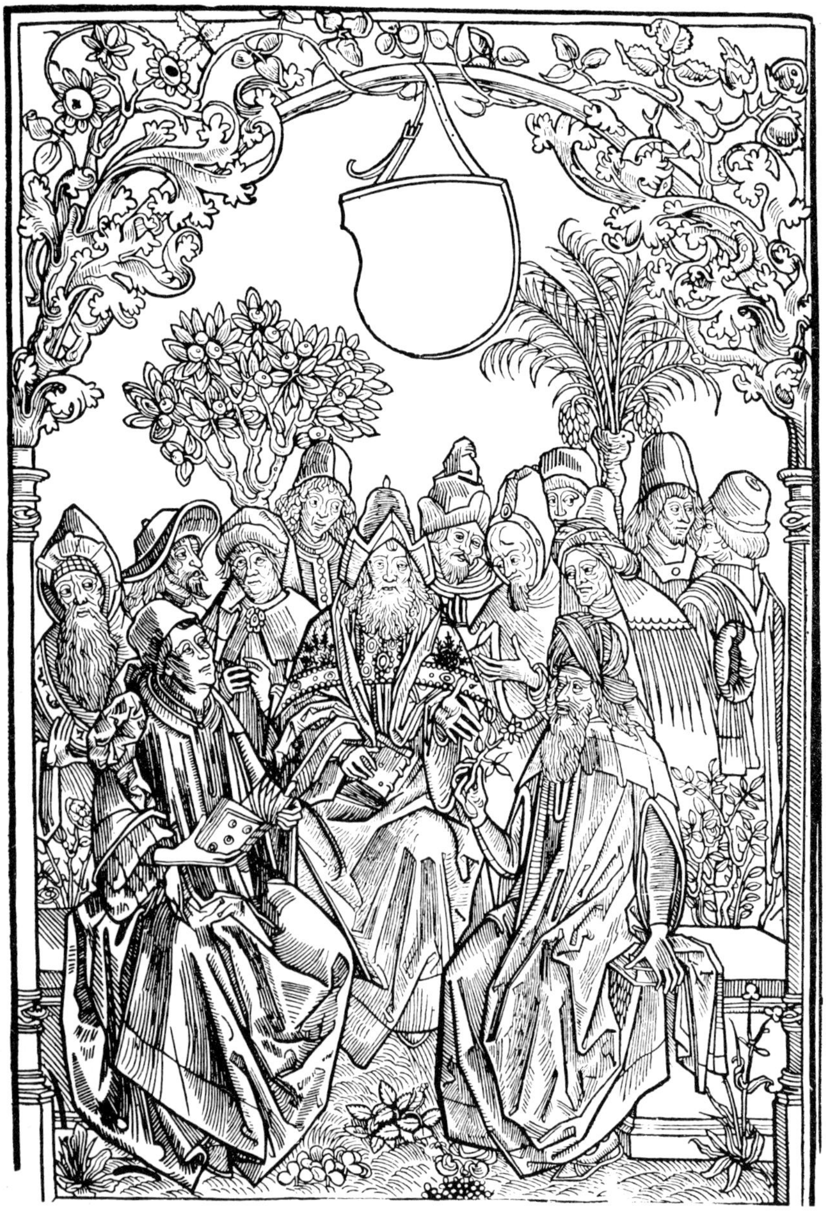

Roms Beitrag an die Heilpflanzenkunde war gering. Die Naturgeschichte von Plinius d. Ä. brachte keine neuen Impulse. Der gleichwohl große Wert seines Buches liegt darin, daß er in diesem ungefähr 2000 Abhandlungen von insgesamt 326 Griechen und 146 Römern zusammenfaßte. Viel von Plinius' Naturheilkunde wurde Volksgut Europas und der Neuen Welt.

DIE KULTUREN DES MITTELALTERS

Die frühen Kenntnisse über Heilpflanzen beeinflußten das Europa des ganzen Mittelalters, und einiges davon überdauerte bis in die heutige Zeit. Die Nachtschattengewächse Tollkirsche, Bilsenkraut und Alraun waren beispielsweise wegen ihres Gehaltes an Tropan Alkaloiden auf dem Kontinent bereits in den Anfängen der Volksheilkunde für einen weiten Bereich medizinischer Anwendungen bekannt. Eine ebenso große Rolle spielten sie in der Hexerei und Zauberei des Mittelalters. Dies mag einer der Gründe sein, warum pharmakologisch so wichtige Pflanzen wie die Tollkirsche und das Bilsenkraut in der Londoner Pharmakopöe erst nach 1809 aufgenommen wurden.

Eines der am häufigsten verschriebenen Herzmittel, *Digitalis,* wurde in England und Wales bereits im 10. Jahrhundert verwendet. Die kardiotonischen Eigenschaften des Fingerhutes fanden jedoch erst 1775 Eingang in die moderne Medizin, nachdem Dr. Withering die von Bauernfrauen in Shropshire verordneten Behandlungen beobachtet und so die abschwellende Wirkung bei Ödemen kennengelernt hatte.

Das verblüffendste naturheilkundliche Erbe hat die moderne Medizin wohl mit dem Mutterkorn angetreten. Bereits in alten Zeiten wurde diese pilzige Erkrankung des Roggens und anderer Getreidearten in Asien medizinisch verwendet, und im Europa des Mittelalters schätzten es die Hebammen bei schweren Geburten. Wenn jedoch Fruchtkörper des Pilzes versehentlich in das Mehl und so in das Brot gerieten, wurden ganze Städte vergiftet. Viele Menschen erlagen jeweils den Vergiftungserscheinungen, andere erlitten Halluzinationen oder permanente Geistesstörungen. Durch den durch das Mutterkorn verursachten Blutmangel wurden Ohrläppchen,

Finger und Zehen brandig und starben ab, eine Krankheit, die unter dem Namen Wundrose bekannt war. Heute finden die Alkaloide des Mutterkorns immer noch Verwendung, so als Relaxans der unwillkürlichen Muskulatur zur Einleitung von Geburten, wegen ihrer ausgeprägten gefäßverengenden Eigenschaften zur Stillung nachträglicher Blutungen, sowie bei der Behandlung von Migräne.

Plinius war es, der eine Idee herauskristallisierte, die zwar ihren Ursprung vermutlich bei den Griechen hatte, aber in der einen oder anderen Form auch bei anderen, über die ganze Welt verstreuten Kulturkreisen gefunden wurde: 1) Daß die Natur dem Menschen diene; 2) daß die Pflanzen zur Nutzung durch den Menschen geschaffen wurden; und 3) daß demzufolge alle Pflanzen ohne ersichtlichen Nutzwert (Nahrung, Bekleidung, Bauholz usw.) mit gewissen medizinischen Eigenschaften ausgestattet sein müssen.

Der Keim dieser Idee fand ihren übersteigertesten Ausdruck in der berühmten «Signaturenlehre» des Schweizer Arztes Paracelsus, der von 1443 bis 1541 lebte und dessen vollständiger Name Aureolus Theophrastus Bombastus von Hohenheim lautete. Paracelsus, einer der exzentrischsten Geister seiner Zeit, war der Entdecker des Wasserstoffes. Der Nachwelt hinterließ er eine Fülle wirrer Ideen auf botanischem und chemischem Gebiet. Auf seine Entlassung als Professor in Basel folgte ein unruhiges Wanderleben als Arzt in Europa, wobei er Volkswissen über Heilpflanzen zusammentrug.

Nach Paracelsus sind die Kräuter nicht nur zum Nutzen des Menschen erschaffen, sie sind zudem vom Schöpfer mit deutlichen Merkmalen oder Signaturen ausgestattet worden, die Hinweise auf ihren Verwendungszweck geben. So deutet ein herzförmiges Blatt beispielsweise darauf hin, daß es sich bei der betreffenden Pflanze um ein Heilmittel bei Herzkrankheiten handelt. Die Ähnlichkeit der Walnüsse mit dem menschlichen Gehirn galt als Zeichen für deren Wirksamkeit bei der Behandlung von Geisteskrankheiten. Von Kräutern mit gelbem Saft oder gelber Gummimilch glaubte man, sie verursachten Gelbsucht. Viele der volkstümlichen europäischen Pflanzennamen haben ihren Ursprung in der Signaturenlehre: Bartflechte, Hahnenfuß, Fuchsschwanzgras, Gänsefuß usw.

Bis ungefähr 1470 dauerte in Europa der Einfluß von Dioskorides und anderen Schriftstellern der Klassik auf die Botanik und Medizin an. Danach begannen Kräutersammler selbst mit dem Studium der Pflanzen und schufen wegweisende Beschreibungen und Illustrationen, und Pflanzenbücher tauchten auf. Vorerst handelte es sich dabei um zurechtgestutzte Versionen von Dioskorides. Erst ab 1670 löste sich die Botanik von der Medizin, was beiden Wissenschaftszweigen zum Vorteil gereichte. Und es dauerte nicht mehr lange, bis die Signaturenlehre vollständig in

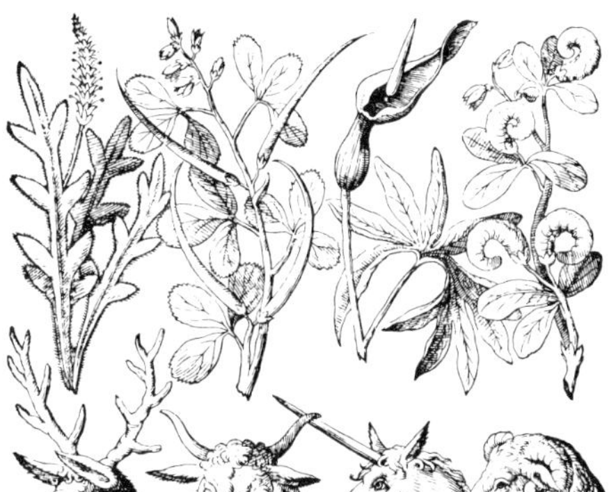

Unten: In seinem Buch *Phytognomonica,* 1588, erweiterte der italienische Arzt Giambattista della Porta die Signaturenlehre, indem er die Eigenschaften der Heilpflanzen mit den von Aristoteles entwickelten astronomischen Theorien in Verbindung brachte.

Mißkredit geriet. Nichtsdestoweniger war der Ruf, den sich gewisse Pflanzen über so lange Zeit angeeignet hatten, nicht leicht zu zerstören. Durch Ausprobieren erlangten Pflanzen ohne spezielle Signaturen im Laufe der Jahrhunderte hohes Ansehen als Heilmittel, und die Wirksamkeit einiger, die sich bis in die neuere Zeit halten konnten, ist durch moderne chemische und pharmazeutische Untersuchungen erhärtet worden. Als Beispiel hierfür kann der Fingerhut gelten.

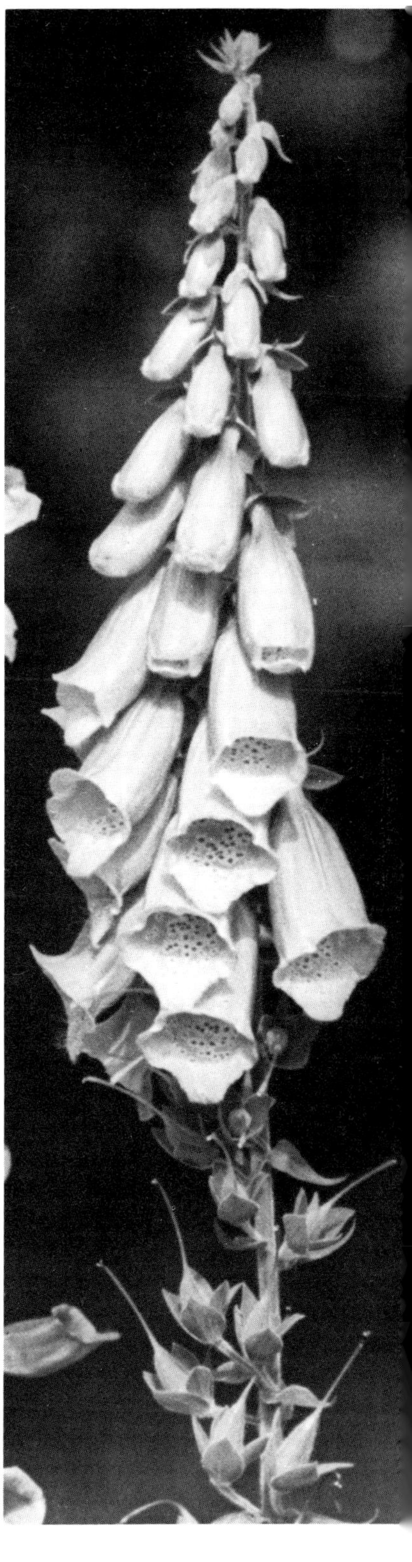

Ein häufig verschriebenes Herzmittel, *Digitalis,* wurde in England und Wales bereits im 10. Jhd. verwendet. Die kardiotonischen Eigenschaften des Fingerhutes (*Digitalis purpurea)* wurden jedoch erst gegen Ende des 18. Jhd. für die moderne Medizin entdeckt.

DIE MEDIZINMÄNNER OSTAFRIKAS

Die Naturvölker überliefern ihre traditionellen Heilpflanzenkenntnisse mündlich. Bei den afrikanischen Stämmen weiht der Medizinmann kurz vor seinem Tode seinen ältesten Sohn oder eine auserwählte Vertrauensperson in seine Geheimnisse ein. Er nimmt den Lehrling auf seine Reisen mit und lehrt ihn die Namen und Wirkungen der Heilpflanzen. Oft gelingt es dem jungen Medizinmann während seiner kurzen Lehrzeit nicht, sich die gründlichen Kenntnisse seines Meisters anzueignen. Um dennoch sein Gesicht zu wahren, läßt er sich zuweilen auf recht gewagte und unkontrollierte Heilexperimente ein. Gleichwohl steht außer Zweifel, daß die großen Heilkenntnisse der Medizinmänner Afrikas, die sich im Laufe von Jahrhunderten angesammelt haben, die moderne Medizin enorm bereichern könnten.

DIE HEILPFLANZENTRADITION DER INDIANER

Die Indianer besaßen außergewöhnliche Kenntnisse ihrer Flora. Als die Weißen ihnen zum ersten Mal begegneten, verwendeten die Stämme im Nordosten Amerikas rund 275 Pflanzen zu medizinischen Zwecken, 130 dienten ihnen als Nahrung, 30 fanden in den kultischen Zeremonien Verwendung und viele mehr wurden als Färbemittel, Parfums, Rauchwaren usw. gebraucht. Die moderne Medizin hat die Eigenschaften zahlreicher Pflanzen erst durch den Kontakt mit den Indianern kennengelernt. Heute praktizieren vorwiegend alte Frauen und Männer die traditionelle Medizin. Sie pflegen bewußt die alten Heilbräuche, um der jüngeren Generation einen Halt in ihrer entwurzelten Lebenssituation zu geben. Damit leisten sie einen wertvollen Beitrag auf dem Weg zu einem neuen Selbstverständnis der indianischen Bevölkerung.

DIE KLÖSTER DER ÖSTLICHEN HIMALAJAREGIONEN

Im 17. Jahrhundert errang Tibet die Vorherrschaft über die östlichen Himalajaregionen. Zahlreiche Klöster wurden gebaut, welche als geschlossene, religiöspolitische Einheiten die geistige und wirtschaftliche Führung übernahmen. Einige Mönche spezialisierten sich auf das Studium von Heilpflanzen und wurden hochverehrte Heiler. Nach dem Zusammenbruch des alten politischen Systems zogen sich die traditionalistischen Stämme in die Hochtäler zurück, wo sie die Heilmethoden der Mönche weiterentwickelten.
Die heilkundigen Männer geben ihr Wissen nur an Schüler weiter, die in der buddhistisch-lamaistischen Tradition erzogen worden sind. Für Außenstehende ist es äußerst schwierig, Informationen von einheimischen Kräutersammlern zu erhalten, da diese überzeugt sind, die Weitergabe der Rezepte an Fremde ziehe schlimme Folgen nach sich. Die einzigen Quellen, die der Wissenschaft zur Verfügung stehen, sind die alten Manuskripte aus den heute verfallenen Klöstern.
Die indische Regierung bemüht sich seit einigen Jahren um die systematische Sichtung der traditionellen Heilmethoden.

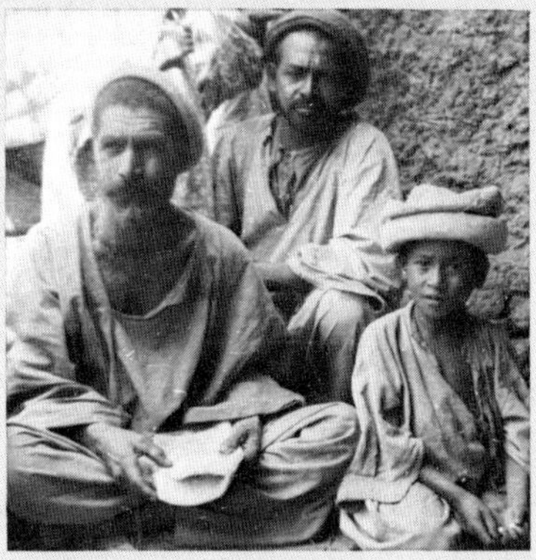

Heilpraktiker aus dem östlichen Himalajagebiet.

HEILPFLANZEN IN MITTEL- UND SÜDAMERIKA

Die Naturvölker Mittel- und Südamerikas leben in einer Umwelt, die auf Grund ihrer hervorragenden Wachstumsbedingungen den größten Teil der bekannten Heilpflanzen der Erde hervorgebracht hat. Sie haben das vorhandene Heilpotential erkannt und bemerkenswerte Kriterien zur Bestimmung ihrer Heilpflanzen entwikkelt: Das Wissen um die Kraft der Pflanzen ist eng mit ihrer Auffassung der kosmischen Zusammenhänge verknüpft. Sie nehmen an, daß bestimmte Pflanzen in ihrem Überlebenskampf einzelne Organe besonders widerstandskräftig haben ausbauen müssen. Wenn es dem Menschen gelingt, die spezifischen Lebensbedingungen einer Pflanze zu erfassen, ist er in der Lage, die Kräfte dieser Pflanze zu «sehen». Er kann auf diese Weise einem kranken Menschen, den er ebenfalls «sieht», eine Heilpflanze verschreiben, die in ihrer Überlebenssituation gerade jene Kräfte hat entwickeln müssen, die dem Patienten fehlen.

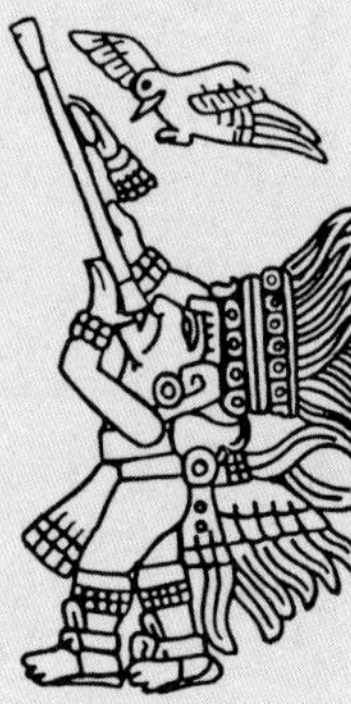

Links: Präkolumbianische Darstellung eines indianischen Jägers mit Blasrohr.

URZEITLICHE GESELLSCHAFTSFORMEN DER GEGENWART

In Afrika – einem Kontinent mit einer reichen und mannigfaltigen Flora und, wie es scheint, auch der Wiege der Menschheit – leben immer noch Millionen Eingeborene in primitiven Gesellschaftsformen. Dennoch sind weite Gebiete des Kontinentes noch nicht von ethnobotanischen Studien erfaßt worden. Neuere Veröffentlichungen über Gift- und Heilpflanzen in Ost-, Süd- und Westafrika lassen vermuten, daß Untersuchungen einiger von den Eingeborenen noch verwendeter Heilpflanzen zu wertvollen medizinischen Erkenntnissen führen könnten.
Ohne Zweifel ist das *Physostigmin,* ein aus der Kalabar-Bohne isoliertes Alkaloid, eines der größten Geschenke Afrikas an die heutige Medizin. Diese überaus giftige

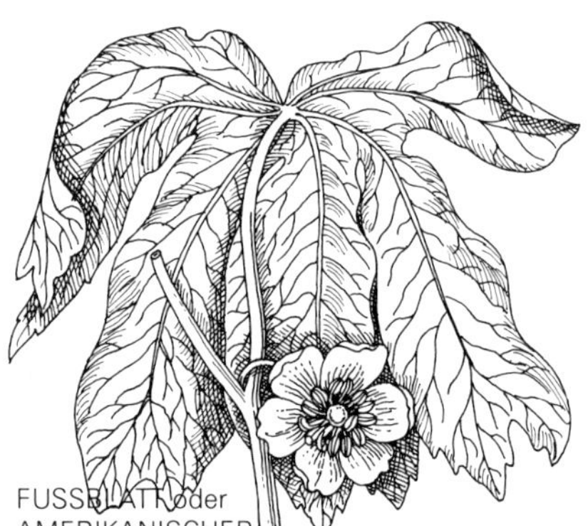

FUSSBLATT oder AMERIKANISCHER ALRAUN *Podophyllum peltatum*

Bohne ist die Frucht einer in den Wäldern Nigerias vorkommenden Liane. Sie gelangte in Afrika und Madagaskar bei Gottesurteilen zur Feststellung von Schuld oder Unschuld zur Anwendung. Die Bohnen dienten aber auch den Heilungspraktiken der Eingeborenen. Physostigmin, das vorherrschende Alkaloid, ist heute in der Augenheilkunde eines der wichtigsten Mittel zur Pupillenerweiterung und in der Behandlung von Grünem Star.
Ein weiteres Geschenk Afrikas an die moderne Medizin kommt von verschiedenen

Die Tasadays sind Höhlenbewohner, die in den Wäldern Mindanaos (Philippinen) leben. Sie bilden die primitivste Kulturgruppe, die wir kennen. Dieser knapp 30 Personen zählende und in völliger Isolation lebende Volksstamm wurde erst 1966 von den Anthropologen entdeckt.
Es ist bekannt, daß Naturvölker sich nicht zuletzt infolge ihrer geschickt angewandten reichen Pflanzenkenntnisse in ihrem täglichen Existenzkampf zu behaupten wissen. Die Tasadays aber nutzen noch kaum die überwältigende Vielfalt der zu den verschiedensten Zwecken verwertbaren Pflanzen ihrer nächsten Umgebung. Sie stehen da als das wohl einzige lebende Beispiel einer Volksgruppe, die noch auf rein empirische Weise, durch langsames Vortasten und Sammeln von Erfahrungen, die verborgenen Schätze der Natur zu entdecken haben.

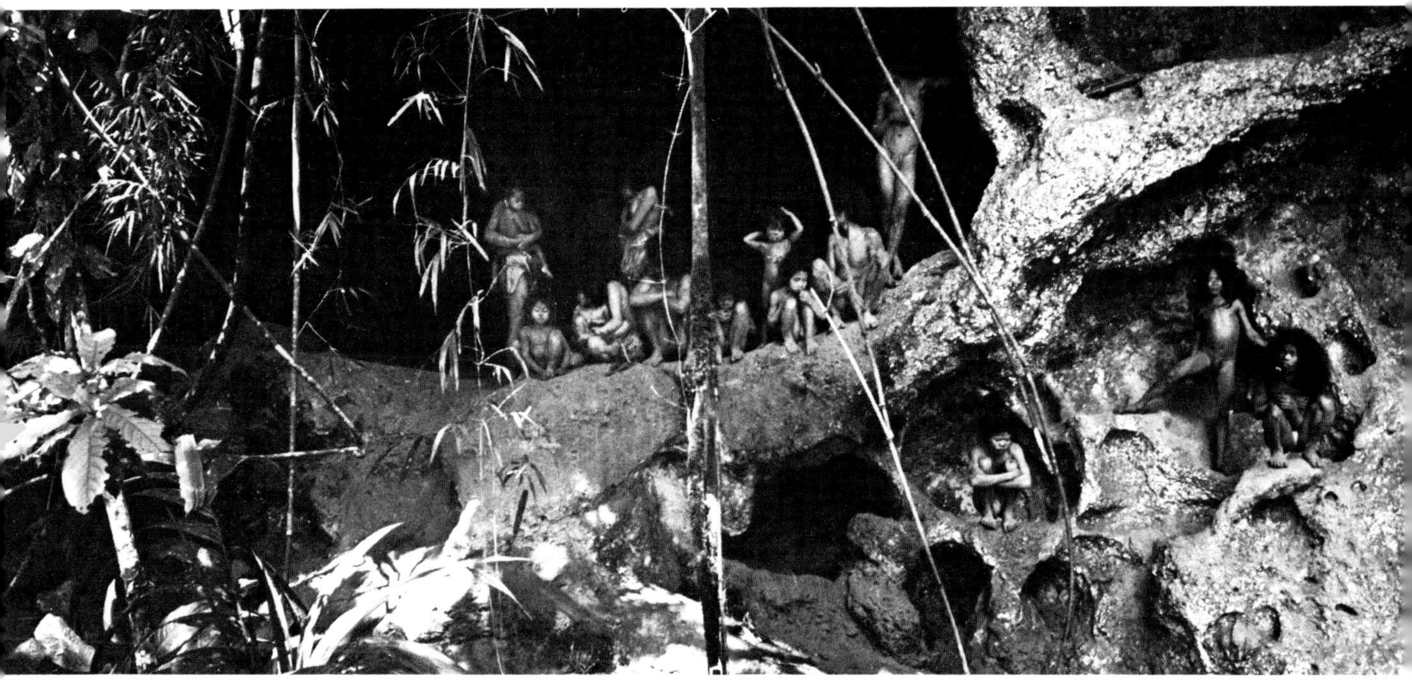

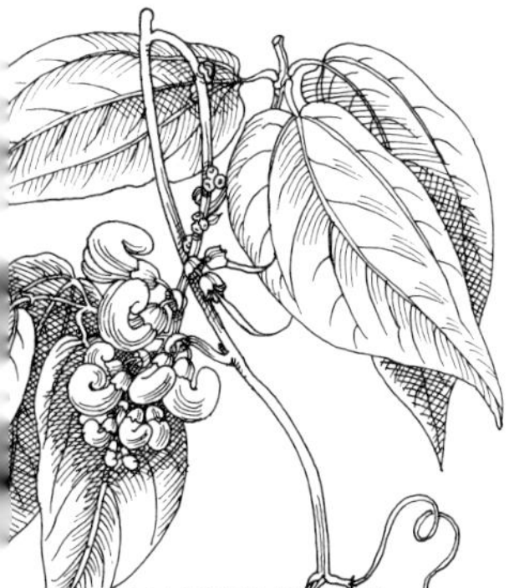

KALABAR BOHNE
Phytostigma venenosum

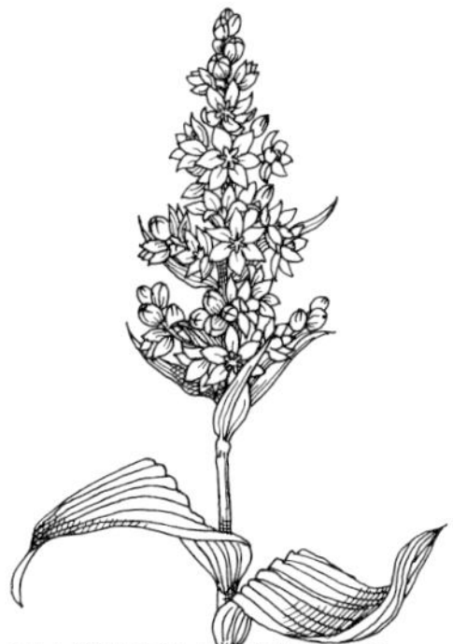

FALSCHER NIESWURZ
Veratrum viride

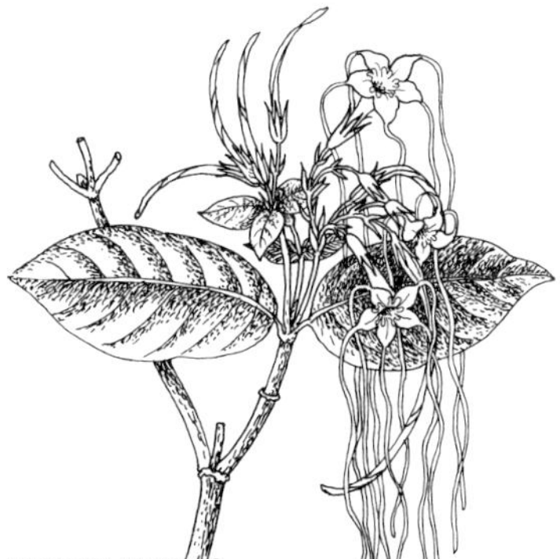

STROPHANTUS
Strophantus kombé

Spezies des *Strophantus,* welcher von den Eingeborenen auch zur Herstellung von Pfeilgift verwendet wurde. Strophantus enthält potente, auf den Herzmuskel einwirkende Glykoside. Eine Spezies liefert das *Quabain,* ein Herzstimulans, das bei akutem Herzversagen und Lungenödemen zur Anwendung gelangt. Eine andere Spezies liefert Glykoside von großem Wert in der Behandlung von akutem Herzasthma. Der berühmte britische Erforscher Afrikas, Dr. David Livingstone, beobachtete als erster die starke Giftigkeit von *Kombe* und dessen Wirkung auf die Herztätigkeit. Eine afrikanische Rauwolfia-Gattung, Schlangenholz genannt, ersetzt als Reserpin-Lieferant weitgehend die einst überragende indische Schlangenwurzel. Für diese afrikanische Art kannten die Eingeborenen eine Fülle medizinischer Anwendungen. So wurde sie zur Behandlung von Schlangenbissen, Lepra, Gelbsucht, Geschlechtskrankheiten, Rheumatismus und Hautausschlägen eingesetzt. Sie war auch ein geschätztes Wurm-, Abführ-, Brech-, Abtreibungs- und Schlafmittel.

Das Pfeifenrauchen war den nordamerikanischen Indianern nicht nur Genuß, sondern auch heiliges Ritual und Ausdruck des Friedenswillens. Französischer Holzschnitt aus dem Jahre 1558.

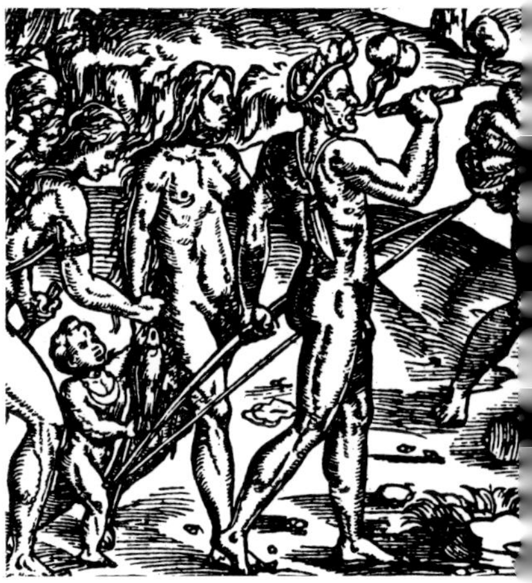

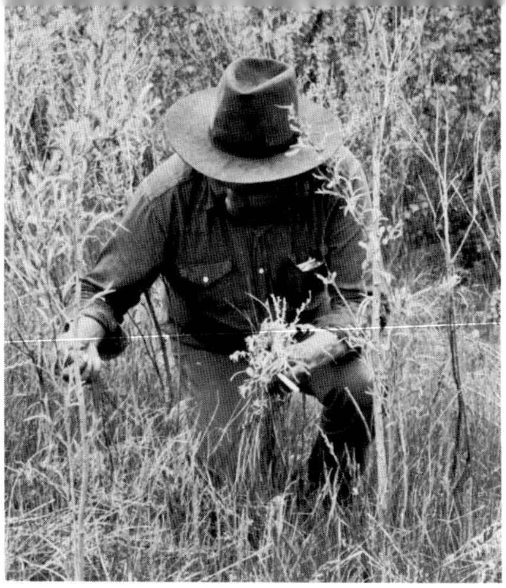

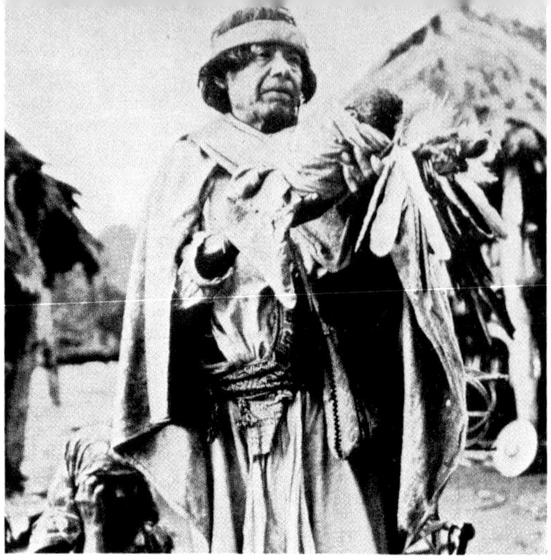

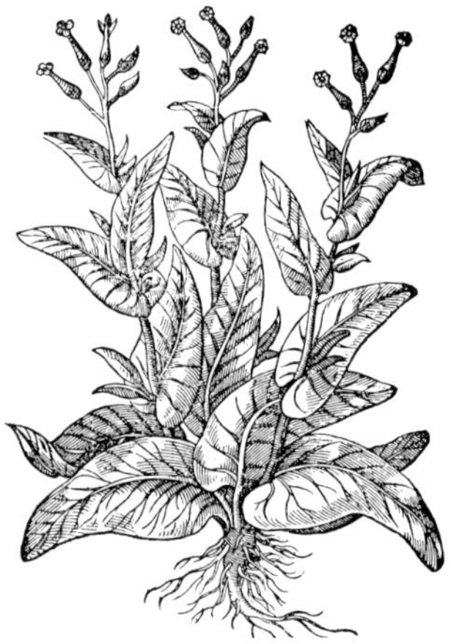

Indischer Tabak wurde früher von nordamerikanischen Indianern gegen Lungenkrankheiten geraucht. Englische Illustration, 1570.

Die Flora der beiden Amerika liefert für die ganze Welt eine verschwenderische Fülle Nutzpflanzen. Dies gilt ganz besonders für Heilpflanzen.
Obwohl die nordamerikanische Flora nicht so reich ist, entstammen ihr doch eine Anzahl der in der modernen Medizin verwendeten Heilpflanzen. Auch diese Heilpflanzen sind in der Volksmedizin der amerikanischen Indianer verankert.

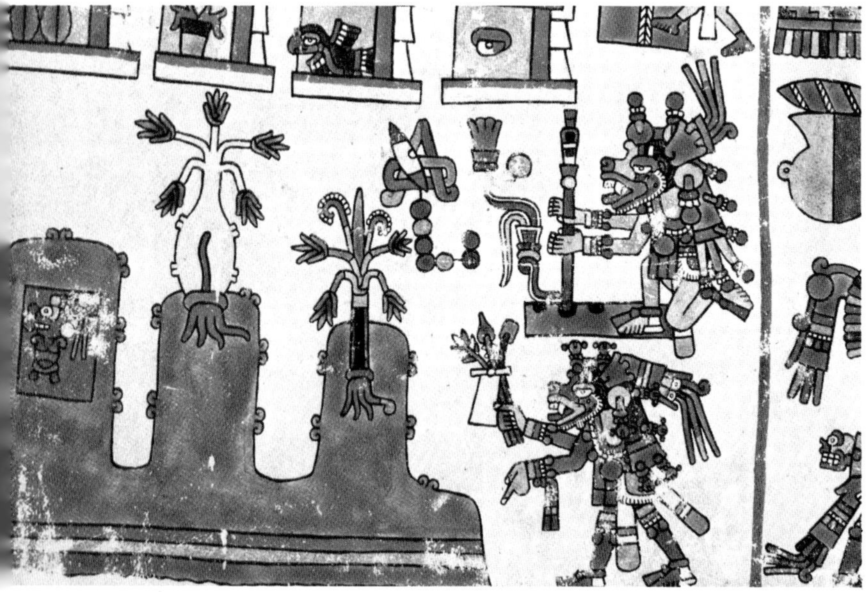

Eine Seite aus dem Badianus Manuskript: Dieses 1552 von einem mexikanischen Indianer geschriebene Dokument ist eines der ältesten Herbarien der Neuen Welt. Es enthält die Beschreibungen von über 200 Pflanzen.

Frühe spanische Missionare lernten bei ihrer Tätigkeit entlang der Küste des Stillen Ozeans von den Eingeborenen die Vorzüge einer Rinde kennen, die von diesen als mildes Abführmittel verwendet wurde. Sie nannten diese Rinde *Cascara Sagrada,* «Heilige Rinde,» und diese Pflanze konnte bis heute ihre wichtige Stellung in der Pharmakopöe der Vereinigten Staaten behaupten.
Auf die nordamerikanischen Indianer können auch zwei Heilpflanzen zurückgeführt werden, die erst kürzlich Eingang in die Medizin gefunden haben: Der falsche Nieswurz und das Fußblatt.
Podophyllum – Fußblatt oder amerikanischer Alraun – wurde von den Eingeborenen vielseitig angewendet: Die Cherokesen benutzten den Saft des Wurzelstockes zur Behandlung von Schwerhörigkeit, die Irokesen begingen mit dem rohen Rhizom Selbstmord. Trotz seiner Giftigkeit wurde es als Brech-, Abführ- und Wurmmittel geschätzt. Die ersten weißen Siedler übernahmen Podophyllum für eine Fülle von Indikationen, so auch zur Behandlung von Typhus, Ruhr und Leberentzündung.
Die Irokesen verwendeten zur Behandlung von Schnupfen eine weitere äußerst giftige Pflanze, den falschen Nieswurz. Den weißen Siedlern diente sie in der Folge als Universalheilmittel. Neuere Forschungen isolierten Alkaloide, die heute, oft in Verbindung mit Reserpin, zur Behandlung der Hypertonie eingesetzt werden.
Einige der durch die Europäer unterdrückten und weitgehend zerstörten Kulturen der Neuen Welt waren ihren Eroberern hinsichtlich Wissen über Heilpflanzen und deren Anwendung überlegen. Das erste Pflanzenbuch der Neuen Welt, das farbig illustrierte Badianus Manuskript von 1552, das erst vor kurzem in der Bibliothek des Vatikans entdeckt wurde, beschreibt den medizinischen Wert von annähernd 200 Spezies. Interessant ist die Tatsache, daß der Autor dieses Frühwerkes ein mexikanischer Indianer war. Der spanische Arzt Monardes schrieb 1865 ein ausführliches Buch über mexikanische Arzneipflanzen, wobei er sich teilweise auf die von ihm mit solchen Pflanzen an seinen Patienten ausgeführten Experimente stützte. Der König von Spanien entsandte seinen Leibarzt,

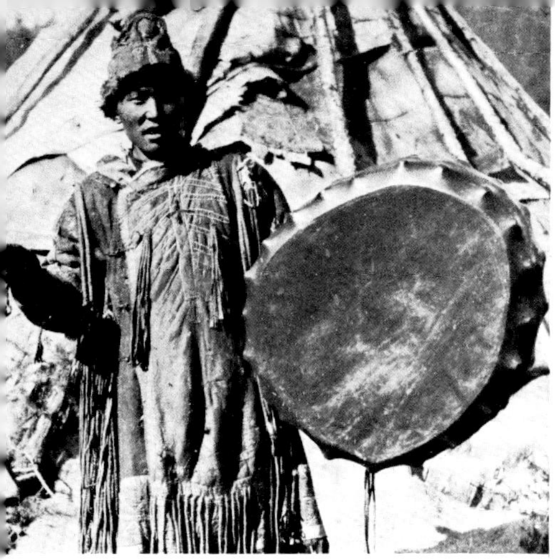

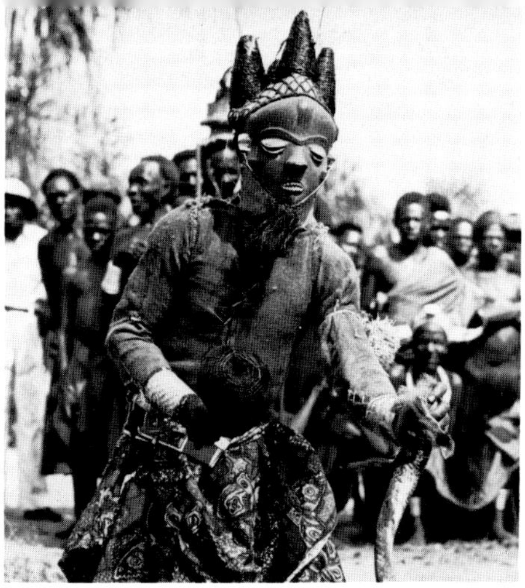

Zu den nebenstehenden Abbildungen von links nach rechts:

Nordamerikanischer Sioux-Häuptling beim Kräutersammeln.

Medizinmann der Huichols, einem mexikanischen Stamm der Sierra Madre, der ein Kind segnet.

Sibirischer Schamane, der sich durch Einnahme eines mit Fliegenpilzen zubereiteten Getränks und unter rhythmischem Schlagen der heiligen Trommel in Trance steigert.

Medizinmann (Juju-Mann) aus Kamerun. Der Juju-Mann betätigt sich als Heilpraktiker, Zauberer und Regenmacher.

Dr. Francisco Henandez, zum Studium der Arzneipflanzen der Azteken in die Neue Welt. Ein enzyklopädisches naturgeschichtliches Werk über «Neu-Spanien», worin einige der 1200 Heilpflanzen ausführlich beschrieben und oftmals so sorgfältig dargestellt wurden, daß ihre Identifizierung praktisch einwandfrei möglich ist, war das Resultat dieser Reise. Die getrocknete Jalapenwurzel (eine Spezies der Windengewächse) und deren Harz lieferten zum Beispiel ein sehr stark wirkendes Abführmittel, das heute noch im Gebrauch ist. Die Sarsaparilla wurde wegen ihrer stark harntreibenden Eigenschaften in der Behandlung von Blasen- und Nierenleiden geschätzt. Tabakpulver diente zur Linderung von Kopfschmerzen, Benommenheit, Schwindel und Nasenerkrankungen. Erwähnenswert ist in diesem Zusammenhang, daß der Tabak als Medizin nach Europa gebracht wurde und bis ins 20. Jahrhundert auch als solche gebraucht wurde. Der geistliche Schriftsteller Sahagún, dessen *Historia de las Cosas de Nueva España* jeden Aspekt mexikanischer Lebensweise erfaßte, widmete viele Seiten der Volksmedizin. Ebenfalls in Mexiko wurde die Verwendung psychoaktiver Pflanzen, der Halluzinogene, als «Supermedizinen» bei magischreligiösen und medizinischen Riten auf einen außerordentlich hohen Stand gebracht. Von den vielen halluzinatorisch wirkenden Pflanzen Mexikos nahmen drei

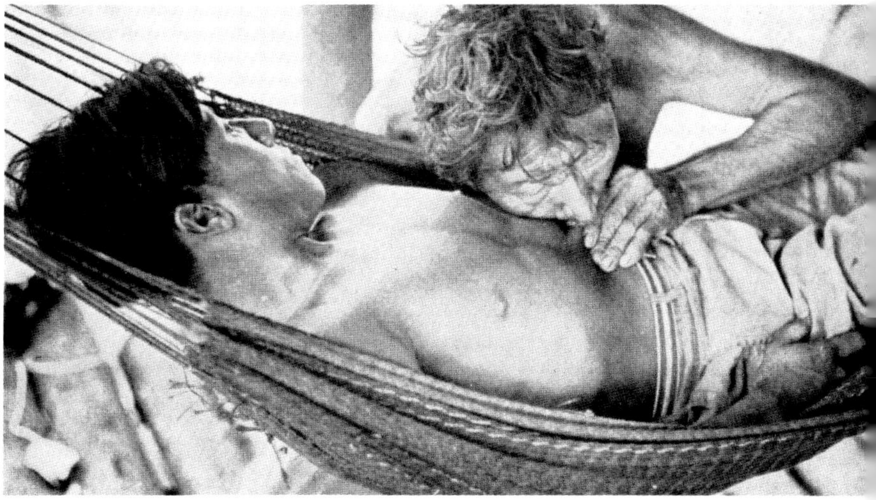

Ein venezolanischer Medizinmann, der einem Kranken den «bösen Geist» aus der Wunde saugt.

Gruppen als «göttliche Arzneien» eine überlegene Stellung ein: Peyote, Teonanacatl und Ololiuqui. Sie wurden in rituellen Praktiken eingesetzt – wie dies auch heute noch der Fall ist – und auch medizinisch verwendet. Allen gemein sind chemische Bestandteile, die für die moderne Medizin von Bedeutung sind: Meskalin von Peyote und Psilocybin von den etwa zwei Dutzend Arten der heiligen Pilze, die den Azteken unter dem Namen Teonanacatl (himmlisches Fleisch) bekannt waren, fanden Eingang in die moderne Psychiatrie. Bei den Ergolin-Alkaloiden – chemisch verwandt mit LSD – der Windenge-

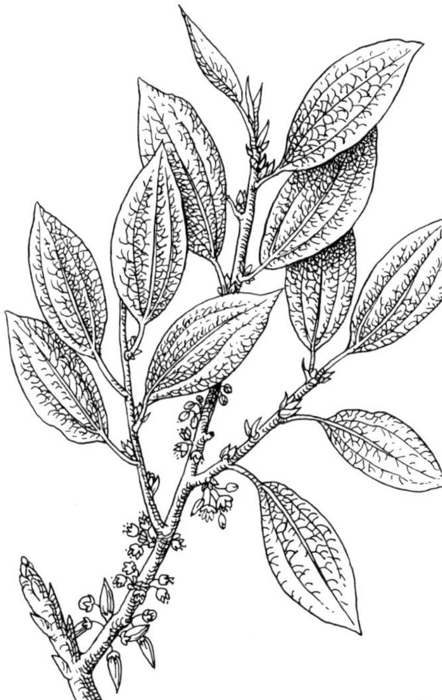

Die Kokapflanze war das wichtigste Medikament Perus und wurde wegen ihrer schmerzstillenden und stimulierenden Wirkungen geschätzt. Der Wirkstoff der Kokapflanze, das Kokain, nimmt in der modernen Medizin eine bedeutende Stellung ein.

wächse, die den Azteken unter dem Namen Ololiuqui bekannt waren, handelt es sich um die auch im Mutterkorn vorkommenden Verbindungen. Letzteres wurde von den Hebammen Europas seit jeher und bis auf den heutigen Tag in der Geburtshilfe eingesetzt. Diese Ergolin-Alkaloide wirken konstriktorisch auf die unwillkürliche Muskulatur sowie gefäßverengend – beides Eigenschaften von höchster Bedeutung für die moderne Gynäkologie.

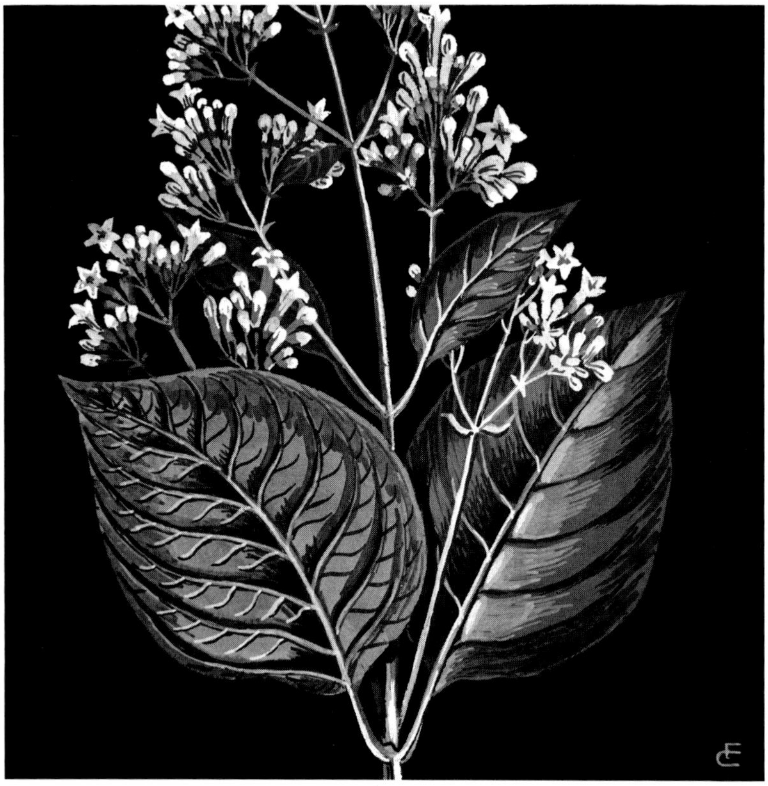

Chinin, die für den Westen wichtigste Heilpflanze aus dem alten Peru, wird aus der Rinde des Chinchona-Baumes gewonnen. Diese indianische, fiebersenkende Rinde hat wohl mehr Leben gerettet als irgend ein anderes Medikament.

Südamerika nimmt in bezug auf die Verwendung von Pfeilgiften oder Curare eine vorrangige Stellung ein. Fast jeder Stamm und praktisch jeder Medizinmann hat sein eigenes Rezept. Obwohl viele Pflanzen zusammengemischt werden, stammen doch die Hauptbestandteile meistens von der Gattung Strychnos oder von den Spezies verschiedener *menispermaceous genera.* Aus Extrakten letzterer wurden Alkaloide, insbesondere Tubocurarin, wichtig für die moderne Medizin. Tubocurarin ist ein stark wirkendes Muskelentspannungsmittel. Wirkstoffe werden immer noch aus Curare ausgezogen, einer bräunlichen, durch die Indianer des westlichen Amazonasgebietes gemischten Paste. Tubocurarin wird zwar synthetisch hergestellt; in der medizinischen Verwendung ist es jedoch dem natürlichen Alkaloid unterlegen. Hier haben wir somit den Fall eines äußerst wichtigen Arzneimittels, das nicht nur aus der Toxikologie der Eingeborenen entwickelt wurde, sondern als dessen Quelle die indianische Bevölkerung immer noch selbst wirkt. Über die pflanzlichen Heilmittel der frühen Bewohner Perus besitzen wir kaum schriftliche Aufzeichnungen. Ihre Flora enthielt zwar eine Überfülle medizinisch wertvoller Pflanzen, aber leider erfahren wir nur wenig über das Ausmaß ihrer Anwendung. Die Inkas besaßen «Ärzte» in Scharen: Hampi Camayoc, Oquetlupuc oder Sircac (Hüter der Arzneimittel und des chirurgischen Wissens) und Colla-Huaya (ambulanter Apotheker, der Arzneimittel verabreichte).

Das ohne Zweifel wichtigste Medikament Perus war die Koka, die im allgemeinen wegen ihrer schmerzstillenden und anregenden Wirkungen verabreicht wurde. Vor der Durchführung der in Peru üblichen Trepanationen legten die Inkas vermutlich Umschläge aus gekauten Kokablättern zur Schmerzlinderung auf. Der Wirkstoff der Kokapflanze, das Kokain, nimmt heute in der modernen Medizin, vor allem in der Augenheilkunde, eine wichtige Stellung ein. Die in den Anden lebenden Indianer nehmen noch heute zur Behandlung von alltäglichen Leiden einen Tee aus Kokablättern zu sich, insbesondere bei Unpäßlichkeiten des Verdauungstraktes. Die peruanischen Pharmakopöen kannten eine große Anzahl Heilpflanzen, so auch den Stechapfel und die Brechwurzel. Ebenso waren den Inkas starke Abführmittel bekannt: *Huillcautari*-Früchte und die Wurzel von *Huachanca.* Huachanca

Die Dreifarbige Winde *(Ipomoea violacea)*, der Stolz vieler Gärten, gilt heute weltweit als eine der beliebtesten Pflanzen. Die Windengewächse, deren Ergolin-Alkaloide mit LSD *(Lysergsäurediäthylamid)* chemisch verwandt sind, hießen bei den Azteken *Ololiuqui*. Diese schätzten die Dreifarbige Winde besonders wegen ihrer halluzinogenen und narkotischen Wirkungen.

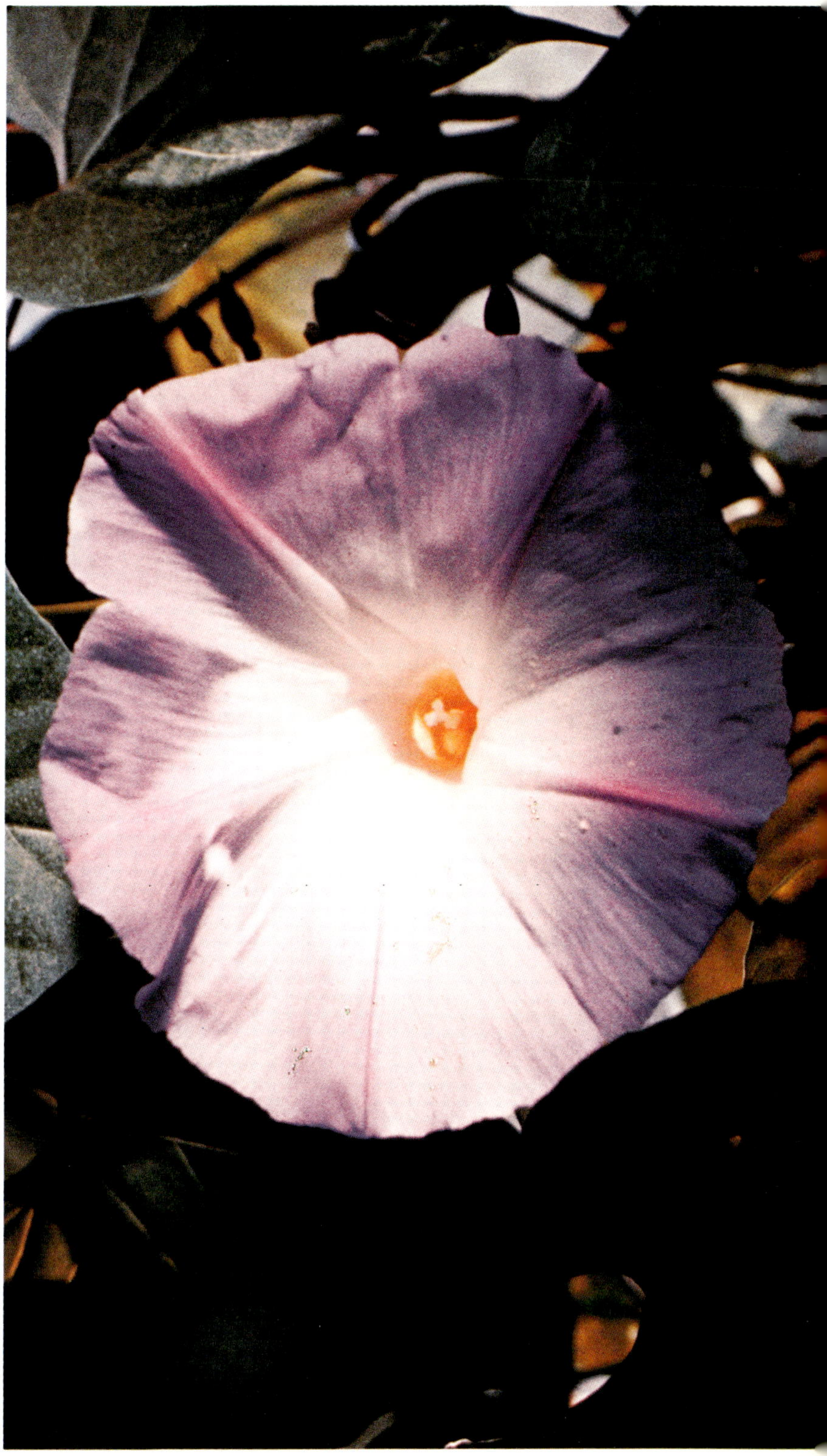

wurde auch als wirksames Abortivmittel verwendet. Zur Linderung gewisser Augeninfektionen schätzte man die Blätter von Mactellu.

Die für den Westen wichtigste Medizinpflanze aus dem alten Peru ist jedoch das Chinin, gewonnen aus der Rinde verschiedener Spezies von *Cinchona*. Die Indianer Ecuadors schätzten es als fiebersenkendes Mittel, und von ihnen übernahmen es die Jesuiten-Missionare anfangs des 16. Jahrhunderts. Das Chinin, auch unter dem Namen Jesuitenrinde bekannt, wurde durch diesen Orden jahrelang wirtschaftlich ausgebeutet. Während zweier Jahrhunderte lieferten ausschließlich wildwachsende Bäume die Rinde, erst dann gelang den Holländern in ihren asiatischen Tropenkolonien die Kultivierung. Noch heute, und trotz der sehr wirksamen synthetischen Malaria-Medikamente, die sich auf dem Markte befinden, kann sich das Chinin unter unseren Arzneien pflanzlicher Herkunft behaupten. Diese indianische, fiebersenkende Rinde hat wohl mehr Leben gerettet als irgend ein anderes Medikament.

Damit sind nur einige der wichtigsten Heilpflanzen genannt, deren Verwendung in der modernen Medizin den sogenannten primitiven Völkern zu verdanken ist.

Einem einzigen Forscher ist es gelungen, allein im nordwestlichen Amazonasgebiet über 700 Arten von zu Heilzwecken genutzten Pflanzen zu beobachten – dies in einem noch kaum erforschten Gebiet.

Wer wollte da zweifeln, daß noch weit mehr möglicherweise lebensrettende Heilmittel unbeachtet von den Wissenschaften im Reichtum der Volkstraditionen der «Hinterländer» unserer Erde ruhen?

Es lohnt sich deshalb zweifellos, dem Gebrauch von Pflanzen zu Heilzwecken durch Eingeborenenvölker auch in Zukunft jede Aufmerksamkeit zu schenken.

RICHARD EVANS SCHULTES

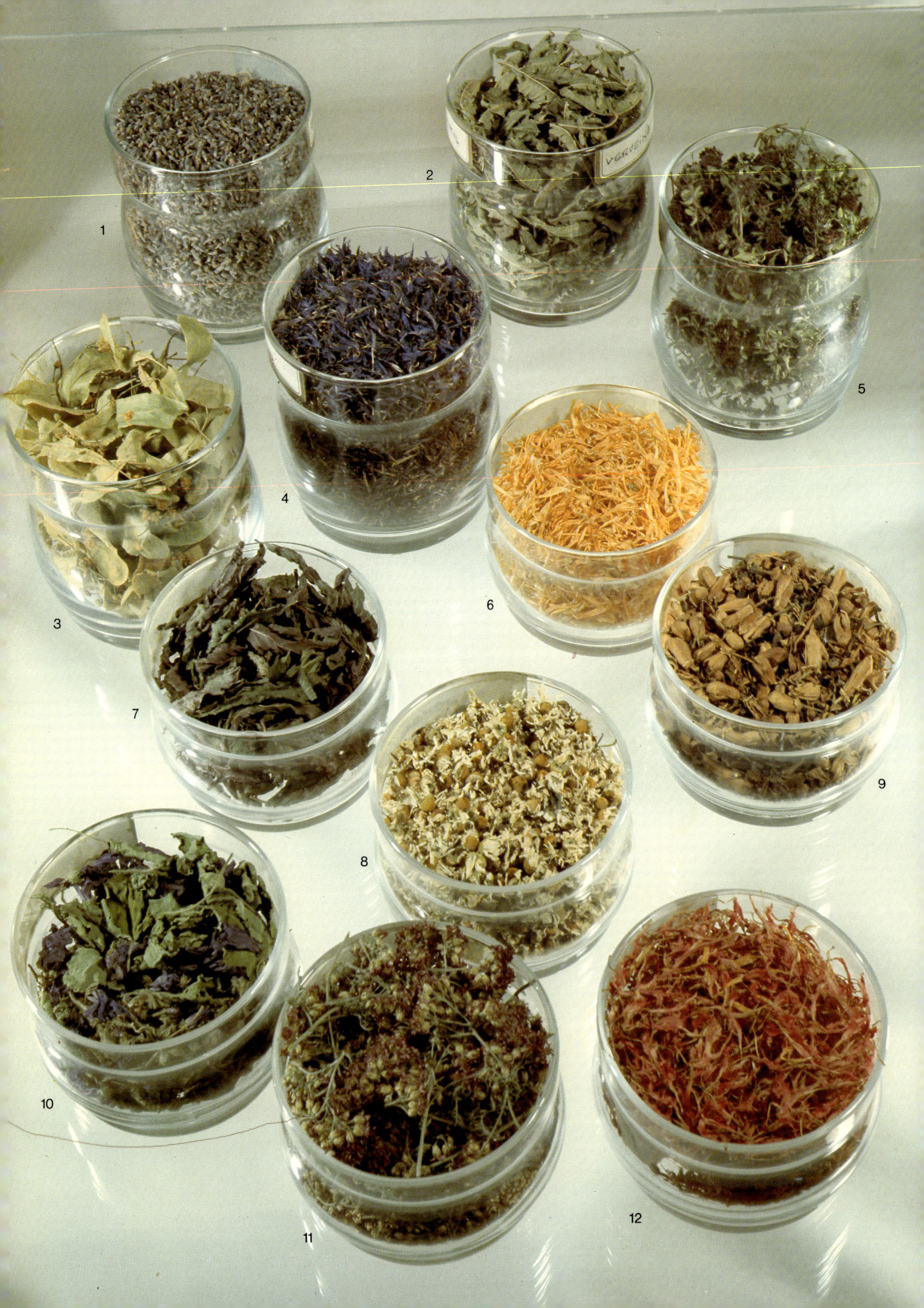
1
2
5
3
4
6
7
9
8
10
11
12

Vom Gebrauch der Heilpflanzen

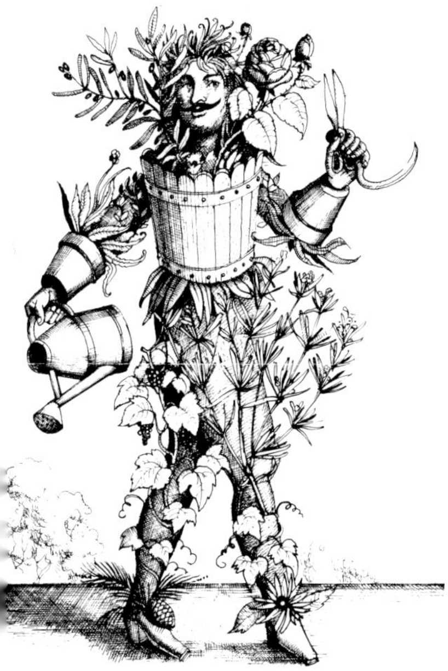

Links: Die getrockneten Kräuter werden locker in Gläser, Büchsen oder Dosen abgefüllt. Die Gefäße sollten mit den Namen der Kräuter und ihrer Erntezeit beschriftet werden. Die Abbildung zeigt:
1 Lavendel,
2 Eisenkraut,
3 Lindenblüten,
4 Kornblume,
5 Quendel,
6 Ringelblume,
7 Minze,
8 Kamille,
9 Orangen,
10 Veilchen,
11 Schafgarbe,
12 Melisse.

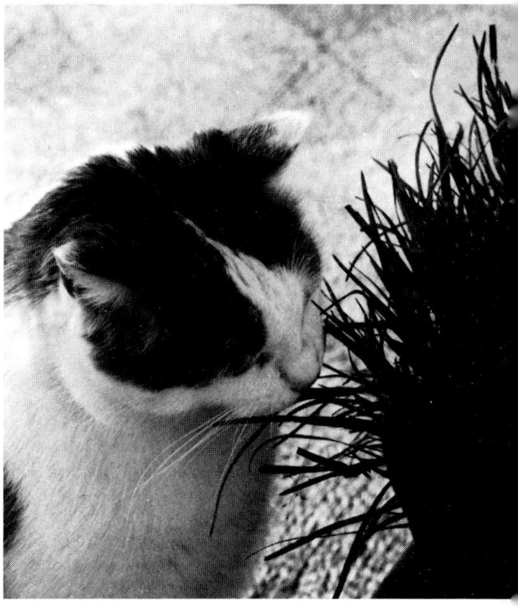

Oben rechts: Katzen fressen das Spitzgras nicht, um sich damit zu sättigen: sie regen mit dem Gras die Verdauung an. Innerhalb weniger Minuten nach der Einnahme von Spitzgras erbrechen sie Federn, Haare und andere nicht verdaubare Nahrungsresten.

An den Anfang unserer kurzen Abhandlung über die Anwendungsmöglichkeiten der Heilpflanzen sei die Frage gestellt, wie der Mensch überhaupt dazu kam, für die Pflege seiner Gesundheit Pflanzen zu verwenden. Bestimmt hatten schon unsere ältesten Vorfahren auf ihrer Nahrungssuche mit den verschiedensten Pflanzen ihre Erfahrung gemacht. Dabei werden sie bald festgestellt haben, daß sie auf die Einnahme gewisser Blätter, Blüten oder Wurzeln empfindlich reagierten, andere Pflanzen wiederum ihrem Wohlbefinden förderlich waren.

Wir wissen, daß der frühe Mensch aufs engste mit der Natur verbunden lebte. In Tälern, Wäldern und in den Bergen hatte er seine Heimstätte. Dieses ständige Leben in und mit der Natur weckte in ihm einen ausgeprägten Sinn für das Verhalten der Tiere und für die Kräfte und Wirkungen der Pflanzen. Dabei ist bemerkenswert, daß gewisse Heilpflanzenanpreisungen aus ältester Zeit heute von den exakten Wissenschaften bestätigt werden. Ohne chemische und pharmakologische Kenntnisse zu besitzen, verließen sich unsere Urahnen einzig auf ihren gut entwickelten, natürlichen Spürsinn, auf ihre innere Stimme, ihre Intuition. Dieses äußerst feinfühlige, sensible Lebensvermögen hat sich der Mensch durch Überzivilisation, Entfremdung von der Natur, durch Technik und Alltagshetze selbst fast vollständig zerstört.

Auch durch sorgfältiges Beobachten der Tierwelt vermochte der Mensch wertvolle Erkenntnisse für seine noch junge Pflanzenheilkunde zu gewinnen. Die nachstehende Aufzählung möchte einen Eindruck vermitteln von der bunten Vielfalt der tierischen Verhaltensmuster im Umgang mit Pflanzen. Dabei muß vorausgeschickt werden, daß einige der Beispiele sich auf wissenschaftliche Beobachtungsergebnisse stützen, während andere eher dem reinen Volksglauben entspringen und nur legendenhaft überliefert sind.

So erfahren wir, daß Hunde und Katzen ihr Bauchweh mit spitzen Gräsern lindern und daß kranke Schafe Schafgarbenkraut fressen. Ein an einer Bilsenkrautvergiftung leidender Eber heilt sich mit Hilfe der frischen Eberwurz. Die Mäuse legen sich einen Vorrat an Pfefferminzen an, um im Winter leistungsfähig zu bleiben. Bären stärken sich in den ersten Frühlingstagen mit dem würzigen Bärlauchkraut. Ameisen pflanzen über ihren Wohnungen Thymian an. Verletzte Gemsen wälzen sich im Alpenwegerich. Die Schwalben öffnen ihren ausgeschlüpften Jungen die Augen mit dem Saft des Schöllkrautes. Die Dohle hält ihr Nest mit Tomatenblättern von Flöhen frei. An Gliedsucht leidende Kühe betten sich in Hahnenfuß, während die von der Schlange gebissene Eidechse Heilung bei der Kamille sucht.

Es ist erstaunlich, mit welch wunderbarer Sicherheit die Tiere mit den Schätzen der Natur umzugehen wissen. Sie kennen die Arzneien der Natur.

So fand der Mensch die Grundlagen für seine Volksmedizin nicht zuletzt durch das ständige Beobachten der Tierwelt.

An all den Zeichen, gegeben durch die Natur, ging der Mensch nicht blind und gedankenlos vorbei. Die Erfahrung lehrte

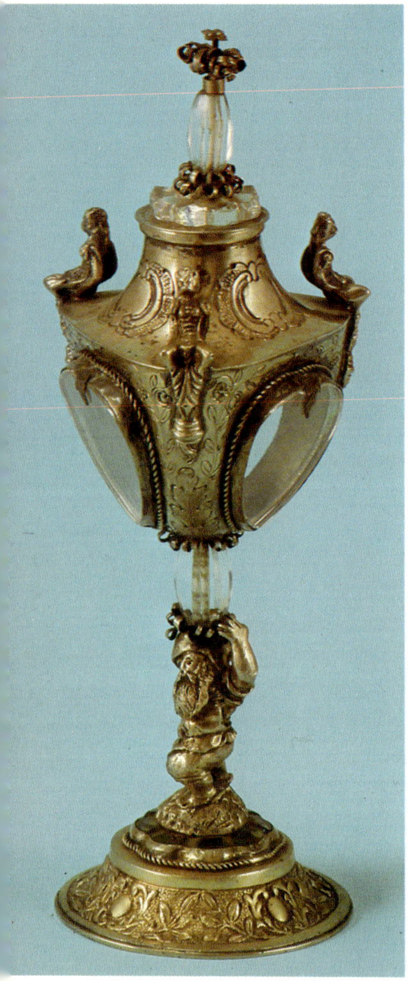

Sogenanntes Ausstrahlungsgefäß. Dieser in Silber eingebaute Bergkristall soll Strahlen aussenden und auf diese Weise vor Augenleiden schützen.
Höhe 21 cm. Schweizerisches Pharmaziehistorisches Museum, Basel.

ihn, daß die Pflanze ihm zum Diener werden konnte; nicht nur als Nahrungsmittel, sondern auch als wertvoller Garant seiner Gesundheit.

Die Kräuter wurden zu Beginn in ihrer natürlichen rohen Beschaffenheit angewendet, indem einfach ein Blatt, eine Rinde, eine Blüte oder eine Wurzel verzehrt wurde. Das eigene Empfinden, Gutdünken und Augenmaß bestimmten die Dosis.

Eine wesentliche Voraussetzung für das große Gesundheitskapitel des früheren Menschen bildete die abwechslungsreiche Beschaffenheit seiner natürlichen Nahrung. Im Frühling dienten ihm Bärlauch, Brunnenkresse und Löwenzahn nicht nur als Nahrung, sondern sie vermochten gleichzeitig seinen Körper zu beleben und ihn widerstandsfähiger werden zu lassen. Im Juni kam der Fenchelschmaus und der Bitterklee; im Juli folgten Boretsch, Eibisch und Melissen; im August Majoran, Thymian und das Labkraut. Der Herbst bescherte ihm eine Fülle gesunder Beeren, so die Preiselbeere, die Heidelbeere, Hagebutte, Holunder, Berberitzen, Weißdorn und die Eberesche.

In dieser periodischen Erneuerung wurde der menschliche Organismus auf natürliche Weise stabil, frisch und gesund gehalten – er war ein Teil vom Kreislauf der Natur, der eigentlich nur selten Heilmittel benötigte.

Erst durch die Entfremdung von seiner natürlichen Lebensweise erkrankte der Mensch in zunehmendem Maße bösartig; er begann bei der Pflanze nach Hilfe zu forschen. Während langer Zeit, Tausenden von Jahren, hatte der Mensch keine anderen Heilmittel als die Pflanzen gekannt und es verstanden, diese in ihren verschiedensten Zubereitungsformen zum Wohl seiner Gesundheit einzusetzen.

Zuerst wurden die heilenden Pflanzen roh und in ihrer natürlichsten Form verzehrt; der besten schlechthin. Durch die Einnahme von frischen Kräutern wird der Gehalt an Ferment, Vitaminen und Wirkstoffen überhaupt am reinsten erhalten. Einige der frühen Anwendungsformen sind uns erhalten. Beispielsweise als Salate zubereitet, nehmen wir Löwenzahn bei Gallensekretionsstörungen und zur Blutreinigung, Boretsch bei leichter Wassersucht, Kapuzinerkresse als natürlichen Penicillinersatz, Brennessel bei Blutarmut, Brunnenkresse bei Drüsenstörungen, Bärlauch bei zu hohem Blutdruck, Gundelreben bei Nieren- und Blasenentzündungen. Bei der Zubereitung der Kräutersalate wird eine Handvoll geschnittener Kräuter mit Kopfsalat oder Endivien gemischt und mit Essig, Öl und Gewürzen angerichtet.

Es waren verschiedene Ursachen, die zur allmählichen Verdrängung der ursprünglichen Anwendungsformen geführt haben. Das Verlangen nach Konservierung und intensiverer Nutzung mag dazu beigetragen haben. Hinzu kam, daß im Verlaufe der Zeit die Verarbeitung der natürlichen Heilmittel zu einer Lehre erhoben wurde. Bedeutende Impulse erfuhr diese Lehre von der Arzneimittelherstellung durch den Leibarzt des römischen Kaisers Marcus Aurelius: Galenos (131–201), der als der Begründer der Arzneikunde gilt. Noch heute spricht man von «Galenik», worunter die pharmazeutische Verarbeitung von Pflanzen zu Tinkturen, Extrakten, Salben, Mixturen, Pillen und anderem mehr verstanden wird. Diese verschiedenen Applikationsformen und Zubereitungsprozeduren sollen im folgenden näher betrachtet werden.

TEE die am weitesten verbreitete Kräuterzubereitungsform

Die Verarbeitung zu Tee entstand aus dem Bedürfnis heraus, einzelne Kräuter auch im Winter zur Bekämpfung von Krankheiten einsetzen zu können. Zu diesem Zweck mußte ein natürliches Konservierungsverfahren gefunden werden, das Gewähr bot für eine möglichst vollständige Erhaltung der Pflanzenheilkräfte. Die Kräuter wer-

Einige getrocknete Pflanzenteile. Auch nach dem Trocknen sollten die Pflanzen möglichst ihre ursprünglichen Farben behalten, wie auf dem Farbbild rechts zu sehen ist.

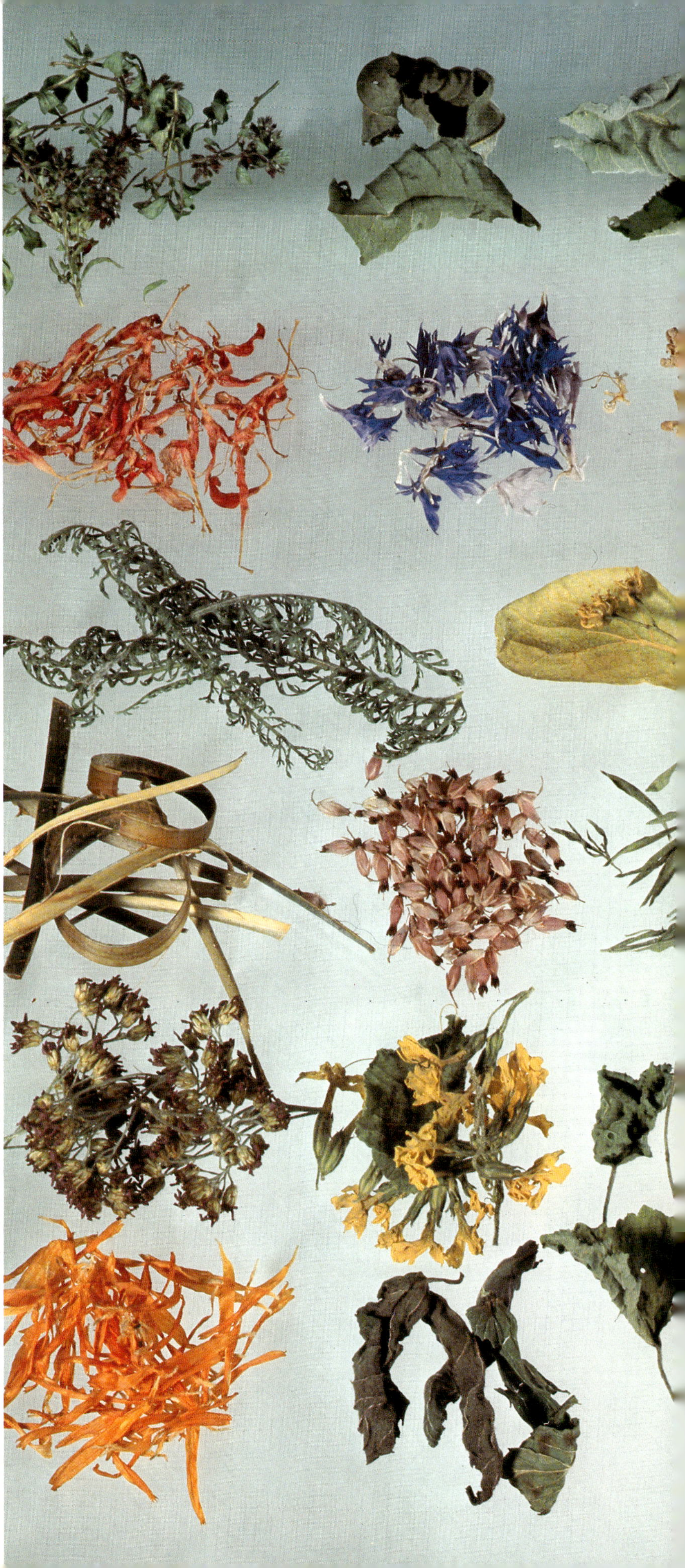

den nach der Ernte an frischer Luft oder im Schatten bei höchstens 35 Grad Celsius getrocknet. Pflanzen, die nicht hauptsächlich ätherische Öle enthalten, vertragen auch höhere Temperaturen (50°–60°). Durch den Wasserentzug wird die Bildung von Gärungsfermenten unterbrochen. Den Pilzen und Bakterien wird der Nährboden und somit die Entwicklungsgrundlage entzogen; denn während die Bakterien einen Wassergehalt von 40–50% benötigen, sind die Pilze auf einen Feuchtigkeitsgehalt von 15–20% angewiesen. Die Pflanzen dürfen jedoch nicht vollständig austrocknen; der Feuchtigkeitsgrad gut getrockneter Kräuter liegt bei etwa 10%.

DAS TROCKNEN DER HEILPFLANZEN

Zum Trocknen werden die frisch geschnittenen Pflanzen auf einem Leintuch, auf Packpapier oder in einem Kunststoffsieb mit Holzrahmen in einer dünnen Schicht ausgebreitet oder zu Kräutersträußchen gebunden auf dem Dachboden aufgehängt. Räume mit Zementböden eignen sich nicht. Die zu trocknenden Pflanzen sind vor Feuchtigkeit und Ungeziefer zu schützen. Die Ernte ist peinlich genau zu sortieren. Stark riechende Pflanzen, wie etwa das Liebstöckel, werden von den übrigen getrennt getrocknet. Blütendrogen wie Mohn, Königskerzen, Johannisblüten und Arnika müssen rasch getrocknet und von direkter Sonnenbestrahlung und dem Tageslicht ferngehalten werden. Rinden und Wurzeln dürfen an der Sonne getrocknet werden. Wurzeln werden von der Erde befreit, schnell gewaschen und anschließend der Länge nach zerschnitten und zu ganz kleinen Stücken zerhackt. Die Kräuter sollen möglichst wenig und nur mit sauberen und trockenen Händen angefaßt werden. Getrocknete Pflanzen dürfen auch nicht mit frischen Kräutern vermischt werden. Rinden und ganze Pflanzen werden nach dem Trocknen zerkleinert.

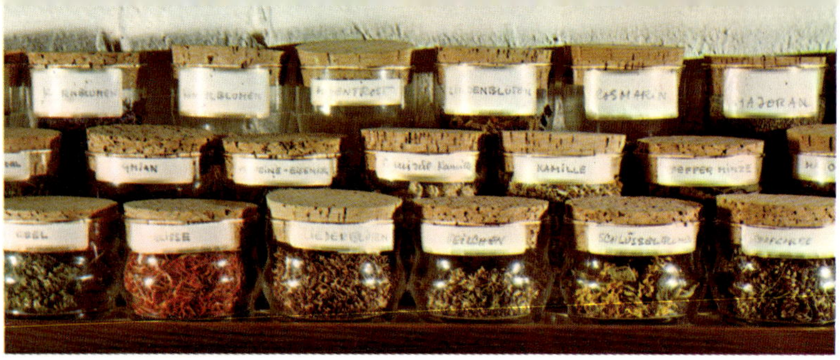

Der Kräutervorrat sollte lichtgeschützt in einem warmen und trockenen Raum aufbewahrt werden. Die Heilkräuter sind jährlich zu ersetzen, da sie durch allzu langes Lagern ihre Heilkraft verlieren.

LAGERUNG DER KRÄUTER

Die getrockneten und zerkleinerten Pflanzen werden locker in gut schließende Gefäße wie Gläser oder Büchsen (keine Plastiktüten) gefüllt und vor Licht und Feuchtigkeit geschützt aufbewahrt. Die Gefäße werden mit der Angabe der Erntezeit versehen. Durch langes Lagern verlieren die Kräuter ihre Heilkraft. Sie sollten daher jährlich ersetzt werden. Reste können als Heublumenersatz zu Bädern oder Kräutersäcken verwendet werden.

TEEMISCHUNG
gegen Husten mit reizlindernder Wirkung

20 g Huflattichblüten
15 g Spitzwegerichblätter
15 g Schlüsselblumenblüten mit Kelch
15 g Malvenblüten und -blätter
10 g Königskerzenblüten
15 g Süßholz
10 g Karkade

1 gehäuften Teelöffel dieser Mischung mit 1 Tasse (¼ l) kaltem Wasser übergiessen. Bei Zimmertemperatur 8 Stunden stehen lassen. Anschließend erwärmen und durchsieben. Mit Honig gesüßt trinken. 2–3x täglich eine Tasse bis der Husten nachläßt.

DER TEE UND SEINE ZUBEREITUNGSFORMEN

Je nach der Beschaffenheit und Zusammensetzung seiner Kräuter muß der Tee verschieden zubereitet werden. Bei Kräutern mit einem hohen Gehalt an ätherischen Ölen und Schleim ist der *Rohkosttee* oder *Kaltwasserauszug* angezeigt (Mazerat). Ein Teelöffel voll getrockneter Kräuter wird mit einer Tasse kaltem Wasser übergossen und während 8–12 Stunden bei Zimmertemperatur stehengelassen. Anschließend wird das Ganze leicht erwärmt, abgesiebt und möglichst ungesüßt getrunken.

Bei schwer ausziehbaren Pflanzenteilen wie Rinden, Wurzeln oder Hölzern wird eine *Abkochung* (Dekokt) durchgeführt. Ein Teelöffel dieser getrockneten Präparate wird in einem emaillierten Gefäß (kein Metall!) in 1–2 dl Wasser 2–3 Minuten lang auf kleinem Feuer gekocht, man läßt ihn noch kurz ziehen und siebt dann ab. Die Abkochung ist eine wenig schonende Form der Teezubereitung. Sie sollte gewählt werden, wenn es ausdrücklich empfohlen wird.

Die bekannteste Teezubereitungsart ist der *Aufguß* (Infus). Ein Teelöffel voll getrockneter Kräuter wird in einer angewärmten Tasse mit kochendem Wasser überschüttet. Anschließend läßt man den Aufguß 5–10 Minuten lang zugedeckt ziehen, siebt ihn

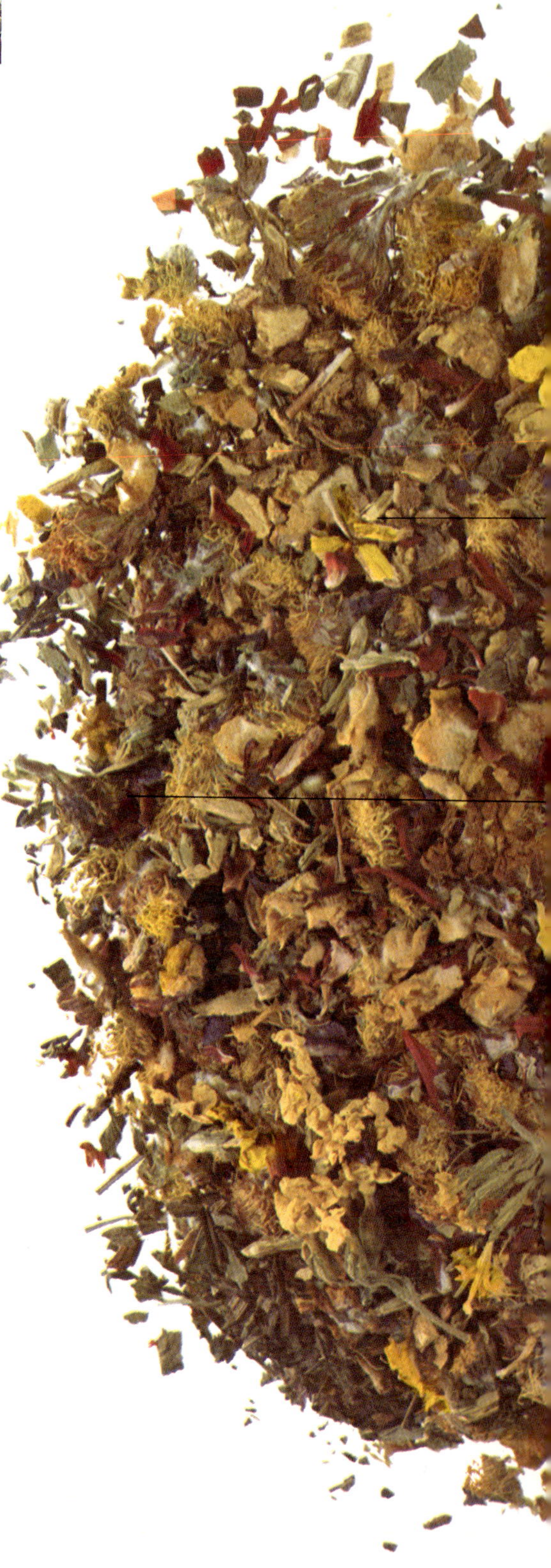

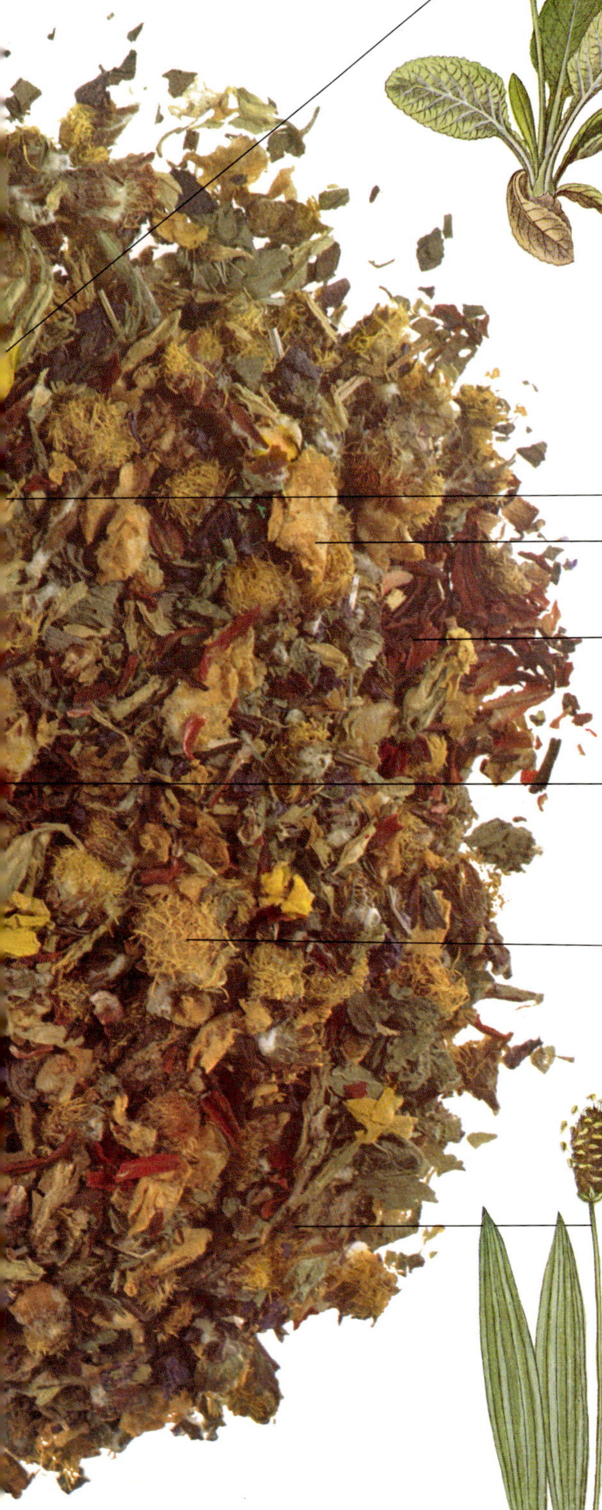

SCHLÜSSELBLUME

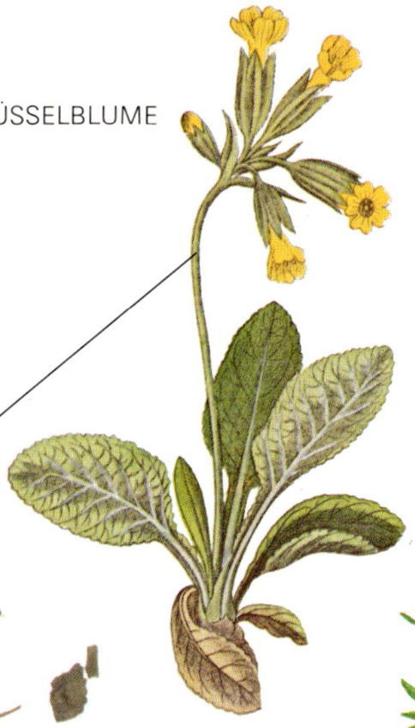

SCHLÜSSELBLUME *Primula veris*
Die Schlüsselblume enthält in ihrer Wurzel und in den goldgelben Blüten Saponine. Sie wirkt mild auswurffördernd bei Bronchialkatarrh. In dieser Teemischung ist sie als unterstützendes Mittel enthalten.

SÜSSHOLZ *Glycyrrhiza glabra*
In der Wurzel des Süßholzstrauchs finden sich saponinartige Verbindungen, die schleimverflüssigend und auswurffördernd wirken. In der Mischung dient es vor allem als geschmacksverbesserndes Mittel.

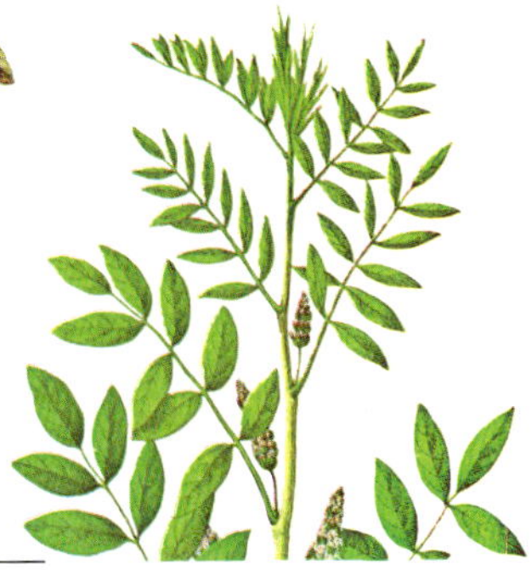

SÜSSHOLZ

KÖNIGSKERZE
Verbascum densiflorum
Die gelben Blüten der Königskerze verleihen der Teemischung ein schöneres Aussehen. Durch ihren Gehalt an Schleimstoffen und Saponinen schützen sie die gereizten Schleimhäute der Atemwege und wirken mild auswurffördernd.

KARKADE
Hibiscus sabdariffa
Die roten Fruchtkelche der Karkade werden vor allem als erfrischendes durstlöschendes Getränk verwendet. In diesem Tee dienen sie nur zur Verschönerung der Mischung und des Fotos.

KARKADE

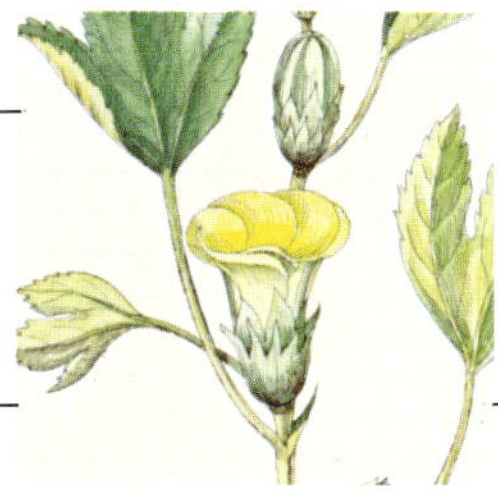

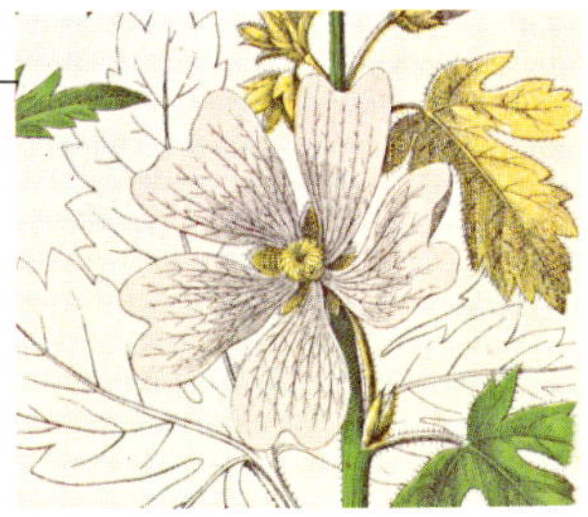

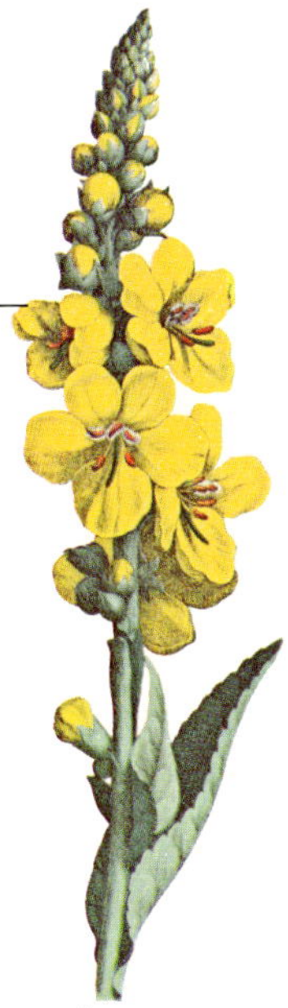

KÖNIGS-
KERZE

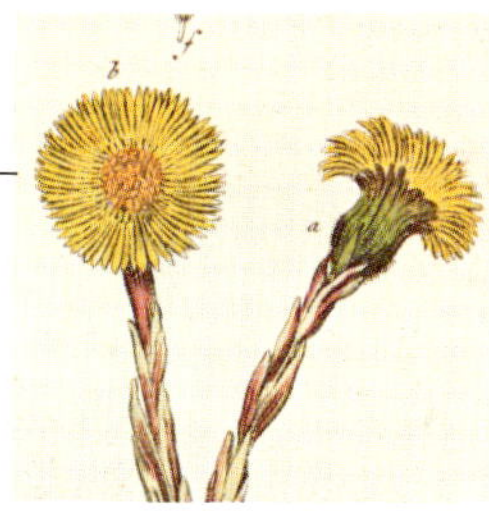

HUFLATTICH

MALVE *Malva sylvestris*
Malvenblüten und Malvenblätter wirken durch ihren hohen Schleimgehalt reizmildernd. In diesem Gemisch dienen sie als zusätzliches, die Hauptwirkung unterstützendes Mittel.

HUFLATTICH *Tussilago farfara*
Die Huflattichblüten werden in dieser Teemischung als Basismittel verwendet. Ihr Gehalt an Schleim in Verbindung mit Gerb- und Bitterstoff macht sie zu einem geschätzten Mittel bei hartnäckigem Husten.

SPITZWEGERICH *Plantago lanceolata*
Die Blätter des Spitzwegerichs enthalten neben Schleim noch Gerbstoff, Kieselsäure und antibakteriell wirkende Substanzen. Ihre hustenlindernden und auswurffördernden Eigenschaften machen sie ebenfalls zu einem Basismittel dieser Mischung.

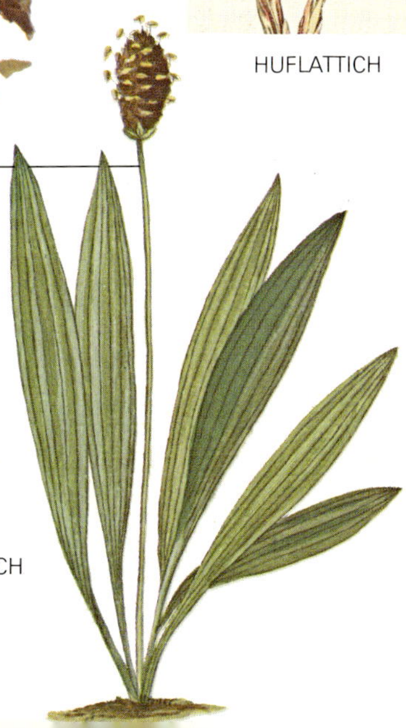

SPITZWEGERICH

Teemischung gegen Magenbeschwerden:

KALMUS:
Grundmittel, wirkt appetitanregend und tonisierend auf den Magen.

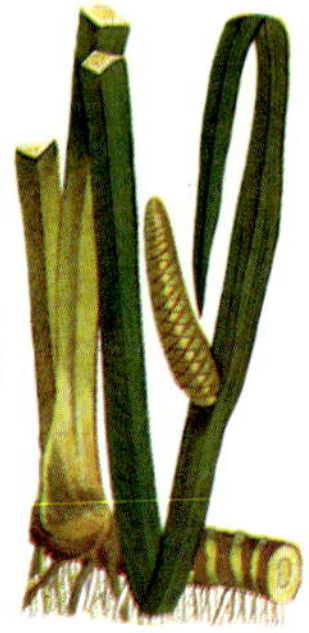

\+

SCHAFGARBE UND PFEFFERMINZE:
die Wirkung des Kalmus unterstützende Mittel; regen die Magentätigkeit und die Gallensekretion an.

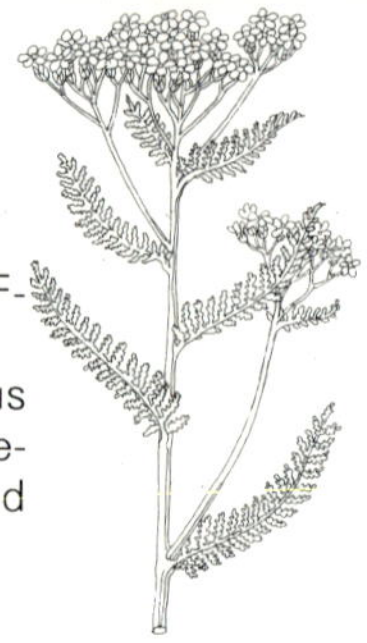

KRÄUTERAUFLAGE

Von einem frischen Weisskohlkopf die äusseren Blätter entfernen. Einige der inneren frischen Blätter gut waschen und leicht abtrocknen. Die groben Blattrippen herauslösen. Die Blätter etwas weichklopfen und auf die zu behandelnde Stelle legen. Mit einem lockeren Verband befestigen. Mindestens 1 Stunde einwirken lassen. 2–3mal am Tag wiederholen.
Die Weißkohlauflage lindert rheumatische und neuralgische Schmerzen und fördert die Heilung entzündeter Wunden.

KRÄUTERBAD

mit belebender und stärkender Wirkung auf Kreislauf und Nerven.

20 g Rosmarinblätter
20 g Lavendelblüten
10 g Oreganokraut

Diese Mischung mit 1 l kochendem Wasser übergiessen. Zugedeckt ½ Stunde ziehen lassen. Absieben und die Flüssigkeit dem heißen Badewasser zugeben. Badetemperatur 35°–37°, Dauer 10–15 Minuten. Anschließend ½–1 Stunde ruhen. Das Bad wirkt anregend und sollte deshalb nicht abends genommen werden.

ab und trinkt den Tee ungesüßt. Die gleichen Zubereitungsformen gelten selbstverständlich auch für Tees aus frischen Kräutern.

ALLGEMEINE GEBRAUCHSANWEISUNG FÜR ALLE TEESORTEN

Zwei- bis dreimal täglich und immer nach dem Essen wird ein Teelöffel voll Kräuter in etwa 2 dl Wasser angerichtet (Kinder die Hälfte). Man trinke den Tee nicht vor dem Essen, da er die Magensäfte verdünnt und somit die Verdauung stören könnte. Eine Ausnahme bilden appetitanregende Tees. Fieberkranke trinken den Tee lauwarm. Kräutertee, der ja eine Arznei darstellt, sollte möglichst ungesüßt getrunken werden. Nur bei Erkrankungen der Atemorgane (Husten, Bronchitis) und bei Herzbeschwerden ist ein mit Honig, nicht mit raffiniertem Zucker, gesüßter Tee wirkungsvoller. Eine Teekur sollte nicht über eine zu lange Zeitspanne hinweg durchgeführt und auch nicht zu früh beendet werden. In der Regel wird das Getränk, während 1–2 Monaten täglich eingenommen, vorausgesetzt, daß keine zusätzlichen Beschwerden auftreten.

TEEMISCHUNGEN

Irgendeinmal entdeckte der Mensch, daß er gegen gewisse Krankheiten nicht nur ein einzelnes Heilkraut, sondern verschiedene Kräuter einsetzen konnte. Er begann den Tee nicht mehr nur als Einzeldroge, sondern als Kräutermischung einzunehmen. Vor willkürlichen Kräutermischungen ist allerdings zu warnen. Es sollte einem Fachmann überlassen werden, die chemische und botanische Verträglichkeit der Wirkstoffe verschiedener Pflanzen zu untersuchen und diese verhältnismäßig abzuwägen. Denn wenn sich gewisse Kräuter in der Natur nicht vertragen und sich deshalb meiden, so hat der Mensch bei der Teezubereitung diesen Launen und Eigentümlichkeiten Rechnung zu tragen. Im weiteren wird eine Teemischung nach ganz bestimmten Regeln zusammengestellt, die nach den gleichen strengen Gesichtspunkten festgelegt sind wie alle ärztlichen Rezepte.
Bei jedem Teerezept unterscheiden wir das Grund- oder Basismittel *(Remedium cardinale)* vom *Adiuvans,* einem Unterstützungs-, Ergänzungs- oder Verstärkungsmittel. Hinzu kommen vielfach ein *Korrigens,* eine Pflanze, die den Geschmack und die Verträglichkeit verbessern soll, und schließlich ein *Konstituens,* eine Pflanze, die der Mischung ein gefälligeres Aussehen verleiht, wie etwa die gelbe Königskerzenblüte *(Verbascum thapsiforme),* die blaue Kornblume *(Centaurea cyanus),* die rote Goldmelissenblüte *(Monarda didyma)* oder die orangefarbige Ringelblume *(Calendula officinalis).*

KRÄUTERAUFLAGEN

Kräuterauflagen wirken, indem die Wirkstoffe der Pflanzen in die Haut eindringen und auf diese Weise das Gewebe anregen. Einzelne Kräuter haben ferner die Kraft, Fremdstoffe wie Harnsäure und andere Stoffwechselschlacken, aus dem Gewebe zu ziehen. Spitzwegerich-, Wallwurz-, Pestwurz und Birkenauflagen bringen besonders bei Entzündungen, schlecht heilenden Wunden und Quetschungen Linderung. Die frischen und gesäuberten Pflanzenteile, meist Blätter oder zerquetschte Wurzeln, werden schichtweise auf die Haut aufgetragen. Nach rund 20 Minuten wird die Kräuterauflage mit frischen Pflanzen wiederholt. Einige Auflagen kann man über Nacht einwirken lassen.

KRÄUTERSÄCKE

Wenn wir für eine äußerliche Kräuterauflage keine frischen Kräuter zur Verfügung

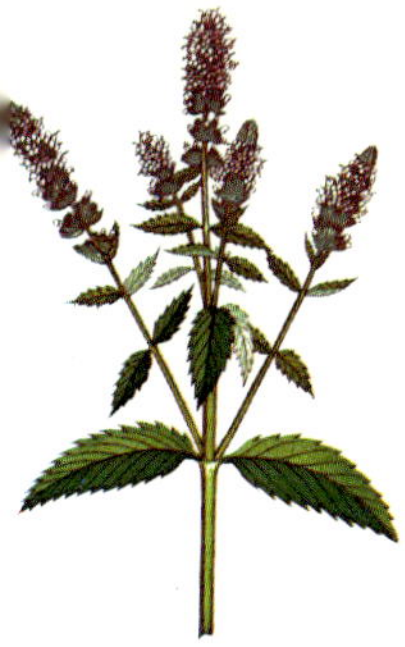

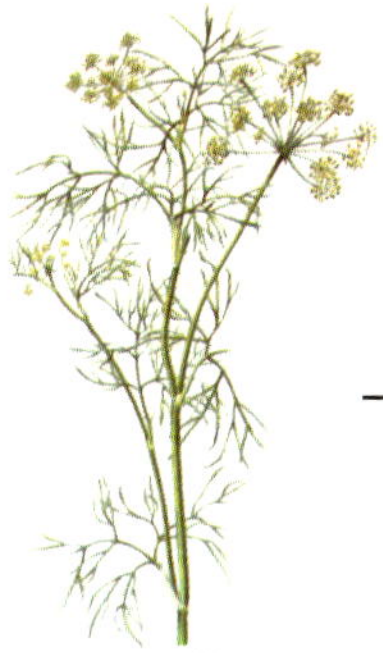

FENCHEL:
geschmacksverbesserndes Mittel; es wirkt zusätzlich leicht blähungstreibend.

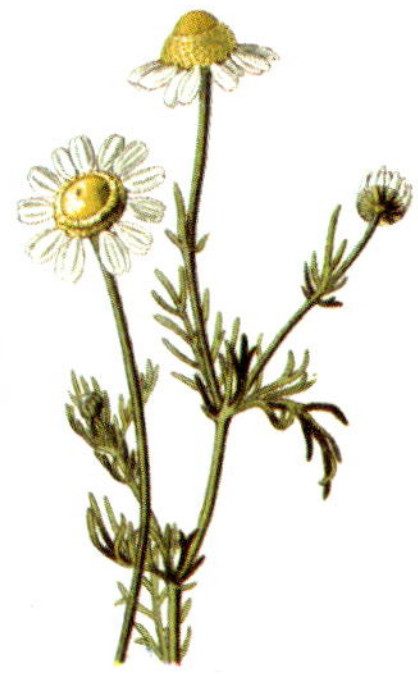

KAMILLE:
verschönerndes Mittel; es wirkt krampflindernd und entzündungswidrig.

haben, können wir getrocknete Pflanzen in ein handgroßes Säckchen einnähen, dieses in heißes Wasser tauchen, ausdrücken und auf die zu behandelnde Körperstelle legen. Das mit einem Wolltuch überdeckte Säckchen lassen wir anschließend während 20–30 Minuten einwirken. Als Kräuter eignen sich besonders Heublumen, Kamillen und Weizenkleie.

KRÄUTERBÄDER

Im Kräuterbad wird unsere Haut mit köstlichen Naturstoffen gereinigt und massiert. Man nimmt eine Handvoll der vorgeschriebenen Kräuter und kocht diese kurz in einem Liter Wasser auf, filtriert und gibt das flüssige Filtrat mit etwas Meersalz dem Badewasser bei; oder man näht eine Handvoll Kräuter in ein Säckchen ein und läßt dieses im Badewasser schwimmen. Kräuterbäder haben die verschiedenartigsten Wirkungen: Rosmarin stärkt Herz und Nerven, Lavendel erfrischt, Baldrian und Lindenblüten beruhigen, Kamille reinigt Wunden und Entzündungen, Weißdorn belebt den Kreislauf, Thymian lindert Husten. Je nach der gewünschten Wirkung (beruhigend, erfrischend) wird morgens oder abends gebadet.

KRÄUTERSALBEN

«Schmieren und Salben hilft allenthalben», heißt ein altes Sprichwort. Diese Volksweisheit hat in der angewandten Therapie längst ihre Bestätigung gefunden. Die Pflanzenwirkstoffe können in dieser Form während längerer Zeit auf die äußeren Organe einwirken und die Heilung besonders bei Verletzungen, Quetschungen und Blutergüssen beschleunigen. Früher wurde Schweinefett als Salbengrundlage verwendet. Später wurde das Fett durch salzlose Butter ersetzt, und heute wird für diese Arzneiform Vaseline verwendet. Man kocht 1–2 Eßlöffel (voll) Kräuter mit etwa 200 g Vaseline auf, rührt gut durch und siebt ab. Nach dem Erkalten wird die Salbe in Gläser abgefüllt und bei Bedarf auf die Hautpartien aufgetragen.

UMSCHLÄGE

Eine ähnliche Wirkung wie mit Salben kann mit Kräuterumschlägen erzielt werden, wobei die therapeutische Wärmezufuhr hier von besonderem Vorteil ist. Bei diesem Verfahren werden 1–2 Eßlöffel (voll) Kräuter in 2–3 dl (200–300 ccm) Wasser aufgekocht, anschließend wird ein Wattebausch oder ein Gazetüchlein eingetaucht. Das durchtränkte Tüchlein wird herausgezogen und nach dem Abtropfen noch warm auf die Hautstelle gelegt und mit einem Wollappen überdeckt. Der erkaltete Umschlag wird entfernt und das ganze Verfahren, falls nötig, wiederholt. Wattebausch und Gazetüchlein sollten steril sein. Bei Quetschungen und manchen Entzündungen sind kühle leichte Umschläge und Kompressen vorzuziehen.

ÖLE

Kräuteröle sind ein natürliches Heilmittel und leisten gute Dienste, wenn keine Salben oder Umschläge gemacht werden können. Weit bekannt ist das Johannisöl, das zur Hautpflege und gegen Verletzungen und Verbrennungen verwendet wird. Eine Handvoll frischer oder getrockneter Kräuter wird mit Olivenöl übergossen und an der Sonne 2–3 Wochen lang stehen gelassen. Nach der Filtration wird die möglicherweise sich bildende Wasserschicht entfernt. Das Kräuteröl ist in Braungläsern aufzubewahren.

EXTRAKTE

Die Geschichte der Arzneimittelzubereitung lehrt, daß die Pflanzenwirkstoffe

JOHANNISKRAUTÖL

125 g frische Blüten mit etwas Olivenöl zerquetschen, ½ l Olivenöl darüber gießen und gut vermischen. In hellem Gefäß unverschlossen 3–5 Tage an warmem Ort gären lassen; danach das Glas gut verschlossen einige Wochen an die Sonne stellen, bis das Öl leuchtend rot geworden ist. Durch ein Tuch abpressen. In dunklen Flaschen gut verschlossen aufbewahren.
Innerlich genommen hilft das Öl bei Magenschleimhautentzündungen, äußerlich angewendet lindert es Schmerzen und fördert die Heilung bei Verbrennungen.

RINGELBLUMENSALBE

Eine Handvoll frisch gepflückter Ringelblumenblüten auf 200 g Vaseline.
Vaseline in einem Topf schmelzen, Ringelblumen dazugeben, beides zusammen aufkochen lassen, gut durchrühren. Durch ein Tuch sieben, Rückstand auspressen. Erkalten lassen.
Ringelblumensalbe wird bei Hautleiden, Geschwüren und schlecht heilenden Wunden empfohlen.

Eine Gazekompresse wird bei entzündeten oder überanstrengten Augen in warmen Kamillen- oder Fencheltee eingetaucht, ausgedrückt und auf die Augen gelegt.

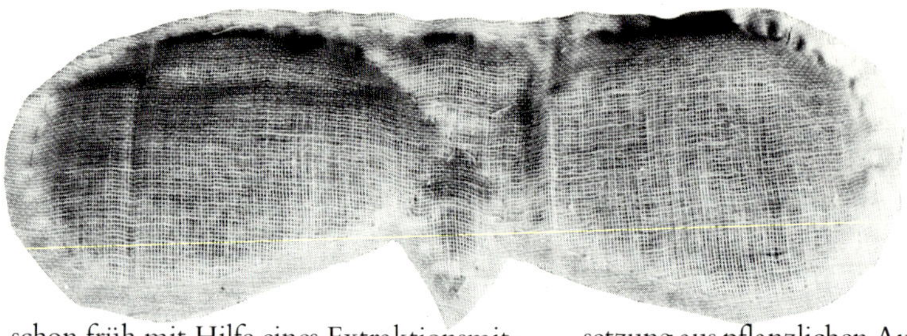

KRÄUTERLIKÖR

75 g Tausendgüldenkraut
90 g Rhabarberwurzel
50 g Wacholderbeeren
25 g Schafgarbenkraut
10 g Wermutkraut
Die Mischung mit 1,5 l Alkohol (50–70%ig) übergiessen. In verschlossenem Glasgefäß an warmem Ort stehen lassen. Nach 3–7 Tagen abgekühlte Zuckerlösung aus 500 g Wasser und 500 g Zucker hinzufügen. Mindestens 1 Woche ziehen lassen. Täglich schütteln. Abfiltern und in Flaschen füllen. Ein Likörgläschen vor den Hauptmahlzeiten getrunken, regt den Appetit an und hilft bei Verdauungsbeschwerden.

ARNIKATINKTUR

50 g getrocknete oder 25 g frische Arnikablüten mit ½ l Alkohol (70%) übergießen. In einem hellen Glasgefäß gut verschlossen an die Sonne stellen. Nach 10–14 Tagen durch ein Tuch sieben und Rückstand auspressen. Nach einem Tag nochmals durch einen Kaffeefilter laufen lassen.
Arnikatinktur wird äußerlich angewendet bei Entzündungen der Mundhöhle und des Rachens. Ferner hilft sie in Form von Umschlägen bei Blutergüssen, Verstauchungen und schlecht heilenden Wunden.

schon früh mit Hilfe eines Extraktionsmittels gewonnen wurden. Pionier dieses Verfahrens war Aristoteles, der es schon um 380 v. Chr. verstanden hat, mit der sog. Perkolationsmethode, einer fortlaufenden Extraktion bei Raumtemperatur, Heilpflanzenauszüge mittels Alkohol zu gewinnen. Bei einem ähnlichen Verfahren, der Mazeration, werden die Kräuter in Weingeist eingelegt und nach 8 Tagen abgepreßt. Heute werden die Extrakte durch das Digestionsverfahren, die Zentrifugalperkolation oder im Soxhelettapparat hergestellt. Die Kräuterextrakte, die durch dieses Verfahren gewonnen werden, können in verschiedener Konzentration weiterverarbeitet werden. Die Heilmittelbücher unterscheiden Fluidextrakte, Spissumextrakte und Siccumextrakte. Fluidextrakte sind Pflanzenauszüge, bei denen die Menge des Fluidextraktes gleich ist der Menge der verwendeten luftgetrockneten Droge.
Spissumextrakte sind eingedickte Auszüge, die sich nach dem Erkalten nicht mehr ausgießen lassen.
Siccumextrakte sind vollständig eingedämpfte Auszüge, deren Rückstand getrocknet und pulverisiert wird.
Die in verschiedenen Konzentrationen hergestellten Extrakte werden in der Phytotherapie zu kombinierten Arzneiformen gemischt, so zum Beispiel zu Elixieren, Essenzen oder Spiritusrezepten.
Das Elixier stammt aus der Zeit der griechischen Alchemie. Das «Xerion» war ein mineralisches Streupulver, mit dem Metalltransmutationen durchgeführt wurden. In islamischer Zeit hieß es «al-iksir» und wurde zur Bezeichnung für jedes feinst verriebene Pulver, besonders aber von Grauspießglanz, verwendet, während man im ausgehenden Mittelalter darunter das «Sublimste», Feinstmögliche verstand. Erst viel später erhielt das Elixier die Bedeutung «lebensverlängerndes Mittel» und – allgemeiner – «Alkohol-Zucker-Zubereitung bestimmter Arzneistoffe».
Unter dem Begriff Essenz versteht man Präparate verschiedenartigster Zusammensetzung aus pflanzlichen Auszügen. Spiritus ist eine weingeistige Arzneiform mit einem hohen Gehalt an ätherischen Ölen.

TINKTUREN

Tinkturen gelangen als Naturheilmittel zur Anwendung, wenn es darum geht, die Wirkstoffe einer Pflanze so schnell wie möglich in den Kreislauf zu bringen, damit diese beim betroffenen Organ in Aktion treten können. Dies geschieht, indem die Pflanzenwirkstoffe schon durch die Mundschleimhäute aufgenommen und resorbiert werden.
Zur Zubereitung der Tinkturen werden die frischen oder getrockneten und mit 70%igem Alkohol überdeckten Heilpflanzen während etwa einer Woche an der Sonne stehen gelassen.
Dreimal täglich etwa eine halbe Stunde vor dem Essen werden 15–25 Tropfen Tinktur in etwas Wasser gegeben und eingenommen.

PULVER

Die Herstellung des pflanzlichen Pulvers stammt aus einer Zeit, da die Botanikerärzte ihre Medikamente aus Dutzenden von Komponenten zusammenstellten. Die Arznei in Pulverform wurde Theriak genannt und war zusammengesetzt aus mineralischen, pflanzlichen und tierischen, mit Vorliebe giftigen Rohstoffen. Neben der genannten trockenen Pulverform wurden die Theriake auch unter Verwendung von Honig und Wein hergestellt.
Die Theriakherstellung ist heute weitgehend überholt; pflanzliche Medikamente in Pulverform sind jedoch sowohl zur innerlichen wie auch zur äußerlichen Behandlung noch heute üblich.
Die innerliche Anwendung erfolgt, indem die getrockneten Pflanzen zu Pulver zerrieben und in kleinen Dosen von einer Messerspitze dreimal täglich eine halbe Stunde

vor oder nach dem Essen mit etwas Wasser eingenommen werden.
Zur äußerlichen Anwendung werden die pulverisierten Heilpflanzen mit Öl, Vaseline oder wenig Wasser gemischt und bei Verletzungen, Entzündungen, Quetschungen und ähnlichem auf die Haut gestrichen.

SIRUPE

Sirupartige Arzneiformen sind vor allem für Kinder und Leute mit sensibler Zunge gedacht. Damit die oft bitter oder wie Balsam schmeckenden Pflanzenauszüge besser durch Mund und Magen gehen, werden die Auszüge mit Zucker gesüßt dargereicht.
In der Regel werden 100 g getrockneter oder frischer Kräuter in einem Liter Wasser kurz aufgekocht, 2–3 Tage stehen gelassen, dann abgepreßt und filtriert. Anschließend wird je Liter Saft ein Pfund Rohrzucker aufgelöst.
Sirupartige Arzneiformen sind besonders bei Husten (Spitzwegerich, Veilchen, Thymian u. a.), Verschleimung, Bronchialkatarrh oder zur Blutreinigung angezeigt.

WEINE

Frischer pflanzlicher Wein dient uns als Stärkungs- und Indikationsmittel zugleich. Weine eignen sich zudem gut zur Konservierung von Frischpflanzen. Im allgemeinen wird eine Handvoll frischer oder getrockneter Kräuter während 8 Tagen in gutem Weiß- oder Rotwein oder in Malaga eingelegt. Nach dem Absieben wird der Wein in Flaschen abgefüllt.

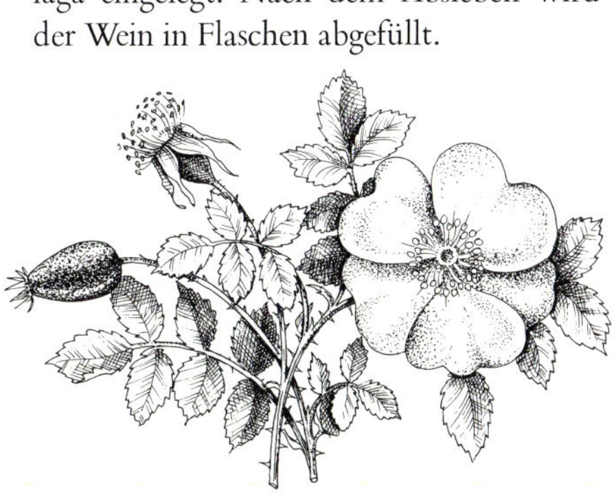

Gebrauchsanweisung: dreimal täglich jeweils eine halbe Stunde nach dem Essen ein Gläschen.

PRESSÄFTE

Zur Herstellung dieses Arzneimittels werden frische Pflanzenteile von Hand oder mechanisch ausgepreßt. Bekannt sind vor allem die Brennessel-, Bärlauch-, Löwenzahn-, Melissen-, Wacholder- und der Schachtelhalmsaft. Preßsäfte sind reich an Vitaminen und Mineralsalzen, müssen jedoch ihrer beschränkten Haltbarkeit wegen stets von neuem frisch zubereitet werden.
Gebrauchsanweisung: dreimal täglich eine halbe Stunde vor dem Essen einen Teelöffel voll ausgepreßten Saftes in etwas Wasser verdünnt einnehmen.

GESICHTSDAMPFBÄDER

Zum Schluß noch eine Anwendungsmöglichkeit, die nicht nur heilende, sondern auch kosmetische Wirkungen hat: das Gesichtsdampfbad. Gewisse Kräuter, wie etwa Kamille, Schafgarbenkraut, Johanniskraut und Rosmarin, zeichnen sich aus durch ihre guten Wirkungen, die sie auf die menschliche Haut ausüben.
Gebrauchsanweisung: eine Handvoll des vorgeschriebenen Krautes wird in einem Emailgefäß mit etwas Wasser aufgekocht. Das Gesicht wird dicht über den aufsteigenden Dampf gehalten, so daß die ganze Gesichtshaut vom Wasserdampf erfaßt wird. Sobald der Dampf nachläßt, wird die Flüssigkeit ein zweites Mal aufgekocht und das Bad wiederholt. Während des Bades wird der Kopf über der Dampfquelle mit einem Wolltuch zugedeckt, um den Dampfverlust möglichst gering zu halten. Nach dem Bad wird das Gesicht mit kaltem Wasser gewaschen.

BRUNO VONARBURG

HAGEBUTTENWEIN

1 l halbierte und von den Kernen befreite reife Hagebutten zerquetschen. Mit 500 g Zukker vermischen. 3 l trockenen Weißwein dazugeben. In einem gut verschlossenen Gefäß mindestens 1 Woche stehen lassen. Abfiltern. In Flaschen füllen. Ein kleines Weinglas täglich ergänzt den Vitamin-C-Bedarf und hilft bei leichten Blasenbeschwerden.

GESICHTSDAMPFBAD PFEFFERMINZDAMPFBAD

Eine Handvoll Pfefferminzblätter in einer Schüssel mit 1–2 l kochendem Wasser übergießen. Das Gesicht dicht über den Dampf halten. Kopf und Gefäß mit einem Handtuch abdecken, so daß möglichst wenig Dampf entweicht. 5–10 Minuten lang tief einatmen. Kochendes Wasser zugießen, sobald die Dampfwirkung nachläßt. Anschließend das Gesicht kühl abwaschen.
Das Pfefferminzdampfbad lindert die Beschwerden bei Schnupfen und Rachenkatarrh, wirkt zusammenziehend und belebend bei fetter, unreiner Haut.

WICHTIGER HINWEIS

Die vorliegende Darstellung beschränkt sich auf allgemeine Ausführungen. Genaue Angaben über die zu verwendenden Kräuter, über Zubereitungsart, Mischungen und Dosierungen finden sich in den Nachschlageteilen.

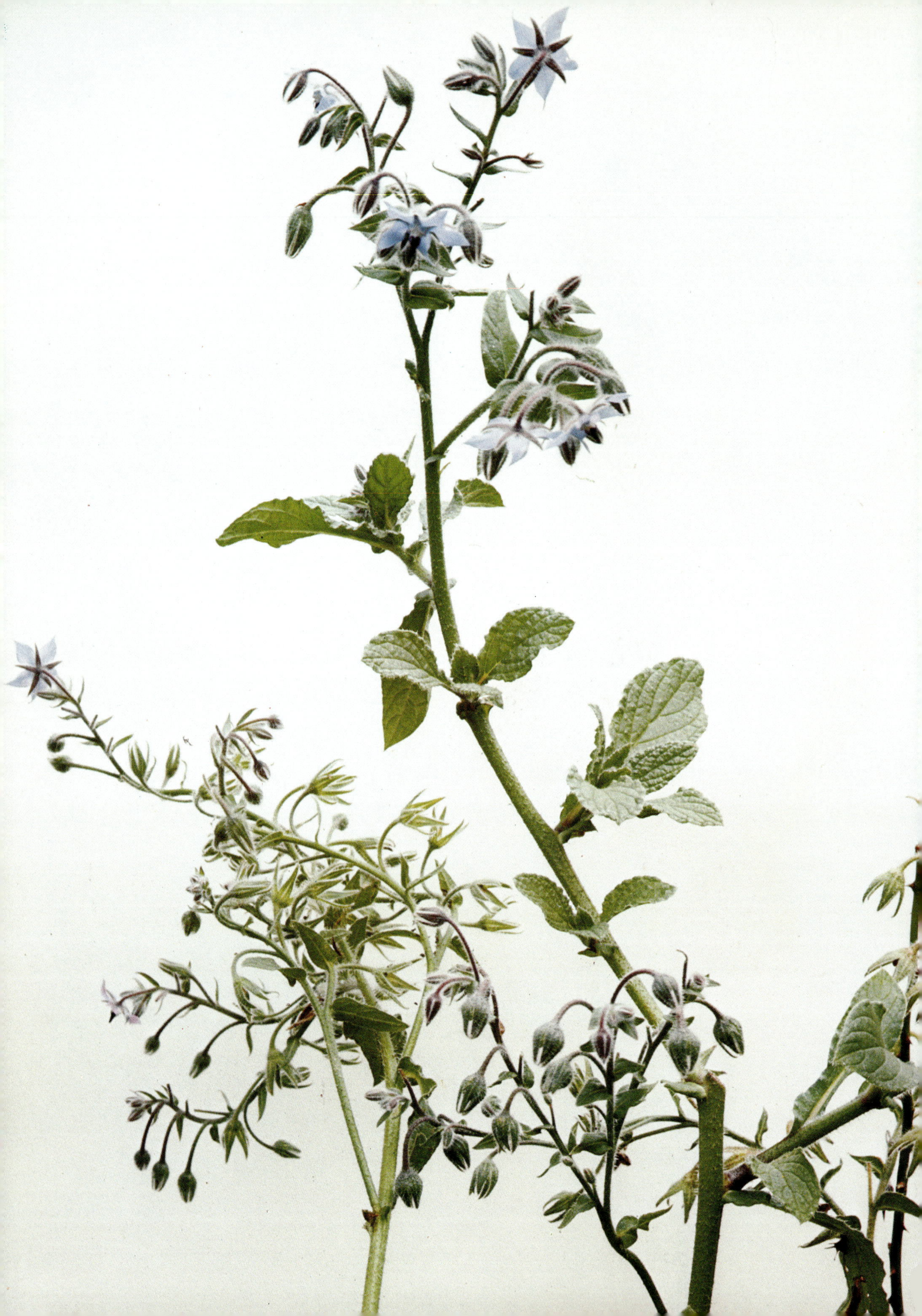

Heilsubstanzen und deren Wirksamkeit

Nachschlageteil III

Im Nachschlageteil III werden die 247 Pflanzen in ihre einzelnen Teile zerlegt: in ihre Heilsubstanzen (Wirkstoffe) und Heilwirkungen. Der Leser erfährt, wie und zu welcher Zeit geerntet, gesammelt und gelagert werden soll. Die als Heilmittel verwendeten Pflanzenteile werden mit folgenden Symbolen bezeichnet:

- Balsam, Harz, Milchsaft
- Beere, Frucht
- Blätter
- Blüte
- Ganze Pflanze m. Wurzel
- Holz
- Knospe
- Kraut
- Moos, Flechte, Tang
- Nuß
- Pilz
- Rinde, Wurzelrinde
- Samen
- Schale
- Stengel
- Stroh
- Wurzel
- Wurzelstock, Knolle
- Zwiebel

Links: BORETSCH *(Borago officinalis)* wird von stillenden Müttern in Arabien zur Anregung der Milchbildung eingenommen.

Lange Zeit machten sich die Kritiker der Naturheilmittel lustig über das «Getue» – wie sie es nannten – der Pflanzenkundigen, Kräuter und Pflanzen nur zu einer gewissen Tages- oder Jahreszeit oder je nach dem Wetter zu sammeln. Sie nannten es Hokuspokus. Sehr zu unrecht: Es ist wissenschaftlich erwiesen, daß die alten Kräutersammler sehr gut wußten, was sie taten. Die Wirkstoffmenge in einer Pflanze ist tatsächlich von der Tages- oder Jahreszeit abhängig, wie sich ja auch der Teil, der den Wirkstoff liefert, entsprechend verändert.
Die am Morgen aus der Mohnblume gewonnene Menge Opium/Morphium beträgt oft das Vierfache der Abendernte. Beim Immergrün ist der Wirkstoff nach drei Wochen Wachstum in der ganzen Pflanze nachweisbar, verschwindet dann, um etwa in der achten Woche wieder aufzutreten. Das Blühen fällt oft mit einer Erhöhung der Wirkstoffmenge zusammen; bei einigen Pflanzen ist allerdings das Gegenteil der Fall. Darum ist die Zeit des Einsammelns so wichtig; zudem muß man wissen, welcher Pflanzenteil den Wirkstoff enthält.
Diese Erkenntnisse sind über Jahrhunderte gewonnen worden und leben in der ländlichen Überlieferung weiter. Eigentlich wußte jede Bäuerin – und viele wissen es heute noch –, welches Kraut gegen welche Krankheit gewachsen ist, welche Teile der Pflanze zu verwenden, wann sie einzusammeln und wie sie zu verarbeiten und aufzubewahren sind. Glücklicherweise ist diese althergebrachte Kunde nicht ganz verschüttet, denn auf dieser langen Erfahrung beruht das Wissen des modernen Kräuterzüchters, der pharmazeutischen Industrie und des einzelnen Pflanzensammlers aus Liebhaberei oder Beruf.
Die entsprechenden Angaben finden sich in diesem Nachschlageteil. Leider ist der Raum zu knapp, um alle Einzelheiten aufzuführen, doch die wichtigsten Grundlagen sind für jeden gegeben, der selber Arzneipflanzen sammeln und präparieren möchte, um sie für sich oder in seiner Familie zur Behandlung verschiedener kleiner Übel zu verwenden.
Viele mögen es vorziehen, ihre pflanzlichen Heilmittel fertig im Kräuterhaus oder in der Apotheke zu kaufen, anderen aber mag es Spaß und Freude bereiten, Kräuter und Pflanzen selbst zu ziehen, oder sie am Wegrand, auf Wiesen und Alpweiden zu sammeln und eigene Mittel gegen manche Gebrechen herzustellen.
Man braucht wirklich nicht ein «zurück zur Natur»-Fanatiker zu sein, um einzusehen, daß wir alle Teil der großen Natur sind. Wenn sie uns schon heilende Pflanzen liefert, warum sollten wir diese nicht gebrauchen? Es liegt eine große Genugtuung darin, von unseren Freunden, den Pflanzen, das Mittel gegen Husten oder Bauchweh gewonnen zu haben, das uns nie im Stich läßt. All denen, die nicht den grünen Daumen besitzen, dürften die Ausführungen immerhin Einsicht in die so erstaunlichen heilenden Kräfte der Pflanzen und den unermeßlichen Reichtum der Natur gewähren.

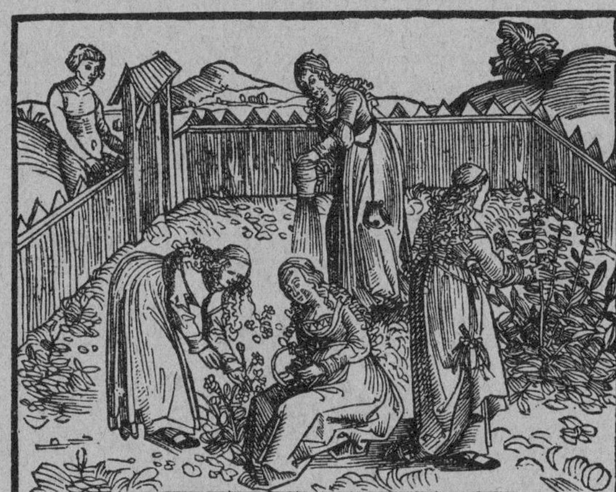

Dieser Holzschnitt zeigt Nonnen, die einen Kräutergarten pflegen: Illustration aus dem *Hortulus* des Wahlafried Strabo, 9. Jahrhundert.

Dr. med. William A. R. Thomson

Heilpflanze	Verwendeter Teil	Wirkstoffe und Wirkung	Ernte und weitere Behandlung
ACKER-SCHACHTEL-HALM 84		*Enthält:* Kieselsäure, Saponin, Flavonglykoside, organische Säuren, Nicotin und Palustrin. *Wirkt:* festigend auf Bindegewebe, unterstützend auf Heilungsvorgänge, leicht harntreibend.	Von Juni–August sammeln der grünen unfruchtbaren Sommerwedel. Ohne braune Flecken (Pilzbefall). Trocknen im Schatten. Müssen grün bleiben, mißfarbige aussortieren.
ADONIS-RÖSCHEN 4		*Enthält:* digitalisähnliche Glykoside. *Wirkt:* stärkend auf das schwache Herz.	Sammeln des Krautes zur Blütezeit (April–Mai). Schnell trocknen (55°–60°).
AGAR AGAR 103		*Enthält:* bis zu 90% Schleimstoffe. *Wirkt:* aufquellend im Darm, Darmperistaltik anregend, mild abführend.	Hervorholen der Algen vom Meeresboden im Sommer (Mai–September). Waschen mit Süßwasser, Bleichen und Trocknen an der Sonne. Weiterverarbeiten zu Agar durch Auskochen und anschließendes Ausfrieren.
ALANT 130		*Enthält:* ätherisches Öl mit Bitterstoffen, Harz, Inulin. *Wirkt:* hustenlösend, auswurffördernd, appetitanregend, leicht harntreibend.	Ausgraben des Wurzelstockes im Herbst (September–Oktober). Trocknen in der Sonne oder bei 50°–70°. Große Wurzeln vorher zerschneiden.
ALOE 11		*Enthält:* Aloin, ein Bitterstoffglykosid. *Wirkt:* abführend, fördernd auf Gallesekretion.	Abschneiden der Blätter im vollen Saft. Trocknen des ausgeflossenen Saftes durch Eindicken bei erhöhter Temperatur.
AMPFER, 199		*Enthält:* Anthrachinonverbindungen (Emodin), Säuren, Gerbstoff. *Wirkt:* abführend.	Ausgraben im Spätsommer und Herbst (August–Oktober). Trocknen bei künstlicher Wärme (50°–70°) oder an der Sonne
		Enthält: Gerbstoff. *Wirkt:* stopfend.	Sammeln der reifen, trockenen Früchte (Samen) von Juli–September.
ANDORN, WEISSER 144		*Enthält:* Bitteres Marrubiin, Gerbstoff, Öl. *Wirkt:* auswurffördernd, gallensekretionsanregend, wundheilungsfördernd.	Sammeln des Krautes zur Blütezeit (Juni–September). Trocknen im Schatten, nicht über 35°.
ANIS 169		*Enthält:* ätherisches Öl mit Anethol, fettes Öl. *Wirkt:* auswurffördernd, blähungswidrig.	Sammeln der Früchte zur Reifezeit (Juli–September). Nachtrocknen im Schatten.
ARNIKA 27		*Enthält:* ätherisches Öl, Flavon, nichtglykosidischen Bitterstoff, herz- und gefäßwirksame Substanzen, Acetylenverbindungen, Gerbstoff. *Wirkt:* wundheilungsfördernd, ableitend auf in Gewebe ausgetretenes Blut, gefäßerweiternd.	Sammeln der ganzen Blüte oder nur der Blütenblätter zur Blütezeit (Juni–August). Trocknen möglichst schnell im Schatten, nicht über 35°.
ARTISCHOCKE 74		*Enthält:* Cynarin, Bitterstoff, Gerbstoff, Schleim. Enzyme. *Wirkt:* aufregend auf Leberfunktionen, gallenflußfördernd, senkend auf Blutfettspiegel.	Sammeln der Blätter kurz vor der Blüte oder zum Zeitpunkt der Fruchtreife (je nach Art und Anbaugebiet unterschiedlich). An warmem Ort trocknen. Nicht die eßbaren grünen Hüllblätter der Blütenköpfe verwenden.
AUGENTROST 90		*Enthält:* Aucubin, Gerbstoff, ätherisches Öl. *Wirkt:* entzündungswidrig auf Schleimhäute, vor allem der Augen.	Sammeln des Krautes zur Blütezeit (Juni–Oktober). Trocknen im Schatten.
BALDRIAN 238		*Enthält:* ätherisches Öl, Valepotriate (spezielle Baldrianwirkstoffe), Alkaloide. *Wirkt:* beruhigend, krampflösend.	Ausgraben des Wurzelstockes mit Wurzeln September–Oktober. Gut waschen, mit grobem Kamm kämmen. Trocknen im Schatten.
BÄRENTRAUBE 23		*Enthält:* Arbutin, teilweise Methylarbutin, viel Gerbstoff. *Wirkt:* antiseptisch auf Harn.	Sammeln der immergrünen Blätter das ganze Jahr über möglich, besonders günstig April–Mai und im Sommer Juli–August. Trocknen in der Sonne oder im Schatten.
BÄRLAUCH 10		*Enthält:* schwefelhaltiges äther. Öl, Vitamin C. *Wirkt:* im Darm gärungs- und fäulniswidrig, abtreibend auf Eingeweidewürmer, schwach gefäßerweiternd.	Sammeln der Blätter vor und während der Blütezeit (April–Juni). Trocknen möglichst schnell im Schatten, nicht über 40°.

Heilpflanze	Verwendeter Teil	Wirkstoffe und Wirkung	Ernte und weitere Behandlung
BARTFLECHTE 236		*Enthält:* bittere Flechtensäure. *Wirkt:* Widerstandskraft gegen Infektionen steigernd, appetitanregend.	Sammeln das ganze Jahr über möglich. Trocknen in der Sonne oder bei künstlicher Wärme.
BAUMWOLLE 110		*Enthält:* harzartige Substanz mit Phenolcarbonsäure, Salicylsäure, Betain, Zucker, Spuren ätherischen Öls. *Wirkt:* blutstillend.	Ausgraben der Wurzel nach der Baumwollernte. Rinde dünn abschälen zu etwa 1 cm breiten und bis 30 cm langen Bändern. Schnell an der Sonne oder im Schatten trocknen.
		Enthält: Zellulose, Wasser, Wachs. *Wirkt:* stark aufsaugend.	Pflücken der ganzen aufgesprungenen Kapsel oder Herausdrehen der Wolle mit der Hand. Weiterverarbeiten (Entfetten, Bleichen) fabrikationsmäßig.
BEIFUSS 29		*Enthält:* ätherisches Öl, Cineol, Thujon, Bitterstoff. *Wirkt:* appetitanregend.	Sammeln der Blätter und blühenden Stengelspitzen kurz nach dem Aufblühen (Juli–September). Trocknen im Schatten oder bei künstlicher Wärme.
BEINWELL 223		*Enthält:* Allantoin, Gerbstoffe, Schleim, Stärke, Inulin, Spuren ätherischen Öls. *Wirkt:* wundheilungsbeschleunigend, reizmildernd, entzündungswidrig, zusammenziehend.	Ausgraben der Wurzel vor dem Austreiben, April oder nach der Blüte, im September–Oktober. Wurzel längsspalten. Trocknen bei 40°–60° oder an der Sonne.
BENEDIKTENKRAUT 63		*Enthält:* Bitterstoff Cnicin, Flavonoide, Gerbstoff, Spuren ätherischen Öls, reichlich Schleim, Harz. *Wirkt:* appetitanregend, steigernd auf Magensaft- und Gallensekretion, gallenflußfördernd.	Sammeln der Blätter und blühenden Zweige zur Blütezeit (Juni–August). Trocknen im Schatten. Nach dem Trocknen zerschneiden.
BESENGINSTER 76		*Enthält:* Alkaloid Spartein, Nebenalkaloid Cytisin u.a., Gerbstoff, Bitterstoff, Spuren ätherischen Öls. *Wirkt:* gefäßerweiternd, Herztätigkeit regulierend.	Sammeln der Zweige von Frühjahr–Herbst möglich, am günstigsten im März und April oder Oktober. Trocknen bei künstlicher Wärme oder in der Sonne.
		Enthält: Spartein, Bitterstoff, Gerbstoff, Flavonglykosid, wenig ätherisches Öl. *Wirkt:* harntreibend.	Sammeln der Blüten von Mai–Juni. Trocknen bei künstlicher Wärme oder in der Sonne.
BETELPALME 24		*Enthält:* Alkaloide Arecolin und Arecaidin; fettes Öl, Gerbstoff, Areca-Rot, ätherisches Öl. *Wirkt:* zentral anregend, speichelsekretionsfördernd, Würmer abtreibend.	Sammeln der Früchte zur Reifezeit, Nüsse herausschälen, von Fruchtwandresten befreien.
BIBERNELLE, KLEINE UND GROSSE 170		*Enthält:* ätherisches Öl, Cumarinderivate, Gerbstoffe, Saponin. *Wirkt:* sekretionsfördernd auf Bronchien, hustenstillend.	Ausgraben der Wurzel im Frühjahr (März–April) oder Spätherbst (September–Oktober). Trocknen im Schatten oder an der Sonne.
BILSENKRAUT 126		*Enthält:* Alkaloide Hyoscyamin und Scopolamin, Cholin, Gerbstoff, wenig ätherisches Öl. *Wirkt:* beruhigend, schmerzlindernd, sekretionsbeschränkend.	1jährige Pflanzen: Sammeln zu Beginn der Blütezeit (Mai); 2jährige im Spätsommer des 1. Jahres (Juli–August). Trocknen im Schatten (etwa 60°) oder an der Sonne.
BIRKE 36		*Enthält:* Saponine, Gerbstoff, wenig ätherisches Öl, Bitterstoff, Glykoside. *Wirkt:* harntreibend, schwach desinfizierend.	Sammeln der Blätter im Frühjahr, spätestens 1–2 Monate nach dem Austreiben (April–Juni). Trocknen im Schatten, nicht über 40°.
		Enthält: hauptsächlich Zucker. *Wirkt:* anregend auf Kopfhaut und Haarwachstum.	Auffangen des Saftes Anfang April beim Schneiden der Zweige oder durch Anbohren der Stämme. Saft schnell verarbeiten.
MANDELBAUM BITTERMANDEL 183		*Enthält:* Blausäureglykosid Amygdalin, fettes Öl mit Öl- und Linolsäure, Eiweiß, Zucker, Schleim. *Wirkt:* leicht schmerzstillend, reizmildernd, entzündungshemmend auf Haut und Schleimhäute.	Sammeln der reifen Steinfrüchte im Spätsommer (August–September). Gewerbsmäßige Weiterverarbeitung zu Mandelöl und pharmazeutischen Präparaten.

Heilpflanze	Verwendeter Teil	Wirkstoffe und Wirkung	Ernte und weitere Behandlung
BITTERSÜSSER NACHT-SCHATTEN 217		*Enthält:* Solasodin, Soladulcidin, glykosidischen Bitterstoff, Saponine, Gerbstoff. *Wirkt:* erregend auf Zentralnervensystem, leicht harntreibend, hautstoffwechselanregend.	Sammeln der Stengel vor dem Austreiben (März–April) oder nach dem Abfallen der Blätter (Oktober). Trocknen bei Wärme.
BLASENTANG 96		*Enthält:* Jod, Schleimstoffe, Zucker, Brom. *Wirkt:* anregend auf Schilddrüsenfunktion.	Sammeln das ganze Jahr über möglich, je nach Anschwemmung durch das Meer. Sorgfältig trocknen.
BLUT-WEIDERICH 142		*Enthält:* Gerbstoffe, Glykosid Salicarin, Schleimstoffe, wenig ätherisches Öl. *Wirkt:* zusammenziehend, stark stopfend, wundheilend.	Sammeln der Zweigspitzen zur Blütezeit (Juni–August). Trocknen im Schatten.
BLUTWURZ 181		*Enthält:* viel Gerbstoff (Tormentillgerbsäure), Tormentillrot, wenig ätherisches Öl. *Wirkt:* stark zusammenziehend, durchfallhemmend, entzündungswidrig.	Ausgraben des Wurzelstockes im Sommer und Frühherbst (Juni–September), möglichst morgens. Schnell trocknen, bei künstlicher Wärme oder an der Sonne.
BLUTWURZ, KANADISCHE 205		*Enthält:* Alkaloide Chelidonin, Sanguinarin, Berberin, Chelerythrin u.a. *Wirkt:* auswurffördernd, brechenerzeugend, äußerlich gegen Hautleiden.	Ausgraben des Wurzelstockes im Frühsommer (Mai–Juni) oder im Herbst nach dem Absterben der Blätter (September–November). Sorgfältig in der Sonne oder im Schatten trocknen.
BOCKSHORN-KLEE 228		*Enthält:* Schleimstoffe, Alkaloid Trigonellin, Eiweiß, fettes Öl, Bitterstoff. *Wirkt:* schleimhautschützend, reizmildernd, Entzündungen lindernd, Milchsekretion anregend.	Sammeln des Krautes zur Reifezeit (August–September). Früchte ausdreschen.
BOLDO 164		*Enthält:* ätherisches Öl mit Ascaridol, Alkaloide, Flavonoide. *Wirkt:* stimulierend auf Magensaft- und Gallensekretion, fördernd auf Harnsäureausscheidung.	Sammeln der immergrünen Blätter während des ganzen Jahres möglich. Trocknen im Schatten, nicht über 40°.
BRECHNUSS 221		*Enthält:* Indolalkaloide (Strychin, Brucin). *Wirkt:* Anregend auf Magensaftsekretion, allgemein stärkend.	Sammeln der Früchte je nach Reife, abhängig von der geographischen Lage.
BRECHWURZEL 51		*Enthält:* Alkaloide, Saponine. *Wirkt:* auswurffördernd, fördernd auf Speichel- und Schweißsekretion, gegen Amöbenruhr.	Ausgraben der Wurzel 3- bis 4jähriger Pflanzen während der Trockenzeit. Trocknen an der Sonne, so rasch wie möglich.
BRENNESSEL, GROSSE UND KLEINE 235		*Enthält:* Nesselgiftstoff, Histamin, Ameisensäure, Chlorophyll, Glucokinine, Eisen, Vitamin C. *Wirkt:* fördernd auf Harnsäureausscheidung, leicht wassertreibend, stoffwechselanregend, äußerlich hautreizend und antirheumatisch.	Sammeln der Blätter von jungen Pflanzen (30–50 cm Höhe) im Spätfrühling und Frühsommer. Rasch trocknen, im Schatten, nicht über 50°. Sammeln des «brennenden» Krautes zum «Schlagen» ab Mitte Mai.
		Enthält: siehe Blatt. *Wirkt:* siehe Blatt.	Sammeln des Krautes zur Blütezeit (Juni–September). Schnell im Schatten trocknen, nicht über 35°. Sammeln des «brennenden» Krautes zum «Schlagen» ab Mitte Mai.
BROMBEERE 198		*Enthält:* Gerbstoff, Flavon, Vitamin C. *Wirkt:* schwach zusammenziehend, leicht stopfend.	Sammeln der Blätter von Juni–August. Trocknen im Schatten oder in der Sonne. Für Haustee Blätter fermentieren lassen.
BRUCHKRAUT 120		*Enthält:* Saponin Herniarin u.a., ätherisches Öl. *Wirkt:* fördernd auf Kochsalz- und Harnstoffausscheidung, blasenkrampflösend, harntreibend.	Sammeln des Krautes zur Blütezeit (Juni–August). Trocknen im Schatten.
BRUNNEN-KRESSE 152		*Enthält:* Senfölglykosid, schwefelhaltiges ätherisches Öl, Vitamin C, Jod, Bitterstoff. *Wirkt:* stoffwechselanregend, gallensekretionsfördernd.	Sammeln des Krautes zur Blütezeit (Mai–August). Trocknen möglichst schnell im Schatten, nicht über 40°.

Heilpflanze	Verwendeter Teil	Wirkstoffe und Wirkung	Ernte und weitere Behandlung
		*Enthält:* siehe Kraut. *Wirkt:* siehe Kraut.	Sammeln der Blätter zur Salat- oder Saftbereitung vor oder während der Blütezeit (Ende März–Juni). Schnell verwenden.
BUKKO-STRAUCH 34		*Enthält:* ätherisches Öl mit Barosmacampher. *Wirkt:* wassertreibend, antiseptisch auf Harnwege.	Sammeln der immergrünen Blätter das ganze Jahr über. Trocknen im Schatten, nicht über über 40 °C.
CHAUL-MOOGRA 124	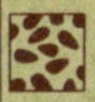	*Enthält:* fettes Öl mil Chaulmoogra- und Hydnocarpussäure, Proteine, Glykosid. *Wirkt:* gegen Lepra, stark reizend auf Magen-Kanal, würmerabtreibend.	Sammeln der Früchte zur Reifezeit, je nach Reifegrad. Befreien der Samen vom Fruchtfleisch. Weiterverarbeiten zu Chaulmoograöl (fabrikmäßig).
CHINARINDEN-BAUM 59	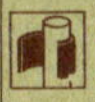	*Enthält:* Alkaloide: Chinin, Chinidin und zahlreiche Nebenalkaloide; Gerbstoffe, Bitterstoffe, Chinasäure. *Wirkt:* anregend auf Magensaftsekretion, allgemein stärkend, Herztätigkeit regulierend, fiebersenkend und schmerzstillend.	Gewinnen der Rinde vom Stamm, Zweigen und Wurzeln durch: Fällen und Abschälen der 6- bis 8jährigen Bäume oder Abschälen während des Wachstums oder Ausgraben der Pflanzen nach 6–7 Jahren. Trocknen der Rinde in der Sonne oder bei künstlicher Wärme (70°–80° C).
CHIRATA 222		*Enthält:* Bitterstoffe Swertiamarin, Chiratin; Gerbstoff, Harz. *Wirkt:* Magensaft- und Gallesekretion anregend, stärkend.	Sammeln des blühenden oder fruchtenden Krautes zur Blütezeit (Februar–März). Trocknen im Schatten.
CHRISTROSE 119	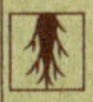	*Enthält:* Herzglykoside Hellebrin u.a., Saponin, Aconitsäure, wenig ätherisches Öl. *Wirkt:* regulierend auf Herztätigkeit, steigernd auf Förderleistung des Herzens, wassertreibend.	Ausgraben des Wurzelstockes während des ganzen Jahres möglich. Trocknen in der Sonne oder im Schatten, auch bei künstlicher Wärme.
DAMIANA 231		*Enthält:* ätherisches Öl mit Cineol, Cymol, Pinen; Arbutin, Blausäureglykosid, Bitterstoff, Gerbstoff, Harz. *Wirkt:* nervenstärkend, harntreibend.	Sammeln der Blätter während der Blütezeit. Trocknen im Schatten.
DILL 15	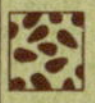	*Enthält:* ätherisches Öl, fettes Öl, organische Säuren. *Wirkt:* anregend auf Magensaftsekretion, blähungswidrig, leicht krampflösend, milchbildend.	Sammeln der reifen Früchte, wenn sie sich bräunlich färben (Juli–September). Flach ausgebreitet nachtrocknen lassen, nicht bei künstlicher Wärme.
		*Enthält:* ätherisches Öl, Cumarin. *Wirkt:* siehe Frucht.	Sammeln des Krautes vor dem Aufblühen oder nach dem Verblühen (Juli–September). Rasch trocknen im Schatten, nicht über 40°.
DOST 156		*Enthält:* ätherisches Öl mit Thymol, Carvacrol; Säuren, Gerbstoff, Bitterstoffe. *Wirkt:* zusammenziehend, auswurffördernd, galletreibend, nervenstärkend.	Sammeln des Krautes zur Blütezeit (Juli–September). Von dickeren Stengeln befreien. Trocknen im Schatten, nicht über 35°.
EDEL-GAMANDER 225		*Enthält:* ätherisches Öl, Bitterstoff, Gerbstoff. *Wirkt:* anregend auf Magensaftsekretion, leicht zusammenziehend, wundheilungsfördernd.	Sammeln des Krautes zur Blütezeit (Juni–September). Trocknen im Schatten, nicht über 35°.
EDEL-KASTANIE 48	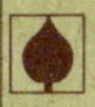	*Enthält:* Gerbstoff, Quercetin, Fett, Harz, Zucker, Pectin. *Wirkt:* expectorierend, antirheumatisch.	Sammeln der Blätter im Herbst (September bis Oktober). Trocknen im Schatten.
		*Enthält:* Gerbstoffe. *Wirkt:* durchfallmildernd.	Sammeln der reifen Früchte im Herbst. Schälen. Trocknen der Schalen in der Sonne oder im Schatten.
EFEU 117		*Enthält:* Hederasaponin und andere Saponine, Hederin. Im frischen Blatt Helixin. *Wirkt:* beruhigend, auswurffördernd. Frisches Blatt: hautreizend.	Sammeln der jungen Blätter im Frühling und Frühsommer Trocknen im Schatten.

Heilpflanze	Verwendeter Teil	Wirkstoffe und Wirkung	Ernte und weitere Behandlung
EIBISCH, HEILWURZ 13		*Enthält:* Schleimstoffe, Spuren ätherischen Öls. *Wirkt:* reizmildernd auf Schleimhäute, erweichend bei Entzündungen.	Sammeln der Blätter im Sommer (Juli–August), am günstigsten nach der Blüte.
		Enthält: Schleimstoffe, Stärke, Zucker, Pectin, Gerbstoff, Asparagin. *Wirkt:* reizmildernd, sekretionsbeschränkend auf schleimhäute, entzündungshemmend, durchfallmildernd.	Ausgraben im Spätherbst (Oktober–November). Hauptwurzel und Wurzelfasern entfernen. Korkschicht und Rinde abschälen. Sofort trocknen bei 50–60°. Nicht vor dem Schälen trocknen.
EICHE 188		*Enthält:* Gerbstoffe (Phlobatannine, in älterer Rinde Phlobaphene). *Wirkt:* zusammenziehend, entzündungshemmend, blutstillend, durchfallhemmend, antiseptisch.	Schälen junger Rinde im Frühjahr (April–Mai) von Stockausschlägen oder höchstens 10 cm dicken Stämmchen. Rinde muß glatt und borkenfrei sein. Trocknen an der Sonne, im Schatten oder bei künstlicher Wärme (50–60°).
EISENHUT, BLAUER 2		*Enthält:* Alkaloide Aconitin, Mesaconitin u.a.; Alkamine, organische Säuren. *Wirkt:* schmerzstillend, fiebersenkend.	Ausgraben der Wurzelknolle im Herbst (September–Oktober). Trocknen möglichst im Schatten bei 40°.
ENGELSÜSS 178		*Enthält:* glykosidischer Bitterstoff, Saponin, Schleim, Spuren ätherischen Öls. *Wirkt:* hustenlösend, wurmabtreibend, galletreibend, leicht abführend.	Ausgraben im Herbst (September–November). Spitze des Wurzelstockes wieder einsetzen. Trocknen im Schatten oder an der Sonne.
ENGELWURZ 16		*Enthält:* ätherisches Öl mit Phellandren, Angelicasäure, Cumarine, Bitterstoff, Gerbstoff. *Wirkt:* verdauungsanregend, blähungswidrig, auswurffördernd.	Ausgraben im Spätherbst (September–Oktober). Trocknen im Schatten oder an der Sonne.
ENZIAN, BITTERWURZ 105		*Enthält:* Bitterstoffe Gentiopikrin, Amarogentin; vergärfähige Zucker, Pektin, wenig Gerbstoff. *Wirkt:* fördernd auf Speichel und Magensaftsekretion, appetitanregend, beschleunigend auf Magenentleerung.	Ausgraben im Herbst (August–Oktober). Möglichst schnell trocknen. Wurzel soll nicht fermentieren und verfärben.
ERDRAUCH 97		*Enthält:* Fumarin und andere Alkaloide, Fumarsäure, Harz, Bitterstoffe, Schleim. *Wirkt:* gallenflußregulierend, mild harntreibend, mild abführend.	Sammeln des Krautes zur Blütezeit (Juni–September). Trocknen im Schatten.
ESCHE 95		*Enthält:* Quercitrin u. a. Flavonoide; Mannit, Gerbstoff, ätherisches Öl, Cumarine, Apfelsäure. *Wirkt:* schwach abführend, fördernd auf Harn- und Harnsäureausscheidung.	Sammeln der Blätter im Sommer (Juni–August). Fiederblätter von Hauptstiel abstreifen. Trocknen im Schatten, nicht über 40°.
		Enthält: Cumarinverbindungen (Fraxin), Glykoside, Mannit, Gerbstoff, ätherisches Öl. *Wirkt:* fiebersenkend, Harn- und Harnsäureausscheidung steigernd.	Sammeln junger Zweige und Ästchen im Frühjahr (April–Mai). Rinde abschälen. Trocknen im Schatten.
EUCALYPTUSBAUM 88		*Enthält:* ätherisches Öl mit Cineol; Gerbstoff, Ellag- und Gallussäure, Bitterstoff, Harz, Wachs, bakteriostatische Substanz. *Wirkt:* auswurffördernd, antiseptisch, hautrötend.	Sammeln der sichelförmigen Folgeblätter älterer Zweige das ganze Jahr möglich. Nicht herzförmige Primärblätter junger Bäume und Zweige nehmen. Trocknen im Schatten.
FAULBAUM 190		*Enthält:* Anthrachinonverbindungen Glucofrangulin, Frangulin, Physcion und Chrysophanol. *Wirkt:* mild abführend, leicht gallensekretionsanregend. Frische Rinde: brechenerregend.	Sammeln der Rinde von abgeschnittenen Ästen im Spätfrühling (April–Mai). Schnell in der Sonne oder bei künstlicher Wärme trocknen. Ein Jahr vor Gebrauch lagern!
		Enthält: Anthrachinonglykosid, Rhamnoxanthin, Saponin, Flavon- und Phenolglykoside, Gerbstoff, Amygdalin. *Wirkt:* siehe Rinde.	Sammeln der unreifen grünen bis roten Früchte im Spätsommer (August–September). Trocknen in der Sonne oder im Schatten.

Heilpflanze	Verwendeter Teil	Wirkstoffe und Wirkung	Ernte und weitere Behandlung
FAULBAUM, AMERIKANISCHER 191		*Enthält:* Emodinglykoside und aloinähnliche Glykoside, Cascaroside, Chrysaloin, Chrysophanol, Aloe-Emodin; Gerbstoffe, Bitterstoff, Harz. *Wirkt:* abführend, leicht gallensekretionsfördernd. Frische Rinde: brechenerregend.	Sammeln der Rinde von Stämmen und Zweigen im Frühjahr und Sommer (Mitte April–August). Trocknen in der Sonne oder im Schatten mit der Außenseite nach oben. Ein Jahr vor Gebrauch lagern!
FEIGENBAUM, ECHTER 91		*Enthält:* Invertzucker, Pectin, organische Säuren, Fett, Eiweiß, Vitamin A und B. *Wirkt:* mild abführend, hustenreizstillend.	Sammeln der reifen Früchte am günstigsten bei der Herbsternte (größere Haltbarkeit). An der Luft trocknen.
FENCHEL 93		*Enthält:* ätherisches Öl mit Anethol und Fenchon; fettes Öl, Eiweiß, Zucker. *Wirkt:* krampflösend, blähungswidrig, magenanregend, auswurffördernd.	Sammeln der Spaltfrüchte im Herbst (September–Oktober). Reife braune Dolden abschneiden, Früchte abkämmen. Nachtrocknen im Schatten.
FIEBERKLEE 150		*Enthält:* Bitterstoff Menyanthin, Alkaloide, Gerbstoff, Pectin, Saponin, wenig ätherisches Öl. *Wirkt:* verdauungsanregend, gallertreibend, fiebersenkend (Volksmedizin).	Sammeln der Blätter während der Blütezeit (Mai–Juni). Trocknen möglichst schnell im Schatten.
FINGERHUT 78		*Enthält:* Cardenolidglykoside, Saponine, Flavone, Gerbstoff, organische Säuren. *Wirkt:* steigernd auf Förderleistung des Herzens, verbessernd auf Sauerstoffversorgung des Herzmuskels, harntreibend.	Sammeln der Blätter zur Blütezeit (Juni–September), an trockenen, sonnigen Spätnachmittagen. Trocknen möglichst rasch im Schatten oder an der Sonne.
FLOHSAMEN 173		*Enthält:* Schleimstoffe, Aucubin, Enzyme, Protein, Fett. *Wirkt:* mild abführend, reizmildernd, schleimhautschützend.	Sammeln der reifen Samen im Spätsommer (August–September).
FRAUENMANTEL 8		*Enthält:* Tanningerbstoff, Gerbstoffglykoside, Spuren von Salicylsäure. *Wirkt:* zusammenziehend, entzündungswidrig, krampflindernd, beruhigend.	Sammeln der Blätter während der Blütezeit (Mai–September), möglichst vor Mitte August. Trocknen im Schatten oder an der Sonne.
FRAUENMINZE 116		*Enthält:* ätherisches Öl mit Menthon und Pulegon; Flavon, Gerbstoff, Säuren. *Wirkt:* verdauungsanregend, antirheumatisch.	Sammeln des Krautes zur Blütezeit (Juli–August). Trocknen im Schatten.
FUSSBLATT 175		*Enthält:* Harz (Podophyllin) mit Podophyllotoxin und Glykosiden; fettes Öl, Wachs, Stärke, Calciumoxalat. *Wirkt:* stark abführend, wurmabtreibend, galletreibend, wachstumshemmend bei einigen Krebsformen.	Ausgraben des langen Wurzelstockes nach der Fruchtreife im Herbst (Oktober–November). Waschen, in etwa 10 cm lange Stücke schneiden. Trocknen an der Sonne oder bei künstlicher Wärme.
GÄNSEFINGERKRAUT 180		*Enthält:* Ellagengerbstoff, Flavon, organische Säure, Stearine, Cholin, Bitterstoff, unbekannte Stoffe mit krampflindernder Wirkung. *Wirkt:* zusammenziehend, entzündungswidrig, mild krampflösend.	Sammeln zur Blütezeit (Mai–August), möglichst vor August. Trocknen im Schatten.
GARTENBOHNE 165		*Enthält:* Glucokinine, Aminosäuren, Kieselsäure, Hemicellulose. *Wirkt:* wassertreibend, schwach blutzuckersenkend.	Sammeln der reifen Früchte mit gelblichen oder weißen Schalen zur Erntezeit (Juni–September). Von den Kernen befreien. Trocknen der Schalen im Schatten ober bei künstlicher Wärme.
GEISSRAUTE 98		*Enthält:* Glucokinin Galegin, Flavonglykoside, Saponine, Gerbstoff, Bitterstoff. *Wirkt:* blutzuckersenkend, milchbildend.	Sammeln des Krautes zur Blütezeit (Juli–August). Trocknen im Schatten.
		Enthält: Glucokinin Galegin, Flavonglykoside, Saponin, fettes Öl, Saccharose. *Wirkt:* siehe Kraut.	Sammeln der reifen Samen im August und September. Nachtrocknen lassen.

Heilpflanze	Verwendeter Teil	Wirkstoffe und Wirkung	Ernte und weitere Behandlung
GELBWURZEL, KANADISCHE 125		*Enthält:* Alkaloide Hydrastin, Berberin u.a.; Spuren äther. Öls, Harz, Chlorogensäure, fettes Öl. *Wirkt:* erregend auf Uterusmuskulatur, gefäßverengend, blutstillend.	Ausgraben des Wurzelstockes mit Wurzeln von 3jährigen Pflanzen im Herbst nach der Samenreife. Sorgfältig reinigen. Auf Tüchern ausgebreitet an der Luft trocknen.
GINGKOBAUM 108		*Enthält:* Flavonoide Kämpferol, Quercetin u.a.; Katechingerbstoffe, ätherisches Öl, fettes Öl. *Wirkt:* gefäßerweiternd, durchblutungssteigernd.	Sammeln der Blätter im Sommer (Juni–August). Trocknen im Schatten bzw. Weiterverarbeiten der frischen Blätter zu Extrakten.
GINSENG 158		*Enthält:* Saponine, Panaxsäure und andere Säuren; ätherisches Öl, Glykoside, Vitamin B, Zukker, Schleimstoff, Stärke. *Wirkt:* verbessernd auf physische und psychische Leistungsfähigkeit, regulierend auf Gehirntätigkeit und Blutdruck, erhöhend auf Abwehrkraft des Organismus.	Ausgraben der Wurzeln 6- bis 8jähriger Pflanzen im Herbst. Trocknen an der Sonne oder mit künstlicher Wärme. Erzeugen des asiatischen «Roten» Ginsengs durch Behandeln mit Dampf oder heissem Wasser.
GNADENKRAUT 111		*Enthält:* Glykoside Gratiosid, Gratiogenin, Gratiotoxin; ätherisches Öl, Harz. *Wirkt:* zentral erregend, blutungsfördernd, harntreibend, stark abführend.	Sammeln des Krautes zur Blütezeit (Juni–August). Trocknen möglichst rasch bei künstlicher Wärme (etwa 60 °C).
GOLDMELISSE 151		*Enthält:* ätherisches Öl mit Phenolen, Gerbstoff, Bitterstoff, Anthocyan. *Wirkt:* krampflösend, verdauungsfördernd, blähungswidrig, schwach menstruationsregulierend, harntreibend.	Sammeln der Blüten im Sommer (Juni–August). Trocknen im Schatten, nicht über 35°.
		Enthält: siehe Blüte. *Wirkt:* siehe Blüte.	Sammeln des Krautes zur Blütezeit (Juni–August). Trocknen im Schatten, unter 35°.
GOLDRUTE 218		*Enthält:* Saponine, ätherisches Öl, Bitterstoff, Katechingerbstoff, Flavonoide, Säuren. *Wirkt:* anregend auf Nierensekretion, wassertreibend, entzündungslindernd, wundheilend.	Sammeln des Krautes zur Blütezeit (Juli–Oktober) von noch nicht aufgeblühten Pflanzen. Trocknen im Schatten, nicht über 40 °C.
GUAJACOLUM 112		*Enthält:* Harz, kautschukartiger Stoff, Saponine, Gummi, Vanillin, Spuren äther. Öls, Guajacol. *Wirkt:* harn- und schweißtreibend, mild abführend.	Fällen der Bäume zur technischen Verwendung. Beim Verarbeiten entstehende Abfälle aus Kern- und Splintholz (ohne Rinde) zerkleinern.
HAFER 33		*Enthält:* viel Stärke, Eiweiß, Saponine, Vitamin B, Calcium, Trigonellin, Flavone, Fett, Zucker. *Wirkt:* reizmildernd, kräftigend, durchfal lindernd, beruhigend.	Sammeln von Frucht und Stroh zur Erntezeit (Juli–August). Reife Halme schneiden, zusammenbinden, aufgestellt trocknen lassen. Früchte ausdreschen, von Spelzen befreien.
		Enthält: viel Kieselsäure, Saponin, Schleimstoffe, Vitamin A, Calcium. *Wirkt:* hautstoffwechselanregend, festigend auf Bindegewebe.	Trockene Halme (Stroh) zerkleinern.
HANF, AMERIKANISCHER 20		*Enthält:* Herzglykoside Cymarin und k-Strophanthin; Acetovanillin, Androsterol, Spuren von Saponin, Gerbstoff. *Wirkt:* erhöhend auf Förderleistung des Herzmuskels, blutdruckregulierend, harntreibend.	Ausgraben des Wurzelstockes im Herbst (September–Oktober). Trocknen in der Sonne oder im Schatten.
HARONGABAUM 114		*Enthält:* phenolischn Farbstoff, Triterpen, Betulinsäure, Anthrachinonverbindungen, Gerbstoff. *Wirkt:* steigernd auf Sekretion der Bauchspeicheldrüse, Gallefluß fördernd, anregend auf Magensaftsekretion.	Sammeln der Rinde das ganze Jahr über möglich. Trocknen im Schatten oder in der Sonne.
		Enthält: phenolischen Farbstoff, Hypericin, Flavone, Gerbstoff.	Sammeln der immergrünen Blätter während des ganzen Jahres möglich. Trocknen im Schatten.

Heilpflanze	Verwendeter Teil	Wirkstoffe und Wirkung	Ernte und weitere Behandlung
HASELWURZ 30		*Enthält:* ätherisches Öl mit Asaron, Säuren, Gerbstoff, Harz, Flavonoide. *Wirkt:* auswurffördernd, harntreibend, brechenerregend, blutungsfördernd, abführend.	Sammeln der ganzen Pflanze mit Wurzelstock und Blüten oder unreifen Früchten zur Blütezeit (April–Mai). Trocknen im Schatten, nicht über 35 °C.
		Enthält: siehe ganze Pflanze. *Wirkt:* siehe ganze Pflanze.	Ausgraben des Wurzelstockes im Spätsommer (August), von oberirdischen Teilen befreien. Trocknen im Schatten, unter 35°.
HAUHECHEL 155		*Enthält:* ätherisches Öl, Ononin (Flavon), Triterpene, Ononid, Gerbstoff, Saponin (umstritten). *Wirkt:* harntreibend.	Ausgraben der Wurzel im Herbst (Oktober), auch im Frühjahr (April) möglich. Dickere Wurzeln längs zerteilen. Trocknen an der Sonne oder im Schatten.
		Enthält: äther. Öl, Ononin, Ononid, Gerbstoff. *Wirkt:* harntreibend.	Sammeln des Krautes zur Blütezeit (Juni–September). Trocknen im Schatten.
HEIDELBEERE 237		*Enthält:* Gerbstoff, Flavone, Glucokinine, Arbutin und Hydrochinon (umstritten). *Wirkt:* schwach blutzuckersenkend.	Sammeln der Blätter im Juni und Juli, vor der Fruchtreife. Trocknen im Schatten, nicht über 55 °C oder an der Sonne.
		Enthält: Invertzucker, organische Säuren, Farbstoff, Myrtillin, Gerbstoff, Pectin, Vit. B und C. *Wirkt:* zusammenziehend, durchfallhemmend.	Sammeln der Beeren zur Fruchtreife, je nach Standort Juli–September. Flach ausgebreitet im Schatten oder in der Sonne trocknen.
HERBST-ZEITLOSE 67		*Enthält:* alkaloidartige Substanz Colchicin und deren Zersetzungsprodukte; unerforschte Substanzen, Phytosterol. *Wirkt:* hemmend auf Zellteilung, schmerzlindernd und entzündungswidrig bei akuter Gicht.	Sammeln der braunen fast reifen Samenkapseln im Mai und Juni, vor der Heuernte. Flach ausgebreitet in der Sonne oder im Schatten trocknen.
		Enthält: Colchicin und dessen Umwandlungsprodukte, Chelidonsäure, Phytosterin. *Wirkt:* siehe Samen.	Ausgraben der Knollen im Frühjahr und Frühsommer (April–Juni). Trocknen in der Sonne oder mit künstlicher Wärme, nicht über 65 °C.
HERZ-GESPANN, ECHTES 137		*Enthält:* Bitterstoff Leonurin, Bitterstoffglykoside, Alkaloide, Gerbstoff, Spuren äther. Öls, Harz. *Wirkt:* mild beruhigend, blähungswidrig, krampflindernd, durchfallmildernd, uteruserregend.	Sammeln des Krautes zur Blütezeit (Juni–September). Trocknen im Schatten.
HIRTEN-TÄSCHEL 41		*Enthält:* Tyramin, Chinolin, Acetylcholin, Gerbstoff, ätherisches Öl, Harz, Saponine, Flavonoide Diosmin, Säuren, Kalium und Natrium-Salze. *Wirkt:* uteruserregend, blutgerinnungsfördernd, blutstillend.	Sammeln des Krautes (mit Blüten und Früchten) von März–November, in gemäßigten Gegenden fast das ganze Jahr über möglich. Trocknen möglichst rasch im Schatten bei 35–40 °C.
HOHLZAHN 99		*Enthält:* Kieselsäure, glykosidischer Bitterstoff, Gerbstoff, Saponin, Spuren äther. Öls, Harz. *Wirkt:* bindegewebefestigend, hautstoffwechselanregend, zusammenziehend, schleimlösend.	Sammeln des Krautes zur Blütezeit (Juli–September). Trocknen im Schatten.
HOLUNDER 204		*Enthält:* Flavonverbindungen Rutin, Isoquercitrin, Kämpferol u.a.; Blausäureglykosid Sambunigrin, Gerbstoffe, ätherisches Öl. *Wirkt:* schweißtreibend.	Sammeln der vollständig aufgeblühten Dolden im Juni-Juli. Vorsichtig im Schatten trocknen, nicht über 40°. Einzelblüten abzupfen oder abkämmen.
		Enthält: Invertzucker, Fruchtsäuren, Gerbstoff, Vit. C, Anthocyanfarbstoffe, wenig äther. Öl. *Wirkt:* mild abführend, harn-, schweißtreibend.	Sammeln der gut ausgereiften Beeren im Herbst (September). Trocknen im Schatten oder mit künstlicher Wärme.
HOPFEN 123		*Enthält:* Harz mit Bittersäuren Lupulon und Humulon; ätherisches Öl, Gerbstoffe, östrogene Substanzen, Hopein. *Wirkt:* nerven- und magenberuhigend, schlaffördernd, äußerlich hautreizend.	Sammeln der weiblichen Fruchtstände (Hopfenzapfen) vor der völligen Reife im Spätsommer (August–September). Trocknen im Schatten. Gewinnen des Lupulins, der Drüsenhaare, durch Abklopfen und Absieben der frischen Fruchtstände.

Heilpflanze	Verwendeter Teil	Wirkstoffe und Wirkung	Ernte und weitere Behandlung
HUFLATTICH 232		*Enthält:* Schleim, Flavonoide Rutin und Hyperosid; Carotinfarbstoff Taraxanthin, Phytosterole Arnuidiol und Faradiol; wenig ätherisches Öl. *Wirkt:* auswurffördernd, schleimlösend, reizmildernd.	Sammeln der Blüten vor dem völligen Aufblühen (Ende Februar bis April). Vorsichtig im Schatten trocknen.
HUNDSROSE 195		*Enthält:* Vitamine C, B, K und P; Carotine, Fruchtsäuren, Gerbstoff, Pectin, Zucker, etwas ätherisches Öl mit Vanillin. *Wirkt:* mild zusammenziehend, schwach abführend, harntreibend.	Sammeln der reifen roten, noch harten Hagebutten im Spätsommer und Herbst (August–Oktober). Halbieren. Im Schatten trocknen, nicht über 50°.
		Enthält: ätherisches Öl, fettes Öl, Lecithin, Zukker, Vitamin E. *Wirkt:* schwach harntreibend.	Herauslösen der Kerne aus den aufgeschnittenen reifen Früchten. Durch Waschen von anhaftenden weißen Härchen befreien. Trocknen im Schatten, nicht über 60°.
HUNDSZUNGE 75		*Enthält:* Alkaloide Heliosupin u.a.; Gerbstoff, Allantoin, ätherisches Öl, Schleimstoffe. *Wirkt:* zusammenziehend, durchfallmildernd, reizmildernd, wundheilungsbeschleunigend.	Sammeln des Krautes zur Blütezeit (Mai–Juni). Trocknen im Schatten.
		Enthält: Alkaloide Cynoglossin und Consolidin; Bitterstoff Cynoglossidin; Gerbstoff, Schleimstoff, Allantoin. *Wirkt:* siehe Kraut.	Ausgraben der Wurzeln im Frühjahr (April) oder im Herbst (September–Oktober). Trocknen im Schatten.
INGWER 247		*Enthält:* ätherisches Öl mit Zingiberen und Zingiberol, Phellandren, Borneol, Cineol, Citral; Harzgemisch Gingerol, Stärke. *Wirkt:* magensaftsekretionsanregend, blähungswidrig.	Ausgraben des Wurzelstocks nach dem Absterben der Blätter. Stengelreste und Wurzelfasern entfernen. Gründlich waschen, schälen, eine Nacht in kaltem Wasser liegen lassen. In der Sonne trocknen. Wurzel kann auch ungeschält verwendet werden.
JASMIN, GELBER 104		*Enthält:* Alkaloide Gelsemin, Gelsemicin, Sempervirен; ätherisches Öl, fettes Öl, Gerbstoff. *Wirkt:* gefäßerweiternd, blutdrucksenkend, herzberuhigend, erweiternd auf Bronchien, schmerzlindernd.	Ausgraben des Wurzelstockes im Herbst (Oktober). Trocknen im Schatten oder in der Sonne.
JOHANNISBEERE, SCHWARZE 193		*Enthält:* Gerbstoff, Spuren ätherischen Öls, Enzym Emulsin. *Wirkt:* harntreibend.	Sammeln der Blätter nach der Blüte und vor der Beerenreife (Juni). Stengel entfernen. Trocknen im Schatten.
		Enthält: Vitamin C, Farbstoff, Fruchtsäuren, Kalium, Rutin, Pectin, Gerbstoff. *Wirkt:* Vitamin-C-spendend, zusammenziehend.	Sammeln der Beeren zur Reifezeit (Juli–August). Nicht trocknen. Frisch weiterverarbeiten.
JOHANNISKRAUT 127		*Enthält:* ätherisches Öl; Flavonoide Hyperin, Rutin u.a.; roter Farbstoff Hypericin; Gerbstoff, Pectin, Cholin. *Wirkt:* wundheilend, entzündungswidrig, zusammenziehend, antidepressiv, leicht krampflösend.	Sammeln des ganzen Krautes oder nur der Zweigspitzen zur Blütezeit (Juni–August). Blüten können offen oder halb geschlossen sein. Trocknen möglichst rasch im Schatten.
		Enthält: siehe Kraut. *Wirkt:* siehe Kraut.	Sammeln der offenen oder halbgeschlossenen Blüten von Juni–August. Trocknen möglichst rasch im Schatten.
KAFFEESTRAUCH 65		*Enthält:* Alkaloid Coffein, Chlorogensäure, Trigonellin, fettes Kaffeeöl, ätherisches Röstöl, Gerbstoff. *Wirkt:* anregend auf Zentralnervensystem, gefäßerweiternd, fördernd auf Großhirnfunktionen, herzleistungssteigernd, anregend auf Magensäure- und Gallensekretion, harntreibend, peristaltikbeschleunigend.	Sammeln der Kaffeekirschen je nach Reife mehrmals im Jahr. Befreien der Samenkerne von Fruchtfleisch und Samenschale nach unterschiedlichen technischen Verfahren («nasses» oder «trockenes» Verfahren). Weiterverarbeitung zu Röstkaffee und pharmazeutischen Präparaten.

Heilpflanze	Verwendeter Teil	Wirkstoffe und Wirkung	Ernte und weitere Behandlung
KALABAR-BOHNE 166		*Enthält:* Alkaloide Physostigmin, Geneserin und Nebenalkaloide; fettes Öl, ätherisches Öl, Stigmasterin, Eiweiß, Stärke. *Wirkt:* pupillenverengend, peristaltikanregend, verlangsamend auf Herzschlag.	Sammeln der Früchte zur Reifezeit. Samen von Fruchthülse befreien. Weiterverarbeitung zu pharmazeutischen Präparaten.
KALMUS 3		*Enthält:* ätherisches Öl mit Asaron; Bitterstoff Acorin u.a.; Gerbstoff, Schleim, Stärke. *Wirkt:* appetitanregend, steigernd auf Magensaftsekretion, allgemein stärkend und anregend.	Ernte des Wurzelstockes im Herbst (September–Oktober). Bei schlammigem Untergrund mit einem Haken herausreißen. Von Blättern und Wurzeln befreien. Gut reinigen. Der Länge nach halbieren. Trocknen im Schatten.
KAMILLE, ECHTE 146		*Enthält:* ätherisches Öl mit Chamazulen und Bisabolol; Cumarine, Flavonglykoside, Schleimstoffe, Fettsäuren, Zucker. *Wirkt:* krampflösend, blähungswidrig, schmerzlindernd, entzündungshemmend, wundheilungsfördernd, desinfizierend.	Sammeln der Blüten von Mai bis August, möglichst bei sonnigem Wetter. Höchster Wirkstoffgehalt einige Tage nach dem Aufblühen. Trocknen im Schatten, nicht über 35 °C. Nicht mit Hundskamille verwechseln.
KAMILLE, RÖMISCHE 17		*Enthält:* ätherisches Öl, Bitterstoff, Flavonglykoside, Cumarine. *Wirkt:* krampflösend, schweißtreibend, verdauungsanregend, entzündungswidrig, wundheilungsfördernd, ähnlich wie echte Kamille.	Sammeln der Blütenköpfe im Sommer (Juni–August) bei sonnigem Wetter. Feucht gepflückte Blüten verfärben sich grau. Nur völlig aufgeblühte Blüten nehmen. Trocknen möglichst schnell im Schatten, nicht über 35 °C.
KAPUZINER-KRESSE 230		*Enthält:* Benzylsenföl abspaltendes Glucotropaeolin, Enzym Myrosin, noch unbekannte antibakterielle Substanzen. *Wirkt:* antibakteriell, desinfizierend, Abwehrreaktionen anregend.	Sammeln des Krautes mit Blüten und eventuell Früchten zur Blütezeit (Juli–Oktober). Nicht trocknen. Frisch verwenden oder weiterverarbeiten.
KARKADE 121		*Enthält:* Hibiscussäure und andere Fruchtsäuren, roter Farbstoff. *Wirkt:* mild abführend, durstlöschend.	Sammeln der fleischig und rot gewordenen Fruchtkelche nach der Blüte. Trocknen im Schatten.
KASSIE, SENNA 47		*Enthält:* Anthrachinonverbindungen, Weinsäure, Schleim, ätherisches Öl, Harz, wenig Gerbstoff. *Wirkt:* kräftig abführend, steigernd auf Darm- und Uteruskontraktionen.	Sammeln der Blätter von Juni–Dezember, kurz vor der Fruchtreife. Fiederblättchen von der Blattspindel abstreifen. Trocknen in der Sonne.
		Enthält: siehe Blatt. *Wirkt:* siehe Blatt, jedoch milder.	Sammeln der Schoten je nach Reifegrad. Nachtrocknen an der Sonne.
KERMESBEERE 167		*Enthält:* Saponin, Ameisensäure, Gerbstoff, fettes Öl, Harz, Zucker. *Wirkt:* stoffwechselumstimmend, stark abführend, betäubend, brechenerregend, äußerlich hautreizend und -rötend.	Ausgraben der Wurzel im Spätherbst (Oktober–November). Sorgfältig reinigen, in Längs- oder Querscheiben schneiden. Trocknen in der Sonne oder im Schatten.
KHELLA 14		*Enthält:* Furanochromone Khellin, Visnagin; Khelloglykosid, fettes Öl, Proteine. *Wirkt:* krampflösend, bronchienerweiternd, erweiternd auf Herzkranzgefäße, entspannend auf Muskulatur der Harnwege.	Sammeln der Früchte im Spätsommer (August–September) kurz vor der Vollreife. Trocknen in der Sonne oder im Schatten.
KIEFER 171		*Enthält:* ätherisches Öl mit Terpenen, Bitterstoff Pinipicrin, Gerbstoff, Harz, reichlich Vitamin C (in frischem Zustand). *Wirkt:* hemmend auf Bronchiensekretion, desinfizierend, leicht harntreibend, leicht anregend und allgemein umstimmend.	Sammeln der jungen Sprossen (Triebe) im Frühjahr (April–Mai), unmittelbar nach dem Austreiben. Trocknen im Schatten.
		Enthält: siehe Sprossen. *Wirkt:* siehe Sprossen.	Sammeln der Nadeln im Frühjahr (April–Mai), zur Verwendung in frischem Zustand während des ganzen Jahres möglich. Trocknen im Schatten.

Heilpflanze	Verwendeter Teil	Wirkstoffe und Wirkung	Ernte und weitere Behandlung
KLETTE, GROSSE 22		*Enthält:* ätherisches Öl, viel Inulin, Gerbstoff, Harz, Schleim, Säuren, antibiotische Substanz. *Wirkt:* leicht harn- und schweißtreibend, wundheilungsfördernd, haarwuchsanregend (Volksmedizin).	Ausgraben der Wurzel von einjährigen noch stengellosen Pflanzen im Herbst (Oktober–November) oder von zweijährigen Pflanzen (erkennbar am Stengel) im Frühjahr (April–Mitte Mai). Sorgfältig reinigen, größere Wurzeln längsspalten. Trocknen in der Sonne, oder bei künstlicher Wärme, nicht über 70°.
KNOBLAUCH 9		*Enthält:* schwefelhaltiges ätherisches Öl, mit Diallyldisulfid als Geruchsträger, Alliin, Allicin, Vitamin A und C, hormonartige Substanzen. *Wirkt:* anregend auf Sekretionstätigkeit von Magen und Galle, antiseptisch, wurmabtreibend, krampflösend, gefäßerweiternd, stärkend.	Ausgraben der Zwiebel, wenn Blätter zu welken beginnen. Trocken und kühl lagern.
KOKASTRAUCH 86		*Enthält:* Alkaloid Cocain und Nebenalkaloide, Cocagerbsäure, ätherisches Öl, Nicotin, Säuren. *Wirkt:* örtlich schmerzunempfindlich machend, vermindernd auf Drüsensekretion, Hunger- und Durstgefühle mindernd, zentral anregend, körperliche Leistungsfähigkeit erhöhend.	Sammeln der jungen Blätter das ganze Jahr hindurch möglich (durchschnittlich vier Ernten). Trocknen im Schatten.
KOLABAUM 66		*Enthält:* Coffein, Theobromin, Catechingerbstoff, Kolarot, Glykosid, äther. Öl, fettes Öl, Stärke. *Wirkt:* zentral anregend, belebend, leistungssteigernd, stimmungshebend.	Sammeln der Nüsse zur Reifezeit. Samenkerne aus Fruchtfleisch herauslösen, durch Waschen von Resten befreien. Bei Wärme trocknen.
KONDURANGO 145		*Enthält:* Bitterstoffglykosid Condurangin, ätherisches Öl, Harz, organische Säuren, kautschukartige Substanzen. *Wirkt:* appetitanregend, verdauungsfördernd.	Sammeln der Stamm- und Zweigrinde während des ganzen Jahres möglich. Trocknen in der Sonne oder im Schatten.
KÖNIGIN DER NACHT 212		*Enthält:* Herzglykoside, Farbstoff, Flavonol- und Isorhamnetinglykoside, harzartige Substanzen. *Wirkt:* herzmuskelstimulierend, herzrhythmusregulierend, harntreibend.	Sammeln der Blüten oder der Blüten und jungen saftigen Stengel im Sommer (Juli). Trocknen im Schatten. Üblicher: frisch zu Tinktur verarbeiten.
KÖNIGSKERZE 240		*Enthält:* Schleim, Saponine, Flavonoide Hesperidin und Verbascosid; Aucubin, gelbe Farbstoffe, Spuren ätherischen Öls. *Wirkt:* schleimhautschützend, reizmildernd, schleimlösend, auswurffördernd.	Sammeln der Blüten ohne Kelch von Juli–September bei trockenem Wetter. Vorsichtig auszupfen. Trocknen im Schatten oder bei künstlicher Wärme (35°–40°). Bei Feuchtigkeit verfärben sich die Blüten braun und verlieren an Wirksamkeit.
KRAPP 197		*Enthält:* Anthrachinonderivate Alizarin (Krappfarbstoff) und Purpurincarbonsäure-Glucosid; organische Säuren, Zucker, Eiweiß, fettes Öl. *Wirkt:* krampflösend auf Harnwege.	Ausgraben der Wurzel im Herbst (September–Oktober). Wurzelfasern und Oberhaut entfernen Trocknen in der Sonne oder im Schatten.
KÜCHENSCHELLE 187		*Enthält:* ätherisches Öl Ranunculin bzw. dessen Umwandlungsprodukte Protoanemonin oder Anemonin, Glykoside, wenig Saponin. *Wirkt:* haut- und schleimhautreizend, krampflindernd, zerstörend auf rote Blutkörperchen.	Sammeln des Krautes zur Blütezeit (März–April). Trocknen im Schatten. Wirkstoffe sind sehr flüchtig. Besser frisch zu Tinktur oder Extrakt verwenden.
KÜMMEL 46		*Enthält:* ätherisches Öl mit Carvon und Limonen, fettes Öl mit Öl-, Linol- und Petroselinsäure, wenig Gerbstoff, Cumarine. *Wirkt:* krampflösend, blähungswidrig, verdauungsfördernd,desinfizierend, leicht auswurffördernd, milchbildend.	Sammeln der Früchte vor der Vollreife (Juli–August). Dolden abschneiden, sobald sich Früchte braun färben. In der Sonne oder im Schatten nachreifen lassen. Reife Früchte abkämmen.
KÜRBIS 71		*Enthält:* unbekannten Hauptwirkstoff, fettes Öl mit Linolen und Ölsäure, Aminosäure, Cucurbitin, Eiweiß, Lecithin, Harz, Phytosterin. *Wirkt:* würmerabtreibend, leicht harntreibend.	Ernten der reifen Kürbisse im Spätsommer (August–September). Kerne aus Fruchtfleisch herauslösen. Flach ausgebreitet in der Sonne oder im Schatten trocknen.

Heilpflanze	Verwendeter Teil	Wirkstoffe und Wirkung	Ernte und weitere Behandlung
KURKUMA 72		*Enthält:* ätherisches Öl, Kurkumafarbstoffe Curcumin u.a., Bitterstoffe, fettes Öl, Säuren, Harz, Stärke. *Wirkt:* anregend auf Magensaftsekretion, schleimhautreizend, galleflußfördernd.	Ausgraben der Wurzelstöcke, wenn Blätter abzusterben beginnen (Dezember–Januar). Haupt- und Nebenknollen von Wurzeln und Blättern befreien, waschen. Mit heißem Wasser überbrühen oder 1 Stunde kochen. Trocknen in der Sonne.
LABKRAUT 101		*Enthält:* Glykoside, Galiosin, Aucubin, Asperulosid u.a., Flavone, Gerbstoff, Spuren ätherischen Öls, organische Säuren, viel Kieselsäure. *Wirkt:* leicht harntreibend, stoffwechselanregend, bindegewebsfestigend.	Sammeln des Krautes zur Blütezeit von Mai–September. Trocknen im Schatten oder in der Sonne.
LAVENDEL 136		*Enthält:* ätherisches Öl mit Linalylacetat und Linalool; Cumarine, Gerbstoff. *Wirkt:* mild beruhigend, hautreizend, galleflußfördernd, blähungswidrig.	Sammeln der Blüten kurz vor dem Entfalten (Juni–September). Trocknen im Schatten, nicht über 35°.
LEIN 139		*Enthält:* Schleimstoffe, fettes Öl mit Linolen-Linol-, Ölsäuren und gesättigten Säuren, Protein, Blausäure-Glykosid (unschädliche Menge). *Wirkt:* reizmildernd, entzündungshemmend, abführend.	Sammeln der Samenkapseln, meist von Dreschlein, zur Vollreife (September).
LIEBSTÖCKEL 138		*Enthält:* ätherisches Öl mit Phthaliden, Isovaleriansäure; Cumarin; Angelika-, Benzoesäure; Harz, Stärke. *Wirkt:* harntreibend, verdauungsfördernd, leicht blähungswidrig, leicht hustenlösend.	Ausgraben der Wurzeln von älteren 2- bis 3jährigen Pflanzen im Herbst (September–Oktober). Dickere Wurzeln der Länge nach zerteilen. Trocknen im Schatten, unter 35°.
LINDE 227		*Enthält:* äther. Öl mit Farnesol; Schleim, Flavonoide Hesperidin u.a.; Cumarin Fraxosid. *Wirkt:* schweißtreibend, mild beruhigend, abwehrkraftanregend.	Sammeln der Blüten sofort nach dem Aufblühen im Hochsommer (Juni–Juli), bei trokkenem Wetter. Vorsichtig im Schatten trocknen, nicht über 35°.
LOBELIE 140		*Enthält:* Alkaloide Lobelin, Isolobelin u.a., Lobelia- und Chelidonsäure. *Wirkt:* anregend auf Atmung, krampflösend, antiasthmatisch.	Sammeln des ganzen Krautes mit Fruchtknoten und wenigen Blüten am Ende der Blütezeit (August–September). Trocknen im Schatten oder mit künstlicher Wärme, nicht
LÖFFELKRAUT 64		*Enthält:* Senfölglykosid und Butylsenföl, äther. Öl, Gerbstoff, reichlich Vit. C, Mineralstoffe. *Wirkt:* stoffwechselanregend, fördernd auf Magensaftsekretion, harntreibend, hautreizend.	Sammeln des blühenden Krautes oder nur der Blätter von Mai–Juni. Trocknen im Schatten, nicht über 35°. Verwendung der frischen Blätter auch nach der Blütezeit möglich.
LORBEERBAUM 135		*Enthält:* ätherisches Öl mit Cineol und Pinen; fettes Öl mit Laurin-, Öl-, Palmitin- und Linolsäure; Phytosterine, Laurinalkohol. *Wirkt:* verdauungsanregend, harntreibend, blutungsfördernd; hautreizend und -rötend.	Sammeln der reifen Früchte im Sommer (Juli–August). Trocknen im Schatten. Herstellung des Lorbeeröls aus frischen Früchten durch Pressen oder Ausschmelzen.
		Enthält: ätherisches Öl, Bitterstoff. *Wirkt:* verdauungsfördernd.	Sammeln der immergrünen Blätter im Sommer (Mai–September), auch das ganze Jahr hindurch möglich. Trocknen im Schatten.
LÖWENZAHN 224		*Enthält:* Bitterstoff Taraxacin, Lactucerol, Gerbstoff, Spuren äther. Öls, Inulin, Cholin, wachsartiges Taraxacerin, Zucker, Harz, Säuren. *Wirkt:* harntreibend, anregend auf Galle-, Magensaft- und Bauchspeicheldrüsensekretion, tonisierend, stoffwechselanregend.	Ausstechen der Pfahlwurzel im Frühjahr (März–April) oder im Frühherbst (August–September). Trocknen in der Sonne oder im Schatten.
		Enthält: Taraxacin, Cerylalkohol, Lactucerol, Taraxacerin, Inosit, Cholin, Vitamine B und C, Nicotinsäure, Arnidiol und Faradiol. *Wirkt:* siehe Wurzel.	Sammeln der Blätter vom April bis August. Trocknen im Schatten. Sammeln junger Blätter zu Salat im zweiten Frühjahr (März–April) vor der Blüte.

Heilpflanze	Verwendeter Teil	Wirkstoffe und Wirkung	Ernte und weitere Behandlung
LUNGENKRAUT 186	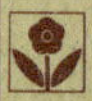	*Enthält:* Schleimstoffe, Kieselsäure, Gerbstoff, Saponin, Allantoin, Glykoside Quercetin und Kämpferol, Mineralsalze. *Wirkt:* auswurffördernd, leicht reizmildernd, zusammenziehend.	Sammeln des Krautes zur Blütezeit (März–Mai). Trocknen im Schatten oder an der Sonne.
	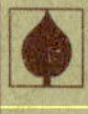	*Enthält:* siehe Kraut. *Wirkt:* siehe Kraut.	Sammeln der Blätter während und nach der Blütezeit (März–September). Trocknen im Schatten oder in der Sonne.
MÄDESÜSS 92		*Enthält:* ätherisches Öl mit Salicylsäureverbindungen Spiraein und Gaultherin, Spiraeosid, Salicylsäure, Zitronensäure, Gerbstoff. *Wirkt:* harntreibend, schweißtreibend, fiebersenkend, leicht schmerzlindernd, zusammenziehend, leicht stopfend.	Sammeln der Blüten im Sommer (Juni–August). Nur völlig aufgeblühte Dolden nehmen. Einzelblüten mit der Hand abstreifen oder abkämmen. Trocknen im Schatten, nicht über 40°.
		*Enthält:* siehe Blüte, ferner Flavonglykoside. *Wirkt:* siehe Blüte, jedoch stärker harntreibend.	Sammeln des Krautes zur Blütezeit (Juni–August). Blüten von den Dolden abstreifen, Blätter abzupfen. Trocknen im Schatten, nicht über 40°.
MAI-GLÖCKCHEN 68		*Enthält:* Herzglykoside Convallatoxin, Convallatoxol, Convallosid u.a.; Saponine Convallarin und Convallarinsäure; Asparagin, Chelidonsäure, andere organische Säuren. *Wirkt:* leistungssteigernd auf Herzmuskel, harntreibend, stark reizend auf Magen und Darm (in großen Dosen).	Sammeln der Blätter zur Blütezeit (Mai–Juni). Trocknen im Schatten oder mit künstlicher Wärme, bei ca. 60°.
		*Enthält:* Herzglykoside, jedoch höherer Anteil als Blatt, ätherisches Öl mit Farnesol. *Wirkt:* siehe Blatt.	Sammeln der voll entfalteten Blüten im Mai und Juni. Trocknen im Schatten oder mit künstlicher Wärme (60°).
MALVE, WILDE 143		*Enthält:* Schleim, Farbstoff Malvin, Gerbstoff. *Wirkt:* schleimhautschützend, reizmildernd, zusammenziehend, entzündungshemmend, äußerlich hauterweichend.	Sammeln der voll entfalteten Blüten von Juli–September. Vorsichtig im Schatten trocknen. Nicht zu dicht aneinander.
		*Enthält:* Schleim (mehr als Blüte), Gerbstoff. *Wirkt:* siehe Blüte.	Sammeln der Blätter von Mitte Juni bis Mitte September. Trocknen im Schatten.
MARIENDISTEL 215	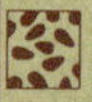	*Enthält:* Flavonkörper Silybin (= Silymarin), Silydianin und Silychristin; äther. Öl, Tyramin und Histamin; Bitterstoff, Schleim, fettes Öl. *Wirkt:* anregend auf Leberfunktionen, galleflußfördernd.	Sammeln der Fruchtstände kurz vor der völligen Reife (August–September). Im Schatten ausreifen lassen. Samen ausklopfen.
MATE-TEESTRAUCH 129		*Enthält:* Coffein, Theobromin, Gerbstoffe, Chlorogensäure, Spuren von Vanillin, wenig ätherisches und fettes Öl, harzartige Substanzen. *Wirkt:* leicht anregend, mild abführend, leicht harntreibend.	Sammeln der Zweigspitzen zur Erntezeit (Paraguay: Dezember–August). Zur Verhinderung des Fermentierens Zweige durch offenes rauchloses Feuer ziehen. Endgültige Trocknung nach verschiedenen Dörrverfahren. Nach dem Trocknen Blätter von den Zweigen ablösen.
MAUER-PFEFFER 211		*Enthält:* Flavonol Rutin, Gerbstoff, Alkaloide, organische Säuren, Schleim, Gummi. *Wirkt:* zusammenziehend, wundheilend.	Sammeln des blühenden Krautes den ganzen Sommer über (Mai–August). Trocknen in der Sonne oder bei künstlicher Wärme.
MEERRETTICH 26		*Enthält:* ätherisches Öl mit Senfölglykosiden, Enzyme, reichlich Vitamin C und B, antibiotisch wirksame Substanzen, Rhodanverbindungen. *Wirkt:* stoffwechselanregend, antiseptisch, Sekretion der Magen- und Darmdrüsen fördernd, hustenlösend, äußerlich hautreizend und -rötend.	Ernten der Wurzeln im Herbst und Winter (September–Februar). Aufbewahren im Keller in Sand oder im Freien in Erde eingraben.

Heilpflanze	Verwendeter Teil	Wirkstoffe und Wirkung	Ernte und weitere Behandlung
MEER-TRÄUBCHEN 83		*Enthält:* Alkaloide Ephedrin, Pseudoephedrin u. a.; Gerbstoffe, Saponin, Flavon, ätherisches Öl. *Wirkt:* gefäßverengend, kreislaufanregend, antiallergisch, krampflösend auf Bronchien.	Sammeln der fruchtbaren jungen Zweige von weiblichen Pflanzen im Herbst vor Eintritt des Frostes, möglich nach längerer Trockenperiode. Trocknen in der Sonne.
MEERZWIEBEL 234		*Enthält:* Herzglykoside Scillaren A, Glucoscillaren A, Proscillaridin A; Schleimstoff, Gerbstoff, etwas ätherisches Öl, fettes Öl. *Wirkt:* harntreibend, den Herzmuskel stimulierend, den Herzrhythmus regulierend.	Ausgraben der Zwiebel der weißen Art nach der Blüte vor dem Austreiben der Blätter (September). Äußere braune Schalen und innere schleimige Teile entfernen. Mittlere fleischige Schalen in Streifen schneiden. Trocknen in der Sonne.
MEISTERWURZ 163		*Enthält:* ätherisches Öl mit Terpenen, Palmitinsäure und Estern; Cumarine (Bitterstoffe), Gerbstoff, Harz, Stärke, fettes Öl, Hesperidin. *Wirkt:* appetitanregend, verdauungsfördernd, allgemein stärkend. Volksmedizin: harn- und schweißtreibend, beruhigend, krampflösend.	Ausgraben des Wurzelstockes März–April oder September–Oktober. Größere Wurzeln zerteilen. Trocknen im Schatten, im Herbst auch in der Sonne. Verwechslungsgefahr mit ähnlich aussehenden Wurzeln von Giftpflanzen. (Weißer Germer, Eisenhut).
MELISSE 148		*Enthält:* ätherisches Öl mit Citral, Citronellal, Geraniol und Linalool; Bitterstoff, Säuren, Gerbstoff (Labiatensäure). *Wirkt:* krampflösend, beruhigend, schlaffördernd, leicht blähungstreibend.	Sammeln der Blätter durch Abschneiden der jungen Triebe. Jährlich 2–3 Ernten (Juni–September), sobald Triebe ca. 30 cm hoch sind. Trocknen möglichst rasch im Schatten, nicht über 35°.
MELONEN-BAUM 44		*Enthält:* Im Milchsaft: zahlreiche Fermente (vor allem Papain), Fette, Phospholipide, Peptide und freie Aminosäuren. *Wirkt:* fördernd auf Fett-, Eiweiß- und Kohlehydratverdauung; Würmer vernichtend.	Gewinnen des Milchsaftes durch vorsichtiges Anritzen der grünen, unreifen Früchte. Auffangen des herabtropfenden Saftes in aufgespannten Tüchern. Endgültige Trocknung des geronnenen Latex an der Sonne.
MISTEL 244		*Enthält:* Viscotoxin; tumorhemmende basische Proteine, Cholin. *Wirkt:* blutdrucksenkend, tumorhemmend.	Sammeln der beblätterten jungen Zweige im Oktober–Dezember oder Frühjahr (März bis April). Trocknen im Schatten, nicht über 45°.
MOHN, KALI-FORNISCHER 87		*Enthält:* schlafmohnähnliche Alkaloide Protopin, Allocryptopin u.a.; Flavonglykosid Rutin u.a. *Wirkt:* mild, beruhigend, schlaffördernd, krampflösend, schmerzlindernd.	Sammeln des ganzen Krautes zur Blütezeit (Juni–September). Trocknen im Schatten.
MÖNCHS-PFEFFER 245		*Enthält:* ätherisches Öl, fettes Öl, Flavonoid Casticin, Iridoidglykoside. *Wirkt:* anregend auf Gelbkörperhormonproduktion, milchbildend.	Pflücken der dunkelbraunen bis schwarzen Beeren zur Reifezeit (Oktober–November). Trocknen in der Sonne oder im Schatten.
MOOS, IRLÄNDISCHES 55		*Enthält:* Schleimstoffe, Proteine, Aminosäuren, wenig Jod-, Brom- und Mangansalze. *Wirkt:* reizmildernd auf Schleimhäute, leicht abführend.	Sammeln der an den Strand geworfenen Algen der Abschneiden bei Ebbe. Von Verunreinigungen befreien. Trocknen in der Sonne, unter öfterem Befeuchten.
MOOS, ISLÄNDISCHES 52		*Enthält:* Schleimstoffe, hauptsächlich Lichenin; bittere Flechtensäuren: Fumarprotocetrar-, Protolichesterin- und Fumarsäure; teilweise Usnin; Vitamin A und B, etwas Jod und Bor. *Wirkt:* schleimhautschützend, reizmildernd, appetit- und verdauungsanregend, schwach antiseptisch, kräftigend.	Sammeln der Flechten das ganze Jahr über möglich, am günstigsten von Mai–September, bei trockenem Wetter. Von anhaftenden Verunreinigungen wie fremden Flechten und Moos befreien. Trocknen im Schatten oder in der Sonne.
MUTTER-KORNPILZ 62		*Enthält:* Lysergsäureverbindungen Ergotamin, Ergotoxin, Ergometrin; Tyramin, Histamin, Sterine. *Wirkt:* kontraktionserregend auf Uterus, gefäßverengend, blutstillend.	Sammeln des Mutterkorns von Roggenähren zu Beginn der Reifezeit (Ende Juli–August) oder nach der Ernte aus dem gedroschenen Roggen. Trocknen bei 35–40 °C.
NARDE 21		*Enthält:* ätherisches Öl, Gerbstoffe, Sapogenine. *Wirkt:* auswurffördernd, harntreibend, blähungswidrig.	Ausgraben des Wurzelstockes im Sommer und Herbst (Juli–Oktober). In Stücke schneiden. Trocknen bei Wärme, auch an der Sonne.

Heilpflanze	Verwendeter Teil	Wirkstoffe und Wirkung	Ernte und weitere Behandlung
NELKENWURZ (107)		*Enthält:* ätherisches Öl mit Gein und Eugenol; viel Gerbstoffe; Bitterstoffe, Harz, organische Säure. *Wirkt:* zusammenziehend, stopfend, entzündungswidrig, leicht schmerzunempfindlich machend, verdauungsfördernd.	Ausgraben des Wurzelstocks mit anhängenden Wurzeln im Frühjahr (April–Mai) oder während der Blütezeit (Mai–Oktober). Trocknen im Schatten.
NIERENTEE, INDISCHER (157)		*Enthält:* Saponin, Sapophonin, ätherisches Öl, Bitterstoffglykosid, Orthosiphonin, reichlich Kalisalz, Harnstoff, organische Säuren. *Wirkt:* harntreibend, krampflindernd, gallesekretion- und galleflußfördernd.	Sammeln der Blätter und Zweigspitzen während der Blütezeit (Juli–August) von kurz vor der Blüte stehenden oder soeben aufgeblühten Pflanzen. Trocknen im Schatten.
NIESWURZ, GRÜNE, AMERIKANISCHE (239)		*Enthält:* Steroid-Alkaloide Germin, Protoverin, Jervin, Veratramin, Germidin, Germitrin. *Wirkt:* blutdrucksenkend.	Ausgraben des Wurzelstockes nach dem Absterben der Blätter im Herbst (Oktober). Gründlich reinigen, längs zerschneiden. Trocknen an der Sonne.
ODERMENNIG (6)		*Enthält:* Gerbstoffe; glykosidischer Bitterstoff, Nicotinsäureamid, Kieselsäure, Sulfat, Eisen, Vitamin B und K, wenig ätherisches Öl. *Wirkt:* fördernd auf Magensäure- und Gallesekretion, mild krampflösend, zusammenziehend, leicht durchfallhemmend, entzündungswidrig.	Sammeln der Blätter oder der Stengel mit Blättern kurz vor der Blüte (Mai–Juli). Trocknen im Schatten, nicht über 40°.
		Enthält: siehe Blatt. *Wirkt:* siehe Blatt.	Sammeln des blühenden Krautes von Juni–Mitte August. Trocknen im Schatten, nicht über 40°.
ÖLBAUM (154)		*Enthält:* fettes Öl mit Öl-, Linol-, Palmitin-, Stearin- und Arachinsäure; wenig freie Fettsäuren, Phytosterin, Spuren von Lecithin, Enzyme, Bitterstoff, Farbstoff. *Wirkt:* schleimhautschützend, reizmildernd, mild abführend, Gallesekretion anregend, kräftigend.	Sammeln der schwarzen, reifen Oliven im Spätherbst und Winter (November–Januar). Gewinnen des Olivenöls durch Pressen. Mehrere Preßvorgänge mit unterschiedlicher Temperatur.
		Enthält: Glykosid Oleosid, Bitterstoff, Oleuropaein u. a., Cholin, Flavonoide, organische Säuren, Gerbstoff, Spuren ätherischen Öls. *Wirkt:* blutdrucksenkend, krampflösend, gefäßerweiternd, zusammenziehend, fiebersenkend (Volksmedizin).	Sammeln der Blätter das ganze Jahr über möglich, am besten in der warmen Jahreszeit (Mai–Oktober). Trocknen im Schatten oder in der Sonne.
OLEANDER (153)		*Enthält:* Herzglykoside Oleandrin, Oleandrigenin; Neriin, Flavone, Rutin und Kämpferol; Gerbstoff. *Wirkt:* verbessernd auf Herzmuskelleistung und Kreislauf, harntreibend.	Sammeln der Blätter von April bis Juni vor Beginn der Blüte. Trocknen möglichst schnell in der Sonne oder im Schatten.
OSTERLUZEI (25)		*Enthält:* Aristolochiasäuren, ätherisches Öl, Gerbstoff, Bitterstoff, Farbstoff. *Wirkt:* erhöhend auf Freßzellenaktivität der weißen Blutkörperchen, entzündungshemmend.	Ausgraben des Wurzelstocks im Frühjahr (März) oder im Herbst (September–Oktober). Trocknen im Schatten.
		Enthält: Aristolochiasäuren (weniger als Wurzel), ätherisches Öl, Gerbstoff, Bitterstoff, Allantoin, Flavone, Saponin, antibiotische Substanz. *Wirkt:* siehe Wurzelstock.	Sammeln des Krautes vor der Blüte (April–Mai) oder während der Blüte (Mai–Juli). Trocknen im Schatten.
PAPPEL (179)		*Enthält:* ätherisches Öl, Flavone, Phenolglykoside Populin und Salicin; Gerbstoff. *Wirkt:* harntreibend, entzündungshemmend, juckreizstillend.	Sammeln der jungen Blattknospen im Frühjahr vor dem Austreiben (März–April). Trocknen im Schatten.
		Enthält: Phenolglykoside Salicin und Populin, ätherisches Öl, gelber Farbstoff. *Wirkt:* fiebersenkend, antirheumatisch, harntreibend.	Sammeln der Rinde von jungen Zweigen im zeitigen Frühjahr vor dem Austreiben (März–Mitte April). Trocknen möglichst schnell im Schatten.

Heilpflanze	Verwendeter Teil	Wirkstoffe und Wirkung	Ernte und weitere Behandlung
PAPRIKA 42		*Enthält:* Capsaicin, Carotinoide, Flavonoide, Vitamin C, etwas ätherisches Öl. *Wirkt:* hautreizend, örtlich vermehrend auf Blutzufuhr, anregend auf Magensaftsekretion, peristaltikfördernd.	Ernten der Früchte zur Vollreife (Ende Juli–September). Trocknen im Schatten mit Wärme, aber nicht über 35°. Weiterverarbeiten der ganzen Frucht mit Kelch mit Stiel zu Pulver.
PASSIONSBLUME 160		*Enthält:* Alkaloide Harman, Harmol, Harmin u. a.; Steringemisch, Flavonglykoside. *Wirkt:* mild beruhigend, schlaffördernd, krampflindernd.	Sammeln des Krautes zur Blütezeit (Mai–Juli) oder des Krautes mit Früchten am Ende und nach der Blütezeit (Juli–September). Trocknen im Schatten.
PESTWURZ 161		*Enthält:* Petasin und S-Petasin, wenig ätherisches Öl, Inulin, Pectin, Schleimstoffe, glykosidischer Bitterstoff, Harz. *Wirkt:* krampflösend, schmerzstillend, schleimlösend, harn- und schweißtreibend.	Ausgraben des Wurzelstockes im Spätsommer (August–September). Trocknen im Schatten oder an der Sonne.
		Enthält: wenig ätherisches Öl, Schleim, Gerbstoff, Eiweiß, Harz, Petasin. *Wirkt:* siehe Wurzelstock.	Sammeln der Blätter im Sommer (Juni–Juli). Trocknen im Schatten.
PETERSILIE 162		*Enthält:* ätherisches Öl mit Apiol, Myristicin, ebenfalls Pinen und anderen Terpenen; Flavonglykosid Apiin, Furanocumarin Bergapten, fettes Öl mit Petroselinsäure. *Wirkt:* harntreibend, verdauungsfördernd, blähungswidrig, uteruserregend.	Sammeln der Früchte von August bis September. Dolden knapp vor der völligen Reife abschneiden, da reife Früchte leicht abfallen. Flach ausbreiten und im Schatten ausreifen lassen.
		Enthält: ätherisches Öl, Apiin, Bergapten, Isoimperatorin, Schleim, Zucker. *Wirkt:* siehe Frucht, jedoch schwächer.	Ausgraben der Wurzel im Herbst (Oktober–November) oder Frühjahr (April). Im Schatten trocknen, nicht über 40°.
PFEFFERMINZE 149		*Enthält:* ätherisches Öl mit Menthol, Menthon, Jasmon; Gerbstoff (Labiatensäure), Bitterstoff. *Wirkt:* schmerzunempfindlich machend auf Schleimhäute, gallesekretions- und gallenflußfördernd, krampflindernd, blähungswidrig, antiseptisch.	Sammeln der Blätter zur Blütezeit (Juni–August) bei trockenem sonnigem Wetter. Trocknen im Schatten, nicht über 35°.
POMERANZE 61		*Enthält:* ätherisches Öl, Glykosid Hesperidin, Bitterstoffe. *Wirkt:* mild beruhigend, anregend auf Magensaftsekretion.	Sammeln der geschlossenen Blütenknospen oder der offenen Blüten (Blütezeit nicht einheitlich, mehrere Blüten pro Jahr). Trocknen im Schatten.
		Enthält: siehe Blüte, zusätzlich Carotinoide. *Wirkt:* siehe Blüte.	Pflücken der Früchte zur Reifezeit (nicht einheitlich). Schalen spiralförmig oder in Längsvierteln abschälen, von weißer Innenhaut befreien. Schnell im Schatten trocknen.
QUITTE 73		*Enthält:* Schleimstoffe, Amygdalin, Enzym Emulsin, fettes Öl, Gerbstoff. *Wirkt:* reizmildernd, leicht abführend, zusammenziehend, entzündungswidrig.	Ernten der Früchte zur Reifezeit (Ende September–Oktober). Kerne vom Fruchtfleisch befreien. Trocknen bei 40–50°.
RAINFARN 56		*Enthält:* ätherisches Öl oft mit Thujon; Bitterstoffe; Glykoside, Säuren, Carotinoide. *Wirkt:* appetitanregend, verdauungsfördernd, würmerabtreibend.	Sammeln der Blüten von Juni–September. Trocknen im Schatten, nicht über 35°.
		Enthält: siehe Blüte. *Wirkt:* siehe Blüte, jedoch schwächer.	Sammeln des Krautes zur Blütezeit (Juni–September). Trocknen im Schatten unter 35°.
RATANHIA 133		*Enthält:* Catechin-Gerbstoffe, Phlobaphen, Ratanhin, Stärke, Schleim, Gummi, Wachs. *Wirkt:* stark zusammenziehend, durchfallhemmend, entzündungshemmend, blutstillend.	Ausgraben der Wurzel im Herbst. Von Nebenwurzeln befreien. Trocknen in der Sonne.

Heilpflanze	Verwendeter Teil	Wirkstoffe und Wirkung	Ernte und weitere Behandlung
RAUSCH-PFEFFER 172		*Enthält:* Harz mit Lactonen Kawain, Yangonin, Methysticin u.a., Glykoside. *Wirkt:* schmerzunempfindlich machend, beruhigend und entspannend, geistige Aktivität erhöhend.	Ausgraben des Wurzelstocks zu jeder Jahreszeit möglich. Von Wurzeln befreien, schälen, zerteilen. Trocknen in der Sonne.
RAUTE 200		*Enthält:* ätherisches Öl mit Methylketonen; Flavonglykosid Rutin, Furocumarine, Alkaloide. *Wirkt:* krampflindernd, leicht beruhigegd, Kapillaren kräftigend, menstruationsfördernd.	Sammeln des Krautes vor dem Aufblühen (Juni–August). Trocknen im Schatten.
RAUWOLFIA 189		*Enthält:* Komplexes Alkaloid-Spektrum: Reserpin, Ajmalin, Yohimbin und viele andere. *Wirkt:* blutdrucksenkend, beruhigend, antidepressiv.	Ausgraben der mindestens 18 Monate alten Wurzeln im Dezember nach dem Abwerfen der Blätter. Gründlich reinigen. Trocknen an der Sonne oder im Schatten.
RHABARBER 192		*Enthält:* Anthrachinonverbindungen Rhein, Rheum- und Aloe-Emodin, Chrysophanol, Physcion, Sennidine, Rheidine, Palmidine; Gerbstoffe; Flavon Rutin, Pectin, Phytosterin. *Wirkt:* in größeren Dosen abführend, in kleineren Dosen durchfallmildernd, apetitanregend.	Ausgraben des Wurzelstockes von mindestens 4jährigen Pflanzen während der Blütezeit (Juli–August) oder im Herbst (September–Oktober). Oberirdische Pflanzenteile entfernen. Wurzelstock längszerteilen. Trocknen in der Sonne oder bei offenem Feuer.
RINGEL-BLUME 40		*Enthält:* Bitterstoffe, wenig ätherisches Öl, Saponin, carotinoide Farbstoffe, Xantophyll, Flavonglykoside, Triterpenalkohol, Säuren, Schleim. *Wirkt:* wundheilend, entzündungshemmend, gallesekretionsfördernd.	Sammeln der ganzen Blütenköpfe oder nur der Blütenblätter von Juni–September. Vorsichtig im Schatten trocknen, nicht über 35°, nicht bei künstlicher Wärme.
		Enthält: siehe Blüte. *Wirkt:* siehe Blüte.	Sammeln des Krautes zur Blütezeit (Juni–September). Trocknen im Schatten unter 35°.
ROSMARIN 196		*Enthält:* ätherisches Öl mit Borneol, Campher, Cineol, Borneolester u.a.; Gerbstoff, Triterpen- und Carbonsäuren, Bitterstoff, Harz. *Wirkt:* kreislaufanregend, stärkend, verdauungsfördernd, antiseptisch, äußerlich hautreizend.	Sammeln der Zweige nach der Blütezeit den ganzen Sommer über (Juni–September). Trocknen im Schatten nicht über 35°. Nach dem Trocknen Blättchen von den Zweigen abklopfen.
ROSS-KASTANIE 5		*Enthält:* Aesculussaponin mit Aescin; Gerbstoff, Purine, viel Stärke, Zucker, Eiweiß, fettes Öl. *Wirkt:* gefäßabdichtend, blutstillend, erhöhend auf Venentonus.	Sammeln der reifen abgefallenen Kastanien im Herbst (September–Oktober). Trocknen in der Sonne oder im Schatten. Weiterverarbeitung zu pharmazeutischen Präparaten.
		Enthält: Cumaringlykoside Aesculin und Fraxin, Flavon Quercitrin, Saponin Aescin, Phytosterin, Gerbstoff, Farbstoff. *Wirkt:* zusammenziehend.	Sammeln der Rinde von jungen Ästen (höchstens 5jährig) im Frühjahr (März–April) oder Herbst (Oktober–November). Trocknen in der Sonne oder im Schatten.
RUCHGRAS 18		*Enthält:* Cumarin, Kieselsäure. *Wirkt:* äußerlich hautreizend, örtlich Blutzufuhr vermehrend, schmerzlindernd.	Sammeln der beim Lagern des Heus herausfallenden kleinen Pflanzenteilchen. Größere Teile absieben.
SÄCKEL-BLUME 49		*Enthält:* Alkaloide Ceanothin u.a.; Gerbstoff, Phlobaphen, Quercitrin, Harz. *Wirkt:* zusammenziehend, blutgerinnungsfördernd.	Ausgraben der Wurzel im Frühjahr (April–Mai). Waschen, Nebenwurzeln entfernen, Rinde abschälen. Trocknen der Rinde in der Sonne oder im Schatten.
		Enthält: Gerbstoff, Harz, Bitterstoff, etwas ätherisches Öl. *Wirkt:* zusammenziehend.	Sammeln der Blätter im Sommer. Trocknen im Schatten.
SÄGEPALME 214		*Enthält:* ätherisches Öl, fettes Öl mit Caprin-, Capryl-, Laurin- u.a. Fettsäuren; Carotin, Sitosterin, Invertzucker, östrogene Substanz. *Wirkt:* beruhigend, harntreibend, tonisierend auf Harnwege.	Sammeln der tief braunroten Früchte zur Reifezeit. Trocknen im Schatten.

Heilpflanze	Verwendeter Teil	Wirkstoffe und Wirkung	Ernte und weitere Behandlung
SALBEI 202		*Enthält:* ätherisches Öl mit Thujon, Linalool, Campher, Borneol, Triterpensäuren, Labiatensäure, Bitterstoffe, Flavone, östrogener Stoff. *Wirkt:* schweiß- und milchsekretionshemmend, zusammenziehend, entzündungswidrig, desinfizierend.	Sammeln der Blätter kurz vor und zu Beginn der Blüte bei trockenem sonnigem Wetter (Mai–Juli). Trocknen im Schatten, nicht über 35°.
SANDDORN 122		*Enthält:* viel Vitamin C, B, E, P, fettes Öl mit ungesättigten Fettsäuren, Fruchtsäuren, Flavone. *Wirkt:* Vitamin-C-spendend, stärkend.	Sammeln der reifen Beeren im Herbst (September–Oktober). Frisch zu Saft verarbeiten. Mit Honig oder Zucker konservieren.
SANDSEGGE 43		*Enthält:* Kieselsäure, Saponin, Gerbstoff, wenig ätherisches Öl, Glykosid, Harz. *Wirkt:* stoffwechselanregend, schweißtreibend.	Ausgraben des Wurzelstocks im Frühjahr (März–Mai). Trocknen in der Sonne oder im Schatten.
SANIKEL 206		*Enthält:* Saponine, etwas ätherisches Öl, Gerbstoff, Bitterstoff, Allantoin. *Wirkt:* entzündungswidrig, wundheilend, auswurffördernd.	Sammeln des blühenden Krautes von Mai–Juli. Trocknen im Schatten.
SARSA-PARILLA 216		*Enthält:* Saponine, Glykoside, Sitosterin, Stigmasterin, Spuren ätherischen Öls, Harz. *Wirkt:* harn- und schweißtreibend, hautstoffwechselanregend.	Ausgraben des Wurzelstocks mit Wurzeln während des ganzen Jahres möglich. Wurzelstock entfernen, Wurzeln reinigen. Trocknen in der Sonne oder im Schatten.
SASSAFRAS 208		*Enthält:* ätherisches Öl mit Safrol, Gerbstoff, Harz. *Wirkt:* harn- und schweißtreibend, hautstoffwechselanregend.	Fällen der Bäume im Frühjahr vor dem Austreiben oder im Herbst nach dem Laubfall. Wurzeln ausgraben. In Querscheiben zerteilen. Trocknen im Schatten.
SAUERDORN 35		*Enthält:* Alkaloid Berberin u.a.; Chelidonsäure, Harz, Gerbstoff, Wachs. *Wirkt:* gallensekretions- und galleflußfördernd, harntreibend.	Ausgraben der Wurzel im Frühjahr (März) oder Herbst (November). Wurzelrinde abschälen. Trocknen im Schatten.
SCHAFGARBE 1		*Enthält:* ätherisches Öl mit Cineol und Cham-Azulen; Bitterstoff Achillein, Gerbstoff. *Wirkt:* antiseptisch, krampfstillend, auswurffördernd, anregend auf Magen- und Darmdrüsensekretion, galletreibend, zusammenziehend, entzündungswidrig.	Sammeln des ganzen Krautes oder der Blüten zur Blütezeit (Juni–September). Von dicken Stengelteilen befreien. Trocknen im Schatten, nicht über 40°.
SCHLAFMOHN 159		*Enthält* ca. 40 Opium-Alkaloide, Morphium, Codein, Papaverin, Narcotin u. a.; Kautschuk. *Wirkt:* stark schmerzstillend, betäubend, stark krampflösend, hustenstillend, durchfallhemmend, euphorisierend, abhängig machend.	Gewinnen des Rohopiums durch Anritzen der äußeren Wand der unreifen Mohnkapseln. Abschaben des aus den Einschnitten ausgetretenen, an der Luft erhärteten Milchsafts am nächsten Tag.
SCHLEHDORN 185		*Enthält:* Spuren von Glykosiden, evtl. Amygdalin; Cumarinverbindungen. *Wirkt:* mild abführend, schwach harntreibend, stoffwechselanregend.	Sammeln der Blüten im Frühling (April–Mai). Trocknen im Schatten.
SCHLIESS-GRAS 7		*Enthält:* Polysaccharid Triticin, wenig ätherisches Öl, antibiotische Substanz, Schleim, Kieselsäure, Kalium, Inosit, Mannit, fettes Öl, Glykoside. *Wirkt:* harntreibend, antiseptisch, reizmildernd.	Ausgraben des Wurzelstockes im Frühjahr (März–April) oder Frühherbst (August–September). Sorgfältig waschen. Trocknen in der Sonne oder im Schatten.
SCHLÜSSEL-BLUME 182		*Enthält:* Saponin Primulasäure A und Nebensaponine; ätherisches Öl, Zuckeralkohol Volemit. *Wirkt:* auswurffördernd, harntreibend.	Ausgraben der Wurzeln vor oder während der Blütezeit (März–Mai) oder im Herbst (Oktober). Gut waschen. Trocknen im Schatten oder in der Sonne.
		Enthält: Saponine, Flavonoide, ätherisches Öl, carotinoide Farbstoffe. *Wirkt:* siehe Wurzel, jedoch schwächer.	Sammeln der völlig aufgeblühten Blüten mit grünem Kelch vom März–Mai. Rasch im Schatten trocknen.

Heilpflanze	Verwendeter Teil	Wirkstoffe und Wirkung	Ernte und weitere Behandlung
SCHNEEBALL, AMERIKANISCHER 241		*Enthält:* Amentoflavon, Cumarine Scopoletin und Aesculetin, Arbutin, Oleanol- und Ursolsäure, Sterin. *Wirkt:* krampflösend, beruhigend.	Sammeln der Zweigrinde jüngerer und älterer Zweige im Frühjahr und Sommer (April–August). Stamm- und Wurzelrinde im Herbst nach dem Laubfall. Rinde abschälen und im Schatten trocknen.
SCHNEEFLOCKENSTRAUCH 54		*Enthält:* Glykosid Phyllirin, Saponin. *Wirkt:* gallensekretions- und gallenflußanregend, leicht abführend, wundheilend.	Ausgraben der Wurzel im Frühjahr (März–April) oder Herbst (Oktober). Gründlich waschen, schälen. Trocknen der Wurzelrinde im Schatten.
SCHNURBAUM 219		*Enthält:* Flavonglykosid Rutin. *Wirkt:* kapillarenstärkend, blutstillend.	Sammeln der Blütenknospen im Sommer (Juli–August). Trocknen im Schatten.
SCHÖLLKRAUT 53		*Enthält:* Alkaloide Chelidonin, Chelerythrin, Coptisin, Protopin u.a.; Chelidonsäure und andere Säuren, Spuren ätherischen Öls, Saponin, carotinoide Farbstoffe, Enzyme. *Wirkt:* krampflösend, schmerzlindernd, galleflußfördernd, mild beruhigend, hautreizend.	Ausgraben der Wurzel im Spätsommer und Herbst (August–Oktober). Trocknen im Schatten oder in der Sonne.
		Enthält: siehe Wurzel, jedoch geringeren Alkaloidgehalt, kein Saponin. *Wirkt:* siehe Wurzel.	Sammeln des Krautes zur Blütezeit (Mai–Juni). Möglichst rasch im Schatten trocknen.
SCHWALBENWURZEL 31		*Enthält:* Glykosid Asclepiadin; Bitterstoff Asclepion, Cardenolide, Spuren ätherischen Öls, Harz. *Wirkt:* schweißtreibend, auswurffördernd, Herz- und Kreislauf beeinflussend.	Ausgraben des Wurzelstocks im Frühjahr (März–April). Waschen, zerteilen. Trocknen im Schatten oder in der Sonne.
SEIFENKRAUT 207		*Enthält:* Saponine. *Wirkt:* auswurffördernd, mild harntreibend, abführend, hautstoffwechselanregend.	Ausgraben des Wurzelstocks mit Wurzeln im April oder Herbst (September–Oktober). Trocknen in der Sonne oder bei 50° Wärme.
		Enthält: Saponine. *Wirkt:* siehe Wurzel, jedoch schwächer.	Sammeln des Krautes zur Blütezeit (Juli–September). Trocknen in der Sonne oder im Schatten.
SENEGA 176		*Enthält:* Saponine, freie Salicylsäure, Methylsalicylat, fettes Öl, Schleim, Harz. *Wirkt:* schleimlösend, auswurffördernd.	Ausgraben der Wurzel September bis Oktober. Blätter und Stengel entfernen. Waschen. Trocknen in der Sonne oder im Schatten.
SENF, SCHWARZER 37		*Enthält:* glykosidisch gebundenes Allylsenföl, Enzym Myrosinase, fettes Öl, Protein, Phytinsäure, Sinapin, Schleimstoff. *Wirkt:* hautreizend, örtlich Blutzufuhr vermehrend, Kreislauf anregend.	Sammeln der reifen schwarzen Schoten im Spätsommer (August–September). Samen aus den Schoten ausklopfen oder bei feldmäßigem Anbau ausdreschen. In dünner Schicht nachtrocknen lassen.
SILBERDISTEL 45		*Enthält:* ätherisches Öl mit Carlinaoxyd, Sesquiterpen Carlinen; Gerbstoff, viel Inulin. *Wirkt:* harn- und schweißtreibend, wundheilend.	Ausgraben der Wurzel im Herbst (Oktober) oder Frühling (März–April). Trocknen in der Sonne oder im Schatten.
SONNENHUT 82		*Enthält:* Glykosid Echinacosid, ätherisches Öl, Echinacein, Harz, Inulin, Betain, Phenolsäure. *Wirkt:* resistenzsteigernd, stimulierend auf Lymphgefäßsystem, wundheilend.	Ausgraben der Wurzel im Herbst. In frischem Zustand zu Extrakten verarbeiten. Getrocknete Wurzel ist fast wirkungslos.
SONNENTAU 80		*Enthält:* Naphthochinonderivate, Plumbagin und Hydroplumbagin; Flavonoide, Säuren. *Wirkt:* krampflindernd, hustenreizstillend.	Sammeln des Krautes zur Blütezeit (Juli–August). Trocknen im Schatten.
SPITZWEGERICH 174		*Enthält:* Glykosid Aucubin, Gerbstoffe, Schleim, Chlorogen- und Ursolsäure, Kalium, Kieselsäure. *Wirkt:* auswurffördernd, reizmildernd, schleimhautschützend, zusammenziehend.	Sammeln der Blätter zur Blütezeit (Mai–September). Möglichst schnell trocknen in der Sonne oder im Schatten bei 30–50°. Bei langsamer Trocknung Verfärben und Unwirksamwerden der Droge.

Heilpflanze	Verwendeter Teil	Wirkstoffe und Wirkung	Ernte und weitere Behandlung
STECHAPFEL 77		*Enthält:* Alkaloide Hyoscyamin, Scopolamin; Gerbstoff, Spuren ätherischen Öls, Säuren. *Wirkt:* krampflösend, beruhigend, betäubend, sekretionshemmend.	Sammeln der Blätter zur Blütezeit (Juli–September), möglichst am frühen Morgen. Trocknen in der Sonne oder bei künstlicher Wärme (bis 60°).
		*Enthält:* Alkaloide, siehe Blatt; zusätzlich fettes Öl. *Wirkt:* siehe Blatt.	Sammeln der reifen, schwarzen Samen im Frühherbst (August–September), sobald die Kapseln aufspringen.
STEINKLEE 147		*Enthält:* Melilotin und andere Cumaringlykoside, Melilotsäure, Flavone, Schleim, Gerbstoff, Spuren ätherischen Öls. *Wirkt:* gefäßabdichtend, entzündungswidrig, erweichend.	Sammeln der Blätter und der blühenden Zweigspitzen zur Blütezeit (Juli–August). Langsam im Schatten trocknen, nicht über 40°. Cumarin bildet sich erst beim Trocknen.
STECHPALME 128		*Enthält:* Gerbstoff, Bitterstoff, etwas Theobromin, Ursol- und Ilexsäure, Rutin, Harz. *Wirkt:* fieberwidrig, schwach harn- und schweißtreibend.	Sammeln der immergrünen Blätter während des ganzen Jahres möglich. Trocknen in der Sonne oder im Schatten.
STIEF-MÜTTERCHEN 243		*Enthält:* Saponine, Flavonoide, Salicylverbindungen, Gerbstoff, Schleim. *Wirkt:* auswurffördernd, harntreibend, fiebersenkend, günstig bei Hautleiden.	Sammeln der Kräuter zur Blütezeit (Juni–August). Trocknen möglichst schnell im Schatten.
STORCHEN-SCHNABEL 106		*Enthält:* Gerbstoff, Bitterstoff Geraniin, wenig ätherisches Öl, Apfel- und Citronensäure. *Wirkt:* zusammenziehend, durchfallhemmend, blutstillend.	Sammeln des Krautes zur Blütezeit (Mai–Oktober). Trocknen im Schatten.
STROHBLUME 118		*Enthält:* Flavonoide Helichrysin, Salipurposid u.a.; Cumarine, Spuren ätherischen Öls, Bitterstoff, Harz, Phytosterin. *Wirkt:* anregend auf Magensaft-, Bauchspeicheldrüsen- und Gallensekretion.	Sammeln der Blüten vor dem völligen Aufblühen im Sommer (Juli–September). Trocknen im Schatten.
STROPHANTUS 220	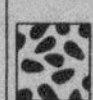	*Enthält:* Glykosidgemisch k-Strophanthin; Alkaloid Trigonellin, Cholin, Saponin. *Wirkt:* Herzmuskel stimulierend, Herzrhythmus regulierend, harntreibend.	Sammeln der ungeöffneten Balgfrüchte zur Reifezeit. Fruchtschale abschaben Nachtrocknen bis Kapseln aufspringen. Samen herauslösen, von den Grannen befreien.
SÜSSHOLZ-STRAUCH 109	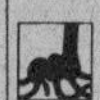	*Enthält:* Saponinartige Verbindungen Glycyrrhizin mit Glycyrrhetinsäure; Flavonoide Liquiritin, Isoliquiritin u.a.; Cumarin, östrogene Substanzen, Asparagin. *Wirkt:* auswurffördernd, leicht abführend, heilungsfördernd bei Magengeschwüren, in größeren Dosen Blutdruck erhöhend und Ödeme verursachend.	Ausgraben der Wurzeln und der Ausläufer im Spätherbst (Oktober–November). Waschen. Trocknen in der Sonne.
TAUBNESSEL, WEISSE 134		*Enthält:* Catechingerbstoff; biogene Amine, Cholin; Flavone, Säuren, wenig äther. Öl, Schleim. *Wirkt:* zusammenziehend, schleimhautschützend.	Sammeln der Blütenkronen bei sonnigem, trockenem Wetter von Mai–September. Vorsichtig im Schatten trocknen, nicht über 35°.
		*Enthält:* siehe Blüte, ferner Xantophyll, eventuell Saponin. *Wirkt:* zusammenziehend, schleimhautschützent, schwach auswurffördernd, harntreibend.	Sammeln des blühenden Krautes von Mai–September. Rasch im Schatten trocknen, nicht über 35°.
TAUSEND-GÜLDENKRAUT 50		*Enthält:* glykosidische Bitterstoffe Gentiopikrin und Erythrocentaurin; Nicotinsäureverbindung, Spuren ätherischen Öls, Oleanolsäure und andere Säuren. *Wirkt:* appetitanregend, verdauungsfördernd, tonisierend.	Sammeln des Krautes zur Blütezeit (Juli–September). Trocknen in der Sonne oder im Schatten.

Heilpflanze	Verwendeter Teil	Wirkstoffe und Wirkung	Ernte und weitere Behandlung
TEUFELS-KRALLE 115		*Enthält:* Glykoside Harpagosid, Harpagid, Procumbin; Zucker, Stachyose. *Wirkt:* entzündungswidrig, schmerzlindernd, harntreibend, Gallesekretion anregend.	Ausgraben der Speicherwurzeln im Herbst. Nur junge Seitenwurzeln verwenden. Vor dem Trocknen in ca. 2 cm lange Stücke schneiden. Trocknen in der Sonne oder im Schatten.
THYMIAN 226		*Enthält:* ätherisches Öl mit Thymol und Carvacrol; Gerbstoff, Bitterstoff, Triterpensäuren. *Wirkt:* krampflösend, hustenreizlindernd, desinfizierend, verdauungsfördernd.	Sammeln der blühenden Zweige von Juni–August bei trockenem und sonnigem Wetter. Trocknen im Schatten, nicht über 35°.
		Enthält: siehe Kraut. *Wirkt:* siehe Kraut.	Sammeln der ganzen Zweige vor der Blüte (Mai). Trocknen im Schatten, nicht über 35°. Blättchen nach dem Trocknen abstreifen.
TOLLKIRSCHE 32		*Enthält:* Tropanalkaloide Hyoscyamin, Scopolamin, Belladonnin, Atropamin; Flavonglykoside, Cumarine; Gerbstoff, Säuren, Phytosterin. *Wirkt:* krampflösend, schmerzlindernd, sekretionshemmend, beruhigend auf das Zentralnervensystem, pupillenerweiternd.	Sammeln der Blätter oder der blühenden bzw. Früchte tragenden Zweigspitzen während der Blütezeit (Juli–August). Schnell im Schatten oder bei künstlicher Wärme (60°) trocknen.
		Enthält: Hauptalkaloid Hyoscyamin, Nebenalkaloide Atropin, Scopolamin, Belladonnin, Cuskhygrin. *Wirkt:* siehe Blatt.	Ausgraben der Wurzeln (Oktober–November). Reinigen. In ca. 10 cm lange Stücke schneiden. Dickere Wurzeln längszerteilen. Trocknen in der Sonne oder im Schatten.
TOLLKRAUT 209		*Enthält:* Tropanalkaloide Hyoscymin, Atropin, Scopolamin; Cumarinverbindungen Scopolin und Scopoletin; Cholin, Betain. *Wirkt:* krampflösend, beruhigend, narkotisch, pupillenerweiternd.	Ernten der Wurzeln durch Ausgraben der Sträucher im Herbst nach dem Laubfall (Oktober–November). Dickere Wurzeln längszerteilen. In 10 cm große Stücke schneiden. Trocknen in der Sonne oder im Schatten.
TRAUBEN-KIRSCHE, 184		*Enthält:* Blausäureglykosid Prunasin, Enzym Emulsin, Cumarsäure, Gerbstoff, Scopoletin, Spuren ätherischen Öls. *Wirkt:* auswurffördernd, hustenreizmildernd.	Sammeln der Rinde von jüngeren Stämmen im Sommer und Herbst (Juli–Oktober). Äußere Borke ablösen. Innere Rinde sorgfältig im Schatten trocknen.
ULME 233		*Enthält:* Schleim-, Gerb- und Bitterstoffe. *Wirkt:* reizmildernd, zusammenziehend, entzündungswidrig, durchfallmildernd.	Sammeln der Rinde von jüngeren Zweigen im Frühjahr kurz vor dem Austreiben (Ende (März–April). Äußere rissige Borke entfernen. Innere Rinde in der Sonne trocknen.
VEILCHEN, WOHL-RIECHENDES 242		*Enthält:* Saponin, wenig ätherisches Öl mit Salicylsäuremethylester. *Wirkt:* schleimlösend, auswurffördernd.	Ausgraben des Wurzelstocks im Spätsommer (August–September). Trocknen im Schatten.
		Enthält: siehe Wurzelstock; Schleim, Farbstoff. *Wirkt:* siehe Wurzelstock.	Sammeln der Blätter und Blüten im Frühjahr (März–April). Trocknen im Schatten.
WACHOLDER-STRAUCH 132		*Enthält:* äther. Öl mit Terpenen; Invertzucker, Flavonglykosid, Harz, Gerb- und Bitterstoff. *Wirkt:* harntreibend, desinfizierend, verdauungsfördernd, äußerlich hautreizend und -rötend.	Sammeln der schwarzen, reifen, nicht eingeschrumpften Beeren im Herbst (Oktober). Trocknen im Schatten, nicht bei künstlicher Wärme.
WALD-ERDBEERE 94		*Enthält:* Gerbstoff, Vitamin C, ätherisches Öl, Kieselsäure, Flavon. *Wirkt:* zusammenziehend, harntreibend.	Sammeln der jungen Blätter im Frühsommer (Mai–Juni). Trocknen im Schatten.
		Enthält: Zucker, Pectin, Vitamin C, Säuren, Eisenverbindungen, Aromastoffe. *Wirkt:* stärkend auf gesamten Organismus.	Sammeln der Früchte je nach Reife von Juni–September.
WALDMEISTER 100		*Enthält:* Cumarin abspaltendes Cumaringlykosid; Asperulosid, Gerbstoff, Bitterstoff. *Wirkt:* mild beruhigend, krampflösend.	Sammeln des Krautes vor der Blüte (April–Anfang Mai) oder während der Blütezeit (Mai–Juni). Trocknen im Schatten.

Heilpflanze	Verwendeter Teil	Wirkstoffe und Wirkung	Ernte und weitere Behandlung
WALNUSSBAUM 131		*Enthält:* Gerbstoffe, Juglon, Flavone, ätherisches Öl. *Wirkt:* zusammenziehend, entzündungswidrig, günstig bei Hautleiden.	Sammeln der Blätter im Frühsommer (Mai–Mitte Juli). Schnell im Schatten trocknen, nicht über 40°. Bei langsamer Trocknung verfärben sich die Blätter.
WANZENKRAUT 58		*Enthält:* Glykoside Actaein u.a.; Cimicifugin, bittere Substanz Racemosin, östrogene Substanzen, Triterpene. *Wirkt:* menstruationsanregend.	Ausgraben des Wurzelstockes mit Wurzeln im Herbst nach der Fruchtreife. Längszerschneiden. Trocknen in der Sonne oder im Schatten.
WASSERDOST 89		*Enthält:* Bitterstoff Euparin, Gerbstoff, wenig ätherisches Öl, Harz. *Wirkt:* anregend auf Leberfunktion, harntreibend, wundheilungsfördernd.	Sammeln der Kräuter zur Blütezeit (Juli–September). Trocknen im Schatten.
		Enthält: Euparin, ätherisches Öl. *Wirkt:* siehe Kraut.	Ausgraben der Wurzel im Spätherbst (Oktober). Trocknen im Schatten.
WASSERPFEFFER 177		*Enthält:* ätherisches Öl mit Tadeonal und Terpenen; Flavone Rutin und Rhamnazin; Gerbstoff. *Wirkt:* blutstillend, harntreibend.	Sammeln des Krautes zur Blütezeit (Juli–September). Trocknen im Schatten, nicht über 45°.
WEGWARTE 57		*Enthält:* Bitterstoff Intybin; Glykosid, Cichoriin, Cholin. *Wirkt:* gallebildend, verdauungsfördernd, leicht harntreibend.	Sammeln der Blätter zur Blütezeit (Juli–September). Trocknen im Schatten.
		Enthält: Bitterstoff Intybin, Inulin, Cholin. *Wirkt:* siehe Blatt.	Ausgraben der Wurzel im April oder Oktober. Trocknen bei Wärme, auch an der Sonne.
WEIDE 201		*Enthält:* Salicylsäure bildendes Salicin, Enzyme, Gerbstoffe, Harz, Oxalate. *Wirkt:* fiebersenkend, antirheumatisch und antineuralgisch, antiseptisch, zusammenziehend.	Sammeln der Rinde jüngerer Zweige (2–5 Jahre) im Frühjahr beim Austreiben (April–Mai). Schnell in der Sonne oder im Schatten trocknen.
WEINREBE 246		*Enthält:* Gerbstoff, Inosit, organische Säuren, Cholin, Mineralsalze, Borverbindungen, Flavonglykosid. *Wirkt:* leberfunktionsanregend, stoffwechselanregend, zusammenziehend.	Sammeln der ungespritzten Blätter den ganzen Sommer möglich. Trocknen im Schatten.
		Enthält: Wein- und Apfelsäure, Mineralsalze, Dextrose und Fructose, Pectin, Gerbstoff, Flavonglykoside, Farbstoff, Vitamin A, B, C. *Wirkt:* abführend, harntreibend, stärkend.	Sammeln der Beeren zur Reifezeit (September–Oktober). Frisch verwenden oder weiterverarbeiten zu Saft.
WEISSDORN 70		*Enthält:* Vitexinrhamnosid und andere Flavonkörper, Triterpensäuren; Purinderivate; Cholin und Acetylcholin; organische Säuren, Catechingerbstoff. *Wirkt:* gefäßerweiternd, blutdrucksenkend, herzberuhigend.	Sammeln der Blätter im Sommer (Mai–Juli). Trocknen im Schatten.
		Enthält: siehe Blatt, zusätzlich ätherisches Öl, Trimethylamin.	Sammeln der Blüten Mai bis Juni. Vorsichtig im Schatten trocknen, nicht über 35°.
		Enthält: Flavonoide, Triterpensäuren, Fruchtsäuren, fettes Öl, Zucker, Carotinoide, Anthocyanfarbstoffe, Gerbstoff, Vitamin B und C. *Wirkt:* siehe Blatt.	Sammeln der vollreifen roten Früchte im Herbst (September–Oktober). Im Schatten vortrocknen, bei mäßiger künstlicher Wärme zu Ende trocknen.
WEISSKOHL 38		*Enthält:* Senfölglykosid Glucobrassin; sog. Anti-Ulcus-Faktor, Vit. A, B, C; Mineralstoffe. *Wirkt:* heilungsfördernd bei Magen-Geschwüren; äußerlich schmerzlindernd, wundheilend, entzündungswidrig.	Ernten der Kohlköpfe je nach Klima im Herbst und Winter. Kühl und trocken lagern. Nur frisch verwenden.

Heilpflanze	Verwendeter Teil	Wirkstoffe und Wirkung	Ernte und weitere Behandlung
WERMUT 28		*Enthält:* ätherisches Öl mit Thujon, Thujolalkohol, Phellandren, Cadinen; Proazulen, Bitterstoffe; Flavonverbindungen, Säuren, Lactone. *Wirkt:* Magensaft- und Gallesekretion fördernd, blähungswidrig, tonisierend.	Sammeln der Blätter und der blühenden Zweigspitzen zur Blütezeit (Juli–September). Trocknen im Schatten.
WINTERGRÜN 102		*Enthält:* ätherisches Öl mit Methylsalicylat-Glykosid; Enzym Gaultherase; Aldehyd, Alkohol, Ester, Gerbstoff, Schleim, Wachs. *Wirkt:* schmerzlindernd, antirheumatisch, antiseptisch, harntreibend, hautreizend und -rötend.	Sammeln der immergrünen Blätter während des ganzen Jahres möglich, am besten im Sommer. Trocknen im Schatten. Zur Gewinnung des ätherischen Öls Blätter 12–24 Stunden in warmem Wasser weichen lassen, anschließend mit Wasserdampf destillieren.
WOLFSTRAPP, VIRGINISCHER 141		*Enthält:* Gerbstoff, wenig ätherisches Öl, Lithospermsäure, phenolische Stoffe. *Wirkt:* beruhigend, zusammenziehend.	Sammeln des Krautes zur Blütezeit (Juli–September). Nicht trocknen. Frisch verwenden oder weiterverarbeiten zu Tinktur und Extrakt.
WUNDERBAUM 194		*Enthält:* Toalbumin Ricin, Enzym Lipase; Alkaloid Ricinin, fettes Öl mit abführender Substanz, Ricinolsäure (als Seife). *Wirkt:* abführend.	Sammeln der Samen zur Reifezeit, sobald 75% eines Fruchtstandes reif sind. Abgeschnittene Fruchtstände in der Sonne ausreifen lassen. Weiterverarbeiten der Samenkerne zu Rizinusöl durch Kaltpressung.
WUNDKLEE 19		*Enthält:* Saponine, Gerbstoff, Xanthophyll. *Wirkt:* äußerlich wundheilungsfördernd, mild verdauungsfördernd.	Sammeln der Blüten im Frühsommer (Mai–Juli). Trocknen im Schatten.
WURMFARN 81		*Enthält:* Filicin mit Phloroglucinderivaten Aspidinol, Albaspidin, Flavaspidsäure, Filixsäure u.a.; Gerbstoffe, fettes Öl, wenig ätherisches Öl, Harz, Stärke. *Wirkt:* Bandwürmer abtreibend.	Ausgraben des Wurzelstockes im Herbst (September–Oktober). Von abgestorbenen Teilen befreien. Stielreste stehen lassen. Trocknen in der Sonne oder bei künstlicher Wärme (40–50°).
YAMSWURZEL 79		*Enthält:* Dioscorin, Saponine, Stärke. *Wirkt:* krampflösend, auswurffördernd, harntreibend, antirheumatisch.	Ausgraben des Wurzelstockes im Herbst (September). Trocknen an der Sonne oder im Schatten.
ZAUBERNUSS 113		*Enthält:* Hamamelitannin und andere Gerbstoffe, wenig ätherisches Öl, Flavonoide, Cholin, ein Saponin. *Wirkt:* zusammenziehend, entzündungswidrig, leicht blutstillend.	Sammeln der Blätter während des Sommers (Juni–August). Möglichst schnell im Schatten trocknen, nicht mit künstlicher Wärme. Blätter verfärben sich bei langsamer Trocknung.
		Enthält: siehe Blatt, jedoch weniger Gerbstoff. *Wirkt:* siehe Blatt.	Sammeln der Zweigrinde im Frühjahr nach dem Austreiben. Trocknen in der Sonne oder im Schatten.
ZAUNRÜBE 39		*Enthält:* Harz Bryoresin, Alkaloid Bryonicin, Glykoside, Trimethylamin, ätherisches Öl. *Wirkt:* stark abführend, antirheumatisch, entzündungshemmend.	Ausgraben der kürbisartigen Wurzel im Herbst (September–Oktober). Waschen, in etwa 1 cm dicke Querscheiben schneiden. Trocknen in der Sonne oder im Schatten.
ZIMTBAUM 60		*Enthält:* ätherisches Öl mit Zimtaldehyd, Zimtsäure; Eugenol, Terpenen, Gerbstoff, Stärke, Calciumoxalat, wenig Schleim. *Wirkt:* Magensaftsekretion anregend.	Sammeln der Rinde von Stämmen und Ästen junger Schößlinge. Rinde mit Kupfermessern ablösen. Außenrinde abschaben. Innere Rinde im Schatten trocknen.
ZITRONEN-VERBENA 12		*Enthält:* ätherisches Öl mit Citral, Limonen, Dipenten, Linalool u.a. *Wirkt:* verdauungsfördernd, mild krampflindernd und beruhigend.	Sammeln der Blätter oder der blühenden Zweigspitzen zur Blütezeit (Juli–August). Trocknen im Schatten, nicht über 35°.
ZWERG-HOLUNDER 203		*Enthält:* unerforschter Bitterstoff, Saponin. *Wirkt:* harn- und schweißtreibend.	Ausgraben des Wurzelstockes im Frühjahr (März) oder Herbst (Oktober). An warmem Ort trocknen.

Mensch und Pflanze

DIE HEILPFLANZEN IN VERGANGENHEIT, GEGENWART UND ZUKUNFT

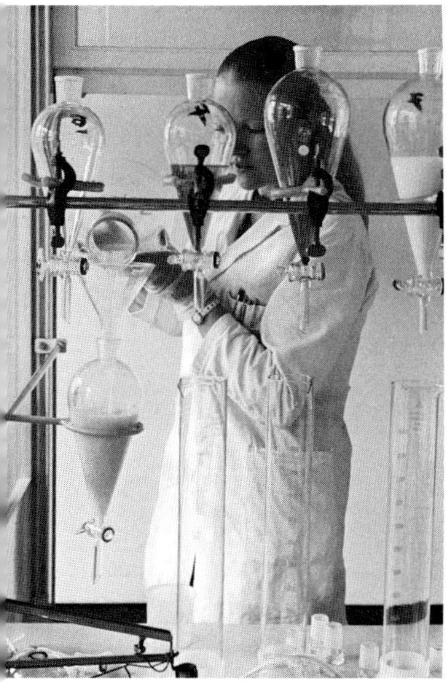

Die Biochemie hat ihre Forschungsmethoden nahezu perfektioniert. Für die Medikamentenherstellung werden die Pflanzen-Wirkstoffe isoliert, analysiert und definiert. Der englische Naturwissenschafter und Staatsmann Francis Bacon hat schon zu Beginn des 17. Jahrhunderts das naturwissenschaftliche Forschungsprinzip formuliert, als er sagte: «Wissen ist Macht; man muß die Natur zerschneiden, um sie kennenzulernen.»

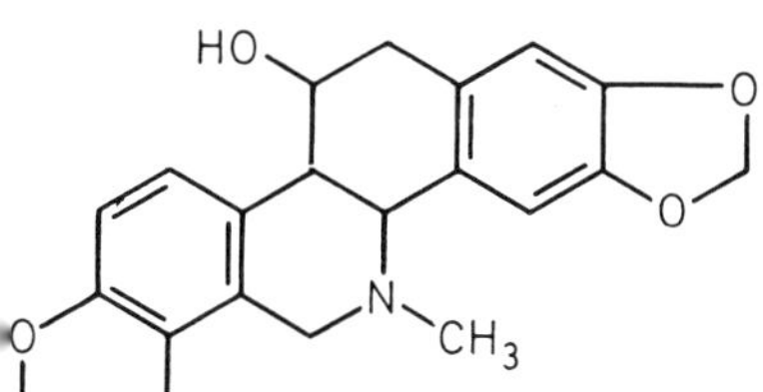

Chelidonin

Chelidonin, ein Alkaloid, ist der krampflösende Wirkstoff des Schöllkrautes.

In diesem Buch setzen sich Mediziner, Pharmazeuten, Botaniker, Chemiker und Herbalisten mit den Kräften und Wirkungen von Heilpflanzen auseinander. Sie informieren den Leser über die Geschichte der Heilpflanzenkunde, über die Wirkungen und Verwendungsformen von Heilpflanzen. Dazu gehört auch die geisteswissenschaftliche Betrachtungsweise, mit der Dr. Daems als Apotheker und Naturphilosoph dieses Buch abschließt. Er geht davon aus, daß Mensch und Pflanze als Wesenseinheit in einem ganzheitlichen System verstanden werden müssen und stützt sich dabei auf die anthroposophischen Anschauungen und Lehren von Rudolf Steiner, der sagte: «Es ist der Grundirrtum der modernen Wissenschaft, daß sie die Wahrnehmung der Sinne schon für etwas Abgeschlossenes, Fertiges ansieht. Deshalb stellt sie sich die Aufgabe, dies in sich vollendete Sein einfach zu photographieren».
Der Verfasser stellt in seinem Beitrag vor allem die Wirkung der Gesamtdroge gegenüber der in der Universitätspharmazie üblichen Betrachtungsweise von den Einzelwirkstoffen in den Vordergrund.
Die Rolle der Geisteswissenschaft darf jedoch nicht im Sinne einer Opposition zur Naturwissenschaft gedeutet werden. Sie versteht sich vielmehr als eine Ergänzung und Erweiterung derselben: «Die Naturwissenschaft hat schon recht mit dem, was sie sagt; sie hat aber unrecht mit dem, was sie verschweigt» (Carl Friedrich von Weizsäcker).
In diesem Sinne versucht dieses Buch zu einer ganzheitlichen Anschauung zu gelangen und die Wege aufzuzeigen, die verschiedene Denkansätze in der Zukunft zusammenführen könnten.

* * *

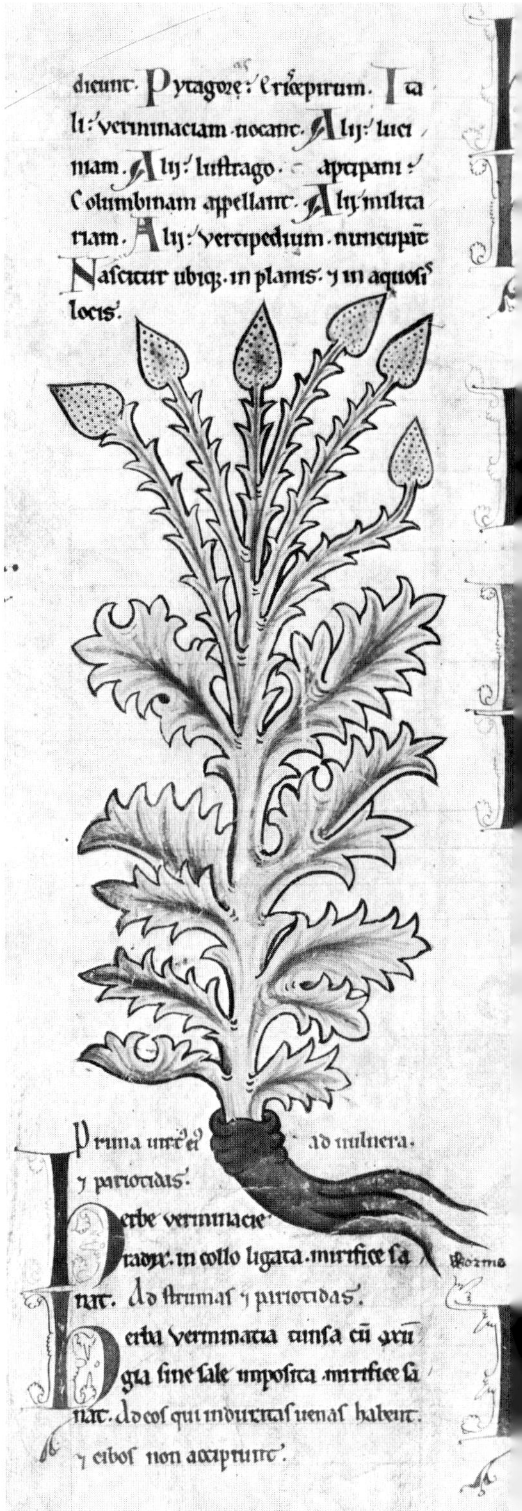

Die Abbildung aus einem englischen Heilkräuterbuch des 13. Jahrhunderts zeigt das Eisenkraut *(Verbena)*. Die Heilpflanze wird in typisierender Weise in ihrer Gesamterscheinung wiedergegeben. Jeder Pflanzenteil ist ein nicht wegdenkbarer Teil vom Gesamtpflanzen-Wesen, ist Teil auch vom Bauplan der Pflanze und ihrer Idee.

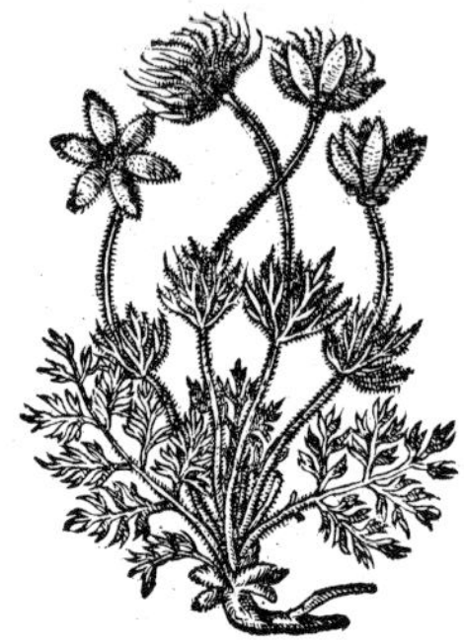

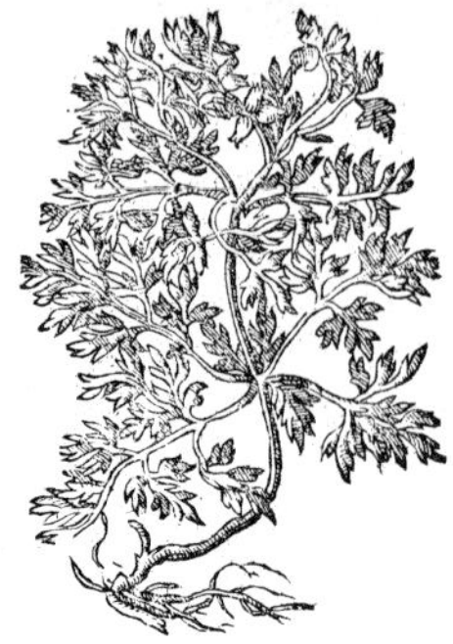

Die Beobachtung
durch das Mikroskop lehrt
nur Vorgänge kennen,
die im Kleinen das sind,
was das
unbewaffnete Auge
im Großen sieht.

Rudolf Steiner

Für fruchtbar halten wir eine Betrachtung über Heilpflanzen nur dann, wenn im Hintergrund die Beziehung Mensch/Heilpflanze steht. Denn erst durch diese Beziehung kann eine Pflanze – jede Pflanze? – zur Heilpflanze werden.

Zunächst einige Grundfragen; sie werden merkwürdigerweise fast nie gestellt: Woher wissen wir, wenn wir von Arnika, Tollkirsche, Kamille usw. sprechen, daß wir es mit Heilpflanzen zu tun haben? Da hilft eine erstaunt gegebene Antwort nicht – «das weiß man doch!», denn woher wissen wir es? Geisteswissenschaftliche Betrachtung zeigt, daß das Bild der Urpflanze, aus der im Sinne Goethes jede existentielle Pflanze abgeleitet werden kann, so durch jede substantielle Pflanze hindurchscheint, daß wir sie als Pflanze wiedererkennen.

Und zweitens: Was ist die Arnika, die Kamille usw.? Versucht man, eine bestimmte Pflanze so zu beschreiben, daß auch ein Mensch, der diese Pflanze nie gesehen hat, davon die richtige Vorstellung bekommt, merkt man, daß dies unmöglich ist. Sämtliche Details des beschriebenen Objektes (wie Form, Farbe, Geruch, Geschmack, die Details an Blüten und Blättern usw.) mögen noch so richtig sein, geben insgesamt jedoch nicht mehr als das Bild der Zeitgestalt, die Darstellung der Pflanze in einem sehr bestimmten Abschnitt ihres Lebens, eine Momentaufnahme gewissermaßen. Aber auch der Keim ist Arnika, Kamille usw., ja die ganze Pflanze ist sogar potentiell darin enthalten; die junge, gekeimte Pflanze, die blühende, die welkende, die fruchtende – alle gehören zum beschriebenen Objekt. Kurz: die Arnika, die Kamille usw. existiert nur als Idee. Und diese Idee umfaßt sämtliche Arnikas der ganzen Welt, vom Schöpfungsmoment an bis zum heutigen Tag und in der Zukunft. Es ist nur die Arnika-Geistwesenheit, die dafür sorgt, daß immer wieder Arnikas in Erscheinung treten.

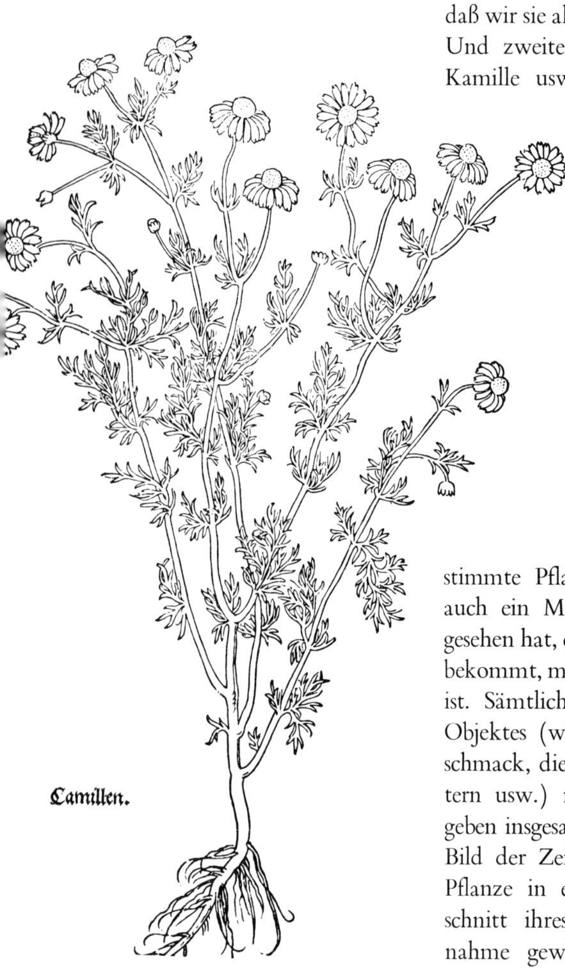

Camillen.

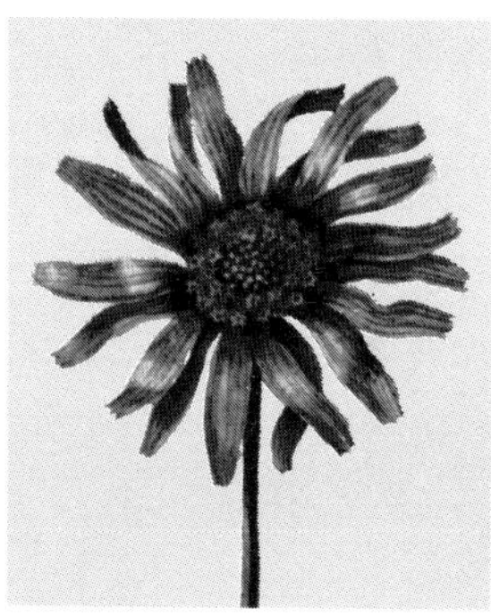

ARNIKA

Vom Schöpfungsmoment an muß die Kamille – um bei ihr zu bleiben – eine Pflanze mit den hervorragenden, krampflösenden Eigenschaften, wie wir sie von ihr kennen, gewesen sein. Die moderne Heilpflanzenkunde glaubt die Stoffe in der Kamille zu kennen, die für die krampflösende Wirkung verantwortlich sind. Zuerst wurde das sogenannte Blauöl *(Chamazulen)* gefunden, dann die *Bisabolole*, schließlich die *En-yn-dicycloäther;* an sich bewundernswerte Analyse-Ergebnisse. Es ist eine wissenschaftliche Forderung, solche Wirkstoffe und deren Wirkungsmechanismus kennenzulernen. Alleinseligmachend sind solche Kenntnisse indes nicht, denn der Wirkstoff ist nur ein Teilaspekt des Wesens der Heilpflanze.

Nun sind die Menschen der Vergangenheit – wir rechnen dabei global mit einigen tausend Jahren –, die diese Wirkstoffkenntnisse natürlich nicht hatten, entweder durch Erfahrung klug geworden, haben also bemerkt, daß mit Kamillenzubereitungen Krämpfe sich lösen, oder sie verfügten – eingebettet wie sie damals in der Natur lebten – über eine erstaunliche Begabung, die sie mit Sicherheit eine Pflanze als heilkräftig für ihre Übel und Beschwerden erkennen ließ.

Wir können hier nur in ganz groben Zügen die Hauptlinie der Entwicklung der Heilpflanzenkunde verfolgen.

Schon zur Zeit der Hochblüte der griechischen Medizin finden sich viele wissenschaftlich-rationale Ansätze in der Heilpflanzenbetrachtung, die an die Stelle der

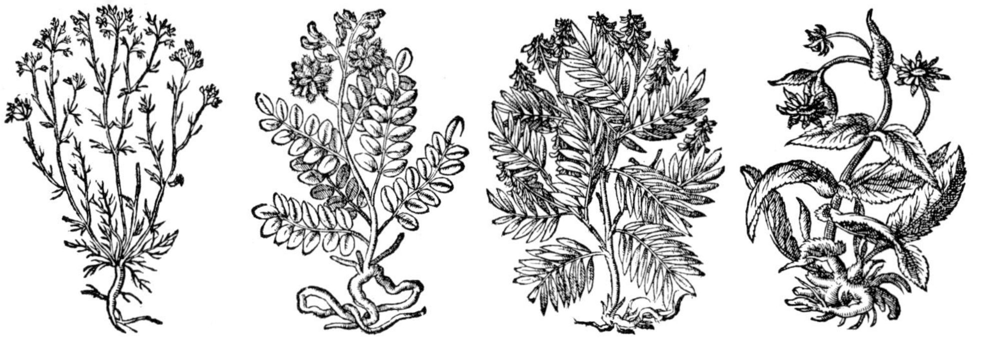

Holzschnitt-Illustrationen aus dem herrlichen Werk des Thomas Pancovius «Herbarium oder Kräuter- und Gewächsbuch», 1673.
Von links nach rechts: Küchenschelle, *Pulsatilla;* Erdrauch, *Fumaria;* Eisenkraut, *Verbena;* Süßholz, *Glycyrrhiza;* Geißraute, *Galega;* Alant, *Inula helenium.*

rein intuitiven Verhaltensweisen getreten waren. Polybos, der Schwiegersohn des berühmten griechischen Arztes Hippokrates (460–377 v. Chr.) entwickelte die Zweisäftelehre seines Lehrers zu einer auf der Vierelementen-Anschauung basierenden Viersäftelehre (=Humoralphysiologie; *humor*= Saft): gelbe Galle = *cholè,* schwarze Galle = *melanos cholè,* Blut = *sanguis,* Schleim = *phlegma.* Vier konstituierende Körpersäfte, deren gleichmäßige Mischung (= *krasis)* für die «Hippokratiker» Gesundheit (= *Eu-krasie)* bedeutete. Ist dieses Gleichgewicht in irgendeiner Richtung gestört, so entsteht die Krankheit (= *Dyskrasie).* Den außer Rand und Band geratenen Saft – die *materia pecans* = ‹schuldige Materie› – galt es auszutreiben; dies geschah durch allerhand Evakuations-Maßnahmen wie Purgieren, Erbrechen, Aderlassen, Schröpfen, Schwitzen usw. Zu den vier göttlichen Wurzeln *(rhizomata):* Erde, Wasser, Luft und Feuer des Empedokles von Agrigent (5. Jh. v. Chr.) – erst Plato nannte sie Elemente *(stoicheia)* – waren indessen die Sekundärqualitäten kalt, warm, trocken und feucht hinzugekommen. Es war der große griechische Arzt Galenos (130–201), der bestimmte Gesetzmäßigkeiten auf dem Gebiet des seelischen Verhaltens der Menschen aus der Viersäftelehre ableitete. Ein ausgeglichenes seelisches Verhalten nannte er das *temperamentum:* die einzelnen dominierenden Veranlagungen führten zu den Begriffen *Melancholiker, Phlegmatiker, Sanguiniker und Choleriker.* Aber auch – und dies war ein «großer Wurf» – die Qualitäten der Arznei- und Nahrungsmittelrohstoffe schmiedete Galenos auf Basis des Viererschemas zu einer *Gradenlehre.* Ein Rohstoff – so sagte er – hat immer zwei Sekundärqualitäten: die mineralische, pflanzliche oder tierische Substanz ist entweder kalt oder warm, feucht oder trocken, und zwar im ersten, zweiten, dritten oder vierten Grade. So war für ihn z. B. Pfeffer heiß und trocken im vierten Grade, eben eine «hochfeurige» Substanz. Die Rose dagegen empfand er als kalt im ersten Grade und trocken im zweiten. Dieses System unterlag in der Periode der islamischen Medizin auf echt arabistische, d. h. abstrakt-intellektualistische Weise einer überspitzten Schematisierung in dem Sinn, daß Ibn al-Jazzar († um 1009) jeden galenischen Grad nochmals dreiteilte: jeder Grad – so sagte er – hat Anfang, Mitte und Ende: Teufelszwirn *(Cuscuta)* ist heiß im ersten Grad, trocken am Ende des zweiten; Epfich *(Apium)* ist heiß im Anfang des dritten, trocken in der Mitte desselben Grades. Wer es nachrechnen kann, kommt auf die Zahl 576 für die Möglichkeiten, die Qualität auszudrücken. Daß ein solches computistisches System zur raschen Dekadenz verurteilt war, läßt sich leicht verstehen.

Über die Anfänge der Pflanzenkunde im europäischen Kulturkreis können nur Hypothesen aufgestellt werden. Beginnen wir lieber dort, wo Dokumente, also «beweisende Urkunden» vorliegen. Wenn auch in ägyptischen Papyri von Heilpflanzen die Rede ist, so ist doch die «Naturgeschichte der Gewächse» *(Peri phytikon historion; Historia plantarum)* des Theophrastos von Eresos (ca. 372–287 v. Chr.) das erste erhaltene, geschlossene Werk über Pflanzen. Sicher, Theophrasts Lehrer, Aristoteles (384–322 v. Chr.) hatte bereits botanische Studien geschrieben, von denen jedoch der größte Teil verloren ging. Theophrast ging in seinem Werk vorwiegend morphologisch-biologisch vor und beschrieb vor allem die Konstitution der Pflanzen sowie deren Unterscheidungsmerkmale. Im Hinblick auf die nachfolgenden Ausführungen über die dreigliedrigen Beziehungen von Pflanze und Mensch ist interessant, daß nach Aristoteles die Pflanze mit ihrem Kopf (Wurzel) im Boden verankert ist, ihre Extremitäten in die Luft streckt und in der Nähe der Enden dieser Extremitäten die Fortpflanzungsorgane (Blüten) trägt. Theophrast lehnte diese Ansicht seines Lehrers ab.

Das erste vollständig überlieferte Werk über Heilpflanzen stammt vom griechi-

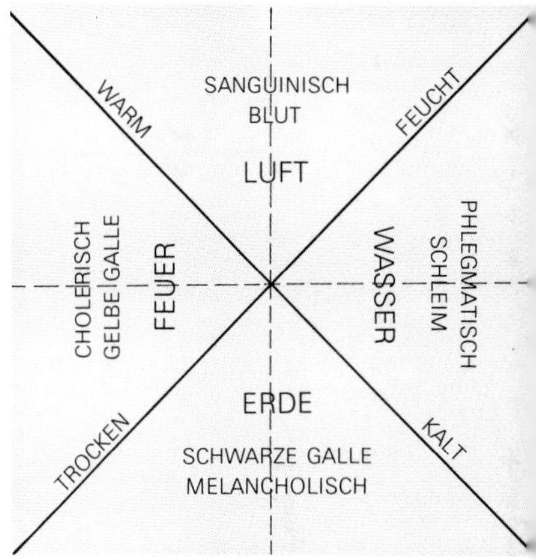

Humoralphysiologisches Viererschema des Galen (1. Jahrhundert nach Christus). Es basiert auf der Viersäftelehre, die von Polybos, dem Schwiegersohn des berühmten griechischen Arztes Hippokrates (460–377 v. Chr.), entwickelt wurde.

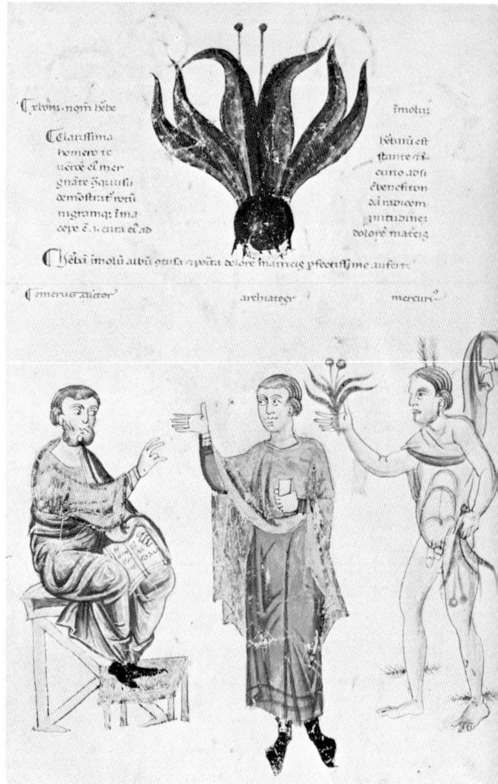

Darstellung aus einem Wiener Codex, welche veranschaulicht, wie hochgeschätzt die Heilpflanze bei den alten Griechen war. Kein geringerer als der Gott Hermes überreicht einem Arzt das Heilkraut, welches dieser an Homer, den grossen Dichter, weitergibt.

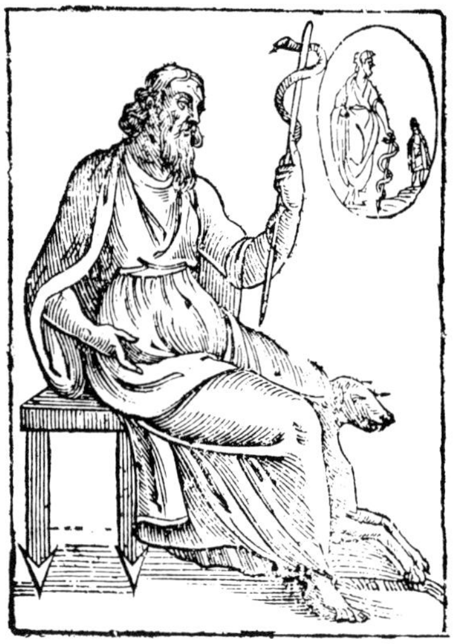

In vielen Religionen rund um den Globus finden sich Vorstellungen von Göttern und göttlichen Wesen als Erfinder, Beschützer oder Lehrer der Heilkunst. Die Griechen verehrten den Sohn des Apollo, Aesculapius, als den Gott der Heilkraft und Heilkunst.

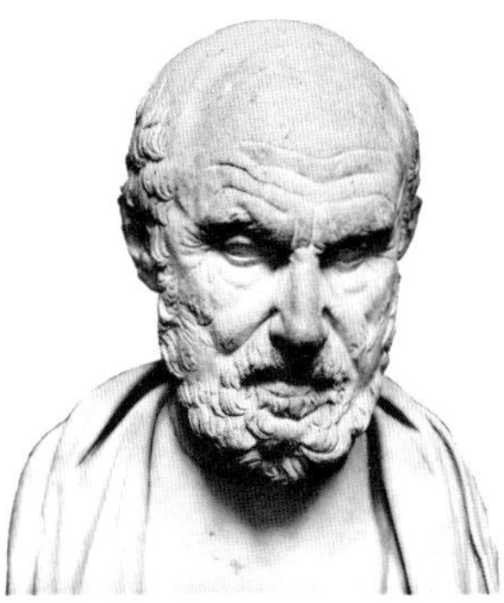

Der große griechische Arzt Hippokrates wird oft als der eigentliche Vater der Heilkunde genannt. Die hippokratischen Schriften übten bis ins 19. Jahrhundert einen kaum zu ermessenden Einfluß auf die Medizin aus.

schen, in Rom als Militärarzt tätigen Pedanios Dioskurides (1. Jh. n. Chr.). Seine berühmte «Arzneikunde» *(De materia medica)* beschreibt in fünf Abteilungen etwa 1000 Heilmittel, davon ca. 600 pflanzlicher Herkunft. Die Aufschlüsselung sämtlicher Krankheitsindikationen zeigt, daß der weitaus größte Teil der Anwendungen mittels Wurzelpräparaten empfohlen wird. Hier zeigt sich ein bis jetzt kaum erkannter Zusammenhang: mit Wurzelzubereitungen wird das Sinnes-Nervensystem des Menschen angesprochen! Es ist kein Zufall, daß die «Heilpflanzenforscher» der Antike *rhizotomoi* (*rhiza* = ‹Wurzel›, *temnein* = ‹schneiden›), eigentlich «Wurzelschneider», «Wurzelgräber» genannt wurden; ihre Bücher waren keine «Kräuter-» sondern «Wurzelbücher», *rhizotomika.* Ein wichtiger Aspekt, denn er hat mit der Entwicklung des menschlichen Denkens zu tun, ein Prozeß ferner, der nur über die dreigliedrigen Beziehungen (Rudolf Steiner) zu verstehen ist.

Dioskurides' Werk blieb für viele Jahrhunderte die führende Arzneimittellehre. Als ältester Zeuge in der Überlieferungskette gilt die im Jahre 512/13 für die Prinzessin Anicia Juliana, Tochter des Flavius Anicius Onybrius, in Byzanz geschaffene griechische, prachtvoll illustrierte Handschrift. Dieser «Wiener Dioskurides» ist eminent wichtig, weil er neben dem eigentlichen Dioskorides auch Texte und Abbildungen enthält, die auf den Rhizotomen Krateuas (1. Jh. v. Chr.!) zurückgehen.

In der Periode der islamischen Medizin entstanden mehrere Werke über Heilpflanzen, die hauptsächlich auf Dioskurides basieren. Besonders hervorzuheben ist die Arzneikunde im «*Kitab al-Hawi*», ein in lateinischer Übersetzung als «*Liber continens*» (= ‹das alles umfassende Buch›) bekannt gewordene Werk des «schöpferischen Genies der mittelalterlichen Arzneien» (August Müller): Abu Bakr Muhammad ibn Zakariya ar Razi, latinisiert Rhazes, ‹der Mann aus Raiy› genannt. Er lebte von ca. 865 bis 925. Rhazes war Perser, wie auch der zweite berühmte islamische Arzt, Avicenna (980–1037); sie gehörten zu den größten Gelehrten der islamischen Welt. Rhazes war äußerst kritisch eingestellt: «Das ganze Leben genügt nicht, um die Wirkung aller auf dieser Erde wachsenden Pflanzen zu bestimmen. Nimm deswegen die bekanntesten und die wirksamsten Pflanzen und lasse die anderen. Ja selbst von den wirksamen Pflanzen solltest du nur jene nehmen, die du selbst auf ihre Wirkung untersucht hast.» Neu sind in seinem Werk die Details über die anscheinend dazumal bereits florierenden Verfälschungsmethoden!

Der Strom klösterlicher Medizin und Pharmazie hat gewissermaßen in der christlichen Frömmigkeit der Regula des Benedictus von Nursia (um 480 bis um 550) und der Gründung des Klosters Monte Cassino in Süditalien seine Quelle. Jedenfalls hat die wissenschaftliche Aktivität in diesem Kloster unschätzbare Werke hinterlassen, unter ihnen den Codex Casinensis 97 aus dem neunten Jahrhundert. Er beinhaltet einen illustrierten, griechischen «*Herbarius*» des sog. Pseudo-Apuleius. Das Werk, im 4. oder 5. Jh. von einem unbekannt gebliebenen Autor in Afrika, hauptsächlich aus Dioskurides und Plinius (23–79 n. Chr.; römischer Flottenkommandant, Kompilator der riesigen

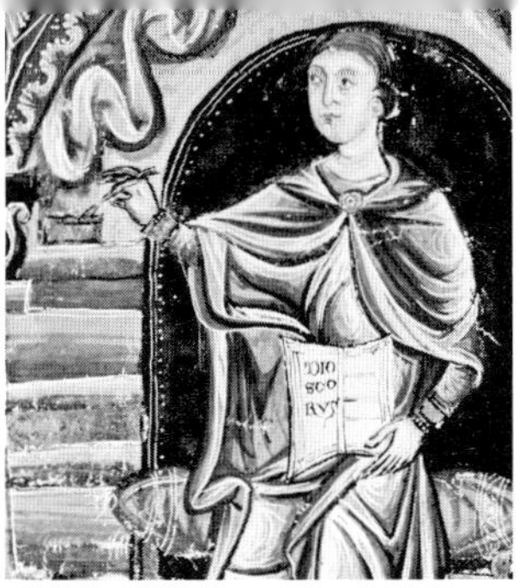

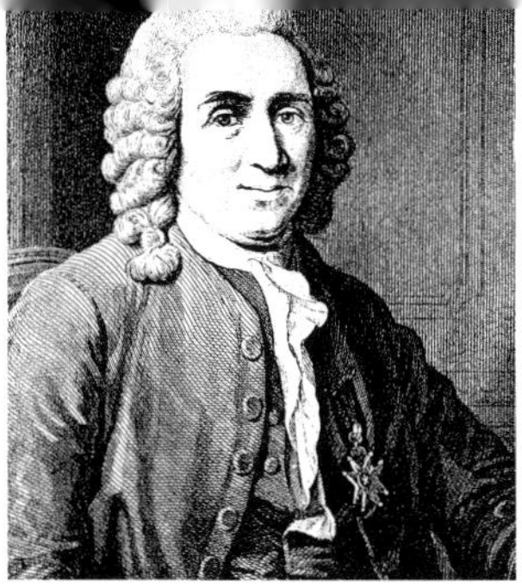

Zwei der bedeutendsten Figuren in der Geschichte der Heilpflanzenkunde. Links Pedanius Dioskurides, ein griechischer, in Rom tätiger Militärarzt (1. Jahrhundert nach Christus). Seine Schriften beeinflußten ganz entscheidend die Heilpflanzenforschung vieler Jahrhunderte. Rechts Karl von Linné oder Linnaeus (schwedischer Botaniker 1707–1778), der Begründer der modernen Botanik.

«*Naturalis historia*») zusammengestellt, wurde später, fälschlicherweise, dem römischen Schriftsteller Lucius Apuleius (2. Jh. n. Chr.) zugeschrieben.

Weniger spektakulär, jedoch nicht weniger wirksam, war das «Gärtchen», der «*Hortulus*» des Walahfried Strabo, Schüler und später Abt im Kloster Reichenau. Hier eine Kostprobe in der deutschen Übersetzung:

FENCHEL

Auch die Ehre des Fenchels sei hier nicht verschwiegen; er hebt sich
Kräftig im Sproß, und der strecket zur Seite die Arme der Zweige,
Ziemlich süß von Geschmack und süßen Geruches desgleichen.
Nützen soll er den Augen, wenn Schatten sie trübend befallen,
Und sein Same, mit Milch einer Mutterziege getrunken,
Lockre, so sagt man, die Blähung des Magens und fördere lösend
Alsbald den zaudernden Gang der lang verstopften Verdauung.
Ferner vertreibt die Wurzel des Fenchels, vermischt mit dem Weine,
Trank des Lenaeus, und so genossen, den keuchen Husten.

Etwa zur gleichen Zeit – um 820 – wurde für den Abt Gozbert der Sankt Galler Klosterplan, dieses einzigartige Dokument, geschaffen. Der Plan zeigt in einer Fülle von Details Kirche, Klausur, Gäste- und Krankenhäuser, Noviziat, Friedhof, Garten, Werkstätten und Ökonomiegebäude. Zwei Gärten sind mit den Namen der Pflanzen in den Beeten eingezeichnet.

Ein Höhepunkt in der Periode der Klostermedizin ist im Wirken der Hildegard von Bingen (1098–1179) zu sehen. Erstens war sie eine Frau, zweitens eine gelehrte Frau und drittens vermochte sie ihr Wissen in Schriften der Nachwelt zu übermitteln.

Hildegard wurde als zehntes Kind einer vornehmen Familie 1098 in Bermersheim bei Alzey geboren. Mit acht Jahren kam sie als Klausnerin in das Kloster Disibodenberg. Drei Klöster hat die spätere Benediktinerin selber gegründet; vom Kloster Rupertsberg bei Bingen war sie Äbtissin, wo sie am 17. September 1179 starb. Bereits in jungen Jahren hatte sie Visionen, ihre letzten im 65. Lebensjahr. Uns interessiert hier, daß Hildegard eine Art «Arzneikunde» unter dem Titel «*Physica*» und eine Art «Krankheitslehre» – als «*Causae et curae*» bekannt – geschrieben hat: sie ist die erste deutsche «Naturforscherin». Die «Physica» beschreibt 230 Kräuter, 63 Bäume, viele Steine, Fische, Vögel, Reptilien und noch andere Tiere. Trotz vielen Bemühungen sind die Quellen – man ist der Meinung, daß sich jeder Autor in irgendeiner Weise auf Vorgänger stützt – kaum zu eruieren. Hildegard muß ziemlich eigenständig und mit eigenen Beobachtungen vorgegangen sein. Selbstverständlich konnte sie sich den humoral-pathologischen Anschauungen (vier Elemente, vier Säfte usw.) nicht entziehen. Hören wir, was sie von den vier Elementen sagt: «Auch die Elemente der Welt hat Gott geschaffen, sie sind im Menschen und der Mensch wirkt mit ihnen. Es sind: das Feuer, die Luft, das Wasser und die Erde, und diese vier Elemente sind untereinander so eng verknüpft und verbunden, daß keins vom andern getrennt werden kann, und halten sich gegenseitig so fest, daß sie das Firmament genannt werden.»

Die Qualitätslehre handhabt sie nur als Torso: «Der Wegerich ist warm und trokken», oder «Die wilde Minze ist mehr warm als kalt...», usw.

Machen wir jetzt einen großen Sprung zu Paracelsus (1493–1541), der – im Anschluß an trinitarische Vorbilder – in jedem Naturobjekt, das auch aus den vier Elementen Erde, Wasser, Luft und Feuer konstituiert ist, drei okkulte Qualitäten als wirksam erkannte. Er nannte sie *Sal, Mercurius* und *Sulfur,* womit die prototypischen Prozesse des Auflösens (die sulfurischen), des Verdichtens (der salinischen) und des Sowohl-Als-auch (des merkuriellen) gemeint sind.

Mit atavistisch-hellsichtiger Begabung vermochte Paracelsus durch «Wesensbetrachtung» eine Pflanze als Heilpflanze zu erah-

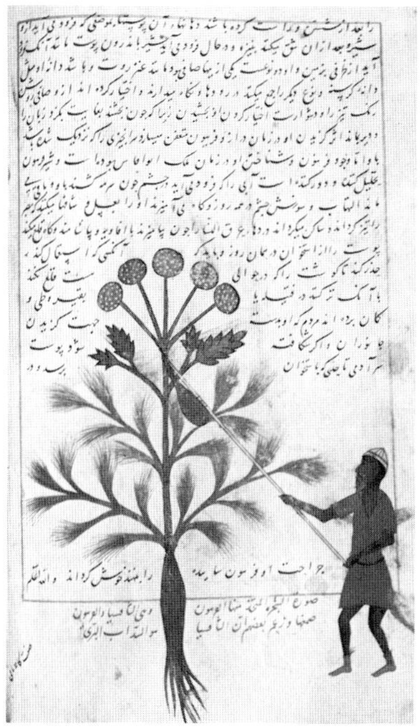

Islamische Gelehrte haben über eine lange Zeitspanne hinweg auf dem Gebiet der Heilpflanzenkunde Enormes geleistet. Hier eine Seite aus einem persischen Manuskript des 15. Jahrhunderts, das im Topkapi-Museum in Istanbul aufbewahrt wird.

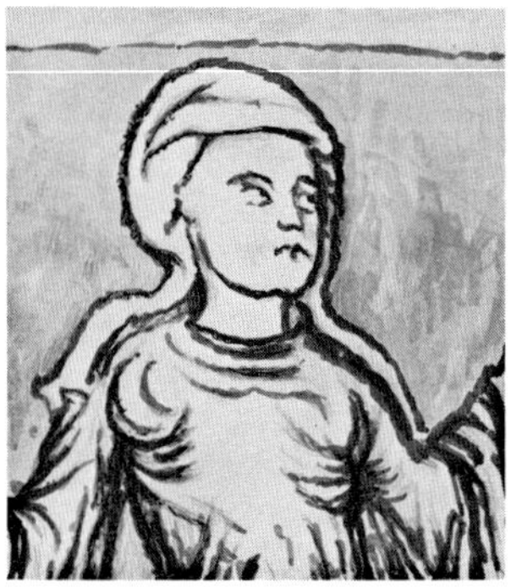

Hildegard von Bingen (1098–1179) gilt als die erste deutsche Naturforscherin. Sie starb als Äbtissin des Klosters Rupertsberg bei Bingen und hinterließ eine Reihe wertvoller wissenschaftlicher Schriften.

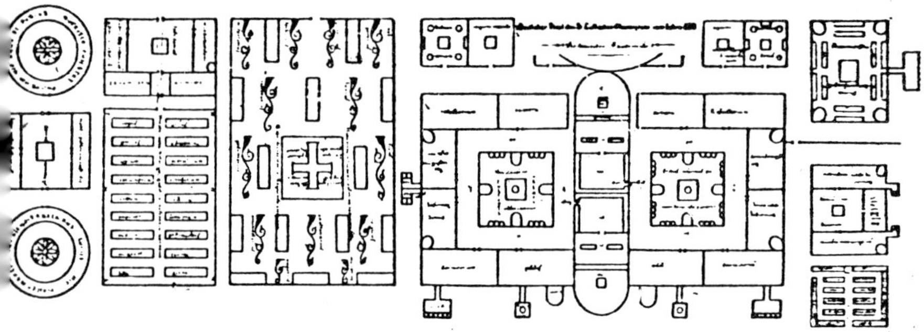

Aus der Zeit um 820 ist ein Plan der gesamten Anlagen des Klosters St. Gallen erhalten, auf welchem zwei Gärten mit den in den Beeten eingetragenen Namen der Pflanzen eingezeichnet sind.
Im Garten links standen Bäume mit Äpfeln, Birnen, Pflaumen, Vogelbeeren, Mispeln, Lorbeer, Kastanien, Feigen, Quitten, Pfirsichen, Haselnüssen, Mandeln, Maulbeeren und Baumnüssen.
Im Garten rechts wuchsen Zwiebeln, Lauch, Sellerie, Koriander, Dill, Mohn, Rettich, Möhren, Mangolt, Knoblauch, Schalotten, Pasternak, Petersilie, Kerbel, Lattich, Bohnenkraut, Kohl und Kornrade.

nen. Ein Teil davon ist als «*Signaturenlehre*» (*signum* = Zeichen, Merkmal) in Verruf geraten.
Durch die Erfindung der Buchdruckerkunst wurde Geistesgut praktisch jedermann zugänglich. Zu den meistgedruckten und bestverkauften Verlagsobjekten gehörten die Kräuterbücher. Johannes Philippus de Lignamine, Buchdrucker in Rom, war wohl der erste, der 1483/84 das «*Herbarium apuleii Platonici*» herausgab, bald gefolgt vom «*Herbarius mogguntie impressus*» genannten Kräuterbuch, das 1484 die Werkstatt des Mainzer Druckers Petrus Schöffer verließ. Die Autoren dieser Kräuterbücher wurden meist als *Kräuterväter* bezeichnet.
Der älteste dieser «Kräuterväter» ist Otto Brunfels (1489–1534), der von der Theologie herkam. Er ist Verfasser des «*Herbarium vivae eicones*», eines lateinischen Kräuterbuches mit naturgetreuen Abbildungen des Holzschneiders Hans Weiditz von Straßburg. Im Jahre 1532 erschien in Straßburg eine überarbeitete deutsche Ausgabe, «*Contrafayt Kreuterbuch*». Brunfels starb als Stadtarzt von Bern.
Als Brunfels' Nachfolger kann Hieronymus Bock (1498–1554) aus Heiderbach bei Zweibrücken betrachtet werden. Auch er studierte Theologie und Medizin; er war als Pfarrer und Arzt-Botaniker tätig. Sein «*New Kreuterbuch*» erschien 1539 in Straßburg, ohne Abbildungen! Wohlweislich wurde das Werk von der zweiten Ausgabe an mit über 450 holzgeschnittenen Zeichnungen illustriert. Das Werk wurde wegen den ausgezeichneten Beschreibungen und Angaben über Verbreitung der Pflanzen und deren Heilkräfte sehr geschätzt. Bock versuchte auch – und das war für seine Zeit neu – bestimmte Verwandtschaften (nach Gattungen, Familien usw., wie wir heute sagen würden) herauszuarbeiten.
Der bedeutendste Kräuterbuch-Autor des 16. Jahrhunderts war sicher Leonhart Fuchs (1501–1566), der ab 1526 in Ingolstadt, dann von 1535 an an der neugegründeten Universität von Tübingen als Medizinprofessor lehrte. Sein berühmt gewordenes «*New Kreüterbuch*» – in Großfolioformat 1543 in Basel bei Michael Isingrin als deutsche Ausgabe der ein Jahr früher von Isingrin gedruckten lateinischen «*Historia stirpium commentarii*» erschienen – zählt über 500 prachtvolle, erstklassige Abbildungen. Sie wurden von Albrecht Meyer gemalt, von Heinrich Füllmaurer auf Holz kopiert und von Veyt Rudolff Speckle geschnitten. Mit der deutschen Bearbeitung kam Fuchs der starken Nachfrage der Laienleser entgegen, aber er war sich bewußt, daß seine Kollegen ihm unerwünschte Popularisierung der Medizin vorwerfen würden. Vorsorglich wehrt er sich gegen diese Bedenken: «Das hab ich für nemlich ie darumb woͤllen anzeygen/darmit nit die vnuerstendigen moͤchten meynen/das ich derhalben mein Kreüterbuͦch hette woͤllen inn die Teütschen spraach bringen/damit auch der gemeyn man kündte jhm selbert in der not artzney geben/vnd allerley kranckheyt heylen. Dañ mir wol bewüszt/das vil mehr zuͦ einem rechtschaffnen arzt gehoͤrt/dañ allein kreüter vnd derselbigen würckung erkennen und wissen.»
In Italien lebte etwa zur selben Zeit Pietro Andrea Mattioli (1500–1577), Leibarzt der Kaiser Ferdinand I und Maximilian II. Er zeichnete sich vor allem durch botanische Studien aus, was besonders in seinem italienischen Kommentar zu Dioskurides' Arzneimittellehre (Venedig 1544) zum Ausdruck kommt. Die lateinische Übersetzung (1554) enthält Abbildungen die nach Mattioli's eigenen Angaben, meist nach

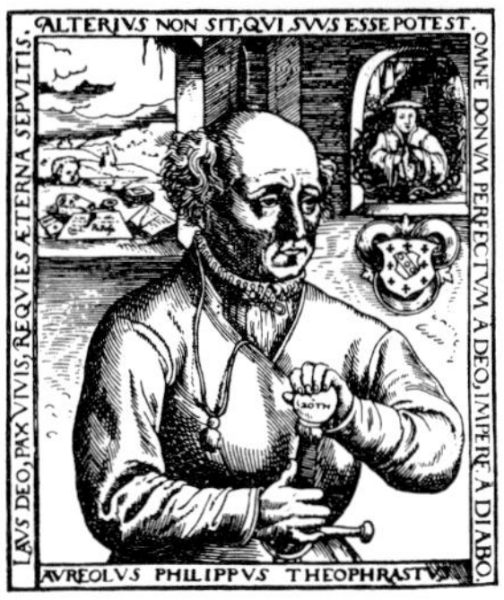
ALTERIVS NON SIT, QVI SVVS ESSE POTEST.
OMNE DONVM PERFECTVM A DEO, IMPERFECTVM A DIABO
AVREOLVS PHILIPPVS THEOPHRASTVS
LAVS DEO, PAX VIVIS, REQVIES AETERNA SEPVLTIS.

Paracelsus – er hieß mit seinem richtigen Namen Theophrastus Bombastus von Hohenheim – ist wohl eine der schillerndsten Figuren in der Geschichte der Heilkunst. Er war Stadtarzt und Professor in Basel und unterrichtete als erster in deutscher Sprache.

Herbarexemplaren, geschaffen wurden. Diese Dioskorides-Übersetzung, durch die Kommentare stark ergänzt, machte das Werk des großen griechischen Arzt-Botanikers erst weltweit bekannt.

Ebenfalls um die Mitte des 16. Jahrhunderts schuf der niederländische Leibarzt des Kaisers Maximilian II, Rembert Dodoens (ca. 1517–1585), oder Dodonaeus, das trotz sprachlicher Hindernisse weltweit berühmt gewordene «*Cruyde-boeck*», erstmals 1554 bei Jan vander Loe in Antwerpen erschienen. Es gehört zu den großen seltenen Kostbarkeiten der Bücherwelt. Dodoens' jüngerer Freund, der nicht weniger berühmte Botaniker Charles de l'Ecluse (Clusius, 1526–1609), fügte jedem Kapitel der späteren Ausgabe des «Cruydeboeck» soviel Material der zeitgenössischen Wissenschaft bei, daß das Werk zu einer Fundgrube von unermeßlichem Wert wurde.

Mit Bartholomaeus Carrichter (vor 1574 gestorben) machen wir auf die «astrologische» Richtung in der Heilpflanzenkunde aufmerksam. Von Carrichter – er war, wie Mattioli, Leibarzt Ferdinands I und Maximilians II – ist wenig mehr bekannt, als daß er eine Diätlehre für Gesunde und Kranke schrieb und dann ein Kräuterbuch mit dem auffallenden Titel «*Horn des Heyls menschlicher blödigkeit. Oder/Kreütterbuch, Darinnen die Kreütter des Teutschen lands/ausz dem Liecht der Natur/ nach rechter art der himmelischen einfliessungen beschriben... Getruckt zu Straszburg... 1656*» (also posthum). Carrichter sieht – wie auch Giovanni Battista della Porta (1538–1605) und Nicholas Culpeper (1576–1654) – die Heilkraft der Pflanze als Ganzes, aber auch jedes Teiles (Wurzel, Stengel, Blatt, Blüte, Frucht, Samen) – von den kosmischen Kräften des Tierkreises und der Planetenwelt impulsiert. Hier ein Beispiel für den gelben Enzian: Die Wurzel... «ist dem Lo͏̊wen auch der Sonn zu͏̊gethon/Aber die wurtz/ist dem Wider vnd dem Lo͏̊wen auch der Sonn vñ dem Mars vntergeben/die bitterkeit gibt der Mars von wegen seines Widers. Vnter der polus ho͏̊he/47.48.49 aber vnter dem 48. grad ist am besten». Und für die Ernte: «Die wurtz soll man auszgraben/wann die Sonn in dem zwo͏̊lften grad der Jungfraw kompt/daselb mal ist sie am bestẽ».

Auch die englische Literatur kennt berühmt gewordene Kräuterbücher. Die größte Popularität genoß «*The Herball or Generall Historie of Plantes*» des John Gerard (1545–1612). Er war zwar nur Barbier-Chirurg, erwarb aber dennoch soviel Heilpflanzen-Kentnisse, daß er, unter Verwendung der Holzschnitte aus dem Kräuterbuch des Jakob Dietrich von Bergzabern (= Tabernaemontanus; ca. 1520–1607) und mit Hilfe anderer, das genannte Kräuterbuch im Jahre 1597 in London erscheinen lassen konnte. Das Interesse an diesem Werk blieb unvermindert, so daß noch 1927 Marcus Woodward «*Gerarde's Herball*», eine Auswahl der wichtigsten Kapitel, mit den Abbildungen der Ausgabe von 1633, herausbrachte.

Ein zweiter großer Sprung bringt uns zur heutigen Situation der Heilpflanzenkunde. Diese basiert auf einem Denkprozeß, der am Ende des 18. Jahrhunderts mit voller Kraft einsetzte. Wir stellen eine Kehrtwendung der Denkart um 180 Grad fest und sehen uns der quantitativ-mechanistisch-analytischen Betrachtungsweise gegenüber. Sie wurde vorbereitet über die Linie Bacon–Descartes–De la Mettrie und selbstverständlich durch viele andere.

Francis Bacon (1561–1626), englischer «Naturwissenschafter» und Staatsmann, forderte eine vorurteilsfreie, auf Studium der Details (Analyse!) basierende Naturwissenschaft, die zur Aufstellung von naturwissenschaftlichen Gesetzmäßigkeiten führen sollte. Diese neue Denkrichtung sollte die vorangehende naturphilosophische (die Bacon als schwärmerisch empfand) ablösen. «Wissen ist Macht» war seine Parole, «man muß die Natur zerschneiden, um sie kennen zu lernen».

René Descartes (1596–1650), französischer Philosoph, bereitete mit seiner «*Abhand-*

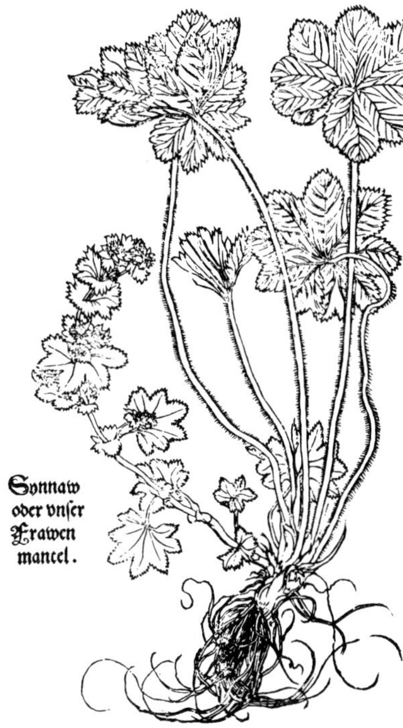
Sonnaw oder vnser Frawen mantel.

Die Heilpflanze Frauenmantel, wie sie im «Contrafayt Kräuterbuch» des Otto von Brunfels (1498–1534) abgebildet ist. Brunfels gehört zu den großen «Kräutervätern». Die herrlichen, für ihre Zeit ungewöhnlich naturalistischen Darstellungen sind das Werk des Zeichners Hans Weiditz, einem Schüler Albrecht Dürers.

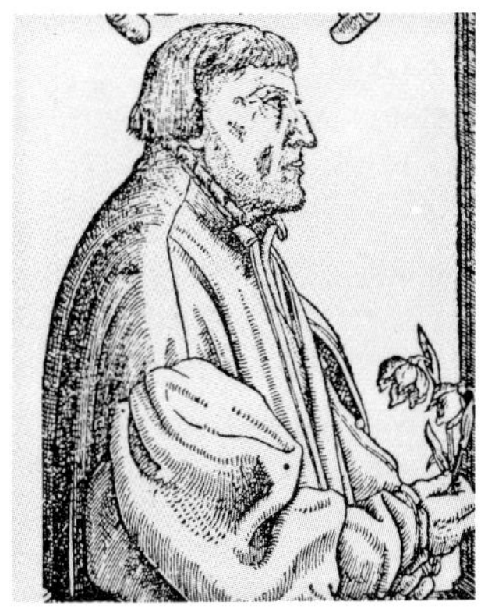

Hieronymus Bock (1498–1544) war Pfarrer und Arzt-Botaniker. Sein «New Kreuterbuch» enthält 477 Holzschnittdarstellungen.

Titelschrift der «Historia stirpium», deutsch «New Kreuterbuch», von Leonhard Fuchs, 1543.

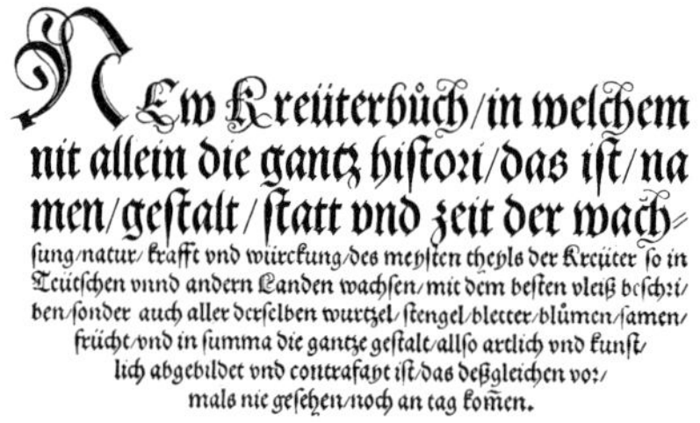

New Kreüterbůch/in welchem nit allein die gantz histori/das ist/namen/gestalt/statt vnd zeit der wachsung/natur/krafft vnd würckung/des meysten theyls der Kreüter so in Teütschen vnnd andern Landen wachsen/mit dem besten vleiß beschriben/sonder auch aller derselben wurtzel/stengel/bletter/blůmen/samen/frücht/vnd in summa die gantze gestalt/allso artlich vnd kunstlich abgebildet vnd contrafayt ist/das deßgleichen vormals nie gesehen/noch an tag komen.

lung vom Menschen» die radikalste Reduktion des Menschen als Wesen von Leib, Seele und Geist auf eine geist- und seelenlose Maschine bei Julien Offray de la Mettrie (1709–1751) vor. Schließlich gab Jeremias Benjamin Richter (1762–1807) mit seiner Dissertation (Königsberg 1789) «*De usu matheseos in chymia...*» («Vom Gebrauch der Mathematik in der Chemie») einen guten Stoß in die Richtung, welche damit ihre extremen Grenzen erreicht hatte. 1805 isolierte der deutsche Apotheker Friedrich Wilhelm Sertürner (1783–1841) aus Opium das «schlafmachende Prinzip», dem er 1817 den Namen *Morphium* gab.

Damit war der Gedanke des Pflanzen-Wirkstoffes geboren. Von nun an galt eine Pflanze nur dann als Heilpflanze, wenn man in ihr ganz bestimmte, chemisch definierbare und isolierbare Stoffe feststellte, welche für die nachgesagte Heilwirkung verantwortlich gemacht werden konnte. Obwohl dies ein Trugschluß war, lag die konsequente Haltung nahe, daß nur noch diese nachweisbaren Stoffe wichtig, alles andere unwesentlich sei. So wurde alles Wesenhafte der Heilpflanze auf eine chemische Formel, ja sogar auch nur auf eine nackte Zahl reduziert. Man nennt diesen Prozeß in der Wissenschaftsgeschichte den *Reduktionismus.* Ideal der modernen Heilpflanzenkunde ist es, Wirkstoffe zu isolieren – im besten Fall einen wirkstoffreichen (angereicherten) Extrakt zuzulassen – und diese womöglich zu synthetisieren. Die Pflanze ist als Lebewesen von ebenso fluktuierender Zusammensetzung (stofflich) als es Pflanzenindividuen gibt; ein naturwissenschaftliches Problem, das schwer zu schaffen macht. Zunehmend muß jedoch festgestellt werden, daß isolierte Wirkstoffe, und schon gar deren synthetisierte (sog. «naturidentische») Ersatzstoffe, unerwünschte und schädliche Nebenwirkungen zeigen können.

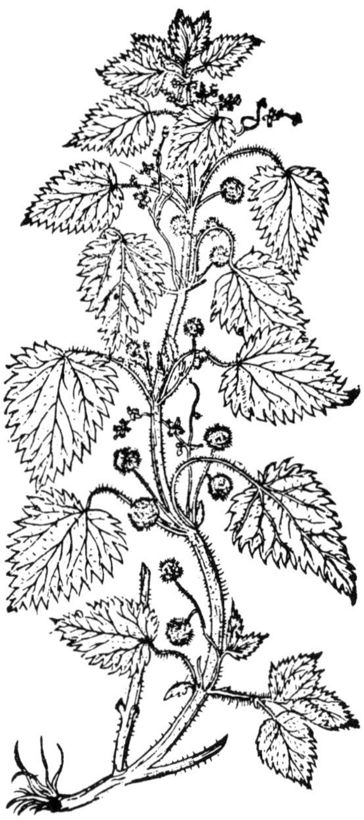

Eine der 477 Illustrationen aus dem «New Kreuterbuch» des Hieronymus Bock, ausgeführt von David Kandel.

Demgegenüber möchten wir nun versuchen, ein Bild der Pflanze und der Heilpflanze zu entwerfen, das zukunftsweisend für eine neue, menschengemäße Medizin sein könnte.

Die Grundlagen zur nachfolgenden Betrachtung sind im sehr umfangreichen Werk des Geistesforschers Rudolf Steiner (1861–1925) zu finden.

Es ist üblich, eine Pflanze durch die Betrachtung ihrer Einzelorgane zu studieren: Kelch, Krone, Staubblätter, Fruchtblätter, Frucht, Samen, Laubblätter, Wurzel, usw. Fein säuberlich sind diese Organe zu trennen, nach Maß und Zahl und mikroskopischer Beschaffenheit zu bestimmen: auch das muß gemacht werden. Im Sinne des naturwissenschaftlichen Axioms: das Ganze = die Summe aller Teile, müßte sich nun aus diesen Einzelorganen die Pflanze wieder als Ganzes rekonstruieren lassen. Jedermann weiß, daß dies nicht gelingt. Denn für ein Lebewesen gilt: Organismus = Summe der Organe + «*Plan des Architekten*» (= Bauplan der Pflanze, Baumeister, Geistwesenheit oder wie man diese in der naturwissenschaftlichen Formel fehlende Dimension nennen mag). Goethe nannte es so: «Man hat zwar die Teile in der Hand, fehlt nur das geistige Band!» Wir zerstören beim rein analytischen Vorgehen die Pflanze, sowohl leiblich wie ideell. Versuchen wir eine Pflanzenbetrachtung ohne Seziermesser und ohne Mikroskop. Gehen wir dabei möglichst vorurteilslos von einfach-wahrnehmbaren Phänomenen aus und ziehen wir naturwissenschaftliche Kenntnisse nur dann zu Hilfe, wenn sie die gewonnene Erkenntnis unterstützen.

Die Pflanze ist ein äußerst polares Wesen, das als «zwischen Himmel und Erde» eingespannt erscheint. In die Erde breitet sich, vom Keimmittelpunkt weg *(zentrifugal)*, großräumig, strahlig *(radiär)* das Wurzelwerk aus, der Gegenpol zeigt mit seiner Entwicklung der Kreise von Kelch-, Kron-, Staub- und Fruchtblättern in Richtung des Blütenmittelpunkts *(zentripetal)*, eine kleinräumige, kugelförmige *(sphärische)*, zur Hohlraumbildung neigende

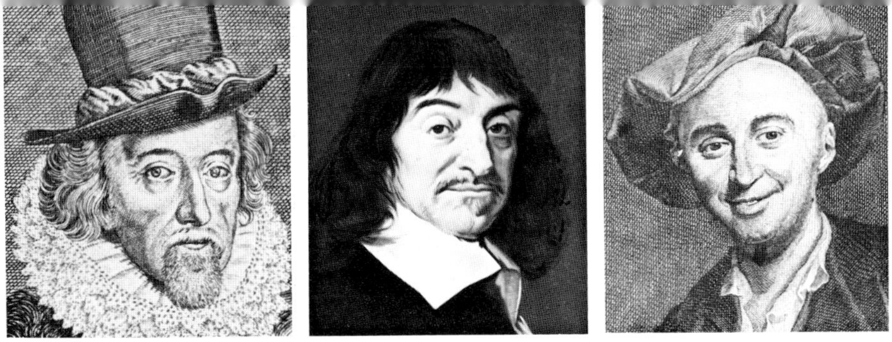

Von links nach rechts:
Der englische Naturwissenschafter und Staatsmann Francis Bacon (1561–1626);
der französische Philosoph, Mathematiker und Physiker René Descartes (1596–1650);
der französische Philosoph und Biologe Julien Offray de la Mettrie (1709–1751).

Entwicklung. Und die Mitte? Hier tritt das «Sowohl-Als-auch» hervor: strahlige Stengel und Nervatur mit rundenden Blattspreiten in einer gesetzmäßig verlaufenden Metamorphose von unten nach oben hin. Allein diese einfache Betrachtung läßt uns die Pflanze als ein dreigegliedertes Wesen erkennen.

Wir werden dieses dreigliedrige Pflanzenbild nun auf einer anderen, mehr physiologischen Ebene neu und ausführlicher entwerfen.

Wer an eine Pflanze herangeht, empfängt als erstes Bild die Farbigkeit ihrer Blütenwelt: die Blüten bilden den Kontaktpunkt zu den ersten Seelenerlebnissen des Menschen. Wenn der Duft der Pflanze nicht unmittelbar wahrnehmbar ist, geht man auf die Pflanze zu und bringt die Nase an die Blüte heran. Oft erreicht uns der Duft von weitem. Man weiß, daß die Mengen an Duftstoffen, welche die menschliche Nase wahrnehmen kann, unwägbar sind. Diese Duftstoffe werden *ätherische Öle* genannt und sind nach chemischer Deklaration flüchtige, organische Verbindungen. Überlegt man sich nun, unter welchen Bedingungen solche Feinstofflichkeiten wie die ätherischen Duftstoffe (aber auch die Blütenfarbstoffe) zustandekommen, so finden sich als Urheber Wärme (das «Feuer») und Licht. Ohne Wärme und Licht keine ätherischen Öle, keine Blütenfarbstoffe! Je wärmer das Klima, desto wärmeverwandter sind die gebildeten Duftstoffe. Der im heißesten und hellichten Sonnenklima Südfrankreichs wachsende Rosmarin bildet ein ätherisches Öl, das den höchsten Verbrennungswert (Wärme-Energie) unter den ätherischen Ölen aufweist. Naturwissenschaftliche Forschungsergebnisse bestätigen diese rein phänomenologischen Betrachtungen. Es ist heute bekannt, daß kein ätherisches Öl gebildet werden kann ohne die Mitwirkung von Phosphor in Form der Pyrophosphorsäure. Was heißt das! *Pyr* ist das griechische Wort für ‹Feuer›, *phosphor* ist eine griechische Wortzusammensetzung, die ‹Lichtträger› bedeutet. Nur durch den «feurigen Lichtträger» kommt somit ätherisches Öl zustande.

Die Brennbarkeit gehört zur Blüte wie die Ausdehnung, die Stoffverfeinerung. Wärmeprozesse finden gesteigert in der Blüte statt; die Temperatur innerhalb der Blüte ist – wenn auch manchmal nur im Mikrobereich meßbar – höher, als außerhalb derselben. Es gibt tropische Aronstabgewächse *(Amorphophallus)*, die in ihren Blütenkolben eine Temperatur haben, die 10–15°C höher liegt als außerhalb des Kolbens. Dadurch sind die Blüten in der Lage, Stoff-Abbau-Prozesse soweit durchzuführen, daß flüchtige, sehr spezifische (in diesem Falle für den Menschen unangenehm riechende) Geruchstoffe entstehen, womit sie die zur Pflanze gehörenden Insekten anlocken. Auch das ist ein Phänomen, das zur Blüte gehört: die Blüte lebt in Kooperation mit ganz bestimmten Vertretern der Tierwelt: mit Schmetterlingen, Motten, Fliegen, Mücken, Käfern, Bienen, Wespen und Vögeln. Ohne Tierwelt keine Pflanzen, ohne Pflanzenwelt keine Tiere. In den mexikanischen Wäldern lebt eine besondere Bienenart, die für die Bestäubung der Vanille-Orchis sorgt. Ohne diese Bienen keine Vanille, ohne Vanille nicht diese Bienen. Die Vanille-Kulturen außerhalb Mexikos, z.B. auf der französischen Insel Réunion, werden nur durch arbeitsintensive Kunstbestäubung ermöglicht. Es gibt eine Yucca-Pflanze, die von einer bestimmten Motte abhängig ist. Diese Motte kriecht in die Blüte hinunter, sammelt den Blütenstaub, knetet diesen zu Pillen, klettert mit der Pille am Pistill hoch und pfropft die Pille in die Narbe. Nur so kann die Yucca weiterleben, nur mit der Yucca ist die Motte arterhaltungsfähig.

Zum zentrifugalen (mittelpunktfliehenden) «Auflösungsprozeß» in der Blüte gehört auch das Phänomen des Stäubens. Die Milliarden mikroskopisch kleiner Pollenkörner steigen bis in die Stratosphäre unserer Erdhülle hinauf! Ein letztes Phänomen, das wir hier anführen wollen, ist die Hinfälligkeit (Auflösungstendenz) der

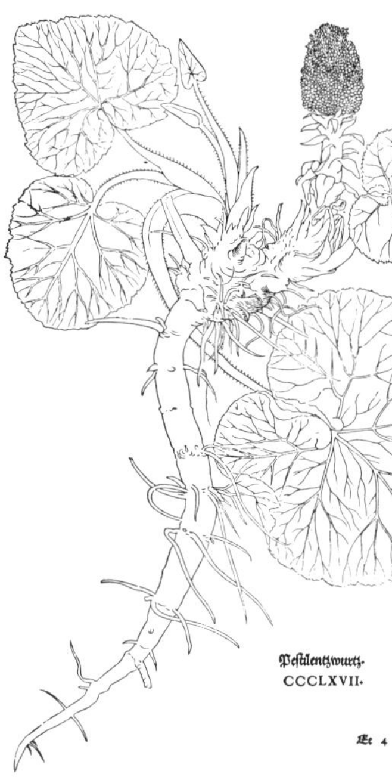

Holzschnittdarstellung der «Pestwurz» aus dem «New Kreuterbuch» des Leonhard Fuchs. Karl Eugen Heilmann sagt dazu in «Kräuterbuch in Bild und Geschichte»: «Es war eine prächtige Ausgabe in Großfolio, wertvoll besonders durch die einmalig schönen Abbildungen, und man kann dieses Werk bedenkenlos als das großartigste Kräuterbuch bezeichnen.»

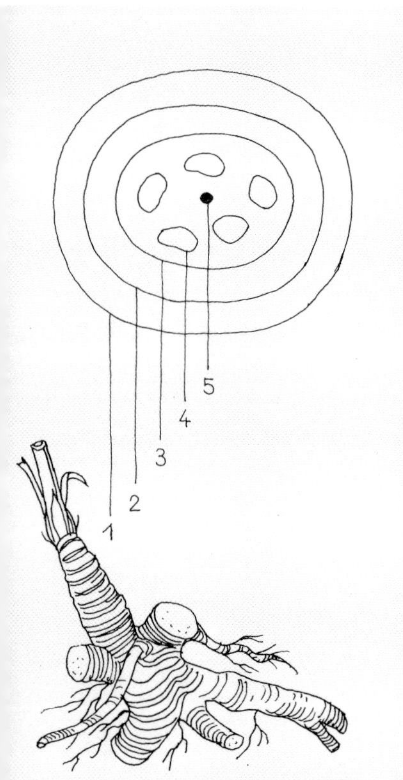

Der Weg vom Pflanzenwesen zur wesenlosen nackten Zahl, dargestellt am Beispiel der Enzianwurzel.

1 Von der Antike bis zum Beginn des 19. Jahrhunderts: vollumfängliche Beurteilung der Wesensqualität.
2 Beginn des 19. Jahrhunderts: Erste Reduktion auf «die bitteren Extraktivstoffe».
3 Um 1830: Zweite Reduktion auf den sogenannten Wirkstoff «Gentianin».
4 Dritte Reduktion auf Wirkstoffe wie Gentiopikrin, Amarogentin, usw.
5 Letzte Reduktionsphase: Bestimmung des Bitterwertes als nackte Zahl.

Blüte. Sie lebt kurz, einige Tage, einen einzigen Tag, manchmal nur Stunden.

Wenden wir uns nun dem Gegenpol zu, dem Wurzelbereich. Nicht hell und warm, sondern dunkel und kalt ist es dort. Farbe? Nun, im allgemeinen nur undefinierbare Tönungen von grau, braun und schwarz. Dennoch gibt es stark gefärbte unterirdische Pflanzenorgane: die gelbe Karotte, die rote Beete, das rote *Hypokotyl* des Radieschens. Aber in diesen Fällen hat sich die Farbstoffbildung, die für die Blüte ganz am Platze wäre, bis in die Wurzel verlagert. Dieses abnormale Benehmen hat – wie wir noch sehen werden – eine besondere Bedeutung, die in Richtung Heilprinzip weist.

Wie aber steht es mit dem Duft unter der Erde! Nicht gerade angenehm, eher muffig, erdig-schimmelig. Dennoch gibt es auch hier «Abnormalitäten», wenn wir an die Bildung der ätherischen Öle in der Baldrian-, Liebstöckel- und Bibernellwurzel denken, um nur einige zu nennen. Auch hier entdecken wir Hinweise auf «Blütenprozesse» an außergewöhnlicher Stelle, welche diese Pflanzen zu Heilpflanzen machen.

Brennbarkeit ist bei der Wurzel nicht am Platz, auch nicht eine Stoffverfeinerung. Im Gegenteil: die Wurzel nimmt aus der sie umgebenden Mineralwelt Stoffe auf in zentripetal (mittelpunktsuchend) gerichtete Verdichtungs- und Verhärtungsprozesse. Stoff-Anschoppung unter gleichzeitigem Erheben der toten, mineralischen Stofflichkeit auf die Lebensstufe. Hier geht alles in die Schwere, ins «Ge-wichtige». Auch ist die Wurzel – im Gegensatz zur Blüte – sehr vital und überlebt oft jahrelang. Die Mitte der Pflanze, der beblätterte Sproß, bildet das Gebiet des «Sowohl-Als-auch», des Rhythmus. Nicht nur die rhythmische Gliederung der Knoten *(nodi)* und Stengelglieder *(internodia)*, sondern auch die Tag/Nacht-Einstellung der Blätter zum Licht, die Prozesse des Aufbaus am Tage und des Abbaus in der Nacht, der aufsteigende und absteigende Saftstrom, der den Sproß durchfließt: alles dies sind rhythmische Phänomene.

Damit haben wir wiederum die Pflanze als ein dreigliedriges Wesen – *Wurzel-Blatt-Blüte/Frucht* – vor uns. In beiden Fällen sind wir vom Urphänomen der Polarität ausgegangen, d. h., wir haben es tatsächlich mit zwei polarentgegengestellten Kraftzentren zu tun, die zu einem und demselben Kräftefeld gehören. Eine solche Polarität erfordert eine Mitte, ein ver-mittelndes Prinzip. Nur so wird es möglich, daß die polaren Kräftewirkungen – von ihren Schwerpunkten aus – auch zu ihren Gegenpolen durchschwingen können. Es zeigt sich somit, daß wir es hier mit einem echten Rhythmus zu tun haben, wo sich die Pendelprozesse wiederholen, (ver)wandeln oder steigern.

Bevor wir nun aus diesem allgemeingültigen dreigliedrigen Pflanzenbild die Heilpflanze ableiten, wollen wir uns auf den Menschen besinnen, zu dem die Pflanze – als Heilpflanze – eine Beziehung gewinnen sollte.

Die Menschen haben ihre Wesenheit von den Wesenheiten der Naturobjekte, also auch der Pflanzen, auf dem gemeinsamen Entwicklungsweg getrennt. Mittels Erkenntnisprozessen vermag der heutige Geisteswissenschafter den Wesenszusammenhang wieder herzustellen. Es muß der Arzt durch geisteswissenschaftliche Schulung die Pflanze zu finden versuchen, die zu einem bestimmten Krankheitsbild das Gegenbild in der Natur darstellt: die Heilpflanze.

Das geisteswissenschaftliche Menschenbild kann hier nur aphoristisch skizziert werden. Auch der Mensch ist ein dreigliedriges Wesen (nicht nur nach Leib, Seele und Geist): Im Kopf – im oberen Pol – haben wir es mit stark verfestigenden, verhärtenden Kräften zu tun, die mit ihrer Schädelknochenbildung das Gehirn umschließen und den Sinnesorganen schützend eine Wohnung verschaffen. Die härteste Substanz befindet sich im Kopf: das Zahnemail. Im Kopf ist vorwiegend das *Nerven-Sinnes-System (NSS)* lokalisiert; es hat seine Ausläufer bis in die Finger- und Zehenspitzen. Die Nervensubstanz «lebt im Schatten des Todes». Der Mensch wird mit vielen Millionen Nervenzellen geboren; es kommt im Laufe seines Lebens keine einzige Zelle dazu; wohl sterben viele ab, aber keine einzige regeneriert. Im Kopf ist es kühl (wäre es heiß, so wäre man krank, hätte man Fieber), es herrscht dort Ruhe (bei Gehirnerschütterungen besteht Unruhe, wird denken unmöglich). Das Denken ist lebendig, hat wohl «Regeneration» (Erinnerung, Vorstellung); Gedanken reihen sich an Gedanken. Die Bewußtseinsprozesse sind von Todesprozessen begleitet. Denken heißt Abbauen! Sobald wir morgens beim Aufwachen zu denken anfangen, bauen wir ab, bis wir gegen Abend derart abgebaut haben, daß wir vor Müdigkeit leicht in die erholsame Nacht-Schlafphase hinübergehen.

Den Gegenpol haben wir im Unterleib, am Bauchpol zu suchen, im sogenannten *Stoffwechsel-Gliedmassen-System (SGS)*. Dort ist der Mensch bedeutend wärmer als im Kopf (die Mitte, das Blut im Blutkreislauf sorgt für den 37-Grad-Ausgleich) – es herrscht in den Bauchorganen reges Leben – zu rege, wenn die Eingeweide spürbar, oft hörbar kollern. In diesem Gebiet wird aufgebaut, hier wechselt die Substanz (Stoffwechsel), sterben täglich Millionen von Zellen in der Darmschleimhaut oder im Blut (rote Blutkörperchen), die jedoch sofort ersetzt, regeneriert werden. Im Unterleib reproduziert sich der Mensch (Geschlechtsorgane). Dies alles verläuft im Unbewußten. Nur wenn wir irgendwie krank sind, tritt Bewußtsein auf in Form von Schmerz. In diesem Bereich liegt die Basis für unser Wollen und für die unbewußten Bewegungen unserer Gliedmassen.

Diese zwei entgegengesetzten polaren Bereiche im menschlichen Körper werden durch einen mittleren Bereich miteinander verbunden: es ist dies der Bereich des *rhythmischen Systems (RhS)*. Es hat einen doppelten Aspekt: die Atmung ist dem NSS, der Blutkreislauf dem SGS zugewendet. Mit einem konstanten Verhältnis von einem Atemzug zu vier Pulsschlägen schafft das RhS den Ausgleich zwischen NSS und SGS. Wenn einer der beiden Pole aus dem Gleichgewicht gerät, also zu stark dominiert oder in seiner Funktion erlahmt, so haben wir es mit Krankheit zu tun. Das harmonische, ideale Verhältnis 1:4 (Atem: Puls) ist dann auch verändert. Eigentlich ist das RhS fortdauernd – von Geburt bis zum Tode – bestrebt, die Waage zwischen den beiden an sich krankmachenden Polen zu halten.

Greifen Nerven-Sinnes-Prozesse über längere Zeit zu stark in den Körper ein, schießen sie über die «Mitte» hinaus, so können «Verhärtungen», Sklerotisierungen aller Art entstehen; greifen Stoffwechselprozesse zu stark dort ein, wo sie nichts zu suchen haben, so kommt es zu «Auflösungen», Entzündungen. Selbstverständlich sind dies nur ganz prinzipielle, aber generelle Andeutungen, prototypische Charakterisierungen dessen, was als Grundlage für eine Erweiterung der Heilkunst dienen könnte.

Fassen wir die grundsätzliche Überlegung hinsichtlich Gesundheit und Krankheit zusammen: *Das harmonische Gleichgewicht der polar entgegengesetzten Wirkungen des Sinnes-Nerven-Systems und des Stoffwechsel-Gliedmassen-Systems bedeutet Gesundheit. Jede Störung in diesem Gleichgewicht bedeutet Krankheit.*

Es ist eine geniale Entdeckung Rudolf Steiners, wenn er sagt, eine Pflanze sei dann Heilpflanze, wenn sie in irgendeiner Weise, sei es physiologisch und/oder morphologisch, eine Verzerrung, Verzeichnung, Abnormalität aufweise, wenn also die harmonische Dreigliederung von Wurzel-Blatt-Blüte/Frucht gestört sei. Die harmonisch dreigegliederte Pflanze ist keine Heilpflanze! Bei ihr können wir – als Hilfsmaßstab – nur das Verhältnis Wurzel:Blatt: Blüte mit 1:1:1 angeben.

Zeigen wir nun an typischen Beispielen, wie eine einseitige Betonung eines der drei Prinzipien in der Pflanze das Heilprinzip bedeutet.

Die dreigliedrige Pflanze, Polarität und Mitte. Die Wurzeln breiten sich zentrifugal, großräumig und strahlig (radiär) vom Keimmittelpunkt weg in das Erdreich aus.

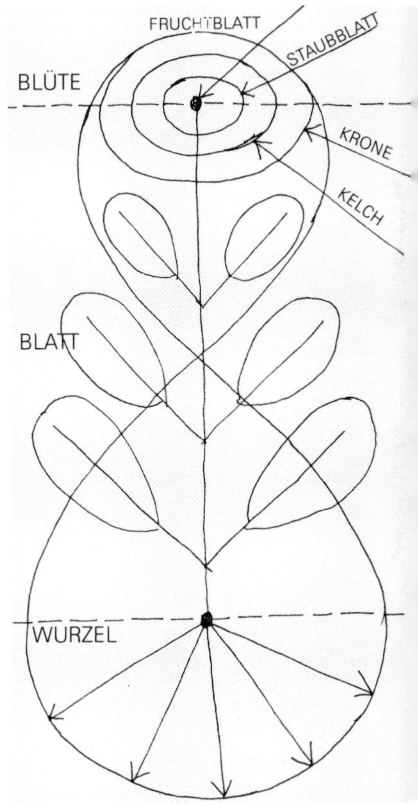

Im kleinräumigen und kreisförmigen (sphärischen) Gegenpol weisen die Kreise der Kelch-, Kron-, Staub- und Fruchtblätter in Richtung des Blütenmittelpunktes (zentripetal).
Im Mittelbereich tritt das «Sowohl-Als-auch» hervor: strahlige Stengel und kreisförmige Blattspreiten in einer gesetzmäßig verlaufenden Metamorphose.

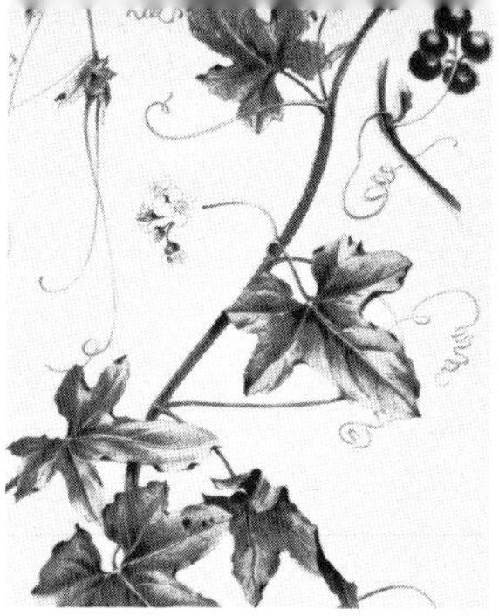

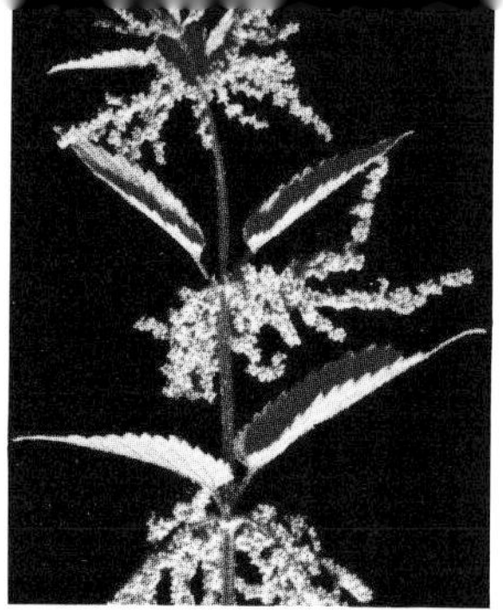

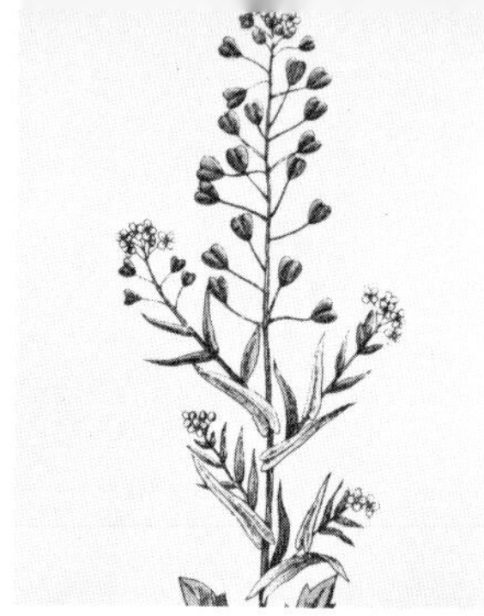

BLÜTE
FRUCHT

BLATT

WURZEL

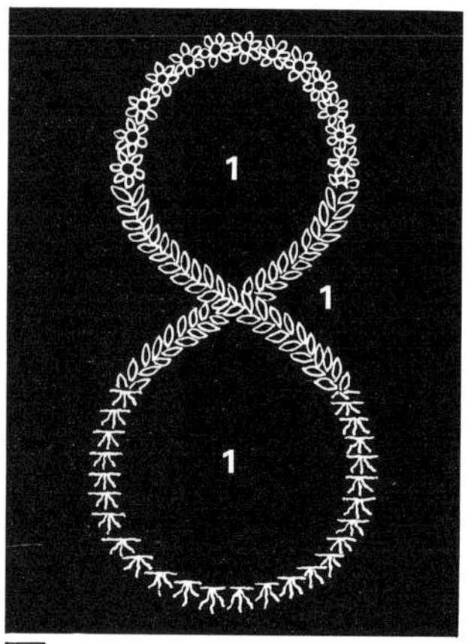

1

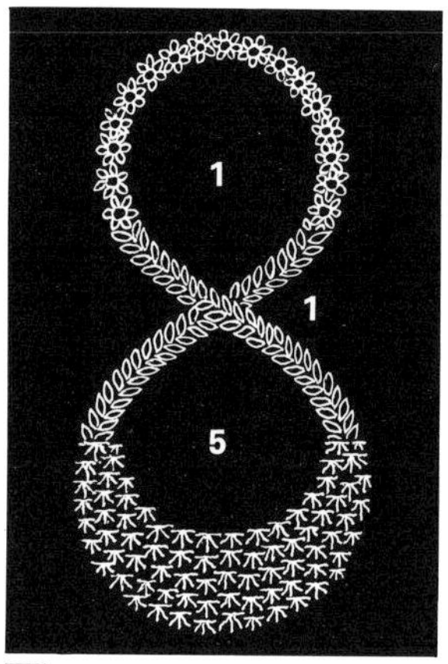

2

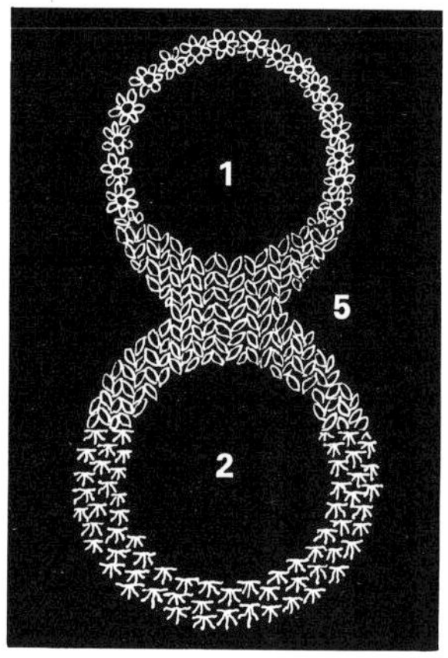

3

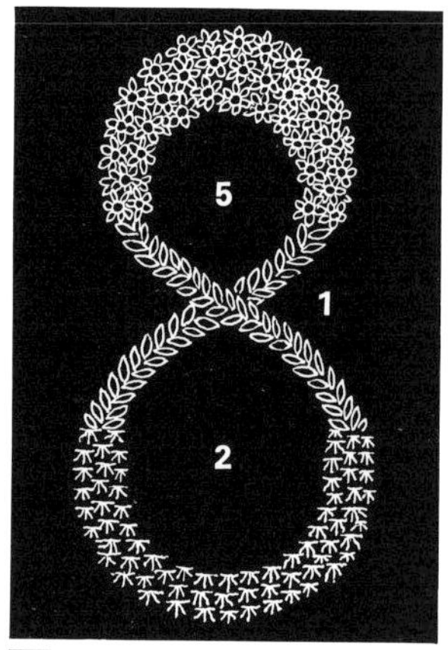

4

1 Schema der harmonisch dreigegliederten Pflanze – die keine Heilpflanze ist – mit dem «Funktionsverhältnis» Wurzel : Blatt : Blüte/Frucht von 1:1:1.

2 Abbildung und Schema der Heilpflanze Zaunrübe, einer «Wurzelpflanze». Das Verhältnis ihrer Funktionsbereiche Wurzel : Blatt: Blüte/Frucht kann mit etwa 5:1:1 angegeben werden. Die Zaunrübe wirkt gegen Kopfkatarrh und Fließschnupfen.

3 Das «Blattwesen» Brennessel. Bei ihr finden wir ein Verhältnis von ungefähr 2:5:1. Ihre Wirkung zielt auf das rhythmische System (Körpermitte), insbesondere auf das Blut, bei Störungen in der Eisenverwertung (Blutarmut).

4 Das Hirtentäschchen, eine «Blüte/Frucht-Heilpflanze» mit dem ungefähren Verhältnis der einzelnen Teile von 2:1:5. Die Pflanze hat blutstillende Eigenschaften, mit Wirkung vor allem im Bereich des Unterleibes (Uterus).

Die Verhältniszahlen bedeuten natürlich nicht absolute Werte; sie sind vielmehr ausschließlich als Anschauungshilfe zu verstehen.

Es gibt eine Pflanze, die unter der Erde eine riesige Wurzel bildet, einen richtigen «Wasserkopf» (man kann davon Wurzeln bis zu 10 kg Gewicht ernten!), über der Erde jedoch ein schlank rankendes, fein ziseliertes Blattwerk von vielen Metern entfaltet mit ganz kleinen, unscheinbaren, blaß-gelben Blütchen, die sich im Herbst – je nach Sorte – in rote oder schwarze Beeren umwandeln.

Es ist dies die Zaunrübe *(Bryonia dioica* oder *Bryonia alba)*. Die Zaunrübe ist ein Kürbisgewächs *(Cucurbitaceae)*. Wie ist der Cucurbitaceen-Typus gestaltet? Wer kennt nicht die kolossalen Früchte wie Melonen, Kürbisse, Kalebassen, Gurken? Die Pflanzen haben große, zum Teil sehr große Blätter und große, gelbe Blüten. Diese normalen Kürbisgewächse sind keine Heilpflanzen, man verwendet sie für erfrischende Fruchtsäfte oder als Gemüse. Die Zaunrübe aber macht den «Blüten-Fruchtprozeß» bereits unter der Erde durch, so daß für die wirklichen Blüten und Früchte kaum noch etwas übrig bleibt! Das Verhältnis der drei Funktionsbereiche Wurzel : Blatt : Blüte/Frucht könnte hier mit 5 : 1 : 1 angegeben werden. Diese Wurzelabnormität deutet in Richtung Heilkraft: die Wurzel der Bryonia wird zu Heilmitteln verarbeitet.

Im zweiten Beispiel erscheint die Pflanze als ausschließliches «Blattwesen». Vom frühestens Frühling bis weit in den Herbst hinein sieht man von ihr – obwohl ihr Wurzelwerk nicht unbedeutend ist – nur den gewaltigen Blattbusch. Schneidet man nach etwa sechs Wochen den Sproß ab, so wächst er bald ebenso üppig nach; man kann dann den Schnitt noch einige Male wiederholen. Die fahlgrauen Blütchen sind derart unscheinbar, daß die meisten Menschen sie nicht einmal wahrnehmen. Wir meinen die Brennessel *(Urtica dioica)*. Die Brennessel ist eine Blatt-Heilpflanze: das Verhältnis der drei Funktionsbereiche könnte man mit etwa 2:5:1 angeben.

Im dritten Beispiel blüht und fruchtet die Pflanze, nachdem sie eine kleine, unbedeutende Blattrosette am Boden gebildet hat, in einer mächtigen lustvollen Fülle. An ihr findet man die weißen Blütchen und die taschenförmigen Früchtchen (Schötchen) immer gleich nebeneinander. Das Hirtentäschchen *(Capsella bursa-pastoris)* lebt sich scheinbar ganz im Blühen und Fruchten aus und ist eine Blüte/Frucht-Heilpflanze mit einem ungefähren Verhältnis der drei Glieder von 2:1:5. Nachdrücklich sei noch darauf hingewiesen, daß diese Verhältniszahlen nur als richtungsgebend gemeint sind.

Jetzt kommt die zweite Erkenntnis der geisteswissenschaftlichen Betrachtung. Die Beziehung Pflanze–Mensch sieht so aus, dass Wurzelprozesse den Kopfprozessen, Blütenprozesse den Stoffwechselvorgängen

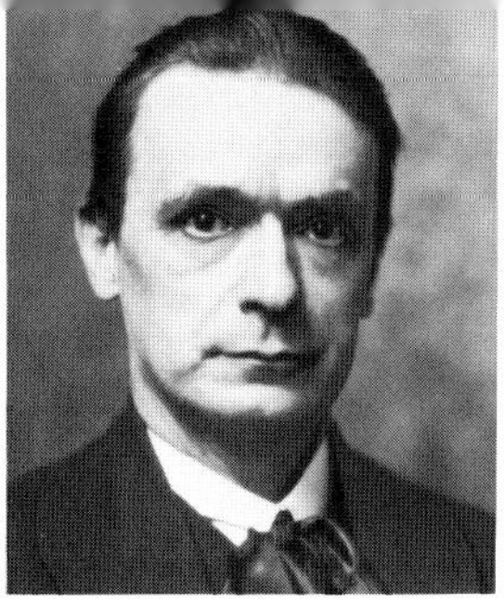

Der Geisteswissenschafter Rudolf Steiner (1861–1925), Gründer der Anthroposophischen Gesellschaft.

und Blattprozesse den rhythmischen Abläufen im Menschen entsprechen. Der Mensch ist eine umgekehrte Pflanze, oder anders gesagt: im Menschen steckt – prozessual gesehen – eine umgekehrte Pflanze! Man versuche sich dies anhand der geschilderten Phänomene selber klar zu machen. Als Hilfe sei hier nur die Beziehung der beiden Mittenbereiche hervorgehoben: der Mensch atmet mit Hilfe des Eisens im roten Blutfarbstoff *(Hämoglobin)*, die Pflanze «atmet» mit Hilfe ihres grünen Blattfarbstoffes *(Chlorophyll)*. Diese Substanzen sind nicht nur chemisch sehr nahe verwandt, sondern zeigen ihre polare Zugehörigkeit auch dadurch, daß das rote Hämoglobin unter bestimmten experimentellen Bedingungen im ultravioletten

Die dreigegliederte Pflanze und der dreigegliederte Mensch.
Die Beziehung Pflanze–Mensch sieht so aus, daß Wurzelprozesse den Kopfprozessen, Blütenprozesse den Stoffwechselprozessen und Blattprozesse den rhythmischen Abläufen entsprechen.
Die nachfolgende Liste der Wirkungen Wurzel-Kopf, Blatt-Rumpf, Blüte-Stoffwechsel zeigt klar die Beziehungen:

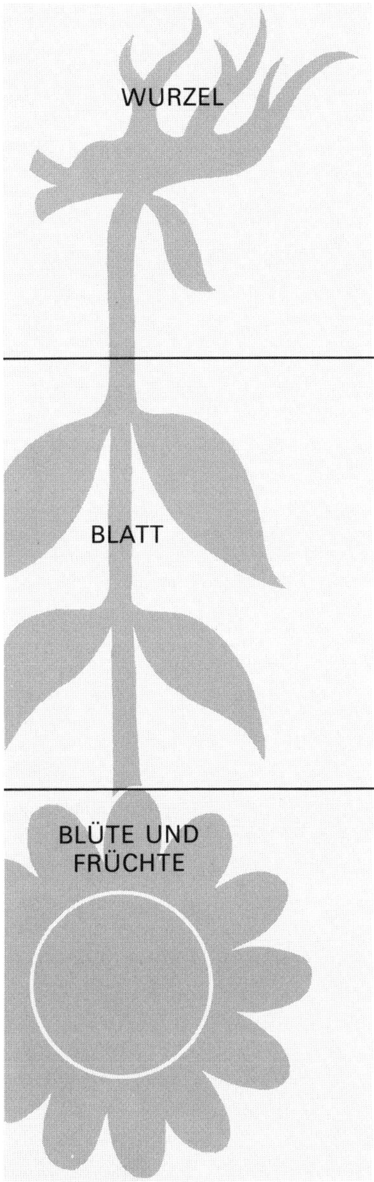

EISENHUT	Trigeminusneuralgie, Migräne
ENGELWURZEL	nervöse Schlaflosigkeit
ARNIKA	Folgeerscheinungen bei Schlaganfall, Resorption Blutergüsse im Gehirn
TOLLKIRSCHE	Narkotikum und Nervinum
ZAUNRÜBE	Kopfkatarrh, Fliessschnupfen
ALRAUNE	Narkotikum, antineuralgisch
LIEBSTÖCKEL	Mittelohrentzündung
BALDRIAN	bewußtseindämpfend, beruhigend
SCHÖLLKRAUT	Angina pectoris
THYMIAN	Lunge, Bronchien, Husten
EUKALYPTUS	Lunge, Bronchien, Husten
EIBISCH	Husten, Lunge
MAIGLÖCKCHEN	Herz
FINGERHUT	Herz
OLEANDER	Herz
WEISSDORN	Herz
ROSMARIN	durchblutungsfördernd
MELISSE	Herz
GAMANDER	Lunge
LUNGENKRAUT	Lunge
KÜMMEL	Blähungen
KAMILLE	Unterleibskrämpfe
FENCHEL	Unterleibskrämpfe, milchbildend
MARIENDISTEL	Leberschutzmittel
WERMUT	gallentreibend
TAUBNESSEL	allgemeines Frauenmittel
ANIS	milchbildend
HOLUNDER	schweißtreibend
LINDE	schweißtreibend
SCHAFGARBE	aperitiv, verdauungsfördernd
ARTISCHOCKE	aperitiv, verdauungsfördernd

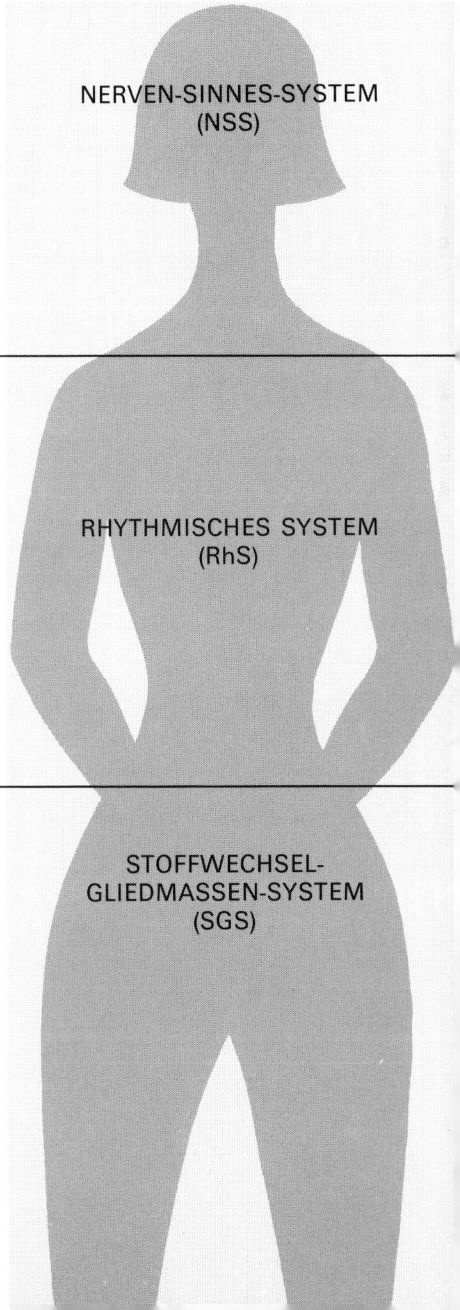

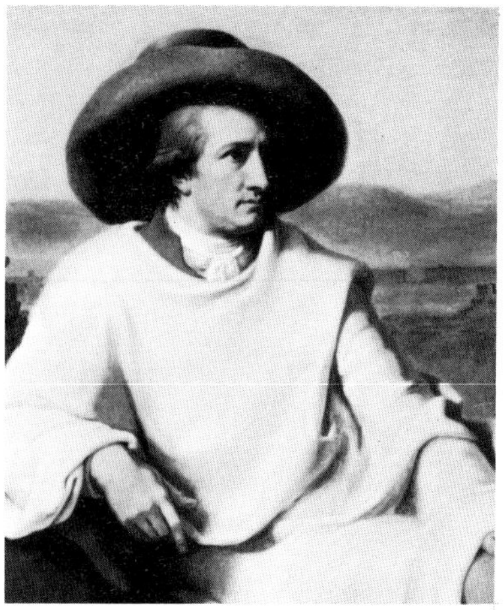

Die vielen Pflanzen
stehen hier froh und frisch unter freiem Himmel,
und indem sie ihre Bestimmung vollkommen erfüllen,
werden sie uns deutlicher.
Im Angesicht so vielerlei neuen und erneuten Gebildes,
fiel mir die alte Grille wieder ein:
ob ich nicht unter dieser Schar die Urpflanze entdecken könnte?
Eine solche muß es denn doch geben!
Woran würde ich sonst erkennen,
daß dieses oder jenes Gebilde eine Pflanze sei,
wenn sie nicht alle
nach einem Muster gebildet wären.

Johann Wolfgang von Goethe in: *Italienische Reise, 17. April 1787.*

Johann Wolfgang von Goethe (1749–1832) erachtete die konventionelle naturwissenschaftliche Forschung seiner Zeit als ungenügend. Er entwickelte eine grundlegend neue Betrachtungsmethode, die die naturwissenschaftliche Denkweise des Abendlandes stark beeinflußt hat. Seine «Farbenlehre» und «Die Metamorphose der Pflanzen» sind das Ergebnis seiner naturwissenschaftlichen Studien.

Licht grün aufleuchtet, das grüne Chlorophyll im UV-Licht rot erscheint: Hinweise auf die Urbeziehung Mensch–Pflanze!
Nun wird verständlich, daß man mit Wurzelheilmitteln auf das NSS, auf den Kopf, mit Blattheilmitteln auf die Mitte, das RhS und mit Blütenmitteln auf das SGS einwirken kann. Unsere Zaunrübe, dieser «Wasserkopf», ist tatsächlich ein hervorragendes Mittel, wenn der Mensch einen so mächtigen Fließschnupfen hat, daß ihm das Wasser aus Nase und Augen strömt und ihm der Kopf zu bersten droht. Da ist *Bryoniae Radix* in geeigneter pharmazeutischer Zubereitung das wirksame Mittel.
Von der Brennessel weiß man, daß mit ihr Blutarmut im günstigen Sinne beeinflußt werden kann. Die Brennessel ist als Blatt-Heilpflanze ein Medikament für die «Mitte», für das RhS, hier besonders für die Blutseite. Die Brennessel ist überdies eine Pflanze, die souverän mit Eisen umzugehen versteht. Von ihr kann der Mensch, der nichts mehr mit dem ihm angebotenen Eisen der Nahrung anfangen kann (von Mangel ist eigentlich nicht einmal die Rede), lernen, wie er es machen soll: die Brennessel ist Lernbeispiel der Natur für eine verlorene Fähigkeit des Menschen.
Und das Hirtentäschchen? Es ist ein altbewährtes Heilmittel für den Blutkreislauf im Unterleib, besonders bei Frauen. Als Blüte/Frucht-Heilpflanze hat es Beziehung zum SGS des Menschen, zum Geschehen im Unterleib. Es wirkt speziell blutungsregulierend im Bereich der Gebärmutter (wie auch bei anderen Blutungen).
Wer die «Königin der Nacht» kennt, diesen Kaktus, der botanisch *Selenicereus grandiflorus* heißt, weiß, daß sich diese Pflanze ganz merkwürdig, ja sogar «unanständig» benimmt, eben wie eine Königin der Nacht: Sie blüht auf, wenn andere schlafen! Etwa im Juni blüht jeden Abend im Dunkeln eine Blüte auf. Hier können wir also eine höchste Abnormalität in der Blüh-Rhythmik beobachten. Obendrein hat die Pflanze keine Blätter (botanisch gesehen sind die dicken Kaktussprösse selbstverständlich stark reduzierte Blätter), was nochmals einer Verzerrung im rhythmischen System entspricht. Demnach muß es sich wohl um eine Pflanze mit Heilkräften für das rhythmische System des Menschen handeln. Und so ist es auch: dieser Kaktus ist eine Herzheilpflanze.
Erinnern wir uns jetzt an die Pflanzen, bei denen die Bildung der ätherischen Öle, die normalerweise im Blütenbereich stattfindet, bis in die Wurzelregion hinunter gerutscht ist: Baldrian, Liebstöckel usw.. Diese Bildung von ätherischen Ölen an ungewohnter Stelle bedeutet Heilkraft; sie ist der Grund dafür, daß diese Pflanzen Heilpflanzen sind.

Hier sind die Grundlagen gegeben für eine neue, zukunftsweisende Heilpflanzenkunde, die nicht von Stoffen – geschweige von Wirkstoffen – ausgeht, die jedoch als *Erweiterung* und *Ergänzung* der einseitigen naturwissenschaftlich-materialistischen Arzneistoffekunde gedacht ist. Sie ist menschenfreundlich und vermag wesentlich zur Vermenschlichung der modernen Medizin beizutragen.

Willem F. Daems

Die «Metamorphose der Pflanze» nach einem zeitgenössischen Stich.

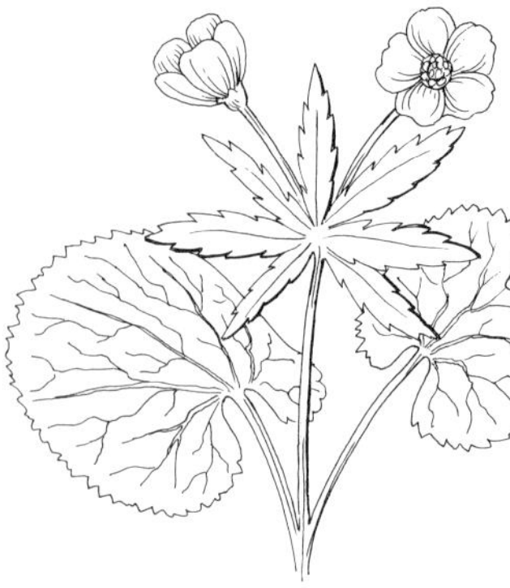

LITERATURVERZEICHNIS

Aichele, D.: *Was blüht denn da.* Stuttgart, 1976.

Arber, A.: *Herbals, their Origin and Evolution,* Second edition. Cambridge, 1953.

Bailey, L. and E.: *Hortus Third: A Concise Dictionary of Plants Cultivated in the United States and Canada.* New York, 1976.

Boros, G.: *Unsere Heil- und Teepflanzen.* Stuttgart, 1963.

Castiglioni, A.: *A History of Medicine.* New York, 1947.

Debuigne, G.: *Larousse des plantes qui guérissent.* Paris, 1974.

Fischer, G.: *Heilkräuter und Arzneipflanzen.* Heidelberg, 1975.

Flück, H.: *Unsere Heilpflanzen,* 5. Auflage. Thun, 1974.

Grandjot, W.: *Schroeders Reiseführer durch das Pflanzenreich der Mittelmeerländer,* 4. Auflage. Leichlingen bei Köln, 1974.

Grieve, M.: *A Modern Herbal,* 2 vols. New York, 1974.

Henrey, Blanche: *British Botanical and Horticultural Literature before 1800.* London, 1976.

Howes, F. N.: *A dictionary of Useful and Everyday Plants.* London, 1973.

Künzle, J.: *Das grosse Kräuterbuch,* 24. Auflage. Olten und Freiburg im Breisgau, 1974.

Landolt, E.: *Geschützte Pflanzen in der Schweiz,* 2. Auflage. Basel, 1975.

Loewenfeld, C. and Back, P.: *The Complete Book of Herbs and Spices.* Boston, 1976.

Mességué, M.: *Die Natur hat immer recht.* Aus dem Französischen übertragen von A. Lallemand. Wien-München-Zürich, 1973.

Mességué, M.: *Von Menschen und Pflanzen.* Aus dem Französischen übertragen von A. Lallemand. Wien-München-Zürich, 1972.

Miessner, E.: *Blumen in Wald und Flur.* Basel, 1968.

Okakura, K.: *Das Buch vom Tee.* Frankfurt, 1966.

Pahlow, M.: *Heilpflanzen heute.* München, 1975.

Pelikan, W.: *Heilpflanzenkunde,* 2 Bde. Dornach Bd. 1: 3. Auflage 1975; Bd. 2: 2. Auflage 1977; Bd. 3: 1978.

Quinn, J. R.: *China's Medicine as We Saw It.* Washington, D. C.: Education and Welfare, Public Health Service, National Institute of Health, 1975. DHEW Publication No. (NIH) 75-684.

Sanecki, K. N.: *The Complete Book of Herbs.* London, 1974.

Schauenberg, P./Paris, F.: *Guide des plantes médicinales.* Neuchâtel, 1969.

Simonis, W.: *Die unbekannte Heilpflanze.* Frankfurt am Main, 1955.

Steiner, R.: *Anthroposophische Menschenerkenntnis und Medizin.* Dornach, 1971.

Steiner, R.: *Geisteswissenschaft und Medizin,* 3. Auflage. Dornach, 1961.

Stobart, T.: *Lexikon der Gewürze, Kräuter und Würzmittel.* Bonn, 1972.

Swain, T.: *Plants in the Development of Modern Medicine.* Cambridge Mass., 1972.

Thomson, W. A. R.: *Herbs That Heal.* London, 1976.

Usher, G.: *A Dictionary of Plants used by Man.* London, 1974.

Zander, R.: *Handwörterbuch der Pflanzennamen,* 10. Auflage Stuttgart, 1972.

PFLANZENREGISTER Latein/Deutsch

Die Zahlen vor den lateinischen Pflanzennamen sind identisch mit der Numerierung der Pflanzen im Lexikon (S. 38–111). Lateinische Namen ohne Zahlen sind nicht im Lexikon, sondern auf den andernorts angegebenen Seiten zu finden. Im lateinisch-deutschen Pflanzenindex stehen hinter den lateinischen Pflanzennamen und kursiv gesetzt die üblichen Abkürzungen der Namen der Autoren, die einer Pflanze ihren wissenschaftlichen Namen gegeben haben. Die untenstehende Liste nennt die Namen dieser Autoren und die verwendeten Abkürzungen.

Die Seitenverweise sind hinter den deutschen Pflanzennamen kursiv gesetzt. Die im Lexikon und in den Nachschlageteilen I, II, III behandelten Heilpflanzen wurden im Pflanzenindex nicht berücksichtigt.

Acharius	Erik Acharius
Ait.	William Aiton
Baill.	Henri Ernest Baillon
Bak.	Edmund G. Baker
Balf.	John H. Balfour
Bartl.	Friedrich Bartling
Bartr.	William Bartram
Beauvois	Ambroise de Beauvois
Benth.	George Bentham
Bernh.	Johann Jacob Bernhardi
Bertol.	Antonio Bertoloni
Blume	Carl Ludwig von Blume
R. Br.	Robert Brown
Britt.	Nathaniel Lord Britton
Brot.	Felix Brotero
Buch.-Ham.	C. Francis Buchanan (Lord Hamilton)
Cham.	Ludolf Adalbert von Chamisso
Choisy	Jacques Denis Choisy
J. Coult.	John Merle Coulter
DC.	Augustin de Candolle
J. F. Erh.	Friedrich Ehrhart
Endl.	Stephen Friedrich Endlicher
Fern.	Merrit Lyndon Fernald
G. Forst	Johann Georg Adam Forster
Gaertn.	Joseph Gaertner
P. Gaertn.	Philipp Gottfried Gaertner
Gilib.	Jean Emmanuel Gilibert
C. C. Gmel.	Carl Christian Gmelin
Hayne	Friedrich Gottlob Hayne
Hemsl.	William B. Hemsley
A. W. Hill	Arthur William Hill
J. Hill	John Hill
Hoffm.	Johann Joseph Hoffmann
Huds.	William Hudson
Jacq.	Nicolaus Joseph von Jacquin
King	George King
W. D. J. Koch	Wilhelm Daniel Joseph Koch
Körte	Franz Körte
L.	Carolus Linnaeus (Carl von Linné)
Labill.	Jacques de La Billardière
Lam.	Jean Baptiste de Lamarck
Lem.	Charles Antoine Lemaire
L'Hér.	Charles Louis L'Héritier de Brutelle
Liebl.	Franz Kaspar Lieblein
Link	Johann Heinrich Link
Lour.	João de Loureiro
Mattuschka	Heinrich Gottfried von Mattuschka
Maxim.	Carl Johann Maximowicz
Medicus	Friedrich Casimir Medicus
Mill.	Philip Miller
Moench	Conrad Moench
Mol.	Juan Ignacio Molina
Nutt.	Thomas Nuttall
Nym.	Carl Fredrik Nyman
Oliv.	Daniel Oliver
Pall.	Peter Simon Pallas
Pav.	José Antonio Pavón
Pers.	Christiaan Hendrik Persoon
Raf.	Constantine Samuel Rafinesque
Räuschel	Ernst Adolf Räuschel
Rchb. f.	Heinrich Gustav Reichenbach
A. Rich	Achille Richard
Roscoe	William Roscoe
Rose	Joseph Nelson Rose
Roth	Albrecht Wilhelm Roth
Ruiz	Hipólito Ruiz Lopez
Scherb.	Johannes Scherbius
Schott	Heinrich Wilhelm Schott
Schweigger	August Friedrich Schweigger
Scop.	Giovanni Antonio Scopoli
Small	John Kunkel Small
K. Spreng.	Kurt Polycarp Joachim Sprengel
Stapf	Otto Stapf
St-Hil.	Augustin de Saint-Hilaire
Thunb.	Carl Pehr Thunberg
Tulasne	Edmond Louis René Tulasne
Vahl	Martin Hendriksen Vahl
Warb.	Otto Warburg
Wiggers	Friedrich Heinrich Wiggers
Willd.	Carl Ludwig Willdenow

153 Nerium oleander, *L.*	Oleander, *197*
154 Olea europaea, *L.*	Ölbaum, Olivenbaum, *139, 141*
155 Ononis spinosa, *L.*	Hauhechel
156 Origanum vulgare, *L.*	Dost, Oregano, *156*
157 Orthosiphon spicatus, *(Thunb.) Bak.*	Indischer Nierentee, Kumis Kutjing
158 Panax quinquefolius, *L.*	Amerikanischer Ginseng
159 Papaver somniferum, *L.*	Schlafmohn, Opium, *138, 139, 159, 192*
160 Passiflora incarnata, *L.*	Passionsblume
161 Petasites hybridus, *(L.) P. Gaertn., B. Mey, Scherb.*	Pestwurz, *156, 193*
162 Petroselinum crispum, *(Mill.) Nym. ex A. W. Hill*	Petersilie
163 Peucedanum ostruthium, *(L.) W. D. J. Koch*	Meisterwurz
164 Peumus boldus, *Mol.*	Boldo
165 Phaseolus vulgaris, *L.*	Gartenbohne
166 Physostigma venenosum, *Balf.*	Kalabarbohne, *144, 145*
167 Phytolacca americana, *L.*	Kermesbeere
168 Pilocarpus pennatifolius, *Lem.*	Jaborandistrauch
169 Pimpinella anisum, *L.*	Anis, *197*
170 Pimpinella saxifraga/ P. major, *L./Huds.*	Kleine und Große Bibernelle, *194*
171 Pinus sylvestris, *L.*	Kiefer
172 Piper methysticum, *G. Forst.*	Rauschpfeffer
Piper nigrum, *L.*	Pfeffer, *187*
173 Plantago afra, *L.*	Flohsamen
174 Plantago lanceolata, *L.*	Spitzwegerich, *154, 155, 156, 159*
175 Podophyllum peltatum, *L.*	Fußblatt, *144, 146*
176 Polygala senega, *L.*	Senega, Klapperschlangenwurz
177 Polygonum hydropiper, *L.*	Wasserpfeffer
178 Polypodium vulgare, *L.*	Engelsüß
179 Populus nigra, *L.*	Pappel
180 Potentilla anserina, *L.*	Gänsefingerkraut, Gänserich
181 Potentilla erecta, *(L.) Räuschel*	Blutwurz, Tormentill
182 Primula veris/P. elatior L., *(L.) J. Hill*	Schlüsselblume, *154, 155*
183 Prunus dulcis var. amara, *W. A. Webb*	Bittermandel
184 Prunus serotina, *J. F. Ehrh.*	Virginische Traubenkirsche
185 Prunus spinosa, *L.*	Schlehdorn, Schwarzdorn
186 Pulmonaria officinalis, *L.*	Lungenkraut, *197*
187 Pulsatilla vulgaris, *Mill.*	Küchenschelle
188 Quercus robur/Q. petraea, *L./(Mattuschka) Liebl.*	Eiche
Ranunculus, *L.*	Hahnenfuß (Gattung), *143, 151*
Raphanus sativus, *L.*	Radieschen, *149*
189 Rauvolfia serpentina, *(L.) Benth.*	Rauwolfia, *139, 140*
190 Rhamnus frangula, *L.*	Faulbaum
191 Rhamnus purshiana, *DC.*	Amerikanischer Faulbaum
192 Rheum officinale/ R. palmatum, *Baill./L.*	Rhabarber, *141, 158*
193 Ribes nigrum, *L.*	Schwarze Johannisbeere
194 Ricinus communis, *L.*	Wunderbaum, *139, 141*
Rivea corymbosa	Ololiuqui, *147, 149*
195 Rosa canina, *L.*	Hundsrose, Heckenrose, *158*
Rosa centifolia, *L.*	Centifolie, Provencerose, *35*
196 Rosmarinus officinalis, *L.*	Rosmarin, *156, 157, 159, 193, 197*
197 Rubia tinctorum, *L.*	Krapp, Färberröte
198 Rubus fruticosus, *L.*	Brombeere
199 Rumex crispus, *L.*	Krauser Ampfer
200 Ruta graveolens, *L.*	Raute, Weinraute, *141*
201 Salix alba, *L.*	Weide
202 Salvia officinalis, *L.*	Salbei, *141*
203 Sambucus ebulus, *L.*	Zwergholunder
204 Sambucus nigra, *L.*	Holunder, *152, 197*
205 Sanguinaria canadensis, *L.*	Kanadische Blutwurz
206 Sanicula europaea, *L.*	Sanikel
Saphora secundiflora	Mescal Bohne, *138*
207 Saponaria officinalis, *L.*	Seifenkraut
208 Sassafras albidum var. molle, *(Raf.) Fern*	Sassafras, Fenchelholzbaum
209 Scopolia carniolica, *Jacq.*	Tollkraut
210 Scrophularia nodosa, *L.*	Braunwurz
211 Sedum acre, *L.*	Mauerpfeffer
212 Selenicereus grandiflorus, *(L.) Britt. et Rose*	Königin der Nacht, *198*
213 Senecio fuchsii, *C. C. Gmel.*	Fuchs' Kreuzkraut
Senecio vulgaris, *L.*	Kreuzkraut, *138*
214 Serenoa repens, *(Bartr.) Small*	Sägepalme
215 Silybum marianum, *(L.) Gaertn.*	Mariendistel, *197*
216 Smilax utilis, *Hemsl.*	Sarsaparilla, *147*
217 Solanum dulcamara, *L.*	Bittersüß, Bittersüßer Nachtschatten
218 Solidago virgaurea, *L.*	Goldrute, Heidnisch Wundkraut
219 Sophora japonica, *L.*	Schnurbaum, Japanischer Pagodenbaum
Sorbus, *L.*	Eberesche (Gattung), *152*

Deutsch/Latein